Schule der Pharmacie

in 5 Bänden

herausgegeben von

Dr. J. Holfert, Dr. H. Thoms, Dr. E. Mylius, Dr. K. F. Jordan.

Band I: Praktischer Theil. Bearbeitet von Dr. E. Mylius. Mit 120 in den Text gedruckten Abbildungen. Zweite verbesserte Auflage. In Leinw. geb. Preis M. 4,—.

Band II: Chemischer Theil. Bearbeitet von Dr. H. Thoms. Mit 106 in den Text gedruckten Abbildungen. Zweite verbesserte Auflage. In Leinw. Preis geb. M. 7,—.

Band III: Physikalischer Theil. Bearbeitet von Dr. K. F. Jordan. Mit 142 in den Text gedruckten Abbildungen. Zweite, sehr vermehrte und verbesserte Auflage. In Leinw. geb. Preis M. 4,—.

Band IV: Botanischer Theil. Bearbeitet von Dr. J. Holfert. Mit 465 in den Text gedruckten Abbildungen. Zweite vermehrte und verbesserte Auflage. In Leinw. geb. Preis M. 5,—.

Band V: Waarenkunde. Bearbeitet von Dr. H. Thoms und Dr. J. Holfert. Mit 194 in den Text gedruckten Abbildungen. Zweite vermehrte und verbesserte Auflage. In Leinw. geb. Preis M. 6,—.

☞ Jeder Band ist einzeln käuflich. ☜

Dass die Schule der Pharmacie sich ihren Platz als bevorzugtestes Lehrbuch für Anfänger in der pharmaceutischen Litteratur gesichert hat, beweist der kurze Zeitraum, welcher zwischen dem Erscheinen der ersten und zweiten Auflage sämmtlicher fünf Bände verstrichen ist.

Dieser Erfolg ist ohne Zweifel dem Umstande zuzuschreiben, dass das Buch den gesammten Lehrstoff, dessen Beherrschung im Gehilfenexamen gefordert wird, nicht etwa in trockener Wiedergabe enthält, sondern denselben in anschaulicher und leichtfasslicher

Diktion behandelt und dadurch den Vorzug geniesst, von den jungen Fachgenossen mit Lust und Liebe durchstudirt zu werden.

Die seit Erscheinen der ersten Auflage bei dem Gebrauche des Buches gemachten Erfahrungen haben den Verfassern die Ueberzeugung verschafft, dass in der Anlage des Buches das Richtige getroffen wurde, und was im Einzelnen daran verbesserungs- und ergänzungsbedürftig ist, wird durch den ständigen Gedankenaustausch der Verfasser mit den nach diesem Lehrbuch Lehrenden und Lernenden bei der Neuauflage jedes einzelnen Bandes auf das sorgfältigste berücksichtigt.

So wird das Buch, wie es bisher geschehen, dauernd seinen beiden Zwecken in vollem Maasse entsprechen können, indem es einerseits dem Lehrherrn Leitfaden und Grundlage für den persönlich zu ertheilenden Unterricht ist, und andererseits da, wo der Lehrling der persönlichen Unterweisung etwa entbehrt, durch seine induktive Behandlung des Lehrstoffes thunlichsten Ersatz dafür bietet.

Entsprechend dem Entwicklungsgange des jungen Pharmaceuten, dessen Thätigkeit zunächst die praktische ist, beginnt der erste Band der Schule der Pharmacie mit dem praktischen Theil, in welchem alles das erörtert ist, was der Anfänger an Kunstgriffen erlernen muss, um die Arzneistoffe der Apotheke kunstgerecht zu verarbeiten und zu verabfolgen und mit den dazu nöthigen Geräthschaften regelrecht umgehen zu können. Die unleugbare Abnahme der eigentlichen Laboratoriumsthätigkeit in den Apotheken und andererseits die Zunahme der kaufmännischen Berufsthätigkeit des Apothekers erforderten eine ganz besonders eingehende Behandlung des praktischen Theiles und die völlige Abtrennung desselben von dem übrigen Lehrstoff.

In den wissenschaftlichen Theilen haben die Verfasser von einer monographischen Behandlung der einzelnen Kapitel oder gar der Prüfungsaufgaben abgesehen und unter Vermeidung aller überflüssigen Gelehrsamkeit dem Lernenden ein klares Gesammtbild der einzelnen Wissenszweige mit steter Bezugnahme auf alles pharmaceutisch Wichtige gegeben. Die Verfasser waren besonders bemüht, in möglichst leichtverständlicher Ausdrucksweise, vom Leichten zum Schweren aufsteigend, die drei Hilfswissenschaften der Pharmacie: Chemie, Physik und Botanik, in ihren Grundzügen dem Anfänger klarzumachen.

An Stelle des pharmakognostischen Theiles liessen die Verfasser einen solchen treten, welcher sich Waarenkunde betitelt, und der neben der Kennzeichnung, Prüfung und Werthbestimmung der Vegetabilien auch diejenige der Chemikalien zum Gegenstande hat. Hierdurch wurde es ohne viele Wiederholungen ermöglicht, im chemischen Theile des Eingehens auf die handelsmässige Beschaffenheit der in den Apotheken vorräthigen Chemikalien zu entrathen und Prüfung und Werthbestimmung derselben zusammenhängend zu behandeln. Dies sind dieselben Gesichtspunkte, welche ja schon von jeher eine Abtrennung der Pharmakognosie als besondere Disciplin von der Botanik veranlasst haben. Chemische und botanische Waarenkunde, letztere Pharmakognosie genannt, haben somit in diesem Lehrbuche eine völlig analoge Behandlung gefunden.

Eine grosse Zahl guter Abbildungen erleichtert mit Vortheil das Verständniss des Lehrganges.

Berlin, Januar 1899.

Verlagsbuchhandlung von Julius Springer.

Schule der Pharmacie.

Herausgegeben von

Dr. J. Holfert, Dr. H. Thoms, Dr. E. Mylius, Dr. K. F. Jordan.

———

V.

Waarenkunde.

Bearbeitet

von

Prof. Dr. H. Thoms und **Dr. J. Holfert.**

———

Mit 194 in den Text gedruckten Abbildungen.

Zweite vermehrte und verbesserte Auflage.

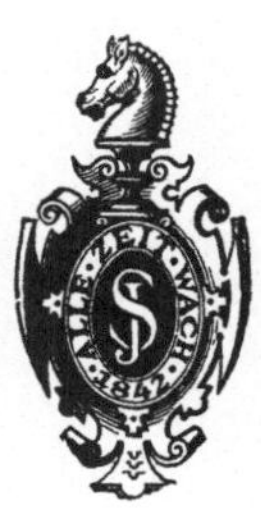

Springer-Verlag Berlin Heidelberg GmbH

1899.

ISBN 978-3-662-01680-0   ISBN 978-3-662-01975-7 (eBook)
DOI 10.1007/978-3-662-01975-7
Softcover reprint of the hardcover 1st edition 1899

Vorwort.

Im zweiten und vierten Bande der „Schule der Pharmacie"
ist auf die Prüfung und Werthbestimmung der arzneilich verwendeten Körper keine Rücksicht genommen worden, da die Verfasser von der Ansicht ausgingen, dass alle dem Apotheker käuflich dargebotenen und deshalb eine sorgfältige Prüfung erfordern-
den Arzneimittel chemischen oder pharmakognostischen Ursprungs
am zweckmässigsten in einem besonderen Bande, einer Waarenkunde, zusammengestellt würden.

Die Waarenkunde soll darüber Auskunft geben, wie man das
betreffende Arzneimittel an seinen physikalischen und chemischen
Eigenschaften erkennen, wie man es von ähnlichen Körpern
(Verwechslungen oder Verfälschungen) unterscheiden, und wie
man seinen Werth bestimmen kann.

In dem chemischen Abschnitt sind besonders diejenigen Präparate in grösserer Ausführlichkeit behandelt worden, welche das
zur Zeit gültige Arzneibuch für das Deutsche Reich enthält. Um
dem Lehrling das Verständniss für die Bestimmungen des Arzneibuches zu erleichtern, wurde thunlichst an den Text desselben an-
geknüpft. Von der Berücksichtigung aller augenblicklich benutzten
chemischen Arzneimittel konnte in der „Waarenkunde" Abstand
genommen werden, weil bereits im zweiten Bande die wichtigsten
der nicht officinellen aber sonst gebräuchlichen chemischen Arzneikörper Erwähnung gefunden haben.

Im pharmakognostischen Abschnitt sind ausser denjenigen
Drogen, welche das Arzneibuch als officinelle aufführt, auch die
sonst in den Apotheken regelmässig gebrauchten berücksichtigt
worden, damit dem Lehrling die Möglichkeit an die Hand gegeben
ist, die nothwendigste Auskunft über diese ebenfalls aus seinem

Lehrbuche zu entnehmen. Des eingehenden Studiums bedürfen jedoch in erster Linie nur die durch grösseren Druck hervorgehobenen officinellen Arzneimittel. Hauptsächlicher Werth ist neben der genauen Charakterisirung, Beschreibung und Prüfung jeder Droge auf ihre Gewinnung, Zubereitung und die morphologische Deutung ihrer Kennzeichen gelegt worden; hingegen wurde von der anatomischen Beschaffenheit, als den Rahmen des dem Lehrling gesteckten Zieles überschreitend, in der Regel Abstand genommen, oder dieselbe nur soweit erörtert, als sie durch einfache makroskopische Reaktionen mit blossem Auge oder mit der Lupe wahrnehmbar ist. Für den Gebrauch des Mikroskops und die Untersuchung von Pflanzenmaterial überhaupt findet sich eine Anleitung im vierten Bande der „Schule der Pharmacie". Demnächst wurde den im Drogenhandel wirklich vorkommenden Verwechslungen und Verfälschungen sorgfältige Beachtung geschenkt.

Die alphabetische Anordnung des Stoffes machte sich, nachdem die Waaren sämmtlich in vier Gruppen, nämlich in solche anorganisch-chemischen, organisch-chemischen, vegetabilischen und animalischen Ursprungs eingetheilt waren, im Interesse der Uebersichtlichkeit unabweisbar. Im pharmakognostischen Abschnitte, wo die alphabetische Ordnung als ziemlich ungewohnt befremden könnte, kommt auf diese Weise dennoch eine annähernd vollständige Gruppirung nach morphologischen Beziehungen zu Stande, insofern Cortices, Flores, Folia, Herbae, Ligna, Radices, Rhizomata u. s. w. auch durch das Alphabet vereinigt sind. Wer die Drogen nach einer anderen als der alphabetischen Reihenfolge zu studiren oder zu repetiren wünscht, findet im Anhang eine Gruppirung der officinellen vegetabilischen Drogen sowohl nach ihren morphologischen Beziehungen, wie nach der natürlichen Verwandtschaft ihrer Stammpflanzen. In ersterer sind die einzelnen Gruppen weniger eng begrenzt worden, da die genaue morphologische Charakteristik ja bei der Beschreibung der einzelnen Drogen ausreichend gegeben ist.

Berlin, Mai 1894.

Die Verfasser.

Vorwort zur zweiten Auflage.

———

Für die Bearbeitung der zweiten Auflage wurden dieselben Grundsätze wie bei der ersten Auflage, da dieselben sich in der Praxis als bewährt erwiesen, beibehalten.

Dem Nachtrag zum Arzneibuch für das Deutsche Reich vom 20. December 1894 wurde in allen Punkten Rechnung getragen, auch wurden die Ergebnisse neuerer Untersuchungen und Veröffentlichungen auf chemischem und pharmakognostischem Gebiet so weit als für ein Lehrbuch angemessen, berücksichtigt.

Berlin und Altenberg, Januar 1899.

Die Verfasser.

Inhaltsverzeichniss.

Chemischer Theil.

Von

Prof. Dr. **Hermann Thoms.**

Einleitung.

Die selbst dargestellten oder von chemischen Fabriken bezogenen chemischen Körper befinden sich selten im Zustande vollkommener chemischer Reinheit. Die Art der Darstellung bringt es in den meisten Fällen mit sich, dass den Präparaten verunreinigende Körper anhaftend bleiben, die oft nur sehr schwierig — durch häufiges Umkrystallisiren, wiederholtes Fällen, Auswaschen von Niederschlägen, mehrmaliges Destilliren oder Sublimiren u. s. w. — zu beseitigen sind.

Die chemischen Körper nun, welche als Arzneimittel Verwendung finden, sollten stets den grösstmöglichen Grad chemischer Reinheit besitzen — eine durchaus nothwendige und gerechte Forderung. Der Staat hat dem Apotheker daher auch die Pflicht auferlegt, darüber zu wachen, dass die von ihm den Kranken verabreichten Arzneimittel sich in gutem Zustande befinden, und giebt in besonderen Gesetzbüchern (Pharmakopöen) genaue Vorschriften an, welches die Eigenschaften der Arzneimittel, wie die letzteren von anderen ähnlichen zu unterscheiden sind, und auf welche Weise endlich der Grad der Reinheit der Arzneimittel zahlenmässig festgestellt werden kann. Durch Revisionen, welche im Auftrage des Staates in den Apotheken von Sachverständigen in regelmässigen Zwischenräumen vorgenommen werden, wird die Güte der von den Apotheken geführten Arzneimittel stetig kontrollirt.

Ein ideales chemisches Arzneimittel wäre ein solches, welches eine völlige chemische Reinheit zeigt. Die Darstellung solcher Körper ist aber, wie erwähnt, oft mit so grossen Schwierigkeiten verknüpft und würde die Arzneimittel oft so unnöthig vertheuern, dass die Pharmakopöen, und unter diesen auch das für den deutschen Apotheker zur Zeit gültige Arzneibuch für das Deutsche Reich, bei einer grösseren Anzahl Arzneikörper gewisse Grenzen gezogen haben, innerhalb welcher Verunreinigungen — natürlich unschädlicher und für den Krankheitsverlauf unwesentlicher Natur — die Präparate begleiten dürfen.

Die Forderungen, welche das Arzneibuch des deutschen Reiches an die Beschaffenheit der Arzneimittel stellt, sind im allgemeinen

zwar streng, aber immerhin gut erfüllbar. Wo eine völlige Reinheit eines chemischen Präparates ohne grosse Schwierigkeiten erzielt werden kann, da verlangt auch das Arzneibuch, dass nur
dieses reine Präparat für medicinale Zwecke in den Apotheken
vorräthig gehalten wird.

Die Prüfung und Werthbestimmung der chemischen Arzneimittel geschieht nach den Grundsätzen, wie sie die qualitative und
quantitative chemische Analyse darbieten.

Die Eigenschaften chemischer Körper können durch ihre
Krystallform, durch ihren Geschmack oder Geruch, ihre Färbung
oder Farblosigkeit, Löslichkeit in Wasser, Weingeist, Aether, Chloroform und anderen Flüssigkeiten, durch ihren Schmelz- und Siedepunkt hinlänglich gekennzeichnet werden.

Die Identität eines Arzneikörpers wird durch chemische Reaktionen (sog. Identitätsreaktionen), die nur für die vorliegende
chemische Verbindung zutreffend sind, festgestellt. Die Reaktionen
bestehen in Veränderungen, die gewisse Körper von bekannter
Zusammensetzung (Reagenzien) auf andere Körper ausüben. Das
Auftreten bestimmter Färbungen oder einer Entfärbung, das Entstehen von Niederschlägen, die Entwickelung von Gasen u. s. w. sind
solche Reaktionen.

Die Prüfung der Arzneimittel sind meist qualitativer Art.
Man stellt die Abwesenheit gewisser möglicher Verunreinigungen
fest, indem man die Methoden der qualitativen chemischen Analyse
zum Nachweis derselben heranzieht. In einigen Fällen lässt das
Arzneibuch eine annähernde quantitative Prüfung ausführen, d. i. die
Menge des anwesenden verunreinigenden Körpers abschätzen. Das
geschieht z. B. bei den Reaktionen, die in Fällungen bestehen. Je
nach der Stärke der beim Zusatz eines Reagenzes auftretenden
Trübung bestimmt das Arzneibuch die Verwendbarkeit oder Unbrauchbarkeit eines Arzneikörpers. Wird beim Zusatz eines Reagenzes zu einer Lösung eine sehr geringe, die Durchsichtigkeit der
Flüssigkeit nicht völlig aufhebende Trübung erzeugt — das Arzneibuch bezeichnet eine solche mit dem Ausdruck Opalescenz[1] —
so wird in vielen Fällen das Arzneimittel zur medicinischen Verwendung für brauchbar erklärt, während ein stärkere Trübung
oder Niederschläge gebendes Präparat verworfen wird.

---

[1] Das Wort leitet sich ab vom Mineral Opal. Opalisiren, Opalescenz
nennt man die Eigenschaft eines festen oder flüssigen Körpers, wie mancher
Opal, halbdurchsichtig weiss zu erscheinen.

Die vom Arzneibuch vorgeschriebenen quantitativen Bestimmungen sind theils gewichtsanalytische, theils maassanalytische.

In dem vorliegenden chemischen Theile der pharmaceutischen Waarenkunde sind die Prüfungen und Werthbestimmungen mit besonderer Berücksichtigung der vom Arzneibuch aufgeführten Arzneikörper und im Anschluss an die Fassung der einzelnen Prüfungsvorschriften desselben bearbeitet. Den Einzelartikeln steht ein Verzeichniss der gebräuchlichsten Reagenzien und volumetrischen Lösungen, sowie ein Verzeichniss derjenigen Körper voran, auf welche das Arzneibuch wiederholt prüfen lässt.

Verzeichniss der gebräuchlichsten Reagenzien und volumetrischen Lösungen.

Aether. Das Präparat von den Eigenschaften, wie sie das Arzneibuch angiebt.

Aetznatron — Natrum causticum fusum. Die wässerige Lösung des Aetznatrons (1 + 5) soll den Eigenschaften der Natronlauge *(Liquor Natri caustici)* des Arzneibuches bezüglich ihrer Reinheit entsprechen. Man bewahrt das Aetznatron in Glasflaschen auf, die mit einem paraffinirten Kork verschlossen sind.

Alkohol, absoluter — Alcohol absolutus. Der absolute Alkohol des Handels enthält 98,1—99,6 Gewichtsprocente Aethylalkohol (C_2H_5OH). Ein solches Präparat hat das spec. Gew. 0,800—0,795.

Absoluter Alkohol darf entwässertes Cuprisulfat nicht blau färben. Geschieht dies, so ist der Alkohol zu wasserhaltig. — Absoluter Alkohol ist sehr flüchtig und zieht aus der Luft leicht Wasser an; er muss deshalb in gut verschlossenen Flaschen aufbewahrt werden.

Ammoniakflüssigkeit — Liquor Ammonii caustici. Das Präparat vom spec. Gew. 0,960 enthält 10 % NH_3.

Käuflicher Salmiakgeist enthält manche Verunreinigungen, welche ihn als Reagens nicht geeignet erscheinen lassen. Man reinigt zweckmässig selbst ein solches Präparat. Das geschieht, indem man einen möglichst reinen Salmiakgeist vom spec. Gew. 0,910 aus einem Glaskolben mit langem Halse, dessen Verbindung mit dem Liebig'schen Kühler durch eine noch einige Centimeter aufsteigende und erst dann in den Kühler mündende Glasröhre hergestellt ist, sehr langsam destillirt. In die Vorlage giebt man wenig reines destillirtes Wasser und bringt später das Destillat mit reinem, destillirtem Wasser auf das angegebene specifische Gewicht.

Ammoniumcarbonatlösung — Ammonium carbonicum. Man löst 1 Th. Ammoniumcarbonat in einer Mischung aus 3 Th. Wasser und 1 Th. Ammoniakflüssigkeit.

Das Ammoniumcarbonat besteht aus einem Gemisch von saurem Ammoniumcarbonat und Ammoniumcarbaminat, welches Gemisch beim Lösen in ammoniakalischem Wasser in neutrales Ammoniumcarbonat übergeht (s. Bd. II).

Ammoniumchloridlösung — Ammonium chloratum. 1 Th. Ammoniumchlorid ist in 9 Th. Wasser zu lösen. — Das Präparat des Arzneibuches kann hierzu verwendet werden.

Ammoniumoxalatlösung — Ammonium oxalicum.   1 Th. Ammoniumoxalat ist in 19 Th. Wasser zu lösen. — Ammoniumoxalat $\begin{vmatrix} COONH_4 \\ COONH_4 \end{vmatrix} + H_2O$ muss in reinster Form als Reagens zur Verwendung kommen.

Es muss vollständig frei sein von schwefelsaurem Salz, von Chlorid, von Metallen. Glüht man 1 g im Platintiegel, so darf kein Rückstand hinterbleiben.

Amylalkohol — Alcohol amylicus.   Als Reagens findet der Gährungsamylalkohol vom Siedepunkt 130° Verwendung. Spec. Gew. 0,814.

Barytwasser — Aqua Barytae.   Man löst 1 Th. krystallisirten Aetzbaryts $(Ba(OH)_2 + 8H_2O)$ in 19 Th. Wasser.

Der hierzu benutzte Aetzbaryt darf weder Chlorid, noch Nitrat, noch verunreinigende Metalle enthalten und muss in ausgekochtem, heissem (also kohlensäurefreiem) Wasser gelöst werden.

Baryumnitratlösung — Baryum nitricum.   1 Th. reinsten Baryumnitrats $(NO_3)_2Ba$, ist in 19 Th. Wasser zu lösen.

Benzol — Benzolum.   Farblose, bei 80 bis 82° siedende Flüssigkeit vom spec. Gew. 0,880 bis 0,890.

Bleiacetatlösung — Plumbum aceticum.   1 Th. Bleiacetat $(CH_3COO)_2Pb + 3H_2O$ ist in 9 Th. Wasser zu lösen.

Man kocht das Wasser zuvor aus, um die in Lösung gehaltene Kohlensäure auszutreiben.

Bleiessig — Liquor Plumbi subacetici.

Braunstein — Manganum hyperoxydatum nativum.

Brom — Bromum.

Bromwasser — Aqua bromata. [Die gesättigte wässerige Lösung. Brom löst sich in etwa 30 Th. Wasser.

Calciumcarbonat — Calcium carbonicum. CO_3Ca. Es sei frei von Chlorverbindungen.

Da das Calciumcarbonat zum Nachweis von Chlorverbindungen der Benzoësäure benutzt wird, so muss jenes selbst chlorfrei sein. Das Präparat des Arzneibuches ist daher als Reagenz nicht brauchbar, da in demselben ein geringer Chlorgehalt gestattet ist.

Calciumchloridlösung — Calcium chloratum. $CaCl_2$. 1 Th. geschmolzenen Calciumchlorids ist in 19 Th. Wasser zu lösen.

Das zu diesem Zweck verwendete Calciumchlorid ist das wasserfreie Präparat, welches zufolge eines kleinen Gehaltes an Calciumoxychlorid sich trübe in Wasser löst. Die Lösung muss daher filtrirt werden.

Calciumsulfatlösung — Calcium sulfuricum.   Die gesättigte wässerige Lösung von Gyps $(SO_4Ca + 2H_2O)$.

Chlorkalklösung — Calcaria chlorata.   Bei Bedarf wird 1 Th. Chlorkalk mit 9 Th. Wasser angerieben und die Lösung filtrirt.

Chloroform — Chloroformium. $CHCl_3$. Das Präparat des Arzneibuches.

Chlorwasser — Aqua chlorata.   Das Präparat des Arzneibuches.

Chromsäurelösung — Acidum chromicum. CrO_3. — Bei Bedarf sind 3 Th. Chromsäure in 97 Th. Wasser zu lösen.

Eisen — Ferrum. Es ist Eisenpulver zu verwenden.

Eisenchloridlösung — Liquor ferri sesquichlorati. $FeCl_3$. Das Präparat des Arzneibuches, welches nöthigenfalls nach Angabe verdünnt wird.

Essigsäure — Acidum aceticum. Das Präparat des Arzneibuches mit einem Gehalt von gegen $96\,\%$ CH_3COOH ist zu verwenden.

Essigsäure, $90\,\%$ige — Acidum aceticum $90\,\%$. Bei Bedarf durch Mischen von 100 Th. Essigsäure mit 6,6 Th. Wasser zu bereiten.

Essigsäure, verdünnte — Acidum aceticum dilutum. Die $30\,\%$ige Essigsäure des Arzneibuches.

Ferrosulfatlösung — Ferrum sulfuricum. Bei Bedarf ist 1 Th. Ferrosulfat $(SO_4Fe + 7H_2O)$ in einem Gemische aus 1 Th. Wasser und 1 Th. verdünnter Schwefelsäure zu lösen.

Gerbsäurelösung — Acidum tannicum. $C_{14}H_{10}O_9$. Bei Bedarf ist 1 Th. Gerbsäure in 19 Th. Wasser zu lösen.

Glycerin — Glycerinum. $C_3H_5(OH)_3$. Das Präparat des Arzneibuches.

Jodlösung — Solutio Jodi. Bei Bedarf ist die Zehntel-Normal-Jodlösung anzuwenden.

Jodlösung, Zehntel-Normal- — Liquor Jodi volumetricus. Man löst 12,7 g trockenen resublimirten Jods, von dessen chemischer Reinheit man sich überzeugt hat, mit Hilfe von 20 g Kaliumjodid in reinem destillirtem Wasser und füllt die Lösung bei 15^0 auf 1 Liter auf.

1 ccm dieser Jodlösung enthält 0,0127 g Jod, d. h. den 10 000 sten Theil des Atomgewichts des Jods, die Lösung ist also Zehntel-Normal.

Die Zehntel-Normal-Jodlösung muss vor Licht geschützt in Glasstöpselflaschen aufbewahrt werden.

Jodwasser — Aqua Jodi. Die gesättigte wässerige Lösung des Jods.

Jodzinkstärkelösung — Liquor Amyli cum Zinco jodato. 4 g Stärke, 20 g Zinkchlorid, 100 g Wasser werden unter Ersatz des verdampfenden Wassers gekocht, bis die Stärke fast vollständig gelöst ist. Dann wird der erkalteten Flüssigkeit die farblose, filtrirte Zinkjodidlösung, frisch bereitet durch Erwärmen von 1 g Zinkfeile mit 2 g Jod und 10 g Wasser, hinzugefügt, hierauf die Flüssigkeit zu 1 Liter verdünnt und filtrirt. Farblose, nur wenig opalisirende Flüssigkeit.

Aus dem Zinkjodid scheiden eine Anzahl Körper (Chlor, Brom, salpetrige Säure, Ferrisalze) Jod ab, durch welches die Lösung infolge der Bildung von Jodstärke tief blau gefärbt wird.

Kalilauge — Liquor Kali caustici. Das Präparat des Arzneibuches.

Kalilauge, Normal- — Liquor Kali caustici volumetricus. Man löst 56—57 g sehr reinen trockenen Kaliumhydroxyds (frei von Carbonat, Chlorid, Sulfat) in reinem, kohlensäurefreiem destillirten Wasser und füllt die Lösung bei 15^0 auf 1 Liter auf.

Man stellt die Lösung mit einer Normal-Oxalsäurelösung ein. Man verwendet Oxalsäure, weil diese in sehr reiner Form erhältlich ist und als fester Körper auf das genaueste abgewogen werden kann. Oxalsäure $\underset{COOH}{\overset{COOH}{|}} + 2H_2O$ ist zweibasisch und hat das Aequivalent 126; man muss deshalb $\dfrac{126}{2} = 63$ g auf 1 Liter lösen, um eine Normal-Oxalsäure-lösung zu erhalten.

Zur Einstellung der Kalilauge misst man mittelst einer Pipette 10 ccm der Normal-Oxalsäurelösung ab, giebt wenige Tropfen Phenol-phtaleïnlösung als Indikator hinzu und lässt aus einer Bürette tropfen-weise die bereitete Kalilauge hinzufliessen, bis eine bleibend rothe Färbung erzielt ist. Sind hierzu genau 10 ccm der Kalilauge ver-braucht, so ist dieselbe eine Normal-Kalilauge. Werden beispiels-weise 9,7 ccm Kalilauge zur Sättigung von 10 ccm Normal-Oxalsäure-lösung verbraucht, so ist die Kalilauge zu stark: 9,7 ccm derselben müssen auf 10 ccm Flüssigkeit verdünnt werden. Sind z. B. noch 980 ccm dieser zu starken Kalilauge vorhanden, so müssen derselben $= \dfrac{980 \cdot 0{,}3}{9{,}7} = 30{,}3$ ccm Wasser hinzugefügt werden, damit 10 ccm Kali-lauge 10 ccm Oxalsäurelösung entsprechen. Diese Bestimmung hat zu-gleich den Beweis geliefert, dass nicht genau 56 g Kaliumhydroxyd abgewogen wurden, sondern eine Kleinigkeit mehr. Man thut dies übrigens absichtlich, um sicher zu sein, keine zu schwache Lösung zu erhalten.

Kalilauge, weingeistige — Liquor Kali caustici spirituosus. 1 Th. ge-schmolzenen Kaliumhydroxyds ist in 9 Th. Weingeist zu lösen.

Bei längerer Aufbewahrung färbt sich die Lösung durch Bildung von Aldehydharz gelblichbraun bis dunkelbraun.

Kaliumacetatlösung — Liquor Kalii acetici. Das Präparat des Arznei-buches.

Kaliumcarbonatlösung — Liquor Kalii carbonici. 11 Th. reinen Kalium-carbonats werden in 20 Th. Wasser gelöst, die Lösung filtrirt und erforderlichenfalls auf das spec. Gew. von 1,330 bis 1,334 verdünnt.

Kaliumchromatlösung — Kalium chromicum flavum. CrO_4K_2. 1 Th. chlor-freien gelben Kaliumchromats ist in 19 Th. Wasser zu lösen.

Kaliumdichromatlösung — Kalium dichromicum. $Cr_2O_7K_2$. 1 Th. Kalium-dichromat ist in 19 Th. Wasser zu lösen.

Kaliumferricyanidlösung — Kalium ferricyanatum. Rothes Blutlaugen-salz. $(CN)_6FeK_3$. Bei Bedarf ist 1 Th. der zuvor mit Wasser ge-waschenen (um oberflächlich anhaftendes, durch Reduktion am Tageslicht gebildetes Kaliumferrocyanid zu entfernen) grösseren Krystalle von Kaliumferricyanid in 19 Th. Wasser zu lösen.

Kaliumferrocyanidlösung — Kalium ferrocyanatum. Gelbes Blutlaugen-salz. $(CN)_6FeK_4$. Bei Bedarf ist 1 Th. Kaliumferrocyanid in 19 Th. Wasser zu lösen.

Wegen der beschränkten Haltbarkeit des Präparates ist die Lösung vor dem Gebrauch frisch zu bereiten.

Kaliumjodidlösung — Kalium jodatum. KJ. Bei Bedarf ist 1 Th. Kalium-jodid in 9 Th. Wasser zu lösen.

Kaliumpermanganatlösung — Kalium permanganicum. $Mn_2O_8K_2$. 1 Th.
Kaliumpermanganat ist in 1000 Th. Wasser zu lösen.

Kalkhydrat — Calcaria hydrica — Calciumhydroxyd. $Ca(OH)_2$.

Kalkwasser — Aqua Calcariae. Das Präparat des Arzneibuches.

Karbolsäurelösung — Acidum carbolicum. $C_6H_5(OH)$. Bei Bedarf ist 1 Th.
Karbolsäure in 19 Th. Wasser zu lösen.

Kollodium — Collodium. Das Präparat des Arzneibuches.

Kupfertartratlösung, alkalische. — Solutio Cupri tartarici natronata.
Fehling'sche Lösung. Bei Bedarf durch Mischen einer Lösung von
3,5 g Cuprisulfat in 30 ccm Wasser mit einer Lösung von 17,5 g
Natrium-Kaliumtartrat in 30 ccm Wasser, die zuvor mit 40 g Natronlauge versetzt ist, zu bereiten.

Die Fehling'sche Lösung ist nicht gut haltbar; das Arzneibuch lässt
dieselbe daher bei Bedarf frisch bereiten. Die zu mischenden Flüssigkeiten kann man getrennt für sich aufbewahren. Fehling'sche Lösung
dient zum Nachweis reducirender Zuckerarten. Zu quantitativen
Zuckerbestimmungen benutzt man eine Fehling'sche Lösung, die
man aus folgenden beiden Lösungen bei jedesmaligem Gebrauche zu-
sammensetzt:

1) Cuprisulfatlösung: 34,64 g krystallisirten (nicht verwitterten)
   Cuprisulfats löst man in Wasser und verdünnt die Lösung bei
   15^0 auf 500 ccm;

2) Seignettesalzlösung: 173 g krystallisirten Seignettesalzes *(Tartarus natronatus)* und 50 g Natriumhydroxyd löst man in Wasser
   und verdünnt bei 15^0 auf 500 ccm.

Man mischt beim Gebrauche gleiche Raumtheile dieser Lösungen.
10 ccm des Gemisches werden von 0,05 g Glukose vollständig
reducirt.

Kurkumapapier — Charta exploratoria lutea.
Das Kurkumarhizom enthält einen mit Wasser ausziehbaren gelben
Farbstoff, der durch Alkalien nicht verändert wird, und einen in Weingeist löslichen gelben Farbstoff, welcher durch Alkalien gebräunt wird.
Nur der letztere Farbstoff ist zur Bereitung des Kurkumapapieres
brauchbar. — Man zieht das gepulverte Kurkumarhizom zunächst mit
Wasser aus, solange letzteres noch gefärbt wird und behandelt sodann
den im Dunkeln getrockneten Rückstand mit Weingeist. Mit der
weingeistigen Lösung bestreicht man gutes alkali- bezw. säurefreies
Postpapier oder tränkt mit der Lösung alkali- bezw. säurefreies Filtrirpapier. Das Papier wird in Streifen geschnitten und, vor Licht geschützt, in gut verschliessbaren Gläsern aufbewahrt.

Angefeuchtetes Kurkumapapier wird durch Ammoniak und fixe
Alkalien (Kalium- und Natriumhydroxyd) braunroth gefärbt. Auch freie
Borsäure erzeugt bei Gegenwart von Salzsäure eine braunrothe Färbung,
jedoch tritt diese erst nach dem Trocknen des Kurkumapapieres auf.

Lackmuspapier, blaues — Charta exploratoria caerula.
Lackmuspapier, rothes — Charta exploratória rubra.

Zur Herstellung der Reagenspapiere sind mässig concentrirte Farbstofflösungen, sowie solche Papiere zu verwenden, welche durch 24stündiges Einlegen in verdünnte Ammoniakflüssigkeit (1 + 8), Auspressen und vollständiges Trocknen in ungeheizten Räumen zuvor neutralisirt sind. Die zur Herstellung des rothen Lackmuspapieres erforderliche Flüssigkeit wird durch Zusatz von Schwefelsäure geröthet.

Die im Handel erhältlichen Lackmuswürfel bestehen zum grössten Theil aus Calciumcarbonat und Calciumsulfat, die mit zwei verschiedenen Farbstoffen getränkt sind, dem „Erythrolitmin" und dem „Azolitmin". Nur der letztgenannte Farbstoff ist für die Herstellung von Lackmuspapier brauchbar. — Zur Herstellung des blauen Lackmuspapieres pulvert man die Lackmuswürfel und zieht das Pulver zunächst mit Weingeist aus, wodurch das Erythrolitmin beseitigt wird. Den Rückstand zieht man mit heissem Wasser aus, filtrirt und theilt das Filtrat in zwei ungleiche Theile. Zu dem grösseren Theile ($^3/_4$) setzt man vorsichtig verdünnte Schwefelsäure, bis die blaue Färbung der Flüssigkeit gerade in Roth umgeschlagen ist. Man vermischt mit dieser Lösung das erste Restviertel und tränkt mit diesem Gemisch das vorher mit Ammoniakflüssigkeit behandelte und wieder getrocknete Papier. — Nach Mohr werden die Lackmuswürfel zunächst mit heissem destillirtem Wasser erschöpft. Man dampft sodann das Filtrat, nachdem es mit Essigsäure übersättigt ist, bis zur Extraktkonsistenz ein und übergiesst die Masse mit 99procentigem Weingeist, welcher den blauen Farbstoff fällt. Der Niederschlag wird auf einem Filter gesammelt, mit Weingeist ausgewaschen, in heissem Wasser gelöst und filtrirt.

Zur Herstellung des rothen Lackmuspapieres versetzt man die Azolitminlösung mit Schwefelsäure bis zur deutlich bleibenden Röthung und tränkt mit dieser Flüssigkeit das entsäuerte Papier.

Lackmuspapier wird in Streifen geschnitten und vor Licht geschützt in gut verschliessbaren Gläsern aufbewahrt.

Magnesiumsulfatlösung — Magnesium sulfuricum. 1 Th. des reinen krystallisirten Magnesiumsulfats ($SO_4Mg + 7H_2O$) ist in 9 Th. Wasser zu lösen.

Natriumacetatlösung — Natrium aceticum. CH_3COONa. 1 Th. des reinen krystallisirten Natriumacetats ist in 4 Th. Wasser zu lösen.

Natriumbicarbonatlösung — Natrium bicarbonicum. CO_3HNa. Bei Bedarf ist 1 Th. des gepulverten reinen Natriumbicarbonats unter leichter Bewegung in 19 Th. Wasser zu lösen (heftiges Schütteln ist zu vermeiden, da hierbei Natriumbicarbonat unter Kohlensäureabspaltung theilweise in Natriumcarbonat übergeht).

Natriumcarbonatlösung — Natrium carbonicum. 1 Th. des reinen krystallisirten Natriumcarbonats ($CO_3Na_2 + 10H_2O$) ist in 4 Th. Wasser zu lösen.

Natriumchloridlösung, Zehntel-Normal- — Liquor Natrii chlorati volumetricus. Die Lösung enthält 5,85 g Natriumchlorid im Liter.

Das Aequivalent für Natriumchlorid, NaCl, ist gleich $23 + 35{,}5 = 58{,}5$. Um eine Zehntel-Normal-Natriumchloridlösung herzustellen, hat man daher den 10ten Th. $= 5{,}85$ g NaCl auf 1 Liter Flüssigkeit zu lösen. Man stellt die Lösung am besten gegen Zehntel-Normal-Silbernitratlösung ein. Man bringt zu dem Zwecke 10 ccm der Zehntel-Normal-Natriumchloridlösung in ein Becherglas, giebt einige Tropfen Kaliumchromatlösung hinzu und lässt aus einer Bürette Zehntel-Normal-Silbernitratlösung unter Umschütteln der Flüssigkeit hinzufliessen. Das Chlor ist gebunden, sobald die rothe Färbung des Silberchromats (s. Bd. II, Maassanalyse) erscheint. Bis zu diesem Punkte müssen genau 10 ccm der Zehntel-Normal-Silbernitratlösung verbraucht sein, wenn eine Zehntel-Normal-Natriumchloridlösung vorliegt.

Natriumphosphatlösung — Natrium phosphoricum. 1 Th. des reinen krystallisirten Natriumphosphats $(PO_4HNa_2 + 12H_2O)$ ist in 19 Th. Wasser zu lösen.

Natriumsulfitlösung — Natrium sulfurosum. Bei Bedarf ist 1 Th. des reinen krystallisirten Natriumsulfits $(SO_3Na_2 + 7H_2O)$ zu lösen.

Natriumthiosulfatlösung, Zehntel-Normal- — Liquor Natrii thiosulfurici volumetricus. In 1 Liter sind 24,8 g des krystallisirten Natriumthiosulfats enthalten. Das Aequivalent des Natriumthiosulfats $(S_2O_3Na_2 + 5H_2O)$ ist 248, zur Herstellung einer Zehntel-Normallösung sind daher 24,8 g erforderlich.

Man stellt die Thiosulfatlösung gegen Zehntel-Normal-Jodlösung ein. Thiosulfat und Jod reagiren in der Weise mit einander, dass neben Natriumjodid Natriumtetrathionat gebildet wird:

$$2(S_2O_3Na_2 + 5H_2O) + 2J = 2NaJ + S_4O_6Na_2 + 10H_2O.$$

Man wiegt eine etwas grössere Menge, z. B. 25,5 g des reinen trockenen krystallisirten Thiosulfats ab, löst in Wasser und verdünnt bei 15° auf 1 Liter mit reinem destillirtem Wasser. Man misst sodann 20 ccm Zehntel-Normal-Jodlösung ab und lässt aus einer Bürette soviel obiger Natriumthiosulfatlösung zufliessen, bis die braune Jodfärbung verschwunden und eine farblose Lösung entstanden, bis also die gesammte Jodmenge gebunden ist. Sind hierzu z. B. 19,7 ccm erforderlich, so hat man die Lösung noch mit Wasser zu verdünnen. Gesetzt, es wären noch 958 ccm der zu starken Natriumthiosulfatlösung vorhanden, so hat man zu derselben noch $\dfrac{958 \cdot 0{,}3}{19{,}7} =$ rund 14,6 ccm Wasser hinzuzufügen, um eine Zehntel-Normal-Natriumthiosulfatlösung zu erhalten.

Natronlauge — Liquor Natri caustici. Das Präparat des Arzneibuches.

Oxalsäure — Acidum oxalicum. Die lufttrockene, beim Erhitzen auf dem Platinbleche ohne Rückstand verdampfende Säure der Formel

$$\begin{array}{l} COOH \\ | \\ COOH \end{array} + 2H_2O.$$

Petroleumbenzin — Benzinum Petrolei. Das Präparat des Arzneibuches.

Phenolphtaleïnlösung — Solutio Phenolphtaleïni. 1 Th. Phenolphtaleïn

$C_{20}H_{14}O_4$, wird in verdünntem Weingeist gelöst. Die Lösung muss farblos sein.

Platinchloridlösung — Platinum chloratum. 1 Th. Platinchlorid-Chlorwasserstoff $(PtCl_4 + 2HCl + 6H_2O)$ ist in 19 Th. Wasser zu lösen.

Quecksilberchloridlösung — Hydrargyrum bichloratum. 1 Th. Hydrargyrichlorid $(HgCl_2)$ ist in 19 Th. Wasser zu lösen.

Rosolsäure — Solutio acidi rosolici. 1 Th. Rosolsäure, $C_{20}H_{16}O_3$, wird in 100 Th. Weingeist gelöst.

Salpetersäure — Acidum nitricum. NO_3H. Das reine Präparat des Arzneibuches.

Salpetersäure, rauchende — Acidum nitricum fumans. Das vom Arzneibuch aufgeführte Präparat.

Salpetersäure, rohe — Acidum nitricum crudum. Das vom Arzneibuch aufgeführte Präparat.

Salpetersäure, verdünnte — Acidum nitricum dilutum. Bei Bedarf durch Verdünnung von Salpetersäure mit einer gleichen Menge Wasser zu bereiten.

Salzsäure — Acidum hydrochloricum. HCl. Das Präparat des Arzneibuches.

Salzsäure, Normal- — Acidum hydrochloricum volumetricum. In 1 Liter sind 36,5 g Chlorwasserstoff (HCl) enthalten.

Man stellt die Normal-Salzsäure gegen Normal-Kalilauge ein, welche wiederum durch Oxalsäurelösung auf ihren richtigen Gehalt an KOH geprüft ist (vergl. Kalilauge, Normal-).

Man misst 10 ccm Normal-Kalilauge ab, färbt diese mit einem Tropfen Phenolphtaleïnlösung roth und lässt aus einer Bürette das durch Verdünnen von 146 g 25 %iger Salzsäure mit reinem Wasser bei 15° auf 1 Liter Flüssigkeit erhaltene Salzsäuregemisch zutropfen, bis die Rothfärbung verschwunden, bis also sämmtliches Kaliumhydroxyd gebunden ist. Es müssen hierzu genau 10 ccm des Salzsäuregemisches nöthig sein. Um sicher zu sein, dass dasselbe nicht zu schwach ausfällt, nimmt man eine etwas grössere Menge Salzsäure zum Verdünnen, z. B. 148 g und bestimmt in dieser Verdünnung zunächst den Salzsäuregehalt. Wären z. B. von dem Salzsäuregemisch bereits 9,55 ccm hinreichend, um die Kaliumhydroxydmenge von 10 ccm Normal-Kalilauge zu binden, und wären noch z. B. 980 ccm der zu starken Salzsäurelösung vorhanden, so hat man zu derselben

$$\frac{980 \cdot 0{,}45}{9{,}55} = \text{rund } 46{,}2 \text{ ccm Wasser hinzuzufügen, um eine Normal-}$$

Salzsäure zu erhalten.

Schwefelkohlenstoff — Carboneum sulfuratum. CS_2. Farblose, flüchtige, neutrale, bei 46° siedende Flüssigkeit vom spec. Gew. 1,272.

Schwefelsäure — Acidum sulfuricum. Die gegen 96 % SO_4H_2 enthaltende reine Schwefelsäure des Arzneibuches.

Schwefelsäure, verdünnte — Acidum sulfuricum dilutum. Eine Mischung aus 5 Th. Wasser und 1 Th. reiner Schwefelsäure.

Es ist zu beachten, dass die Schwefelsäure in das Wasser unter Umrühren gegossen wird, nicht umgekehrt!

Schwefelwasserstoffwasser, gesättigtes — Aqua hydrosulfurata. H_2S.

Schweflige Säure — Acidum sulfurosum. Bei Bedarf durch Ansäuern einer frisch bereiteten Lösung von Natriumsulfit $(1 + 9)$ mit verdünnter Schwefelsäure zu bereiten:

$$SO_3Na_2 + 2HCl = 2NaCl + H_2O + SO_2.$$

Silbernitratlösung — Argentum nitricum. 1 Th. Silbernitrat (NO_3Ag) ist in 19 Th. Wasser zu lösen.

Silbernitratlösung, Zehntel-Normal- — Liquor Argenti nitrici volumetricus. In 1 Liter sind 17 g Silbernitrat enthalten.

Das Aequivalent für Silbernitrat, NO_3Ag, ist gleich $14 + 48 + 108 = 170$. Um eine Zehntel-Normal-Silbernitratlösung herzustellen, hat man daher den zehnten Theil $= 17$ g des reinen krystallisirten Silbernitrats in reinem destillirtem Wasser zu lösen und mit Wasser bei 15^0 auf 1 Liter Flüssigkeit zu verdünnen. — Man kann die Silbernitratlösung gegen chemisch reines Natriumchlorid einstellen.

Stärkelösung — Solutio Amyli. Bei Bedarf durch Schütteln eines Stückchens weisser Oblate mit heissem Wasser und Filtriren zu bereiten.

Weingeist — Spiritus. C_2H_5OH. Das Präparat des Arzneibuches.

Weinsäurelösung — Acidum tartaricum. Bei Bedarf ist 1 Th. Weinsäure,
$$\begin{array}{l} CH(OH)COOH \\ | \\ CH(OH)COOH \end{array}$$
in 4 Th. Wasser zu lösen.

Zink — Zincum. Es ist das arsenfreie Zink in Stangenform vorräthig zu halten.

Zinkfeile — Zincum raspatum.

Zinn — Stannum. Es soll bleifreies Blattzinn (Stanniol) verwendet werden.

Zinnchlorürlösung — Solutio Stanni chlorati. 5 Th. krystallisirten Stannochlorids, $SnCl + 2H_2O$, werden mit 1 Th. Salzsäure zu einem Brei angerührt und letzterer vollständig mit trockenem Chlorwasserstoff gesättigt. Die hierdurch erzielte Lösung wird nach dem Absetzen durch Asbest filtrirt.

Blassgelbliche, lichtbrechende, stark rauchende Flüssigkeit, welche das Mindest-Spec.-Gew. 1,900 besitzen soll.

Verzeichniss der Körper, auf welche das Arzneibuch wiederholt prüfen lässt.

Ammoniak. Ammoniak wird aus Ammoniumsalzen durch Natronlauge bei schwachem Erwärmen frei gemacht.

Ammoniak ist kenntlich an seinem eigenthümlichen Geruch, sowie daran, dass beim Annähern eines Salzsäuretropfens sich um denselben ein Nebel (von Ammoniumchlorid) bildet. Angefeuchtetes rothes Lackmuspapier wird durch Ammoniak gebläut; angefeuchtetes Kurkumapapier gebräunt.

Arsen. Arsen wird aus saurer Lösung durch Schwefelwasserstoffwasser als gelbes Arsentrisulfid gefällt. — Arsenverbindungen lassen sich, indem man dieselben auf geeignete Weise in Arsenwasserstoff überführt, durch den Marsh'schen Apparat (s. Bd. II, Arsen) nachweisen. Das Arzneibuch wendet zum Nachweis von Arsen in den meisten Fällen die sogen. Bettendorf'sche Arsenprobe an. Dieselbe beruht darauf, dass Zinnchlorür Arsenverbindungen reducirt, indem jenes zu Zinnchlorid oxydirt wird, während elementares Arsen sich in braunen Flocken abscheidet, oder, wenn in sehr geringer Menge vorhanden, eine bräunliche Färbung der Flüssigkeit bewirkt.

Pharm. Germ. II liess zum Nachweise des Arsens den mittelst arsenfreien Zinks aus Salzsäure entwickelten Wasserstoff auf ein mit einem Tropfen concentrirter Silbernitratlösung $(1 + 1)$ befeuchtetes Stückchen Fliesspapier einwirken. Ist dem Wasserstoffgas Arsenwasserstoff beigemengt, so entsteht auf dem Fliesspapier ein citronengelber Fleck von Arsensilber-Silbernitrat (s. Bd. II, Arsen). Der Fleck ist bräunlich-schwarz umrändert. Feuchtet man ihn mit Wasser an, so wird die Verbindung zerlegt, indem sich metallisches Siber abscheidet und einen bräunlich-schwarzen Fleck erzeugt. (Gutzeit'sche Methode.)

Baryt. Als Reagens auf Baryumverbindungen gelten Schwefelsäure und schwefelsaure Salze, die einen Niederschlag von Baryumsulfat erzeugen.

Blei. Auf Blei wird mit Schwefelwasserstoffwasser, welches aus Bleiverbindungen schwarzes Bleisulfid abscheidet, sowie mit Schwefelsäure oder schwefelsauren Salzen geprüft, welche weisses Bleisulfat fällen. Kaliumjodid schlägt aus Bleisalzen gelbes Bleijodid nieder, Natriumphosphat weisses Bleiphosphat.

Chlor. Freies Chlor wirkt auf Pflanzenfarbstoffe (Lackmus) bleichend ein. — Chlor macht aus Bromiden und Jodiden Brom bezw. Jod frei. Lässt man daher freies Chlor auf Jodzinkstärkelösung einwirken, so wird eine Blaufärbung der Flüssigkeit eintreten. Chlor macht aus dem Zinkjodid genannter Lösung Jod frei, und letzteres bildet mit der Stärke blaue Jodstärke.

Chlorwasserstoff. Chlorwasserstoff oder chlorwasserstoffsaure Salze (Chloride) werden aus ihrer wässerigen Lösung durch Silbernitratlösung weiss gefällt. Es bildet sich hierbei Silberchlorid, welches von überschüssiger Ammoniakflüssigkeit gelöst wird (s. Bd. II, Silber).

Cyanide. Cyanwasserstoffsäure (Blausäure) oder deren Salze (Cyanide) werden dadurch nachgewiesen, dass man zur alkalischen Lösung der Cyanwasserstoffsäure Ferro- und Ferrisalz hinzufügt und die Lösung sodann mit Salzsäure ansäuert. Letztere bringt das mitgefällte Ferro- bezw. Ferrihydroxyd wieder in Lösung und lässt die blaue Färbung oder den blauen Niederschlag des bei Anwesenheit von Cyaniden entstandenen Ferroferricyanids (Berlinerblau) deutlich hervortreten.

Eisen. Auf Eisen lässt das Arzneibuch (bei Gegenwart von Alkali) mit Schwefelwasserstoffwasser prüfen. Letzteres schlägt aus diesen Lösungen schwarzes Ferrosulfid nieder. — Eine im Arzneibuch häufig wiederkehrende Prüfung auf Eisen besteht in dem Nachweis von Eisenoxydsalzen (Ferrisalzen) durch Kaliumferrocyanid. Letzteres giebt mit Eisenoxydsalzen eine blaue Fällung von Ferriferrocyanid oder Berlinerblau. Bei Anwesenheit von Eisenoxydulsalzen (Ferrosalzen) prüft man mit Kaliumferricyanid, welches mit Ferrosalz einen blauen Niederschlag von Ferroferricyanid oder Turnbull's Blau liefert.

Ueber quantitative Eisenbestimmung s. Jod.

Jod. Aus Jodiden macht Chlor Jod frei, welches, mit Chloroform ausgeschüttelt, das letztere violett färbt (s. Bd. II, Jod). Aber auch Eisenoxydsalze vermögen Jodsalze unter Ausscheidung freien Jods zu zerlegen und zwar im Sinne folgender Gleichung:

$$FeCl_3 + KJ = FeCl_2 + KCl + J.$$

Wirkt Jod auf Natriumthiosulfat ein, so führt es dasselbe in tetrathionsaures Natrium über, indem gleichzeitig Natriumjodid gebildet wird:

$$2\,S_2O_3Na_2 + 2\,J = S_4O_6Na_2 + 2\,NaJ.$$

Man benutzt dieses Verhalten zur quantitativen (maassanalytischen) Jodbestimmung und damit auch zur quantitativen Eisenbestimmung (s. Bd. II, Maassanalyse).

Kalium. Alle Kaliumverbindungen färben die nicht leuchtende Flamme violett. — Die wässerigen Lösungen von Kaliumsalzen geben mit Weinsäure einen weissen krystallinischen Niederschlag von Kaliumbitartrat.

Kalk. Calciumsalze färben die nicht leuchtende Flamme gelbroth. — Ammoniumoxalat erzeugt in den mit Ammoniak versetzten Lösungen von Calciumverbindungen einen weissen Niederschlag von Calciumoxalat. Der Niederschlag entsteht auch bei Gegenwart freier Essigsäure.

Kohlensäure. Kohlensaure Salze geben beim Uebergiessen mit Mineral-säuren die Kohlensäure unter Aufbrausen ab. Ein Kalkwasser-tropfen wird durch Kohlensäure getrübt: es bildet sich Calcium-carbonat.

Kupfer. Aus sauren Lösungen werden Kupfersalze durch Schwefelwasser-stoffwasser braunschwarz gefällt. — Durch überschüssiges Ammoniak färben sich Kupfersalzlösungen tief dunkelblau. — Kaliumferrocyanid fällt aus Kupfersalzlösungen rothes bis rothbraunes Cupriferrocyanid.

Magnesium. Natriumphosphat fällt bei Gegenwart von Ammoniak und Ammoniumsalz aus Magnesiumsalzlösungen weisses krystallinisches Ammonium-Magnesiumphosphat $PO_4(NH_4)Mg$.

Metalle. Auf Schwermetalle wird im allgemeinen mit Schwefelwasserstoffwasser geprüft, welches die Metalle als Sulfide fällt.

Natrium. Alle Natriumverbindungen färben die Flamme stark gelb.

Nitrate. Fügt man zu einigen Kubikcentimetern einer sehr verdünnten Salpeter-säure oder eines salpetersauren Salzes einen kleinen Krystall Ferro-sulfat oder Ferrosulfatlösung und unterschichtet die Lösung mit concentrirter Schwefelsäure, so entsteht an der Berührungs-fläche beider Flüssigkeiten ein brauner Ring. Diese Reaktion ist in der Weise zu erklären. dass die Salpetersäure eine Oxydation des Ferrosulfats zu Ferrisulfat veranlasst, wobei Stickoxyd frei wird, wel-ches mit dem nicht oxydirten Ferrosulfat die braun gefärbte Verbindung $SO_4Fe + NO$ bildet.

Um salpetersaures Salz in chlorsauren Salzen nachzuweisen, kann man vorstehende Methode nicht benutzen. Man bewirkt in diesem Fall eine Reduktion der Salpetersäure zu Ammoniak. Dies geschieht, indem man bei Gegenwart von Alkali mit Zinkfeile und Eisenpulver erwärmt. Bei der Einwirkung von Zink auf Natronlauge entwickelt sich (beson-ders bei Gegenwart von Eisen) Wasserstoff:

$$Zn + 2\,NaOH = Zn(ONa)_2 + H_2.$$

welcher reducirend auf die Nitrate einwirkt:

$$NO_3Na + 4\,H_2 = NaOH + 2\,H_2O + NH_3.$$

Das Ammoniak ist an seinem Geruch und seinem oben näher gekenn-zeichneten Verhalten festzustellen.

Nitrite. Versetzt man nitrithaltige Flüssigkeiten mit Schwefelsäure, so färbt sich die Flüssigkeit durch salpetrige Säure gelb. Auf solche Weise wird z. B. der Nitritgehalt im Kaliumnitrat festgestellt.

Jodzinkstärkelösung wird durch salpetrige Säure zufolge der Jodabscheidung aus dem Zinkjodid blau gefärbt.

Oxalsäure. In ammoniakalischer Oxalsäurelösung ruft Calciumchlorid einen weissen Niederschlag von Calciumoxalat hervor, der von Essigsäure nicht gelöst wird.

Phosphorige Säure. Auf Silbernitratlösung wirkt phosphorige Säure in der Wärme reducirend ein.

Rhodanide. Mit Ferrichlorid geben Rhodansalze blutrothe Färbung.

Salpetersäure. Ueber den Nachweis derselben s. Nitrate.

Salpetrige Säure. Ueber den Nachweis derselben s. Nitrite.

Schwefel. Ist der Schwefel in Form von Sulfiden vorhanden, so wird auf Zusatz von Salz- oder Schwefelsäure aus denselben Schwefelwasserstoff entwickelt.

Schwefelsäure. Schwefelsäure oder schwefelsaure Salze (Sulfate) werden aus ihrer wässerigen Lösung mit Baryumnitratlösung weiss gefällt. Es bildet sich hierbei Baryumsulfat.

Selen. Selenige und Selen-Säure werden durch schweflige Säure reducirt und scheiden aus den Lösungen rothes Selen aus (s. Bd. II, Selen).

Wismut. In Wismutsalzlösungen rufen Schwefelwasserstoff und Schwefel-ammon einen braunschwarzen Niederschlag von Wismutsulfid, Kali-lauge oder Ammoniak einen weissen Niederschlag von Wismut-hydroxyd hervor.

Zink. Aus Zinksalzlösungen fällen Kalium- oder Natriumhydroxyd oder Ammoniak weisses gallertartiges Zinkhydroxyd, das im Ueberschuss der Fällungsmittel leicht löslich ist. — Schwefelwasserstoff scheidet aus ammoniakalischer Zinksalzlösung weisses Zinksulfid ab. — Kalium-ferrocyanid bewirkt in Zinksalzlösungen die Abscheidung von weissem Zinkferrocyanid.

Zucker. Eine grössere Anzahl organisch-chemischer Körper werden von conc. Schwefelsäure farblos gelöst; bei Gegenwart von Zucker wird eine dunkelbraune Färbung erhalten. — Eine quantitative Zuckerbestimmung führt man mit Fehling'scher Lösung aus (s. unter den Reagenzien Kupfertartratlösung). Rohrzucker muss vor der Bestimmung mit Fehling'scher Lösung invertirt werden (s. Bd. II, Zucker).

A. Anorganisch-chemische Körper.

Acidum arsenicosum, arsenige Säure, Arsentrioxyd, weisser Arsenik, As_2O_3 besteht aus glasartigen, farblosen Stücken, die beim Aufbewahren von der Oberfläche aus weiss und undurchsichtig (porcellanartig) werden. Auch als weisses Pulver im Handel. In 15 Theilen siedenden Wassers löslich.

Wird arsenige Säure in einem Probirrohre vorsichtig erhitzt, Identitäts-reaktionen. so verflüchtigt sie sich vollständig und giebt ein weisses Sublimat, das, unter der Lupe betrachtet, aus glasglänzenden Oktaëdern oder Tetraëdern besteht. Erhitzt man ein kleines Korn arseniger Säure auf einem Stück Holzkohle vor dem Löthrohr, so wird das Arsentrioxyd zu Arsen reducirt, das sich unter Verbreitung eines knoblauchartigen Geruches verflüchtigt.

Das Präparat sei völlig flüchtig. Beimengungen von Schwer- Prüfung. spath, Gyps, Talk etc. würden als nichtflüchtiger Rückstand hinterbleiben.

Genannte Beimengungen bleiben auch beim Behandeln von 0,5 g arseniger Säure mit 5 g warmer Ammoniakflüssigkeit ungelöst zurück. Fügt man zur erkalteten Lösung 10 g verdünnter Salzsäure, so deutet eine entstehende Gelbfärbung auf einen Gehalt des Präparates an Schwefel (Schwefelarsen).

Zur Gehaltsbestimmung löst man 0,5 g arseniger Säure mit 3 g Kaliumbicarbonat in 20 ccm siedenden Wassers und verdünnt nach dem Erkalten auf 100 ccm. Man giebt diese Lösung in eine Bürette und lässt jene zu 10 ccm Zehntel-Normal-Jodlösung unter Umschütteln hinzufliessen. Zur Entfärbung der letzteren müssen 10 ccm der Lösung der arsenigen Säure genügen. Die Reaktion verläuft in der Weise, dass das Jod eine Oxydation des Arsentrioxyds zu Arsenpentoxyd bewirkt:

$$\underset{198}{\underbrace{As_2O_3}} + 2H_2O + \underset{508}{\underbrace{2J_2}} = As_2O_5 + 4HJ.$$

Zufolge vorstehender Gleichung entfärben 508 Theile Jod 198 Theile arseniger Säure; in 10 ccm der Zehntel-Normal-Jodlösung sind 0,127 g Jod enthalten. Diese Menge entspricht (508 : 198 $= 0,127 : x) = \dfrac{198 \cdot 0,127}{508} = 0,0495$ g arseniger Säure, welche in 10 ccm obiger Lösung ($= 0,05$ g des untersuchten Präparates) enthalten sein sollen. Die arsenige Säure muss daher einen Gehalt von $(0,05 : 0,0495 = 100 : x) = \dfrac{0,0495 \cdot 100}{0,05} = 99\,^0/_0$ haben.

Sehr vorsichtig aufzubewahren! Grösste Einzelgabe 0,005 g, grösste Tagesgabe 0,02 g!

Acidum boricum, Borsäure, Boraxsäure, $B(OH)_3$, bildet farblose, glänzende, schuppenförmige Krystalle, die sich fettig anfühlen, oder ein weisses, feines Pulver. In 25 Theilen kalten, 3 Theilen siedenden Wassers und in 15 Theilen Weingeist, auch in Glycerin löslich. Erhitzt man Borsäure, so schmilzt sie und erstarrt nach dem Erkalten zu einer glasartigen Masse.

Identitäts-
reaktionen. Versetzt man die $2\,^0/_0$ige wässerige Lösung der Borsäure mit wenig Salzsäure, so färbt sich ein mit dieser Lösung getränktes Stück Kurkumapapier beim Eintrocknen braunroth. Beim Betupfen mit Ammoniakflüssigkeit geht die braunrothe Färbung in ein Blauschwarz über. Zur Erkennung der Borsäure dient ferner, dass ihre weingeistige Lösung, oder diejenige in Glycerin, angezündet mit grüngesäumter Flamme brennt. Man löst zur Anstellung dieses Versuches 0,5 g Borsäure in 7,5 g Weingeist (oder in 19,5 g Glycerin) und zündet die Lösung in einem Porcellanschälchen an.

Prüfung. Die Borsäure kann durch Schwermetalle (Kupfer, Blei, Eisen), oder durch Kalk, bez. Calciumsalze oder Magnesiumsalze, oder durch anhängende Schwefelsäure oder Salzsäure (bez. Sulfate und Chloride) verunreinigt sein.

Schwermetalle weist man nach, indem man zur wässerigen Lösung (1 + 49) Schwefelwasserstoffwasser hinzufügt: es darf keine Dunkelfärbung eintreten. Calciumsalze bedingen das Entstehen einer Trübung in der $2\,^0/_0$igen Lösung beim Hinzufügen von Ammoniumoxalatlösung. Wird die Lösung hierdurch nicht getrübt, wohl aber nach Zusatz von Ammoniakflüssigkeit durch Natriumphosphatlösung, so liegt eine Verunreinigung mit Magnesiumsalz vor. Zum Nachweis von Schwefelsäure versetzt man die $2\,^0/_0$ige wässerige Lösung der Borsäure mit Baryumnitratlösung, zum Nachweis von Salzsäure mit Silbernitratlösung: In beiden Fällen dürfen die Lösungen nicht verändert werden.

Selbst die reinste Borsäure des Handels enthält meist kleine Spuren Eisen. Zwecks Erkennung eines grösseren Eisengehaltes versetzt man 50 ccm einer unter Zusatz von Salzsäure bereiteten wässerigen Lösung (1 + 49) mit 0,5 ccm Kaliumferrocyanidlösung: die Flüssigkeit wird sofort gebläut, wenn ein zu hoher Eisengehalt in dem Präparat enthalten ist.

Acidum chromicum, Chromsäure, Chromtrioxyd, CrO_3 bildet dunkelbraunrothe, stahlglänzende Krystalle, welche sich leicht in Wasser lösen und demselben eine rothe Farbe ertheilen. Auch in verdünntem Weingeist löst sich Chromsäure; bringt man diese aber mit nur wenigen Tropfen absoluten Alkohols zusammen, so findet eine sehr lebhafte Reaktion statt, derzufolge der Alkohol sich entzündet. Die Chromsäure wirkt auf den Alkohol oxydirend ein, ebenso auf eine grosse Anzahl anderer organischer Körper.

Erwärmt man Chromsäure mit Salzsäure, so wird Chlor ent- *Identitäts-reaktionen.* wickelt. Fügt man zur wässerigen Chromsäurelösung etwas Wasserstoffsuperoxyd, so färbt sich die Flüssigkeit tiefblau (es entsteht Ueberchromsäure, nach Moissan eine Verbindung von Chromsäureanhydrid mit Wasserstoffsuperoxyd). Beim Schütteln der Lösung mit Aether nimmt letzterer die blaue Verbindung auf.

Die wässerige, mit Salzsäure versetzte Lösung der Chromsäure *Prüfung.* (1 + 99) soll durch Baryumnitratlösung nicht verändert werden, soll also völlig schwefelsäurefrei sein. Man muss die Chromsäurelösung zuvor mit Salzsäure ansäuern, um eine Ausfällung von Baryumchromat zu verhindern. Erhitzt man Chromsäure in einem Porcellanschälchen oder -Tiegel über den Schmelzpunkt hinaus, so entweicht Sauerstoff. Man setzt das Erhitzen bis zur Rothgluth fort und erhält schliesslich einen grünen Rückstand von Chromoxyd. Der nach dem Erkalten mit Wasser behandelte Rückstand giebt ein Filtrat, welches farblos sein (eine Gelbfärbung könnte von der Anwesenheit von Kaliumchromat herrühren) und beim Verdampfen im Wasserbade keinen Rückstand hinterlassen soll.

Vorsichtig aufzubewahren!

Acidum hydrobromicum, Bromwasserstoffsäure. Eine klare, farblose, völlig flüchtige Flüssigkeit vom spec. Gew. 1,208. Diese Säure enthält 25% HBr.

Versetzt man Bromwasserstoffsäure mit Chlorwasser und schüttelt *Identitäts-reaktionen.* mit Chloroform, so färbt sich letzteres braungelb. Auf Zusatz von Silbernitratlösung entsteht in der Bromwasserstoffsäure ein gelblich-weisser Niederschlag, der von Ammoniakflüssigkeit schwer gelöst wird.

Prüfung.

Die Prüfung erstreckt sich auf den Nachweis von Brom, Jod, Metallen, Phosphoriger Säure und Schwefelsäure.

Zur Prüfung auf freies Brom schüttelt man die Bromwasserstoffsäure mit ihrer gleichen Raummenge Chloroform. Dieses würde sich gelb färben bei Anwesenheit von freiem Brom. Fügt man zu der Bromwasserstoffsäure zuvor einen Tropfen Eisenchloridlösung, so würde bei Anwesenheit von Jodwasserstoffsäure diese unter Abscheidung von Jod zerlegt werden:

$$FeCl_3 + HJ = FeCl_2 + HCl + J.$$

Das Jod würde das Chloroform violett färben.

Wird die mit 5 Raumtheilen Wasser verdünnte Bromwasserstoffsäure durch Schwefelwasserstoffwasser gefärbt, so enthält die Säure Metalle, z. B. Blei, Kupfer. Auf Eisen prüft man, indem 10 ccm der mit Wasser verdünnten Bromwasserstoffsäure $(1 = 10)$ mit 0,5 ccm Kaliumferrocyanidlösung versetzt werden: es darf nicht sofort eine bläuliche Färbung (Berlinerblau) eintreten. Baryumnitratlösung darf die mit 5 Raumtheilen verdünnte Säure nicht verändern, andernfalls würde Schwefelsäure zugegen sein.

Da Bromwasserstoffsäure auch durch Zerlegung von Phosphortribromid mit Wasser bereitet:

$$PBr_3 + 3H_2O = 3HBr + PO_3H_3$$

und wie aus vorstehender Gleichung hervorgeht, hierbei phosphorige Säure gebildet wird, so ist eine Verunreinigung durch diese nicht ausgeschlossen. Zum Nachweis der phosphorigen Säure erhitzt man 1 ccm Bromwasserstoffsäure mit 1 ccm Salpetersäure zum Kochen. Hierdurch wird die phosphorige Säure zu Phosphorsäure PO_4H_3 oxydirt. Uebersättigt man nach dem Erkalten mit Ammoniak und fügt Magnesiumsulfatlösung hinzu, so würde, falls phosphorsaures Salz gebildet wäre, ein weisser krystallinischer Niederschlag von Ammonium-Magnesiumphosphat entstehen:

$$PO_4MgNH_4 + 6H_2O.$$

Zur Prüfung der Bromwasserstoffsäure auf einen Gehalt von Chlorwasserstoff wird eine Titration der mit Ammoniak gesättigten Säure mit $^1/_{10}$ Normal-Silbernitratlösung unter Beifügung von Kaliumchromatlösung als Indikator ausgeführt. Unter Ammonium bromatum (s. dort) ist die wissenschaftliche Grundlage dieser Bestimmungsmethode näher erörtert.

Man verfährt wie folgt: 10 ccm einer Mischung der Bromwasserstoffsäure mit Wasser $(3 \text{ g} = 100 \text{ ccm})$ dürfen, nach genauer Sättigung mit Ammoniakflüssigkeit und nach Zusatz einiger

Tropfen Kaliumchromatlösung, nicht mehr als 9,3 ccm Zehntel-Normal-Silbernitratlösung bis zur bleibenden Röthung verbrauchen. Da $\dfrac{HBr.}{81}$: NO_3Ag, so entspricht 1 ccm der $^1/_{10}$ Normal-Silbernitratlösung $= 0,0081$ g HBr. Läge $\dfrac{HCl}{36,5}$ vor, so entspricht 1 ccm der $^1/_{10}$ Normal-Silbernitratlösung $= 0,00365$ g HCl. Oder umgekehrt durch 0,0081 g HBr wird 1 ccm jener Silberlösung und durch 0,00365 g HCl ebenfalls 1 ccm derselben gebunden. Würde man gleiche Mengen einerseits Bromwasserstoff, anderseits Chlorwasserstoff verwenden, so würde man in letzterem Falle daher mehr Silbernitratlösung zur Bindung gebrauchen. Gelangen zur Titration 10 ccm einer verdünnten $25\,^0/_0$igen Säure (3 g $= 100$ ccm), also 0,075 g, so entspricht diese Menge bei Bromwasserstoff

$$0,0081 : 1 = 0,075 : x$$
$$x = 9,26 \text{ ccm } ^1/_{10} \text{ Normal-Silbernitratlösung,}$$

hingegen bei Chlorwasserstoff

$$0,00365 : 1 = 0,075 : x$$
$$x = 20,55 \text{ ccm } ^1/_{10} \text{ Normal-Silbernitratlösung.}$$

So erklärt sich also die Bestimmung des Arzneibuches, dass nicht mehr als 9,3 ccm der Silberlösung zur Bindung der betreffenden Menge Bromwasserstoffsäure verbraucht werden dürfen. Ein Mehr würde ein Beweis dafür sein, dass die Bromwasserstoffsäure mit Chlorwasserstoff verunreinigt wäre.

Eine Gehaltsbestimmung wird wie folgt ausgeführt: 5 ccm Bromwasserstoffsäure werden mit zwei Tropfen Phenolphtaleïnlösung vermischt und tropfenweise aus einer Bürette so lange mit Normal-Kalilauge versetzt, bis eine bleibende Röthung der Flüssigkeit erzielt ist.

Nach Vorschrift des Arzneibuches sollen hierzu 18,7 ccm Normal-Kalilauge gebraucht werden.

1 ccm der letzteren sättigt 0,081 g HBr, 18,7 ccm also $0,081 \times 18,7 = 1,5147$ g. Diese Menge HBr ist in 5 ccm Flüssigkeit enthalten, in 100 ccm daher $1,5147 \times 20 = 30,294$ g. Das spec. Gew. der Bromwasserstoffsäure beträgt 1,208. Um den Gewichtsprocentgehalt daher festzustellen, hat man wie folgt umzurechnen:

$$1,208 : 1 = 30,294 : x$$
$$x = 25\,^0/_0.$$

Vorsicht und vor Licht geschützt aufzubewahren!

Acidum hydrochloricum, Acid. muriaticum, Chlorwasserstoffsäure, Salzsäure, HCl. Man unterscheidet reine und rohe Salzsäure im Handel. Die erstere ist für den medicinischen Gebrauch und als Reagens bestimmt, die rohe Salzsäure dient für Putzzwecke, als sogen. Löthwasser und in der Technik zur Herstellung chemischer Präparate.

A. Reine Salzsäure ist eine klare, farblose, in der Wärme völlig flüchtige Flüssigkeit vom spec. Gew. 1,124. Diese Säure enthält $25\,^0/_0$ HCl. Eine Salzsäure vom spec. Gew. 1,190 enthält $38,3\,^0/_0$ Chlorwasserstoff gelöst und raucht an der Luft. Das Arzneibuch führt nur die erstgenannte Säure auf.

Identitäts-reaktionen. Selbst in grosser Verdünnung schmeckt Salzsäure stark sauer. Fügt man zu mit gleichem Theil Wasser verdünnter Salzsäure zwei Tropfen Silbernitratlösung, so entsteht ein weisser, käsiger Niederschlag von Silberchlorid, welches sich in überschüssiger Ammoniakflüssigkeit wieder löst. — Erwärmt man Salzsäure mit einem Stückchen Braunstein, so werden Chlordämpfe entwickelt, kenntlich an ihrer grünen Färbung und ihrem Bleichvermögen für angefeuchtetes Lackmuspapier. — Nähert man der Salzsäure einen an einem Glasstabe hängenden Tropfen Ammoniakflüssigkeit, so entsteht um denselben ein Nebel (von Ammoniumchlorid).

Prüfung. Die Prüfung erstreckt sich auf den Nachweis von Arsen, Chlor, Metallen und Schwefelsäure.

Zur Prüfung auf Arsen versetzt man 1 ccm Salzsäure mit 3 ccm Zinnchlorürlösung: im Laufe einer Stunde darf keine Färbung eingetreten sein. Diese sogen. Bettendorf'sche Arsenprobe, die auch zur Prüfung anderer Säuren auf Arsen im Arzneibuch benutzt wird, beruht darauf, dass Zinnchlorür Arsenverbindungen reducirt, indem es selbst zu Zinnchlorid oxydirt wird, während elementares Arsen sich in braunen Flocken abscheidet oder, wenn in sehr geringer Menge vorhanden, eine bräunliche Färbung der Flüssigkeit bewirkt.

Versetzt man die mit 5 Raumtheilen verdünnte Salzsäure mit Jodzinkstärkelösung, so deutet eintretende Blaufärbung der Flüssigkeit auf einen Gehalt an Chlor. Das Chlor macht aus dem Jodzink Jod frei:

$$ZnJ_2 + Cl_2 = ZnCl_2 + J_2,$$

welches mit der Stärke Jodstärke giebt. Die Blaufärbung muss sogleich oder innerhalb 1—2 Minuten eintreten, wenn dieselbe auf einen Chlorgehalt zurückgeführt werden soll; lässt man die verdünnte Jodzinkstärkelösung längere Zeit an der Luft stehen, so wird auch bei Abwesenheit von Chlor eine Blaufärbung entstehen, die durch die Jodzink zerlegende Einwirkung des Luftsauerstoffs bedingt ist.

Wird die mit 5 Theilen Wasser verdünnte Salzsäure durch Schwefelwasserstoffwasser gefärbt, so enthält die Säure Metalle, z. B. Blei, Kupfer, Zinn. — Baryumnitratlösung darf die verdünnte Säure innerhalb 5 Minuten, selbst nach Zusatz von Jodlösung bis zur schwach gelben Färbung, nicht verändern. Ein Gehalt an Schwefelsäure würde sich durch weisse Trübung der Flüssigkeit kennzeichnen. Der Zuschuss von Jodlösung bis zur Gelbfärbung hat den Zweck, auch schweflige Säure nachweisen zu können. Letztere wird durch Jod in Schwefelsäure übergeführt:

$$SO_2 + 2H_2O + J_2 = 2HJ + SO_4H_2,$$

welche dann durch Baryumnitrat weiss gefällt wird.

Zur Prüfung auf Eisen fügt man zu 10 ccm einer mit Wasser verdünnten Salzsäure $(1 + 9)$ 0,5 ccm Kaliumferrocyanidlösung. Eine sofort erscheinende Bläuung (Berlinerblau) beweist eine Verunreinigung mit Eisenoxydsalzen.

Zur Gehaltsbestimmung pipettirt man 5 ccm Salzsäure ab, fügt einige Tropfen Phenolphtaleïnlösung als Indikator hinzu und lässt Normal-Kalilauge aus einer Bürette langsam hinzufliessen, bis eine nach dem Umschütteln 2—3 Minuten bestehen bleibende Rothfärbung erzielt ist. Es sollen hierzu 38,5 ccm Normal-Kalilauge nöthig sein. 1 ccm der letzteren entspricht 0,0365 g HCl, 38,5 ccm also 38,5 . 0,0365 = 1,40525 g. 5 ccm Salzsäure (vom spec. Gew. 1,124) = 5 . 1,124 = 5,62 g enthalten 1,40525 g HCl, 100 Theile daher $\dfrac{100 \cdot 1,40525}{5,62} = 25$ Theile.

Vorsichtig aufzubewahren!

B. Rohe Salzsäure bildet eine klare, durch Eisengehalt meist gelb gefärbte Flüssigkeit, die dieselben Eigenschaften, wie die unter A angegebene reine Säure besitzt. Die rohe Salzsäure enthält neben Eisen und anderen Metallen häufig nicht unbedeutende Mengen Arsen und muss daher vom arzneilichen Gebrauch ausgeschlossen bleiben.

Vorsichtig aufzubewahren!

Acidum nitricum, Salpetersäure, NO_3H. A. Reine Säure bildet eine klare, farblose, in der Wärme völlig flüchtige Flüssigkeit vom spec. Gew. 1,153. Die Säure enthält 25 % NO_3H.

Selbst in grosser Verdünnung schmeckt Salpetersäure stark sauer. Erwärmt man die Säure mit Kupferdraht, so löst sich dieser unter Entwickelung gelbrother Dämpfe zu einer blauen Flüssigkeit (s. Bd. II, Salpetersäure).

Löst man einen kleinen Krystall Ferrosulfat in einigen ccm einer sehr verdünnten Salpetersäurelösung und unterschichtet die Lösung mit conc. Schwefelsäure, so entsteht an der Berührungsfläche beider Flüssigkeiten ein brauner Ring.

Fügt man zu einer Lösung von wenig Brucin in einigen Tropfen conc. Schwefelsäure einen Tropfen einer sehr verdünnten Salpetersäurelösung, so entsteht eine schön rothe Färbung, die allmählich in Gelb übergeht. Noch in einer Verdünnung 1 : 100000 lässt sich Salpetersäure mit Brucin nachweisen.

Eine Lösung von wenig Diphenylamin in conc. Schwefelsäure wird durch einen Tropfen einer sehr verdünnten Salpetersäurelösung kornblumenblau gefärbt.

Die Prüfung erstreckt sich auf den Nachweis von Salzsäure oder Chloriden, Schwefelsäure, Metallen, Jod oder Jodsäure und Eisen.

Die mit 5 Raumtheilen Wasser verdünnte Salpetersäure darf durch Silbernitratlösung nicht verändert (Chlor) und durch Baryumnitratlösung innerhalb 5 Minuten nicht mehr als opalisirend getrübt werden (Schwefelsäure). Das Arzneibuch gestattet also eine kleine Spur Schwefelsäure. Wird die mit 5 Raumtheilen Wasser verdünnte Salpetersäure mit Ammoniakflüssigkeit bis zur schwach sauren Reaktion abgestumpft, so darf durch Schwefelwasserstoff keine Veränderung erfolgen (Metalle, z. B. Kupfer, Blei). Durchschüttelt man die mit 2 Raumtheilen Wasser verdünnte Säure mit Chloroform, so färbt sich letzteres bei Gegenwart von Jod violett. Ist das Jod in Form von Jodsäure vorhanden, so muss letztere zunächst reducirt werden, was durch Einsenken eines Stückchens Zink in die Säureschicht (zufolge der dadurch bewirkten Wasserstoffentwickelung) veranlasst wird. Ein Jodgehalt der Salpetersäure rührt von dem zur Gewinnung derselben neuerdings bevorzugten Chilisalpeter her.

10 ccm der mit Wasser verdünnten Salpetersäure $(1 + 9)$ dürfen auf Zusatz von 0,5 ccm Kaliumferrocyanidlösung nicht sofort verändert werden (Eisenoxydsalze).

Zur Gehaltsbestimmung pipettirt man 5 ccm Salpetersäure ab, fügt einige Tropfen Phenolphtaleïnlösung als Indikator hinzu und lässt Normal-Kalilauge unter Umschütteln aus einer Bürette langsam hinzufliessen, bis eine 2 bis 3 Minuten bestehen bleibende Rothfärbung eingetreten ist. Es sollen hierzu 22,9 ccm Normal-Kalilauge nöthig sein. 1 ccm der letzteren entspricht 0,063 g NO_3H,

22,9 ccm also 22,9 . 0,063 = 1,4427. — 5 ccm Salpetersäure (vom spec. Gew. 1,153) = 5 . 1,153 = 5,765 g enthalten 1,4427, 100 Theile,

daher $\dfrac{100 \cdot 1,4427}{5,765}$ = 25,02 Theile.

Vorsichtig aufzubewahren!

B. Rohe Säure, Aqua fortis, Spiritus nitri acidus, Scheidewasser bildet eine klare, farblose oder gelblich gefärbte, in der Wärme völlig flüchtige Flüssigkeit, welche an der Luft raucht. Das vom Arzneibuch verlangte spec. Gew. 1,38 bis 1,40 entspricht einem Gehalte von 61 Theilen NO_3H auf 100 Theile Flüssigkeit. Die meist gelbliche Farbe der Säure rührt von gelösten Stickoxyden her. Die Säure ist gewöhnlich durch kleine Mengen Chlor, Schwefelsäure, Untersalpetersäure, Jod oder Jodsäure verunreinigt.

Die rohe Säure dient nur für äussere Zwecke: zum Aetzen (Beseitigung von Warzen, zu Fussbädern in starker Verdünnung). Auch wird sie zur Bereitung von Kollodiumwolle, sowie zu verschiedenen technischen Zwecken benutzt.

Vorsichtig aufzubewahren!

Acidum nitricum fumans, Spiritus Nitri fumans, rauchende Salpetersäure, besteht aus einer klaren, rothbraunen, in der Wärme völlig flüchtigen Flüssigkeit, welche erstickende, gelbrothe Dämpfe ausstösst. Spec. Gew. 1,40 bis 1,50. In der rauchenden Salpetersäure ist Untersalpetersäure gelöst enthalten. Das Arzneibuch schreibt eine Reinheitsprüfung für dieses Präparat nicht vor.

Sollte eine Prüfung auf Metalle, Chlor, Schwefelsäure, Jod verlangt werden, so verfahre man, wie bei reiner Salpetersäure angegeben.

Vorsichtig aufzubewahren!

Acidum phosphoricum, Phosphorsäure, PO_4H_3 bildet eine klare, farblose Flüssigkeit vom spec. Gew. 1,154. Die Säure enthält $25\,^0/_0$ PO_4H_3.

Neben dieser Säure kommen im Handel vor ein *Acidum phosphoricum ex ossibus* (Knochenphosphorsäure), ein *Acidum phosphoricum glaciale*, welches ein Gemisch von Meta- und Pyrophosphorsäure bildet, eine sirupdicke Phosphorsäure vom spec. Gew. 1,70 und eine solche vom spec. Gew. 1,30 (= $44\,^0/_0$ PO_4H_3).

Die Phosphorsäure giebt nach Neutralisation mit Natrium- Identitätsreaktionen. carbonat mit Silbernitratlösung einen gelben, in Ammoniakflüssigkeit und in Salpetersäure löslichen Niederschlag von Silberphosphat.

Uebersättigt man Phosphorsäure mit Ammoniakflüssigkeit und fügt das sogen. Magnesiagemisch (aus 11 Theilen Magnesiumchlorid, 14 Theilen Ammoniumchlorid, 130 Theilen Wasser und 70 Theilen Ammoniakflüssigkeit bereitet) hinzu, so entsteht ein körnig-krystallinischer Niederschlag von Ammonium-Magnesiumphosphat (s. Bd. II, Magnesium).

Prüfung.   Die Prüfung erstreckt sich auf den Nachweis von Arsen, Chlor, phosphoriger Säure, Schwefelsäure, Kalk, Metallen (besonders Blei und Kupfer), Kieselsäure oder kieselsauren Alkalien, Salpetersäure und salpetriger Säure.

Wird 1 ccm Phosphorsäure mit 3 ccm Zinnchlorürlösung vermischt, so darf im Laufe einer Stunde eine Färbung nicht eintreten. Eine Braunfärbung oder die Abscheidung brauner Flocken würde auf einen Gehalt an Arsen deuten (s. Salzsäure!). — Giebt die mit dem doppelten Raumtheil Wasser verdünnte Phosphorsäure mit Silbernitratlösung in der Kälte eine weisse Trübung, so liegt eine Verunreinigung durch Chlor- oder Brom- oder Jodwasserstoff vor; entsteht beim Zusatz der Silbernitratlösung nicht sogleich eine Trübung, bräunt sich die Flüssigkeit aber beim Erwärmen oder beim längeren Stehen, so kann die Phosphorsäure phosphorige Säure enthalten. Es hat in diesem Falle eine unvollkommene Oxydation des Phosphors bei der Phosphorsäurebereitung stattgefunden. Phosphorige Säure und Silbernitrat reagiren unter Abscheidung von metallischem Silber, welches die Braunfärbung veranlasst, im Sinne folgender Gleichung auf einander:

$$PO_3H_3 + NO_3Ag = PO_4H_3 + NO_2 + Ag.$$

Eine Bestätigung, dass die Reduktion des Silbernitrats durch phosphorige Säure und nicht z. B. durch organische Substanzen veranlasst wird, ist darin zu erblicken, dass beim Versetzen der Phosphorsäure mit einigen Tropfen Quecksilberchloridlösung und Erwärmen eine Abscheidung von Quecksilberchlorür erfolgt:

$$PO_3H_3 + 2HgCl_2 + H_2O = PO_4H_3 + 2HCl + Hg_2Cl_2.$$

Beim Vermischen der Phosphorsäure mit Schwefelwasserstoffwasser zeigt das Auftreten von dunklen Färbungen einen Gehalt an Blei oder Kupfer an. Wird die mit drei Raumtheilen Wasser verdünnte Säure durch Baryumnitratlösung getrübt, so liegt ein Gehalt an Schwefelsäure vor; nach Zusatz von überschüssiger Ammoniakflüssigkeit und Versetzen mit Ammoniumoxalatlösung zeigt das Auftreten einer Trübung Kalkgehalt an. Zur Prüfung auf Kieselsäure oder kieselsaure Alkalien vermischt man die

Säure mit 4 Raumtheilen Weingeist, welcher bei Anwesenheit genannter Körper eine Trübung der Flüssigkeit bewirkt. — Salpetersäure und salpetrige Säure, die bei der Oxydation des Phosphors benutzt werden und nur unvollkommen wieder entfernt sein können, weist man nach, indem man 2 ccm der Phosphorsäure mit 2 ccm Schwefelsäure vermischt und mit 1 ccm Ferrosulfatlösung überschichtet. Es darf keine braungefärbte Zone sichtbar werden (s. Nitrate S. 17).

Acidum sulfuricum, Schwefelsäure, SO_4H_2. Man unterscheidet reine und rohe Schwefelsäure im Handel. Die erstere findet für den medicinischen Gebrauch, besonders in verdünnter Form, 1 Theil Schwefelsäure und 5 Theile Wasser, sowie zur Darstellung chemisch-pharmaceutischer Präparate Anwendung, die rohe Schwefelsäure als „Putzöl", zur Bereitung von Putzwasser, besonders aber ist sie in der chemischen Grossindustrie eines der unentbehrlichsten Hilfsmittel zur Erzeugung mannigfacher chemischer Produkte.

A. Reine Schwefelsäure ist eine farb- und geruchlose, ölartige, in der Wärme völlig flüchtige Flüssigkeit vom spec. Gew. 1,836 bis 1,840. Die Säure enthält 94 bis $98^0/_0$ SO_4H_2.

Selbst in grosser Verdünnung schmeckt Schwefelsäure stark sauer. Die mit Wasser verdünnte Säure giebt auf Zusatz von Baryumnitratlösung einen weissen Niederschlag von Baryumsulfat. _{Identitätsreaktionen.}

Schwefelsäure ist zu prüfen auf Arsen, Bleisulfat, schweflige Säure, salpetrige Säure, Salpetersäure, Chlor, Selen, Metalle. _{Prüfung.}

Wird 1 ccm eines erkalteten Gemisches aus 1 Raumtheil Schwefelsäure und 2 Raumtheilen Wasser in 3 ccm Zinnchlorürlösung gegossen, so darf sich die Mischung im Laufe einer Stunde nicht färben (Arsen).

Mit 5 Raumtheilen Weingeist vorsichtig verdünnte Schwefelsäure (die Schwefelsäure zum Weingeist giessen, nicht umgekehrt verfahren!) darf sich auch nach längerer Zeit nicht trüben (Bleisulfat). — Werden 10 ccm der mit 5 Raumtheilen Wasser vermischten Säure mit 3 bis 4 Tropfen Kaliumpermanganatlösung (1 Theil in 1000 Theilen Wasser gelöst) versetzt, so dürfen letztere in der Kälte nicht sogleich entfärbt werden, andernfalls können schweflige Säure oder salpetrige Säure vorliegen.

Beim Ueberschichten von 2 ccm der Säure mit 1 ccm Ferrosulfatlösung entsteht zwischen den Flüssigkeiten eine gefärbte Zone, wenn die Schwefelsäure Salpetersäure oder salpetrige Säure enthält. — Nach dem Verdünnen der Säure mit 28 Raumtheilen Wasser dürfen weder Silbernitratlösung (Chlorwasserstoff), noch Schwefelwasserstoffwasser (Metalle), noch Kaliumferrocyanidlösung (Eisen) eine Veränderung hervorrufen. — Werden 2 ccm eines erkalteten Gemisches gleicher Raumtheile Schwefelsäure und Wasser mit 2 ccm Salzsäure, worin ein Körnchen Natriumsulfit gelöst worden, überschichtet, so darf weder eine röthliche Zwischenzone entstehen, noch beim Erwärmen eine roth gefärbte Ausscheidung erfolgen (Prüfung auf selenige Säure oder Selensäure). Diese Reaktion beruht darauf, dass genannte Selenverbindungen durch die schweflige Säure zu elementarem Selen reducirt werden:

$$SeO_3H_2 + 2SO_2 + H_2O = 2SO_4H_2 + Se$$
$$SeO_4H_2 + 3SO_2 + 2H_2O = 3SO_4H_2 + Se.$$

Diese Reduktion erfolgt bei Anwesenheit seleniger Säure schon in der Kälte, bei Anwesenheit von Selensäure erst beim Erwärmen.

Eine Gehaltsbestimmung der Schwefelsäure auf titrimetrischem Wege pflegt nicht ausgeführt zu werden, erscheint auch nicht nothwendig, da das specifische Gewicht, welches, wie erwähnt, zwischen 1,836 und 1,840 liegen soll, über die Stärke der Säure hinreichenden Aufschluss giebt.

Vorsichtig aufzubewahren!

B. Rohe Schwefelsäure, englische Schwefelsäure, Vitriolöl ist eine klare, farblose bis bräunliche, ölige Flüssigkeit, welche mindestens 91% SO_4H_2 enthält. Das specifische Gewicht darf daher nicht unter 1,830 liegen.

An Verunreinigungen enthält die rohe oder englische Schwefelsäure meist arsenige Säure und Arsensäure, schweflige Säure, Salpetersäure, Untersalpetersäure und salpetrige Säure, selenige Säure und Selensäure, Ferri- und Aluminiumsulfat, Bleisulfat und andere Körper.

Vorsichtig aufzubewahren!

Alumen, Alaun, Aluminium-Kaliumsulfat, Kali-Alaun, $(SO_4)_4Al_2K_2 + 24H_2O$, bildet farblose, durchscheinende, harte, oktaëdrische Krystalle oder krystallinische Bruchstücke, die häufig oberflächlich bestäubt sind. Sie lösen sich in 10,5 Theilen Wasser und sind in Weingeist unlöslich. Die wässerige Lösung besitzt einen stark zusammenziehenden Geschmack und röthet Lackmuspapier.

Identitäts-
reaktionen. Die wässerige Lösung des Alauns giebt auf vorsichtigen Zusatz von Natronlauge einen weissen, gallertartigen Niederschlag (von

Aluminiumhydroxyd), das sich in überschüssiger Natronlauge
zu Natriumaluminat löst:

$$Al(OH)_3 + 3NaOH = 3H_2O + Al(ONa)_3.$$

Durch Ammoniumchlorid wird das Natriumaluminat, besonders
schnell beim Erwärmen wieder zerlegt, indem sich unter Ammoniak-
entwickelung Aluminiumhydroxyd von neuem abscheidet:

$$Al(ONa)_3 + 3NH_4Cl = 3NaCl + 3NH_3 + Al(OH)_3.$$

In der gesättigten wässerigen Lösung erzeugt Weinsäurelösung
bei kräftigem Schütteln innerhalb einer halben Stunde einen krystallinischen Niederschlag (Kaliumbitartrat).

Die Prüfung erstreckt sich auf den Nachweis fremder Me- Prüfung
talle und Ammoniak.

Die wässerige Alaunlösung $(1 + 19)$ darf durch Schwefelwasserstoffwasser nicht verändert werden: ein Gehalt an Blei oder
Kupfer würde eine Bräunung der Flüssigkeit bewirken. Zur
Prüfung auf Eisen versetzt man 20 ccm der wässerigen Alaunlösung $(1 + 19)$ mit 0,5 ccm Kaliumferrocyanidlösung; es darf
nicht sofort eine bläuliche Färbung auftreten. Um Ammoniak
nachzuweisen, erhitzt man 1 g gepulverten Alauns mit 1 ccm Wasser
und 3 ccm Natronlauge: etwa auftretendes Ammoniak ist an seinem
Geruch zu erkennen.

Alumen ustum, gebrannter Alaun, entwässerter
Alaun, bildet ein weisses Pulver, welches die Reaktionen des
Kalialauns zeigt.

Der gebrannte oder richtiger entwässerte Alaun wird durch Prüfung.
Erhitzen des Kalialauns auf 300^0 gewonnen. Wird die Temperatur
von 350^0 überschritten, so wird etwas Schwefelsäure abgespalten,
und es bleibt ein basischer Alaun zurück. Ein solcher Alaun ist
in Wasser nicht mehr klar löslich. Die Prüfung darauf, dass nicht
zu hohe Hitzegrade auf den Alaun eingewirkt und eine theilweise
Zersetzung desselben veranlasst haben, beruht daher auf der Löslichkeit in Wasser: Entwässerter Alaun muss sich in 30 Theilen
Wasser fast vollständig wieder auflösen. Diese Lösung geht nur
sehr langsam vor sich; meist sind gegen 12 Stunden dazu erforderlich.

Um andrerseits festzustellen, dass das Entwässern des Alauns
auch in dem erwünschten Maasse stattgefunden, glüht man gelinde
eine Probe von 1 bis 2 g in einem Porcellan- oder Platintiegel.
Es dürfen hierbei nicht mehr als $10^0/_0$ Wasser entweichen; anderenfalls war das Entwässern nur unvollkommen durchgeführt.

Die Reinheit des entwässerten Alauns soll im Uebrigen die des krystallisirten Alauns sein.

Aluminium sulfuricum, Aluminiumsulfat, schwefelsaures Aluminium, schwefelsaure Thonerde, $(SO_4)_3Al_2 + 18H_2O$, besteht aus weissen, krystallinischen Stücken, welche sich in 1,2 Th. kalten Wassers, weit leichter in heissem, lösen, in Weingeist aber unlöslich sind. Die wässerige Lösung reagirt sauer und besitzt einen sauren, zusammenziehenden Geschmack.

Identitätsreaktionen.   In der wässerigen Lösung erzeugt Baryumnitratlösung einen weissen, in Salzsäure unlöslichen Niederschlag (von Baryumsulfat), Natronlauge einen farblosen, gallertartigen, in überschüssiger Natronlauge löslichen Niederschlag, der sich auf genügenden Zusatz von Ammoniumchloridlösung wieder ausscheidet (Identität für die Thonerde). Vergl. Alumen!

Prüfung.   Das Aluminiumsulfat findet Verwendung zur Herstellung der essigsauren Thonerdelösung; die Anforderungen an die Reinheit des Salzes werden vom Arzneibuch daher nicht zu hoch gestellt und sind gut erfüllbar.

Die filtrirte wässerige Lösung (1 + 9) sei farblos. Kleine Mengen Calciumsulfat, auch wohl Kieselsäure oder Calciumsilicat bleiben ungelöst zurück. Die so erhaltene wässerige Lösung werde weder durch Schwefelwasserstoffwasser verändert (Blei- oder Kupfergehalt würden eine bräunliche Färbung der Flüssigkeit bewirken), noch auf Zusatz einer gleichen Menge Zehntel-Normal-Natriumthiosulfatlösung nach 5 Minuten mehr als opalisirend getrübt. Diese Prüfung dient zum Nachweis freier Schwefelsäure. Letztere zerlegt das Natriumthiosulfat unter Abscheidung von Schwefel:

$$S_2O_3Na_2 + SO_4H_2 = SO_4Na_2 + H_2O + SO_2 + S.$$

Das deutsche Arzneibuch gestattet einen kleinen Gehalt an Schwefelsäure, da es eine opalisirende Trübung der Flüssigkeit zulässt.

20 ccm der wässerigen Lösung (1 + 19) dürfen durch Zusatz von 0,5 ccm Kaliumferrocyanidlösung nicht sofort gebläut werden (Eisen).

Ammonium bromatum, Ammoniumbromid, Bromammonium, NH_4Br, bildet ein weisses krystallinisches Pulver, das in Wasser leicht, in Weingeist schwer löslich ist und beim Erhitzen sich verflüchtigt.

Fügt man zur wässerigen Lösung des Ammoniumbromids etwas Identitäts-reaktionen. Chlorwasser und schüttelt die Flüssigkeit mit Chloroform, so färbt sich letzteres rothgelb (Identität für Brom). Das Chlor zerlegt das Salz, und das abgeschiedene Brom wird vom Chloroform gelöst. — Erhitzt man Ammoniumbromid mit Natronlauge, so wird Ammoniak entwickelt.

Die Prüfung erstreckt sich auf den Nachweis von brom- Prüfung. saurem Salz, Kupfer und Blei, Schwefelsäure, Baryum, Eisen, auf die Bestimmung eines Chlor- oder Jodgehaltes.

Eine kleine Menge des zerriebenen Salzes, auf Porcellan ausgebreitet, darf nach Zusatz weniger Tropfen verdünnter Schwefelsäure sich nicht sofort gelb färben. Ist bromsaures Salz zugegen, so färbt sich die Masse durch abgespaltenes Brom gelb:

$$5NH_4Br + BrO_3(NH_4) + 3SO_4H_2 = 3SO_4(NH_4)_2 + 3H_2O + 3Br_2.$$

Die wässerige Lösung des Ammoniumbromids $(1 + 9)$ werde weder durch Schwefelwasserstoffwasser (Kupfer- oder Bleigehalt würden eine Braunfärbung der Flüssigkeit bedingen), noch durch Baryumnitratlösung (Schwefelsäure), noch durch verdünnte Schwefelsäure (Baryum) verändert. Schwefelsäure oder Baryum können in dem Präparate angetroffen werden, wenn die Darstellung desselben durch Wechselzersetzung von Baryumbromid und Ammoniumsulfat:

$$BaBr_2 + SO_4(NH_4)_2 = SO_4Ba + 2NH_4Br$$

erfolgte und entweder von dem einen oder dem andern ein Ueberschuss verwendet wurde.

Zur Prüfung auf Eisen werden 20 ccm der wässerigen Lösung $(1 + 19)$ mit 0,5 ccm Kaliumferrocyanidlösung versetzt: es darf nicht sofort eine Bläuung eintreten. Dieser Nachweis gelingt nur, wenn das Eisen in der Oxydform im Salze vorhanden ist, und nicht, wenn es als Eisenbromür darin vorkommt. Um die Abwesenheit des Eisens auch in dieser Form darzuthun, versetzt man 20 ccm obiger Ammoniumbromidlösung mit 6—8 Tropfen Salpetersäure, erwärmt bis zum Sieden und fügt nach dem Erkalten 0,5 ccm Kaliumferrocyanidlösung hinzu.

Eine Gehaltsbestimmung lässt das Arzneibuch in folgender Weise ausführen: 10 ccm der wässerigen Lösung $(3 g = 100 ccm)$ des bei 100^0 getrockneten Ammoniumbromids dürfen, nach Zusatz einiger Tropfen Kaliumchromatlösung, nicht mehr als 30,9 ccm Zehntel-Normal-Silbernitratlösung bis zur bleibenden Röthung verbrauchen.

In Bd. II ist unter „Fällungsanalyse" bereits ausgeführt, dass bei der Titration der Chloride, Bromide, Jodide, Cyanide mit Silbernitrat Kaliumchromat als Indikator in Anwendung kommt. Die Silberverbindungen des Chlors oder Broms oder Jods oder Cyans scheiden sich als weisse oder gelblich-weisse Niederschläge ab. Auch Kaliumchromat giebt mit Silbernitrat eine Fällung von Silberchromat, welche sich aber durch eine lebhaft rothe Färbung auszeichnet. Fügt man nun zu einer Chlorid, Bromid, Jodid oder Cyanid haltenden neutralen Lösung bei Gegenwart von wenig Kaliumchromat Silbernitrat, so findet die Bildung des rothen Silbernitrats erst dann statt, wenn das Chlor, Brom, Jod oder Cyan an das Silber gebunden sind. Das plötzliche Erscheinen einer rothen Färbung deutet daher den Endpunkt der Reaktion an.

Besteht in dem vorliegenden Falle das zu prüfende Präparat aus chemisch reinem Ammoniumbromid, so würden

> 10 ccm der wässerigen Lösung (3 g = 100 ccm) = 0,3 g Ammonium-bromid 30,61 ccm Silberlösung zur vollständigen Ausfällung verlangen.

Da $\dfrac{NH_4Br}{98}$: NO_3Ag, so entspricht 1 ccm der $^1/_{10}$-Normal-Silbernitrat-lösung

0,0098 g NH_4Br, folglich $0,0098 : 1 = 0,3 : x$, also $x = \dfrac{0,3}{0,0098} = 30,61$.

Das Molekulargewicht des **Ammoniumchlorids**, NH_4Cl, ist gleich 53,5, also kleiner als das des Ammoniumbromids; eine gleiche Menge Silbernitrat wird also weniger vom Ammoniumchlorid als vom Ammoniumbromid zur Ausfällung nöthig haben, oder umgekehrt, von gleichen Mengen Ammoniumchlorid und Ammoniumbromid bedarf ersteres mehr Silbernitrat zur vollständigen Bindung als letzteres.

0,3 g Ammoniumchlorid verlangen zur vollständigen Ausfällung $0,00535 : 1 = 0,3 : x$, also $x = \dfrac{0,3}{0,00535} = 56,08$ ccm $^1/_{10}$-Normal-Silber-nitratlösung.

Ammoniumjodid würde, da sein Molekulargewicht $NH_4J = 145$ ist, weniger als 30,61 ccm $^1/_{10}$-Normal-Silbernitratlösung zur Bindung verlangen, nämlich nur $\dfrac{0,3}{0,0127} = 23,62$ ccm. Ammoniumjodid dürfte aber kaum im Ammoniumbromid angetroffen werden; sein Nachweis lässt sich zudem dadurch bequem führen, dass man die wässerige Lösung des Ammoniumbromids (1 + 19) mit 1 Tropfen Ferrichloridlösung versetzt und mit Chloroform schüttelt, welches sich bei Anwesenheit von Jod violett färbt.

Ein Chlorgehalt des Präparates lässt sich aber mit Hilfe der Silbertitrirung sehr gut nachweisen.

0,3 g Ammoniumbromid verlangen 30,61 ccm $^1/_{10}$-Normal-Silbernitratlösung; wenn das Arzneibuch 30,9 ccm der letzteren gestattet, so erlaubt es damit eine kleine Beimengung von Ammoniumchlorid.

Die Differenz zwischen NH_4Br und $NH_4Cl = 98 - 53{,}5 = 44{,}5$ verhält sich zu NH_4Br wie

$$(30{,}9 - 30{,}61) \text{ oder } 0{,}29 : x$$
$$44{,}5 : 98 = 0{,}29 : x$$
$$x = \frac{98 \cdot 0{,}29}{44{,}5} = 0{,}639.$$

Multiplicirt man diese Zahl mit der 1 ccm Silberlösung entsprechenden Chlorid-menge, also $0{,}639 \cdot 0{,}00535$, so erhält man $0{,}00341865$ g, welche Menge Chlorid in 0,3 g des Präparates enthalten sein darf oder

$$\frac{0{,}00341865 \cdot 100}{0{,}3} = 1{,}139\,\%\ NH_4Cl.$$

Ammonium carbonicum, Ammoniumcarbonat, kohlensaures Ammon, Hirschhornsalz, flüchtiges Laugensalz. $CO < {}^{O(NH_4)}_{OH} + CO < {}^{O(NH_4)}_{NH_2}.$

Das Ammoniumcarbonat des Handels besteht aus einem Gemisch von Ammoniumbicarbonat und Ammoniumcarbaminat und bildet farblose, dichte, harte, durchscheinende, faserig-krystallinische Massen von stark ammoniakalischem Geruche, an der Luft verwitternd, häufig an der Oberfläche mit einem weissen Pulver bedeckt. In etwa 5 Theilen Wasser langsam, aber vollständig löslich.

Der starke ammoniakalische Geruch, der beim Erwärmen des Ammoniumcarbonats mit Alkalien noch schärfer hervortritt, spricht für die Anwesenheit von Ammoniak, die vollständige Flüchtigkeit beim Erhitzen kennzeichnet die Verbindung als Ammoniumsalz, das Aufbrausen desselben beim Uebergiessen mit Säuren zeigt Kohlensäure an. Identitäts-reaktionen.

Die Prüfung hat sich auf den Nachweis nicht flüchtiger Prüfung. Bestandtheile (besonders Metalle, Kalk), Schwefelsäure, Ammoniumchlorid und unterschwefligsauren Salzes zu erstrecken.

Uebersättigt man 1 g des Salzes mit Salpetersäure und verdampft im Wasserbade zur Trockene, so muss ein farbloser Rückstand hinterbleiben. Enthält das Ammoniumcarbonat empyreumatische Stoffe, so färben letztere durch Einwirkung der Salpetersäure das Salz gelb bis roth. Der hinterbleibende Rückstand muss bei weiterem Erhitzen sich vollständig verflüchtigen lassen — anderenfalls enthält das Präparat sogen. fixe Bestandtheile (Kalium- oder Natriumsalz oder Erdalkalisalze).

Die wässerige, mit Essigsäure übersättigte Lösung $(1 + 19)$ darf weder durch Schwefelwasserstoffwasser (Bleigehalt bewirkt Braunfärbung), noch durch Baryumnitratlösung (Schwefelsäuregehalt giebt weisse Trübung oder Fällung), noch durch Ammonium-oxalatlösung (Kalkgehalt giebt weisse Trübung oder Fällung) verändert werden.

Versetzt man die wässerige Lösung (1 + 19) mit Silbernitratlösung im Ueberschuss, so darf nach dem Uebersättigen mit Salpetersäure weder eine Bräunung, noch innerhalb 2 Minuten mehr als eine opalisirende Trübung eintreten. Ist die Flüssigkeit gebräunt, so hat das Ammoniumcarbonat einen Gehalt von Thiosulfat (unterschwefligsaurem Salz). Letzteres setzt sich mit Silbernitrat zu Silberthiosulfat um, und dieses wird durch die Salpetersäure unter Abscheidung von Schwefelsilber zerlegt.

Ein kleiner Chlorgehalt (Ammoniumchlorid) ist gestattet; findet jedoch innerhalb 2 Minuten mehr als eine opalisirende Trübung statt, so erklärt das Arzneibuch das Präparat wegen zu grossen Chlorgehaltes für nicht mehr zulässig.

Ammonium chloratum, Ammoniumchlorid, Salmiak, NH_4Cl, bildet weisse, harte, faserig-krystallinische Kuchen oder ein weisses, farb- und geruchloses, luftbeständiges Krystallpulver, beim Erhitzen sich verflüchtigend, in 3 Theilen kalten und in 1 Theil siedenden Wassers löslich, in Weingeist und Aether sehr schwer löslich.

Identitäts-reaktionen. Die wässerige Lösung des Ammoniumchlorids giebt auf Zusatz von Silbernitratlösung einen weissen, käsigen Niederschlag (von Silberchlorid), der von Ammoniakflüssigkeit wieder vollständig gelöst wird. Mit Natronlauge erwärmt wird aus Ammoniumchlorid Ammoniak frei gemacht.

Prüfung. Die Prüfung erstreckt sich auf den Nachweis nicht flüchtiger Körper, Metalle (besonders Eisen und Blei), Kalk, Schwefelsäure, Ammoniumrhodanat.

Verdampft man 1 g des Salzes mit wenig Salpetersäure im Wasserbade zur Trockene, so muss ein weisser Rückstand hinterbleiben. Ein Gehalt des Salmiaks an empyreumatischen Stoffen würde durch Einwirkung der Salpetersäure beim Trocknen des angefeuchteten Salzes einen gelb oder roth gefärbten Rückstand hinterlassen. Der Rückstand muss bei weiterem Erhitzen sich vollständig verflüchtigen lassen — anderenfalls enthält das Salz sogen. fixe Bestandtheile.

Die wässerige Lösung (1 + 19) sei neutral (die neutrale Reaktion beweist die Abwesenheit freier Salzsäure) und darf weder durch Schwefelwasserstoffwasser (Kupfer oder Blei geben Braunfärbung), noch durch Baryumnitratlösung (Schwefelsäuregehalt bewirkt weisse Trübung oder Fällung), Ammoniumoxalatlösung (Prüfung auf Kalkgehalt) oder verdünnte Schwefelsäure (Blei würde als Bleisulfat weiss gefällt) verändert werden. 20 ccm der gleichen wässerigen Lösung dürfen durch 0,5 ccm Kaliumferrocyanidlösung nicht sofort gebläut werden (Prüfung auf Ferrisalz).

Zuweilen beobachtet man im Salmiak einen Gehalt an thiocyansaurem Ammonium (Rhodanammonium); Rhodanverbindungen finden sich im Gaswasser, das zur Herstellung des Salmiaks benützt wird. Wie bereits früher erwähnt, geben die Salze der Thiocyansäure mit anorganischen Eisenoxydsalzen bluthrothe Färbungen und sind daher leicht nachweisbar.

Säuert man die wässerige Lösung des Ammoniumchlorids $(1+19)$ mit Salzsäure an, so darf dieselbe auf Zusatz von Ferrichloridlösung nicht geröthet werden.

Ammonium chloratum ferratum, Eisensalmiak, ist ein rothgelbes, an der Luft feucht werdendes Pulver, das von Wasser leicht gelöst wird. In 100 Theilen des Präparates sind 2,5 Theile Eisen enthalten.

In der wässerigen Lösung ruft Silbernitratlösung einen Niederschlag (von Silberchlorid) hervor, Kaliumferrocyanidlösung eine Dunkelblaufärbung (Berlinerblau); beim Erwärmen mit Natronlauge wird aus dem Präparat Ammoniak entbunden. Identitätsreaktionen.

Die Prüfung besteht in einer Gehaltsbestimmung für den Eisengehalt und beruht darauf, dass Kaliumjodid durch Ferrichlorid im Sinne folgender Gleichung zerlegt: Prüfung.

$$2\,FeCl_3 + 2\,KJ = 2\,FeCl_2 + 2\,KCl + J_2$$

und das abgespaltene Jod durch Natriumthiosulfat titrirt wird:

$$2\,(S_2O_3Na_2 + 5\,H_2O) + J_2 = 2\,NaJ + S_4O_6Na_2 + 10\,H_2O.$$

Nach vorstehenden Gleichungen entspricht 1 Mol. Natriumthiosulfat 1 Atom Jod, und 1 Atom Jod 1 Atom Eisen, bei Verwendung von $^1/_{10}$-Normal-Natriumthiosulfatlösung jedes Kubikcentimeter der letzteren $= 0{,}0056$ g Fe.

Man führt die Prüfung in folgender Weise aus: 10 ccm einer wässerigen Lösung, welche in 100 ccm 5,6 g Eisensalmiak enthält, werden nach Zusatz von 3 ccm Salzsäure kurze Zeit zum Sieden erhitzt, wodurch etwa vorhandenes basisches Ferrichlorid in die Verbindung $FeCl_3$ übergeführt wird, nahezu erkaltet, mit 0,3 g Kaliumjodid versetzt und hierauf $^1/_2$ Stunde bei einer 40^0 nicht übersteigenden Wärme in einem geschlossenen Gefässe (um nicht Joddämpfe entweichen zu lassen) zur Seite gestellt. Es müssen alsdann 2,5 bis 2,7 ccm $^1/_{10}$-Normal-Natriumthiosulfatlösung zur Bindung des ausgeschiedenen Jods verbraucht werden, d. h. $2,5 \cdot 0,0056 = 0,014$ g bis $2,7 \cdot 0,0056 = 0,01512$ g Fe müssen in 0,56 g Eisensalmiak enthalten sein, oder der Eisensalmiak enthält bis

$$0,56 : 0,014 \quad = 100 : x \quad x = \frac{0,014 \cdot 100}{0,56} = 2,5\,^0/_0 \text{ Eisen.}$$

$$0,56 : 0,01512 = 100 : y \quad y = \frac{0,01512 \cdot 100}{0,56} = 2,7\,^0/_0 \text{ Eisen.}$$

Vor Licht geschützt aufzubewahren.

Aqua Calcariae, Kalkwasser, bildet eine klare, farblose, stark alkalisch reagirende Flüssigkeit.

Beim Einblasen eines Luftstromes trübt sich zufolge des Kohlensäuregehaltes des letzteren die Flüssigkeit; die Trübung verschwindet wieder auf Zusatz einer Mineralsäure. Kalkwasser giebt mit Ammoniumoxalatlösung eine stark weisse Trübung von Calciumoxalat. Wird Kalkwasser erhitzt, so trübt es sich, und an der Gefässwandung des Probirrohres setzen sich mikroskopisch-kleine Krystalle an. Calciumhydroxyd ist in siedendem Wasser schwerer löslich als in kaltem.

Das Kalkwasser soll einen hinreichend grossen Gehalt an Calciumhydroxyd gelöst enthalten. Das Arzneibuch stellt dies durch die Bestimmung fest, dass 100 ccm Kalkwasser, mit 4 ccm Normal-Salzsäure gemischt, eine saure Flüssigkeit nicht geben dürfen.

4 ccm Normal-Salzsäure entsprechen, da das Aequivalent von

$$Ca(OH)_2 = 74 \text{ ist, } \frac{0,074 \cdot 4}{2} = 0,148 \text{ g } Ca(OH)_2.$$

Der Gehalt des Kalkwassers an Calciumhydroxyd muss diesen Gehalt von 0,148 g noch übersteigen, damit das Kalkwasser nach der Sättigung mit der betreffenden Menge Salzsäure noch alkalisch reagire.

Aqua chlorata, Aqua chlori, Chlorwasser bildet eine klare, gelblichgrüne, erstickend riechende, in der Wärme flüchtige Flüssigkeit. Der Chlorgeruch verschwindet, wenn Chlorwasser mit wenig metallischem Quecksilber geschüttelt wird.

Lackmuspapier wird durch Chlorwasser gebleicht.

1000 Theile Chlorwasser sollen mindestens 4 Theile Chlor enthalten. Man bestimmt dasselbe auf titrimetrischem Wege (vergl. Bd. II, Maassanalyse), wie folgt:

Werden 25 g Chlorwasser in eine wässerige Lösung von 1 g

Kaliumjodid eingegossen, so müssen zur Bindung des ausgeschiedenen Jods mindestens 28,2 ccm Zehntel-Normal-Natriumthiosulfatlösung verbraucht werden.

Nach den Gleichungen:

$$Cl_2 + 2\,KJ = 2\,KCl + J_2$$
$$2\,(S_2O_3Na_2 + 5\,H_2O) + J_2 = 2\,NaJ + S_4O_6Na_2 + 10\,H_2O$$

entspricht 1 Mol. Natriumthiosulfat = 1 Atom Jod = 1 Atom Chlor, 28,2 ccm $^1/_{10}$-Normal-Natriumthiosulfatlösung daher $28,2 \cdot 0,00355 =$ 0,10011 g Chlor. Diese Menge ist in 25 g Chlorwasser enthalten, in 1000 Theilen $= 40 \cdot 0,10011 = 4$ Theile.

Vorsichtig und vor Licht geschützt aufzubewahren!

Aqua destillata, destillirtes Wasser, ist eine klare, farb-, geruch- und geschmacklose Flüssigkeit, die ohne Rückstand verdampft.

Es ist zu prüfen auf die Abwesenheit von Ammoniak, Chlorwasserstoff, Kohlensäure, organischen Stoffen. Prüfung.

Zur Feststellung der vollkommenen Flüchtigkeit lässt man zwei Tropfen Wasser auf einem Objektträger verdunsten und prüft mit dem Mikroskop, ob bei 100facher Vergrösserung ein Rückstand sichtbar ist. Man kann auch ca. 200 g Wasser in einer blanken Platinschale an einem vor Staub geschützten Ort eindampfen: es darf kein Rückstand hinterbleiben.

Auf Ammoniak lässt das Arzneibuch mit Hydrargyrichloridlösung prüfen, wodurch ein reines destillirtes Wasser nicht verändert wird. Bei Gegenwart von Ammoniak würde durch die Hydrargyrichloridlösung eine Trübung hervorgerufen werden, bedingt durch die Bildung von Hydrargyrichloramid (s. Bd. II, Quecksilber):

$$HgCl_2 + 2\,NH_3 = HgCl(NH_2) + NH_4Cl.$$

Ein schärferes Reagens auf Ammoniak ist das sogenannte Nessler'sche Reagens (s. Bd. II, Hydrargyrijodid), welches in ammoniak-haltendem Wasser eine gelbe Färbung oder einen bräunlichgelben Niederschlag von Hydrargyrioxyd-Hydrargyrijodamid $HgJ(NH_2) + HgO$ erzeugt.

Silbernitratlösung darf in destillirtem Wasser keine Veränderung hervorrufen; eine Trübung würde auf einen Gehalt an Chlorwasserstoff deuten. Vermischt man destillirtes Wasser mit zwei Raumtheilen Kalkwasser, so würde ein Kohlensäuregehalt des ersteren eine Trübung der Flüssigkeit (von Calciumcarbonat herrührend) veranlassen. Zur Prüfung auf organische Stoffe, welche ein Reduktionsvermögen gegenüber Kaliumpermanganat besitzen, erhitzt man 100 ccm destillirten Wassers mit 1 ccm verdünnter Schwefelsäure bis zum Sieden und versetzt hierauf mit 3 ccm Kaliumpermanganatlösung. Die Flüssigkeit darf, selbst wenn drei Minuten im Sieden erhalten, nicht farblos werden.

Argentum nitricum, Silbernitrat, Silbersalpeter, Höllenstein, NO_3Ag, bildet weisse, glänzende oder grauweisse, schmelzbare Stäbchen (Arg. nitricum fusum) mit krystallinisch-strahligem Bruche oder farblose, rhombische Tafeln (Arg. nitricum crystallisatum), in 0,6 Theilen Wasser, in etwa 10 Theilen Weingeist und in einer genügenden Menge Ammoniakflüssigkeit klar und farblos löslich.

Identitätsreaktionen.
In der wässerigen Lösung ruft Salzsäure einen weissen, käsigen Niederschlag (von Silberchlorid) hervor, der sich in Ammoniakflüssigkeit leicht löst, in Salpetersäure aber unlöslich ist. Fügt man zur wässerigen Silbernitratlösung wenig Ammoniakflüssigkeit, so entsteht anfänglich ein bräunlicher Niederschlag von Silberoxyd, das sich auf weiteren Zusatz von Ammoniakflüssigkeit zu Silberoxydammoniak löst.

Prüfung.
Die Prüfung erstreckt sich auf den Nachweis freier Salpetersäure, Blei, Kupfer, Wismut.

Die wässerige Lösung reagire neutral; saure Reaktion zeigt dieselbe, sobald dem Salz freie Salpetersäure anhängt.

Zur Prüfung auf Blei lässt das Arzneibuch 1 Raumtheil der wässerigen Lösung (1 + 9) mit 4 Raumtheilen verdünnter Schwefelsäure versetzen und bis zum Sieden erhitzen: es darf keine Trübung (von Bleisulfat) eintreten. Hierbei ist zu beachten, dass auch das Silbersulfat als schwer löslicher Körper sich ausscheiden und zu Täuschungen Anlass geben kann. Um eine solche Ausscheidung zu verhindern, ist es zweckmässig, eine verdünntere Silbernitratlösung (1 + 49) mit der entsprechenden Schwefelsäuremenge zu versetzen.

Wird ein Theil der wässerigen Silbernitratlösung mit Salzsäure ausgefällt und das Filtrat verdampft, so darf kein Rückstand hinterbleiben. Ein solcher könnte aus Alkalisalzen oder Kupfersalz bestehen. Man darf zur Ausfällung des Silbers keinen zu grossen Ueberschuss an Salzsäure verwenden, weil letzterer auf das Silberchlorid lösend wirkt.

Bringt man den mit Salzsäure hervorgerufenen Niederschlag mit überschüssiger Ammoniakflüssigkeit wieder in Lösung, so muss eine völlig klare und farblose Lösung sich ergeben. Eine Blaufärbung würde auf einen Gehalt an Kupfer, eine Trübung auf einen Gehalt an Wismut deuten.

Vorsichtig aufzubewahren! Grösste Einzelgabe 0,03 g, grösste Tagesgabe 0,2 g!

Argentum nitricum cum Kalio nitrico, Lapis mitigatus, salpeterhaltiges Silbernitrat, bildet weisse oder grauweisse, harte, im Bruche porcellanartige, kaum krystallinische Stäbchen, welche aus einem Gemische von 1 Theil Silbernitrat und 2 Theilen Kaliumnitrat bestehen.

Das Arzneibuch schreibt eine Bestimmung des Silbergehaltes Prüfung vor, welche in Folgendem besteht:

Wird 1 g des Präparates in 10 ccm Wasser gelöst und mit 20 ccm Zehntel-Normal-Natriumchloridlösung und 10 Tropfen Kalium-chromatlösung gemischt, so dürfen nur 0,5 bis 1 ccm Zehntel-Normal-Silbernitratlösung zur Röthung der Flüssigkeit verbraucht werden.

Zur Bindung des in 20 ccm Zehntel-Normal-Natriumchloridlösung enthaltenen Chlors sind $0,0108 \cdot 20 = 0,216$ g Silber (oder $\dfrac{170 \cdot 0,216}{108}$ $= 0,34$ g Silbernitrat) erforderlich. Eine solche Menge Silbernitrat muss daher vorhanden sein, ehe bei weiterem Hinzufügen von Silber-nitrat die Bildung von rothem Silberchromat sich vollziehen kann.

In 1 g des vorschriftsmässigen Präparates sind $0,3333\ldots$ g Silbernitrat enthalten; wenn nun das Arzneibuch noch 0,5 bis 1 ccm Zehntel-Normal-Silbernitratlösung hinzuzufügen gestattet, ehe eine Rothfärbung der Flüssigkeit eintritt (je reicher an Silbernitrat das Präparat ist, desto früher wird das Chlor gebunden sein und desto früher wird auch die Röthung eintreten), so kann die Grenze des Silbernitratgehalts

$$\text{da 1 ccm Lösung } 0,0170 \cdot 1 \ \ = 0,0170 \text{ Silbernitrat}$$
$$0,5 \text{ „} \qquad \text{„} \qquad 0,0170 \cdot 0,5 = 0,0085 \qquad \text{„}$$

$$\begin{array}{ll} 0,34 & 0,34 \\ \underline{0,0170} & \underline{0,0085} \end{array}$$

zwischen 0,3230 und 0,3315 g in 1 g des Präparates schwanken.

Vorsichtig aufzubewahren!

Auro-Natrium chloratum, Natrium-Goldchlorid, Chlorgoldnatrium, Goldsalz, besteht aus einem goldgelben Pulver, welches in 2 Theilen Wasser vollständig, in Weingeist nur zum Theil löslich ist. Das Natriumchlorid bleibt ungelöst zurück. Beim Glühen wird es unter Ausscheidung von Gold zersetzt. Es besteht aus $61-62\,^0/_0$ Natrium-Goldchlorid, $35-37\,^0/_0$ Natriumchlorid und 2—4$^0/_0$ Wasser; es enthält demnach 30—30,8$^0/_0$ metallisches Gold.

Identitäts-
reaktionen.

Aus der wässerigen Lösung scheiden Ferrosalze oder Oxalsäure (letztere erst beim Erwärmen) metallisches Gold ab. Durch eine Lösung von Stannichlorid und Stannochlorid wird in der Goldsalzlösung eine rothe Trübung (Cassius'scher Goldpurpur) hervorgerufen.

Prüfung.

Das Präparat soll keine freie Säure enthalten; bei Annäherung eines mit Ammoniakflüssigkeit benetzten Glasstabes darf daher kein Salmiaknebel entstehen.

Eine Gehaltsbestimmung lässt das Arzneibuch in der Weise ausführen, dass 100 Theile, in bedecktem Porcellantiegel langsam zum Glühen erhitzt, nach dem Auslaugen des Rückstandes mit Wasser, mindestens 30 Theile Gold hinterlassen sollen.

Die Ausführung dieser Methode stösst bisweilen auf Schwierigkeiten. Nähert man dem in einem Porcellantiegel untergebrachten, im Wasserbade vorher ausgetrockneten Natriumgoldchlorid auf das vorsichtigste die Flamme, so ist es nicht zu vermeiden, dass durch das Entweichen von Wasser ein heftiges Umherschleudern von Theilchen des Präparates bewirkt wird. Es sind desshalb Verluste selbst bei bedecktem Tiegel nicht immer zu umgehen. Zweckmässiger ist es aus diesem Grunde, die Goldlösung durch eine Ferrosulfatlösung zu fällen, das ausgeschiedene Gold auf einem bei 100° getrockneten und gewogenen Filter zu sammeln, mit Wasser auszuwaschen, zu trocknen und zu wägen.

Vorsichtig aufzubewahren! Grösste Einzelgabe 0,05 g. Grösste Tagesgabe 0,2 g.

Bismutum subnitricum, Magisterium Bismuti, basisch-salpetersaures Wismut, basisches Wismutnitrat, ist ein weisses, mikrokrystallinisches, sauer reagirendes Pulver.

Identitäts-
reaktionen.

Angefeuchtetes Lackmuspapier wird durch basisches Wismutnitrat geröthet. Glüht man dasselbe, so entwickeln sich gelbrothe Untersalpetersäuredämpfe, und es hinterbleibt gelbes Wismutoxyd.

Prüfung.

Das Präparat soll 79—82$^0/_0$ Wismutoxyd enthalten, es soll frei sein von Kohlensäure, von Blei, Kupfer, Alkalien, Erdalkalien, Arsen, Schwefelsäure, Ammoniak. Ein sehr kleiner Chlorgehalt ist gestattet.

Zur Wismutoxydbestimmung glüht man 0,5 g des Präparates im Porcellantiegel, so lange noch ein Gewichtsverlust stattfindet. Der Rückstand muss 0,395—0,41 g = 79—82$^0/_0$ Bi_2O_3 betragen.

0,5 g basisches Wismutnitrat sollen sich in der Kälte in 25 ccm verdünnter Schwefelsäure ohne Kohlensäureentwickelung klar auflösen. Ein Bleigehalt würde eine trübe Lösung geben. Wird ein Theil dieser Lösung mit überschüssiger Ammoniakflüssigkeit versetzt, so muss das Filtrat farblos sein; ein Kupfergehalt würde es blau färben. Ein zweiter Theil, mit mehr Wasser verdünnt und mit Schwefelwasserstoff vollständig ausgefällt, gebe ein Filtrat, das nach dem Eindampfen einen wägbaren Rückstand nicht hinterlässt; ein solcher könnte aus Alkalien und Erdalkalien bestehen.

Zur Prüfung auf Arsen lässt das Arzneibuch 1 g basischen Wismutnitrats bis zum Aufhören der Dampfbildung erhitzen, nach dem Erkalten zerreiben und in 3 ccm Zinnchlorürlösung lösen. Im Laufe einer Stunde darf eine Färbung nicht eintreten. Eine solche würde durch sich ausscheidendes elementares Arsen bedingt sein. Bei Ausführung dieser Prüfung ist zu beachten, dass das Präparat hinlänglich lange geglüht werde, dass also dem Rückstande keine Stickstoffsauerstoffverbindungen mehr anhaften bleiben.

Löst man 0,5 g basischen Wismutnitrats in 5 ccm Salpetersäure, so darf die erhaltene klare Flüssigkeit, wenn mit 0,5 ccm Silbernitratlösung versetzt, höchstens eine opalisirende Trübung zeigen (eine Spur Chlor ist demnach gestattet), sowie durch 0,5 ccm einer mit der gleichen Gewichtsmenge Wasser verdünnten Baryumnitratlösung nicht verändert werden (Prüfung auf Schwefelsäure). Mit Natronlauge im Ueberschuss erwärmt, darf das Präparat Ammoniak nicht entwickeln.

Bolus alba, Argilla, weisser Thon, weisser Bolus, weissliche, zerreibliche, abfärbende, durchfeuchtet etwas zähe, im Wasser zerfallende Masse, die der Hauptsache nach aus wasserhaltigem Aluminiumsilicat besteht.

Die Prüfung erstreckt sich auf den Nachweis von Sand und Carbonaten. *Prüfung.*

Beim Abschlämmen mit Wasser würde der Sand hinterbleiben, und beim Uebergiessen des Bolus mit Salzsäure würde ein Aufbrausen die Anwesenheit von Carbonaten anzeigen.

Borax, Natriumborat, Natriumpyroborat, $B_4O_7Na_2 + 10H_2O$, bildet weisse, harte Krystalle oder krystallinische Stücke, die in 17 Theilen kalten, 0,5 Theilen siedenden Wassers, reichlich in Glycerin sich lösen, aber in Weingeist unlöslich sind.

Die alkalisch reagirende wässerige Lösung färbt nach dem *Identitäts-* Ansäuern mit Salzsäure Kurkumapapier braun, welche Färbung be- *reaktionen.* sonders beim Trocknen hervortritt und nach Besprengen mit wenig Ammoniakflüssigkeit in blauschwarz übergeht. Erhitzt man Borax, so schmilzt er zunächst in seinem Krystallwasser, sodann bläht er sich zu einer schwammigen Masse auf und schmilzt nach vollständigem Entweichen des Krystallwassers zu einer farblosen, zähen Masse, die zu einem farblosen, durchsichtigen, spröden Glase (Boraxperle, Boraxglas) erstarrt.

Prüfung. Das Arzneibuch lässt auf eine Verunreinigung durch Schwermetalle (Eisen, Blei, Kupfer), Kalk, auf Kohlensäure, Chlorwasserstoff prüfen.

Die wässerige Boraxlösung (1 + 49) darf weder durch Schwefelwasserstoffwasser (Dunkelfärbung deutet auf Blei- oder Kupfergehalt), noch durch Ammoniumoxalatlösung (Kalk) verändert werden und, nach dem Ansäuern mit Salpetersäure, welche kein Aufbrausen bewirken darf (Natriumcarbonat), weder durch Baryumnitratlösung, noch durch Silbernitratlösung mehr als opalisirend getrübt werden. Das Arzneibuch gestattet also sowohl Spuren Sulfat wie Chlorid.

Zur Prüfung auf Eisen werden 50 ccm der wässerigen Lösung (1 + 49) mit 0,5 ccm Kaliumferrocyanidlösung versetzt; es darf nicht sofort eine Bläuung der Flüssigkeit eintreten.

Bromum, Brom, Br = 80, besteht aus einer dunkelrothbraunen, flüchtigen Flüssigkeit vom spec. Gew. 2,9—3, bei gewöhnlicher Temperatur erstickend riechende, gelbrothe Dämpfe bildend. Brom löst sich in 30 Theilen Wasser, leicht in Weingeist, Aether, Schwefelkohlenstoff und Chloroform mit tiefrothgelber Farbe.

Identität. Färbung, Geruch, specifisches Gewicht sind hinlängliche Kennzeichen für das Brom.

Prüfung. Die Prüfung hat sich auf den Nachweis organischer Bromverbindungen, von Jod und Chlor zu erstrecken.

Man bringt Brom mit Natronlauge zusammen; es muss sich darin zu einer dauernd klar bleibenden Flüssigkeit lösen. Organische Bromverbindungen, wie Bromoform, Bromkohlenstoff und andere Körper, würden eine Trübung der Flüssigkeit bewirken.

Schüttelt man eine Lösung des Broms in Wasser (1 + 29) mit überschüssigem, gepulvertem Eisen, so erhält man eine Flüssigkeit, die nach Zusatz von Ferrichlorid- und Stärkelösung nicht gebläut werde. Eine Bläuung, herrührend von Jodstärke, würde auf einen Jodgehalt zurückzuführen sein. Das Eisen bildet mit dem Brom Ferrobromid, und wenn Jod vorhanden, Ferrojodid. Auf Eisenchloridlösung wirkt aber nur das letztere reducirend ein:

$$FeJ_2 + 2 FeCl_3 = 3 FeCl_2 + J_2.$$

Das Jod bildet mit der Stärke blaugefärbte Jodstärke.
Vorsichtig aufzubewahren!

Calcaria chlorata, Chlorkalk, bildet ein weisses oder weissliches Pulver von chlorähnlichem Geruch, in Wasser nur theilweise löslich. Es soll in 100 Theilen mindestens 25 Theile wirksamen Chlors enthalten. Unter wirksamem Chlor wird die aus dem Calciumoxychlorid $Ca(OCl)_2$ des Chlorkalks mit Salzsäure abscheidbare Menge Chlor verstanden.

Chlorkalk mit Essigsäure übergossen entwickelt Chlor. In der so erhaltenen, mit Wasser verdünnten und filtrirten Lösung erzeugt Ammoniumoxalatlösung eine weisse Fällung (von Calciumoxalat). Identitätsreaktionen.

Eine Prüfung auf den Gehalt des Chlorkalks an wirksamem Chlor lässt das Arzneibuch auf folgende Weise ausführen: Prüfung.

0,5 g Chlorkalk werden mit einer Lösung von 1 g Kaliumjodid in 20 ccm Wasser gemischt und mit 20 Tropfen Salzsäure angesäuert. Die klare rothbraune Lösung soll zur Bindung des ausgeschiedenen Jods mindestens 35,2 ccm Zehntel-Normal-Natriumthiosulfatlösung erfordern.

Die hierbei stattfindenden Reaktionen verlaufen im Sinne folgender Gleichungen:

$$Ca(OCl)_2 + 4\,HCl = CaCl_2 + 2\,H_2O + 4\,Cl,$$
$$4\,Cl + 4\,KJ = 4\,KCl + 2\,J_2,$$
$$2\,(S_2O_3Na_2 + 5\,H_2O) + J_2 = 2\,NaJ + S_4O_6Na_2 + 10\,H_2O.$$

Zufolge dieser Gleichungen entspricht 1 Mol. Natriumthiosulfat 1 Atom Jod, 1 Atom Jod entspricht 1 Atom Chlor. Daher sind zur Bindung von 35,2 ccm $^1/_{10}$-Normal-Natriumthiosulfatlösung durch Jod $35,2 . 0,00355 = 0,12496$ g Chlor erforderlich. Diese Menge ist aus 0,5 g Chlorkalk entwickelt worden. Der betreffende Chlorkalk enthält demnach $0,12496 . 200 = 24,99\,^0/_0$ an wirksamem Chlor.

Calcaria usta, Gebrannter Kalk, Aetzkalk, CaO, besteht aus dichten, weisslichen Massen, welche mit der Hälfte ihres Gewichtes Wasser besprengt, sich stark erhitzen und zu Pulver (Calciumhydroxyd $Ca(OH)_2$) zerfallen. Das Pulver, mit 3 bis 4 Theilen Wasser angerieben, bildet einen dicken, gleichmässigen Brei, der in Salpetersäure fast ohne Aufbrausen (also ohne Kohlensäureentwickelung) zum grössten Theile löslich ist. Die mit Wasser verdünnte und mit Natriumacetatlösung im Ueberschuss versetzte Lösung giebt mit Ammoniumoxalatlösung einen weissen Niederschlag von Calciumoxalat. Eigenschaften und Identitätsreaktionen.

Calcium carbonicum praecipitatum, Calciumcarbonat, kohlensaurer Kalk, CO_3Ca, bildet ein weisses, mikrokrystallinisches Pulver, das in Wasser fast unlöslich ist.

Identitätsreaktionen. Calciumcarbonat löst sich in Essigsäure unter Aufbrausen (Kohlensäure); die mit Wasser verdünnte Lösung giebt auf Zusatz von Ammoniumoxalatlösung einen weissen Niederschlag (von Calciumoxalat).

Prüfung. Das Arzneibuch lässt prüfen auf Verunreinigungen durch Natriumcarbonat (von der Fällung herrührend), auf Sulfat, Chlorid, Thonerde und Eisen.

Zur Prüfung auf Natriumcarbonat schüttelt man 1 Theil Calciumcarbonat mit 50 Theilen Wasser und filtrirt. Das Filtrat darf nicht alkalisch reagiren und beim Verdunsten einen wägbaren Rückstand nicht hinterlassen.

Die mit Hilfe von Essigsäure hergestellte wässerige Lösung $(1 + 49)$ darf durch Baryumnitratlösung nicht sofort verändert und durch Silbernitratlösung nur opalisirend getrübt werden. Das Arzneibuch lässt also Spuren Sulfat bez. Chlorid zu.

Thonerde macht sich durch Trübung der mit Hilfe von Salzsäure hergestellten wässerigen Lösung $(1 + 49)$ nach Uebersättigung mit Ammoniak kenntlich. Auch Ferrisalze werden durch letzteres in Form von Ferrihydroxyd gefällt. Das Arzneibuch lässt aber noch besonders auf Ferrisalze prüfen: Die mit Hilfe von Salzsäure aus 1 g Calciumcarbonat dargestellte wässerige Lösung $(1 + 49)$ darf durch 0,5 ccm Kaliumferrocyanidlösung nicht verändert werden.

Calcium phosphoricum, Calciumphosphat, sekundäres Calciumphosphat, phosphorsaurer Kalk, $PO_4HCa + 2H_2O$, bildet ein leichtes, weisses, krystallinisches Pulver, das in Wasser kaum löslich, in kalter Essigsäure schwer, in Salzsäure und Salpetersäure leicht löslich ist.

Identitätsreaktionen. Die mit Hilfe von Salpetersäure hergestellte wässerige Lösung des Calciumphosphats $(1 + 19)$ giebt nach vorsichtiger Neutralisation mit verdünnter Ammoniakflüssigkeit auf Zusatz von Silbernitratlösung einen gelben Niederschlag von tertiärem Silberphosphat (s. Bd. II, Phosphorsäure), nach vorherigem Zusatze von Natriumacetatlösung im Ueberschusse mit Ammoniumoxalatlösung einen weissen Niederschlag (von Calciumoxalat). Wird Calciumphosphat mit Silbernitratlösung befeuchtet, so wird es gelb; das geschieht nicht, wenn es zuvor auf Platinblech längere Zeit geglüht, also in Pyrophosphat übergeführt war.

Die Prüfung erstreckt sich auf die Bestimmung des Feuchtig- *Prüfung.* keitsgehaltes, auf Verunreinigungen durch Arsen, Sulfat, Chlorid, fremde Metalle.

1 g Calciumphosphat wird in einem Porcellantiegel geglüht; nach dem Erkalten müssen 0,74 bis 0,75 g Glührückstand hinterbleiben. Gemäss der Gleichung:

$$\underbrace{2\,(PO_4HCa + 2\,H_2O)}_{344} = \underbrace{P_2O_7Ca_2}_{254} + 5\,H_2O$$

müssen $\dfrac{254}{344} = 0{,}738$ g Calciumpyrophosphat zurückbleiben.

Wird 1 g Calciumphosphat mit 3 ccm Zinnchlorürlösung geschüttelt, so darf im Laufe einer Stunde eine Färbung nicht eintreten. Ein Arsengehalt würde eine Färbung bewirken.

Wird Calciumphosphat mit 20 Theilen Wasser geschüttelt, so darf das mit Essigsäure angesäuerte Filtrat durch Baryumnitratlösung nicht verändert werden (Sulfat). Eine Spur Chlorid wird vom Arzneibuch gestattet: die mit Hilfe von Salpetersäure hergestellte wässerige Lösung $(1 + 19)$ darf durch Silbernitratlösung nach 2 Minuten nur opalisirend getrübt werden. Die vorgenannte Lösung mit überschüssiger Ammoniakflüssigkeit und Schwefelwasserstoff versetzt, muss einen rein weissen Niederschlag geben. Die Schwefelverbindungen des Kupfers, Bleis, Eisens würden den Niederschlag gefärbt erscheinen lassen.

Calcium sulfuricum ustum, gebrannter Gyps, Cal- *Eigen* ciumsulfat, SO_4Ca bildet ein weisses Pulver, von welchem 1 Theil *schaften u* mit 0,5 Theilen Wasser zusammengebracht, innerhalb 5 Minuten *Identität.* erhärten muss (vergl. Bd. II, Calciumsulfat).

Cerussa, Plumbumhydrico-carbonicum, Bleiweiss, basisches Bleicarbonat, basisch kohlensaures Blei, $2\,CO_3Pb + Pb(OH)_2$ (vergl. Bd. II, Blei), bildet ein weisses, schweres, stark abfärbendes Pulver oder leicht zerreibliche Stücke, die in Wasser unlöslich, aber in verdünnter Salpetersäure und Essigsäure löslich sind.

Mit verdünnter Salpetersäure oder Essigsäure übergossen, löst *Identitäts* sich Bleiweiss unter Aufbrausen (Kohlensäure). Schwefelwasser- *reaktionen.* stoffwasser fällt diese Lösung schwarz (Bleisulfid), verdünnte Schwefelsäure weiss (Bleisulfat).

Die Prüfung erstreckt sich auf die Bestimmung des Blei- *Prüfung.* oxydgehaltes, auf Verunreinigungen durch Sand, Baryumsulfat, Calciumsulfat, Baryumcarbonat, Eisen und Kupfer.

1 g Bleiweiss wird im Porcellantiegel bei schwacher Rothgluth erhitzt. Es muss mindestens $85\,^0/_0$ Bleioxyd hinterlassen. Der Formel $2\,CO_3Pb + Pb(OH)_2$ nach enthält das Präparat $86{,}2\,^0/_0\,PbO$.

1 g Bleiweiss wird in 2 ccm Salpetersäure unter Zusatz von 4 ccm Wasser gelöst; es dürfen höchstens 0,01 $(= 1\,^0/_0)$ Rückstand hinterbleiben, welcher aus Sand, Baryumsulfat, Calciumsulfat bestehen kann. Der in dieser Lösung durch Natronlauge entstehende Niederschlag muss sich im Ueberschuss der letzteren lösen; der Gehalt an anderen Schwermetallen würde eine bleibende Trübung ergeben.

Fügt man zu der klaren Lösung in überschüssiger Natronlauge 1 Tropfen verdünnter Schwefelsäure, so entsteht an der Einfallsstelle eine weisse Trübung, die, wenn sie durch Bleisulfat bewirkt ist, beim Umschütteln wieder verschwindet, aber bleibt, falls die Lösung Baryumhydroxyd enthält. Baryumcarbonat wird in betrügerischer Weise dem Bleiweiss zugefügt.

Wird die alkalische Lösung mit verdünnter Schwefelsäure gefällt und hierauf filtrirt, so darf das Filtrat durch Kaliumferrocyanidlösung nicht verändert werden (Prüfung auf Eisenoxydsalze, wodurch eine Blaufärbung, und auf Kupfersalze, wodurch eine Rothfärbung bewirkt würde).

Vorsichtig aufzubewahren!

Cuprum sulfuricum, Cuprisulfat, schwefelsaures Kupferoxyd, Kupfervitriol, $SO_4Cu + 5H_2O$, bildet blaue, durchsichtige Krystalle, die an trockener Luft wenig verwittern, sich in 3,5 Theilen kalten und in 1 Theil siedenden Wassers, nicht aber in Weingeist lösen.

Identitäts·reaktionen. Die wässerige Lösung reagirt sauer und giebt mit Baryumnitratlösung einen weissen, in Salzsäure unlöslichen Niederschlag (von Baryumsulfat), mit Ammoniakflüssigkeit im Ueberschuss eine klare, tiefblaue Flüssigkeit (von Cuprisulfat-Ammoniak s. Bd. II).

Prüfung. Das Arzneibuch lässt auf Verunreinigungen, wie Ferro- und Zinksulfat, sowie Alkalien und Erdalkalien prüfen. Wird das Kupfer aus einer wässerigen Lösung durch Schwefelwasserstoff ausgefällt, so darf das farblose Filtrat nach Zusatz von Ammoniakflüssigkeit nicht gefärbt werden (ein Eisengehalt würde eine dunkle Färbung, ein Zinkgehalt eine weisse Trübung geben) und darf nach dem Verdampfen einen feuerbeständigen Rückstand nicht hinterlassen (Alkalien und Erdalkalien).

Vorsichtig aufzubewahren! Grösste Einzelgabe 1 g!

Cuprum sulfuricum crudum, rohes Kupfersulfat. Die Forderungen des Arzneibuches an die Reinheit dieses Präparates bestehen darin, dass die wässerige Lösung mit überschüssiger Ammoniakflüssigkeit eine tiefblaue, klare oder fast klare Flüssigkeit liefere. Trübungen bleiben bestehen, wenn der rohe Kupfervitriol Ferro- und Aluminiumsulfat enthält. Geringe Mengen dieser verunreinigenden Körper sind statthaft.

Ferrum carbonicum saccharatum, zuckerhaltiges Ferrocarbonat, bildet ein grünlichgraues, süss und schwach nach Eisen schmeckendes Pulver, welches in 100 Theilen 9,5—10 Theile Eisen enthält.

In Salzsäure unter reichlicher Kohlensäureentwickelung zu einer grünlich gelben Flüssigkeit löslich. Die mit Wasser verdünnte Lösung giebt sowohl mit Kaliumferrocyanidlösung als mit Kaliumferricyanidlösung einen blauen Niederschlag. *Identitätsreaktion.*

Auf Schwefelsäuregehalt wird .geprüft, indem man die mit Hilfe einer möglichst geringen Menge Salzsäure hergestellte wässerige Lösung (1 + 49) mit Baryumnitratlösung versetzt: es darf kaum eine Trübung eintreten. — Eine Eisenbestimmung führt man, wie folgt, aus: Man löst 1 g des Präparates in 10 ccm verdünnter Schwefelsäure in der Wärme, versetzt nach dem Erkalten mit Kaliumpermanganatlösung (5 : 1000) bis zur beim Umrühren nicht sofort wieder verschwindenden Röthung und darauf mit 1 g Kaliumjodid und lässt bei gewöhnlicher Temperatur eine Stunde im geschlossenen Gefässe stehen. Zur Bindung des ausgeschiedenen Jods sollen 17 bis 17,8 ccm der Zehntel-Normal-Natriumthiosulfatlösung verbraucht werden. *Prüfung.*

Berücksichtigt man die Ausführungen bei der Werthbestimmung von Ferrum pulveratum, welche auch auf vorliegendes Präparat anwendbar sind, so weiss man, dass 1 ccm Zehntel-Normal-Natriumthiosulfatlösung 0,0056 g Eisen entspricht, 17 bis 17,8 ccm also $0,0056 . 17 = 0,0952$ bis $0,0056 . 17,8 = 0,09968$ g Fe, welche in 1 g des Präparates enthalten sind.

Ferrum oxydatum saccharatum, Eisenzucker, Ferrisaccharat, bildet ein rothbraunes, süsses, schwach nach Eisen schmeckendes Pulver, welches mit 20 Theilen heissen Wassers eine völlig klare, rothbraune, kaum alkalisch reagirende Lösung giebt. 100 Theile Eisenzucker sollen mindestens 2,8 Theile Eisen enthalten.

Die wässerige Lösung wird durch Kaliumferrocyanidlösung allein nicht verändert, aber auf Zusatz von Salzsäure erst schmutzig grün, dann rein blau (Berlinerblau) gefärbt. *Identitätsreaktion.*

 Die Prüfung hat sich zu erstrecken auf den Nachweis von Chlorid. Das Arzneibuch schreibt ferner eine Eisenbestimmung vor.

Die mit überschüssiger verdünnter Salpetersäure erhitzte, dann wieder erkaltete, wässerige Lösung $(1 + 19)$ darf durch Silbernitratlösung nur opalisirend (von Silberchlorid) getrübt werden.

Zur Eisenbestimmung werde 1 g Eisenzucker mit 5 ccm Salzsäure übergossen, nach beendeter Lösung mit 20 ccm Wasser verdünnt und nach Zusatz von 1 g Kaliumjodid bei einer 40^0 nicht übersteigenden Wärme im geschlossenen Gefässe eine halbe Stunde stehen gelassen. Nach dem Erkalten müssen zur Bindung des ausgeschiedenen Jods 5 bis 5,3 ccm der Zehntel-Normal-Natriumthiosulfatlösung verbraucht werden.

Zur Erläuterung dieses Verfahrens berücksichtige man das unter Liquor ferri oxychlorati Gesagte. 1 ccm der Zehntel-Normal-Natriumthiosulfatlösung entspricht 0,0056 g Eisen, 5 bis 5,3 ccm daher $0{,}0056 \cdot 5 = \mathbf{0{,}028\ g}$ bis $0{,}0056 \cdot 5{,}3 = \mathbf{0{,}02\,968\ g}$ Fe, welche Menge in 1 g Eisenzucker enthalten ist, also 2,8 bis $2{,}968\,^0/_0$.

Ferrum pulveratum, Limatura Martis praeparata, gepulvertes Eisen, $Fe = 56$, bildet ein feines, schweres, etwas metallisch glänzendes, graues Pulver. Dasselbe wird vom Magneten angezogen und durch verdünnte Schwefelsäure oder Salzsäure bis auf einen geringen Rückstand unter Entwickelung von Wasserstoff gelöst. 100 Theile Eisenpulver sollen mindestens 98 Theile metallischen Eisens enthalten.

 Die mit verdünnter Schwefelsäure oder Salzsäure bewirkte Lösung des Eisens giebt auch bei grosser Verdünnung durch Kaliumferricyanidlösung einen dunkelblauen Niederschlag (von Ferroferricyanid oder Turnbull's Blau, s. Bd. II, Cyanverbindungen).

 Das Arzneibuch lässt prüfen auf einen Gehalt an Schwefel, Arsen, fremden Metallen und schreibt eine Gehaltsbestimmung vor.

Schwefel weist man in Form von Schwefelwasserstoff, wie folgt, nach: 1 g gepulverten Eisens liefere beim Uebergiessen mit einer Mischung von 15 ccm Wasser und 10 ccm Salzsäure ein Gas, das einen mit Bleiacetatlösung benetzten Papierstreifen innerhalb 5 Sekunden nicht mehr als bräunlich färbt. Die bräunliche Färbung ist auf die Bildung von Bleisulfid zurückzuführen. Der

Schwefel findet sich im Eisenpulver als Schwefeleisen, und dieses wird durch die Salzsäure unter Entbindung von Schwefelwasserstoff zerlegt:

$$FeS + 2\,HCl = FeCl_2 + H_2S.$$

Das Arzneibuch gestattet, dass innerhalb 5 Sekunden eine bräunliche Färbung des Bleiacetatpapieres sich zeige, lässt also einen kleinen Schwefelgehalt zu. Ein grösserer Schwefelgehalt würde sofort eine starke Bräunung des Papieres bewirken.

Zündet man das sich entwickelnde Gas an, so dürfen sich auf einer Porcellanschale, mit welcher man das Flämmchen niederdrückt, keine Flecke zeigen. Solche können aus reducirtem Arsen bestehen. Enthält das Eisen Arsen, so wird letzteres in Form von Arsenwasserstoff verflüchtigt. Wird die Arsenwasserstoffflamme durch einen kalten Gegenstand abgekühlt, so setzt sich daran unverbranntes Arsen in metallisch glänzenden, braunen Flecken (Arsenflecken) an. — Es ist empfehlenswerth, in die Wasserstoffentwickelungsflasche ein Stückchen Zink zu geben, weil ohne dasselbe vorhandene Arsenverbindungen durch die Einwirkung von Ferrochlorid und metallischem Eisen zu Arsen reducirt werden, welches dann unangegriffen zurückbleibt. Diesen Uebelstand beseitigt zwar ein Zusatz von Zink nicht vollständig, immerhin aber ermöglicht derselbe den Nachweis von Arsen, wenn dasselbe nicht gerade in Spuren vorhanden ist.

Zweckmässiger weist man Arsen wie folgt nach: Ein Gemisch aus 0,2 g gepulvertem Eisen und 0,2 g Kaliumchlorat wird in einem geräumigen Probirrohre mit 2 ccm Salzsäure übergossen und die Mischung, nachdem die Einwirkung beendet ist, bis zur Entfernung des freien Chlors erwärmt. Wird alsdann 1 ccm des Filtrats mit 3 ccm Zinnchlorürlösung versetzt, so darf innerhalb einer Stunde eine braune Färbung nicht eintreten.

Zur Untersuchung auf fremde Metalle, wie Kupfer, Blei, überschichtet man einen Theil der vorstehend erhaltenen sauren Lösung mit Schwefelwasserstoffwasser: es darf an der Berührungsfläche eine dunkle Zone nicht entstehen (eine solche kann von Bleisulfid oder Cuprisulfid herrühren).

Oxydirt man in einem anderen Theile das Eisen durch Salpetersäure und fällt es durch überschüssige Ammoniakflüssigkeit aus, so darf die von dem Niederschlage abfiltrirte Flüssigkeit auf Zusatz von Schwefelwasserstoff nicht verändert werden. Diese

Prüfungsmethode bezweckt den Nachweis von Zink. Salpetersäure führt das Ferrochlorid in Ferrichlorid über (Bd. II, Eisen):

$$3\,FeCl_2 + 3\,HCl + NO_3H = 3\,FeCl_3 + 2\,H_2O + NO,$$

Ammoniak zerlegt das Ferrichlorid unter Abscheidung von Ferrihydroxyd:

$$FeCl_3 + 3\,NH_3 + 3\,H_2O = Fe(OH)_3 + 3\,NH_4Cl,$$

während etwa vorhandenes Zink durch überschüssiges Ammoniak als Zinkoxydammonium (Bd. II, Zink) in Lösung bleibt, also mit in das Filtrat geht, aber auf Zusatz von Schwefelwasserstoff als Zinksulfid niedergeschlagen wird:

$$Zn(ONH_4)_2 + H_2S = ZnS + 2\,H_2O + 2\,NH_3.$$

Bringt man den bei der Behandlung des Eisenpulvers mit verdünnter Salzsäure gebliebenen Rückstand mit Hilfe von Salpetersäure in Lösung, so darf die letztere nach Verdünnung mit Wasser weder durch Schwefelwasserstoffwasser dunkel (Blei- oder Kupfersulfid), noch durch überschüssige Ammoniakflüssigkeit blau gefärbt werden (Kupfer).

Das gepulverte Eisen soll in 100 Theilen mindestens 98 Theile reinen Eisens enthalten. Man führt eine Gehaltsbestimmung in folgender Weise aus:

1 g gepulverten Eisens löst man in 50 ccm verdünnter Schwefelsäure und verdünnt diese Lösung auf 100 ccm. Zu 10 ccm dieser verdünnten Lösung fügt man unter Umschwenken Kaliumpermanganatlösung (5 : 1000), bis eine schwache Röthung bestehen bleibt, beseitigt sodann diese wieder mit einigen Tropfen Weingeist und versetzt mit 1 g Kaliumjodid. Man lässt diese Mischung in einem verschlossenen Glase bei gewöhnlicher Temperatur eine Stunde stehen und titrirt hierauf das ausgeschiedene Jod mittelst Zehntel-Normal-Natriumthiosulfatlösung. Zur Bindung des ausgeschiedenen Jods sollen mindestens 17,5 ccm Thiosulfatlösung verbraucht werden.

Durch die verdünnte Schwefelsäure wird das Eisen zu Ferrosulfat gelöst:

$$Fe + SO_4H_2 = SO_4Fe + H_2.$$

Kaliumpermanganatlösung bewirkt bei Gegenwart von Schwefelsäure eine Oxydation des Ferrosulfats zu Ferrisulfat:

$$10\,SO_4Fe + Mn_2O_8K_2 + 8\,SO_4H_2 = 5\,(SO_4)_3Fe_2 + 2\,SO_4Mn + SO_4K_2 + 8\,H_2O.$$

Kaliumjodid zerlegt das Ferrisulfat unter Rückbildung zu Ferrosulfat und Abspaltung von Jod:

$$(SO_4)_3Fe_2 + 2\,KJ = SO_4K_2 + 2\,SO_4Fe + J_2$$

und Natriumthiosulfat reagirt mit Jod im Sinne folgender Gleichung:

$$2\,(S_2O_3Na_2 + 5\,H_2O) + J_2 = 2\,NaJ + S_4O_6Na_2 + 10\,H_2O.$$

1 Mol. Natriumthiosulfat entspricht daher 1 Atom Jod oder $^1/_2$ Mol. Ferrisulfat oder 1 Mol. Ferrosulfat, oder 1 Atom Eisen, d. h. durch 1 ccm Zehntel-Normal-Natriumthiosulfatlösung wird 0,0056 g Fe bestimmt. 17,5 ccm Thiosulfatlösung entsprechen $17,5 \cdot 0,0056 = 0,098$ g Fe. Diese Menge ist in 10 ccm der Eisenlösung oder in 0,1 g des verwendeten Eisenpulvers enthalten, d. h. letzteres enthält $98\,^0/_0$ metallischen Eisens.

Ferrum reductum, reducirtes Eisen, bildet ein graues, glanzloses Pulver, welches vom Magneten angezogen wird. 100 Theile reducirten Eisens sollen mindestens 90 Theile metallischen Eisens enthalten.

S. Ferrum pulveratum. Beim Erhitzen geht das reducirte Identitäts-
reaktionen. Eisen unter Verglimmen in schwarzes Eisenoxyduloxyd über.

Die Prüfung hat sich auf den Gehalt an Schwefel, auf Prüfung. Arsen, auf eine Verunreinigung durch Alkalien zu erstrecken, des Weiteren ist eine Gehaltsbestimmung erforderlich.

Die Prüfung auf Schwefel wird in gleicher Weise vorgenommen, wie bei Ferrum pulveratum angegeben ist.

Zum Nachweis des Arsens übergiesst man ein Gemisch aus 0,2 g reducirten Eisens und 0,2 g Kaliumchlorat in einem geräumigen Probirrohre mit 2 ccm Salzsäure und erwärmt, nachdem die Einwirkung beendet ist, die Mischung bis zur Entfernung des freien Chlors. Wird alsdann 1 ccm des Filtrates mit 3 ccm Zinnchlorürlösung versetzt, so darf innerhalb einer Stunde eine braune Färbung nicht eintreten.

Der in Salzsäure lösliche Rückstand von 1 g reducirten Eisens darf nicht mehr als 0,01 $(= 1\,^0/_0)$ betragen.

Zur Prüfung auf einen Alkaligehalt (derselbe kann durch mangelhaftes Auswaschen des mit Kalium- oder Natriumhydroxyd gefällten Ferrihydroxyds dem letzteren anhaftend geblieben sein; meist wird indess zur Fällung Ammoniak genommen, s. Bd. II, Eisen) schüttelt man 2 g des reducirten Eisens mit 10 ccm Wasser. Das Filtrat darf rothes Lackmuspapier nicht verändern.

Zur Gehaltsbestimmung des reducirten Eisens verfährt man wie folgt: 1 g wird mit 5 g fein geriebenen Hydrargyrichlorids und 50 ccm Wasser in einem Fläschchen von 100 ccm Hohlraum eine Stunde im Wasserbade unter häufigem Umschwenken erwärmt und diese Flüssigkeit nach dem Erkalten mit Wasser auf 100 ccm aufgefüllt und filtrirt. 10 ccm des Filtrats werden zunächst mit 10 ccm verdünnter Schwefelsäure und hierauf mit Kaliumpermanganatlösung bis zur bleibenden Röthung versetzt, diese durch einige Tropfen Weingeist wieder fortgenommen und die Flüssigkeit mit 1 g Kaliumjodid versetzt. Man lässt diese Mischung in einem verschlossenen Glase bei gewöhnlicher Temperatur eine Stunde stehen und titrirt hierauf das ausgeschiedene Jod mittelst Zehntel-Normal-Natriumthiosulfatlösung. Zur Bindung des ausgeschiedenen Jods sollen mindestens 16 ccm Thiosulfatlösung verbraucht werden.

Das reducirte Eisen enthält häufig in mehr oder minder grosser Menge Sauerstoffverbindungen, die beim Behandeln mit verdünnter Säure ebenfalls gelöst werden und daher eine Gehaltsbestimmung, wie bei Ferrum pulveratum ausgeführt, nicht zulassen. Beim Behandeln des reducirten Eisens mit Hydrargyrichlorid aber wird nur das als Metall vorhandene Eisen gelöst, nicht die Oxyde des Eisens. Die Einwirkung des Hydrargyrichlorids auf Eisen vollzieht sich im Sinne folgender Gleichung:

$$Fe + 2\,HgCl_2 = Hg_2Cl_2 + FeCl_2.$$

Theilweise schreitet die Reduktion des Hydrargyrichlorids bis zu metallischem Quecksilber fort:

$$Fe + HgCl_2 = FeCl_2 + Hg.$$

Im Filtrat ist Ferrochlorid enthalten, das unter Beifügung von Schwefelsäure mit Kaliumpermanganat zu Ferrisulfat oxydirt wird:

$$10\,FeCl_2 + Mn_2O_8K_2 + 18\,SO_4H_2 = 5\,(SO_4)_3Fe_2 + 2\,SO_4Mn + SO_4K_2$$
$$+ 20\,HCl + 8\,H_2O.$$

Kaliumjodid zerlegt das Ferrisulfat unter Bildung von Ferrosulfat und Abspaltung von Jod, und Natriumthiosulfat reagirt mit Jod, wie unter Ferrum pulv. ausgeführt. 1 Mol. Natriumthiosulfat entspricht 1 Atom Jod oder $^1/_2$ Mol. Ferrisulfat oder 1 Mol. Ferrochlorid oder 1 Atom Eisen, d. h. durch 1 ccm $^1/_{10}$ Normal-Natriumthiosulfatlösung wird 0,0056 g Fe bestimmt, und 16 ccm Thiosulfatlösung entsprechen 16 . 0,0056 = 0,0896 g Fe. Diese Menge ist in 10 ccm der Eisenlösung oder in 0,1 g des untersuchten reducirten Eisens enthalten, d. h. letzteres enthält 89,6 $^0/_0$ metallischen Eisens.

Ferrum sulfuricum, Ferrosulfat, schwefelsaures Eisenoxydul, Eisenvitriol, $SO_4Fe + 7\,H_2O$; man unterscheidet reinen und rohen Eisenvitriol. Ersterer ist für den medicinischen Gebrauch, der rohe Eisenvitriol besonders für Desinfektionszwecke, zur Tintenfabrikation u. s. w. bestimmt.

Reiner Eisenvitriol. Das Arzneibuch lässt der grösseren Haltbarkeit wegen das kleinkrystallisirte Salz verwenden (s. Bd. II, Eisen). Dasselbe bildet ein krystallinisches, an trockener Luft verwitterndes Pulver, welches sich in 1,8 Theilen Wasser mit grünlichblauer Farbe löst.

Selbst die sehr verdünnte Lösung des Salzes giebt mit Kalium-ferricyanidlösung einen dunkelblauen Niederschlag (von Ferro-ferricyanid oder Turnbull's Blau), mit Baryumnitratlösung einen weissen, in Salzsäure unlöslichen Niederschlag (von Baryumsulfat). [Identitätsreaktionen.]

Die Prüfung erstreckt sich auf freie Schwefelsäure, auf Kupfer-, Zink-, Magnesium-, Alkalisalze. [Prüfung.]

Die mit ausgekochtem und abgekühltem Wasser frisch bereitete Lösung (1 + 19) sei klar und röthe Lackmuspapier nur schwach; eine starke Röthung würde für anhängende freie Schwefelsäure sprechen. Werden 2 g des Salzes in wässeriger Lösung mit Salpetersäure oder Bromwasser oxydirt und dann mit einem Ueberschuss von Ammoniakflüssigkeit versetzt, so darf das farblose Filtrat durch Schwefelwasserstoffwasser nicht verändert werden. Bei Gegenwart von Zink würde letzteres als Sulfid weiss gefällt werden. Ein Kupfergehalt würde sich schon durch die Blaufärbung des ammoniakalischen Filtrates verrathen. Beim Abdampfen des Filtrates und Glühen darf ein wägbarer Rückstand nicht hinterbleiben. Ein solcher könnte aus Magnesium- oder Alkalisalzen bestehen.

Ferrum sulfuricum crudum, roher Eisenvitriol, bildet Krystalle oder krystallinische Bruchstücke von grüner Farbe; dieselben sind meist etwas feucht, seltener an der Oberfläche weisslich bestäubt und geben mit 2 Theilen Wasser eine etwas trübe, sauer reagirende Flüssigkeit von zusammenziehendem, tintenartigem Geschmack.

Die wässerige Lösung (1 + 4) darf einen erheblichen, okerartigen Bodensatz nicht fallen lassen (basisches Ferrosulfat) und muss nach dem Filtriren eine blaugrüne Farbe zeigen (gelbe Färbung würde auf einen Gehalt von Eisenoxydsalz deuten). Nach dem Ansäuern darf die Lösung durch Schwefelwasserstoffwasser nur schwach gebräunt werden (ein geringer Kupfergehalt ist demnach gestattet).

Ferrum sulfuricum siccum, getrocknetes Ferrosulfat, $SO_4Fe + H_2O$ (s. Bd. II, Eisen) kann in gleicher Weise auf Reinheit geprüft werden, wie vorstehendes Salz.

Zur Gehaltsbestimmung versetzt man die Lösung von 0,2 g getrocknetem Ferrosulfat in 10 ccm verdünnter Schwefelsäure mit Kaliumpermanganatlösung (5 = 1000) bis zur bleibenden Röthung; nach eingetretener Entfärbung, welche nöthigen Falls durch Zusatz von einigen Tropfen Weingeist bewirkt werden kann, giebt man 1 g Kaliumjodid hinzu und lässt die Mischung bei gewöhnlicher Wärme im geschlossenen Gefäss eine Stunde lang stehen. Zur Bindung des ausgeschiedenen Jods müssen alsdann mindestens 10,8 ccm der Zehntel-Normal-Natriumthiosulfatlösung verbraucht werden.

Berücksichtigt man die Ausführungen bei der Werthbestimmung anderer Eisenpräparate, z. B. von Ferrum pulveratum, welche auch auf das vorliegende Präparat anwendbar sind, so weiss man, dass 1 ccm Zehntel-Normal-Natriumthiosulfatlösung 0,0056 g Eisen entspricht, 10,8 ccm also $0,0056 . 10,8 = 0,06048$ g, welche Menge in 0,2 g des getrockneten Ferrosulfats enthalten ist.

$$100 \text{ Theile enthalten demnach } \frac{0,06048 . 100}{0,2} = 30,24 \text{ Theile.}$$

$$\text{Das krystallisirte Ferrosulfat } \underbrace{\frac{SO_4Fe + 7H_2O}{278}} \text{ enthält an } \underbrace{\frac{Fe}{56}}$$

$$278 : 56 = 100 : x$$
$$x = 20,14 \text{ Theile.}$$

Da zur Darstellung des Trockenpräparates 100 Theile Ferrosulfat erwärmt werden sollen, bis 35 bis 36 Theile an Gewicht verloren werden, so sind in $100 - 35 = 65$ bez. $100 - 36 = 64$ Theilen 20,14 Theile enthalten. Auf 100 Theile kommen daher

$$65 : 20,14 = 100 : x \qquad x = 30,98 \text{ Theile}$$
$$64 : 20,14 = 100 : y \qquad y = 31,47 \text{ Theile.}$$

Durch die obige Titration werden 30,24 Theile festgestellt.

Hydrargyrum, Quecksilber, $Hg = 200$, bildet ein flüssiges, stark silberglänzendes Metall vom spec. Gew. 13,573 bei 15°. Es wird bei 39,4° fest und siedet bei 360° (s. Bd. II).

Prüfung.   Quecksilber lässt sich ohne Rückstand verflüchtigen. Mit Rücksicht auf die grosse Giftigkeit der Quecksilberdämpfe pflegt man diese Prüfung jedoch nicht auszuführen, sondern begnügt sich damit, das Quecksilber auf ein trockenes Filter zu geben, in dessen Spitze mit einer Stecknadel ein Loch gestochen ist. Das Quecksilber läuft in dünnem Strahl durch das Filter und hinterlässt auf der Filterwandung einen schmutzigen Rückstand, der zum grössten Theil aus Legirungen des Quecksilbers besteht. Unreines Quecksilber,

d. h. solches, welches fremde Metalle in grösserer Menge enthält, kennzeichnet sich auch schon dadurch, dass es mit einem matten Häutchen bedeckt ist.

Hydrargyrum bichloratum, Hydrargyrichlorid, Mercurichlorid, Quecksilberchlorid, Sublimat, $HgCl_2$, bildet weisse, durchscheinende, strahlig-krystallinische, schwere Stücke, welche beim Zerreiben ein weisses Pulver geben.

Quecksilberchlorid löst sich in 16 Theilen kalten, 3 Theilen siedenden Wassers, 3 Theilen Weingeist und 4 Theilen Aether.

Quecksilberchlorid schmilzt beim Erhitzen im Probirrohre und ver- Identitäts-reaktionen. flüchtigt sich. Die wässerige Lösung röthet Lackmuspapier und nimmt auf Zusatz von Natriumchlorid neutrale Reaktion an. Aus der wässerigen Lösung fällt Silbernitratlösung weisses Silberchlorid, Schwefelwasserstoffwasser im Ueberschuss schwarzes Hydrargyrisulfid.

Für die Reinheit des Quecksilberchlorids ist in erster Linie Prüfung. seine Klarlöslichkeit in Aether, von welchem 4 Theile erforderlich sind, massgebend. Ein Gehalt von Alkalichlorid oder Hydrargyrochlorid (Calomel) oder Hydrargyriarseniat würde eine trübe Lösung geben.

Auf Alkalichlorid lässt das Arzneibuch ausserdem auf folgende Weise prüfen: Man fällt das Quecksilber aus der wässerigen Lösung des Quecksilberchlorids mit Schwefelwasserstoff aus und verdunstet das Filtrat: es darf ein Rückstand nicht hinterbleiben. Das so erhaltene Hydrargyrisulfid schüttelt man mit verdünnter Ammoniakflüssigkeit, welche bei Anwesenheit von Arsen (als Arsentrisulfid mitgefällt) das Arsentrisulfid als sulfarsenigsaures Ammonium und arsenigsaures Ammonium löst (s. Bd. II.):

$$As_2S_3 + 6\,NH_3 + 3\,H_2O = As(SNH_4)_3 + As(ONH_4)_3.$$

Säuert man das Filtrat mit Salzsäure an, so deutet eine gelbe Farbe oder ein gelber Niederschlag (Arsentrisulfid) auf die Anwesenheit von Arsen:

$$2\,As(SNH_4)_3 + 6\,HCl = As_2S_3 + 6\,NH_4Cl + 3\,H_2S.$$

Sehr vorsichtig aufzubewahren! Grösste Einzelgabe 0,02 g, grösste Tagesgabe 0,1 g!

Hydrargyrum bijodatum, Hydrargyrijodid, Mercurijodid, Quecksilberjodid, HgJ_2, bildet ein scharlachrothes, schweres Pulver, welches in 130 Theilen kalten, 20 Theilen siedenden Weingeistes und kaum in Wasser löslich ist.

Hydrargyrijodid wird beim Erhitzen im Probirrohre gelb, Identitäts-reaktionen.

schmilzt und verflüchtigt sich sodann. Beim Uebergiessen mit starker Ammoniakflüssigkeit färbt es sich anfangs weiss, indem sich Hydrargyrijodid-Ammoniak bildet; letzteres löst sich sodann theilweise, theilweise bleibt Hydrargyrioxyd-Hydrargyrijodamid $HgJ(NH_2)$ $+ HgO$ als rothbraunes Pulver zurück.

Prüfung.

Durch die völlige Löslichkeit des Präparates in 20 Theilen siedenden Weingeistes wird die Abwesenheit von **Hydrargyrojodid**, **Hydrargyrioxyd** und **Hydrargyriarseniat** festgestellt. Die erkaltete weingeistige Lösung sei farblos und röthe Lackmuspapier nicht. Eine Verunreinigung durch **Hydrargyrichlorid** würde eine saure Reaktion der weingeistigen Lösung bedingen.

Zum Nachweis von **Quecksilberchlorid** dienen auch folgende Reaktionen:

Mit Quecksilberjodid geschütteltes Wasser darf nach dem Abfiltriren durch Schwefelwasserstoffwasser nur schwach gefärbt und durch Silbernitratlösung nur schwach opalisirend getrübt werden. Da das Quecksilberjodid in geringer Menge von Wasser aufgenommen wird, so werden sowohl Schwefelwasserstoffwasser, als auch Silbernitratlösung eine Einwirkung zeigen.

Sehr vorsichtig und vor Licht geschützt aufzubewahren! Grösste Einzelgabe 0,02 g, grösste Tagesgabe 0,1 g.

Hydrargyrum chloratum, Hydrargyrum chloratum mite, Hydrargyrochlorid, Mercurochlorid, Quecksilberchlorür, Calomel, Hg_2Cl_2, aus sublimirtem Quecksilberchlorür dargestellt (s. Bd. II, Quecksilber) bildet es ein gelblichweisses, bei hundertfacher Vergrösserung deutlich krystallinisches, feinstgeschlämmtes Pulver. In Wasser und Weingeist ist es unlöslich.

Identitäts-
reaktionen.

Wird Hydrargyrochlorid im Probirrohre erhitzt, so verflüchtigt es sich ohne zu schmelzen. Uebergiesst man Hydrargyrochlorid mit Natronlauge, so schwärzt es sich. Die Schwärzung rührt von der Bildung von Hydrargyrooxyd Hg_2O her.

Prüfung.

Beim Erwärmen des Hydrargyrochlorids mit Natronlauge darf sich **kein Ammoniak** entwickeln. Das würde der Fall sein, wenn das Präparat Ammoniumverbindungen enthielte, oder wenn eine Verwechselung mit dem giftigen weissen Quecksilberpräcipitat vorläge.

Zum Nachweis von **Quecksilberchlorid** wird 1 g Quecksilberchlorür mit 10 ccm Wasser geschüttelt. Das Filtrat soll weder durch Silbernitratlösung noch durch Schwefelwasserstoffwasser verändert werden. Man trifft im Handel sehr selten ein vollständig quecksilberchloridfreies Präparat an. Mag man auch noch so sorgfältig ausgewaschen haben, schon beim Trocknen des Hydrargyrochlorids findet ein theilweiser Uebergang in Chlorid statt. Zweckmässig bereitet man sich ein chloridfreies Präparat, indem man Calomel zunächst mit Wasser auswäscht, auf einem Filter absaugt, mit Alkohol nachwäscht und den Alkohol schliesslich mit Aether verdrängt.

Bei der Prüfung verfährt man in der Weise, dass man das Quecksilberchlorür mit der vorgeschriebenen Wassermenge schüttelt, sodann durch ein angenässtes doppeltes Filter filtrirt und noch ein oder zweimal zurückgiesst, bis das Filtrat völlig klar ist.

Vorsichtig und vor Licht geschützt aufzubewahren!

Hydrargyrum chloratum vapore paratum, durch Dampf bereitetes Hydrargyrochlorid, Mercurochlorid, Quecksilberchlorür, Dampfcalomel, Hg_2Cl_2, durch schnelles Erkalten des Quecksilberchlorürdampfes dargestellt (s. Bd. II, Quecksilber), bildet ein weisses, nach starkem Reiben gelbliches Pulver, welches bei 100 facher Vergrösserung nur vereinzelte Kryställchen zeigt. In Wasser und Weingeist ist es unlöslich.

Wird Dampfcalomel im Probirrohre erhitzt, so verflüchtigt er sich ohne zu schmelzen. Uebergiesst man Dampfcalomel mit Natronlauge, so entsteht schwarzes Hydrargyrooxyd. Identitäts-reaktionen.

Beim Erwärmen des Dampfcalomels darf sich kein Ammoniak entwickeln (s. Hydrargyrum chloratum mite). 1 g Quecksilberchlorür mit 10 ccm Wasser geschüttelt, liefere ein Filtrat, welches weder durch Silbernitratlösung noch durch Schwefelwasserstoffwasser verändert wird. Diese Probe bezieht sich, wie bei dem vorhergehenden Präparat ausgeführt, auf den Nachweis von Quecksilberchlorid. Prüfung.

Vorsichtig und vor Licht geschützt aufzubewahren!

Hydrargyrum oxydatum, Hydrargyrioxyd, Mercurioxyd, Quecksilberoxyd, rother Präcipitat, HgO, bildet ein gelblichrothes, krystallinisches, feinst geschlämmtes, schweres Pulver. In Wasser ist es fast ganz unlöslich, in verdünnter Salzsäure oder Salpetersäure leicht löslich.

Beim Erhitzen im Probirrohre verflüchtigt sich das Quecksilberoxyd unter Abscheidung von Quecksilber. Zur Unterscheidung eines auf trockenem Wege bereiteten Quecksilberoxyds von einem durch Fällung bereiteten (s. folgendes Präparat), schüttelt man Quecksilberoxyd mit Oxalsäurelösung $(1+9)$; es darf kein weisses Oxalat geben. Bei dem auf nassem Wege bereiteten Quecksilberoxyd tritt zufolge seiner viel feineren Vertheilung eine Oxalatbildung ein. Identitäts-reaktion.

Prüfung.

Die Prüfung betrifft den Nachweis von Stickstoffsauerstoff-verbindungen, von Hydrargyrichlorid und von metallischem Quecksilber.

Da Quecksilberoxyd durch Erhitzen von basisch-salpetersaurem Quecksilberoxyd bereitet wird (s. Bd. II, Quecksilber), so können dem Präparat leicht Stickstoffsauerstoffverbindungen anhängend bleiben. Man weist solche dadurch nach, dass man 1 g Quecksilberoxyd mit 2 ccm Wasser schüttelt, dann mit 2 ccm Schwefelsäure versetzt und hierauf mit 1 ccm Ferrosulfatlösung überschichtet; auch nach längerem Stehen darf sich keine gefärbte Zone zeigen (vergl. Acidum nitricum).

Die mit Hilfe von Salpetersäure hergestellte wässerige Lösung (1 + 99) sei klar und werde durch Silbernitratlösung nur opalisirend getrübt (Probe auf Hydrargyrichlorid).

Da bei zu starkem und anhaltendem Erhitzen des basisch-salpetersauren Quecksilberoxyds ein Zerfall des Quecksilberoxyds in Sauerstoff und metallisches Quecksilber stattfindet und letzteres dem Präparat beigemengt sein kann, so hat man auch darauf Rücksicht zu nehmen. Man reibt etwas Quecksilberoxyd auf einem Stückchen Papier und sucht mit der Lupe nach Quecksilber-kügelchen.

Sehr vorsichtig und vor Licht geschützt aufzubewahren! Grösste Einzelgabe 0,02 g, grösste Tagesgabe 0,1 g.

Hydrargyrum oxydatum via humida paratum, Hydrargyrum oxydatum flavum, gelbes Quecksilberoxyd, präcipitirtes Quecksilberoxyd, HgO, bildet ein gelbes, amorphes, schweres Pulver. In Wasser ist es fast ganz unlöslich, in verdünnter Salzsäure oder Salpetersäure leicht löslich.

Identitäts-reaktion.

Beim Erhitzen im Probirrohre verflüchtigt sich das Quecksilber-oxyd unter Abscheidung von Quecksilber. Zur Unterscheidung von dem auf trockenen Wege bereiteten Quecksilberoxyd schüttelt man es mit Oxalsäurelösung (1 + 9). Es liefert allmählich ein weisses Oxalat (vergl. vorstehenden Artikel).

Prüfung.

Zum Nachweis von Quecksilberchlorid stellt man sich mit Hilfe von verdünnter Salpetersäure eine Lösung (1 + 99) her. Dieselbe sei klar und werde durch Silbernitratlösung nur opalisirend getrübt.

Sehr vorsichtig und vor Licht geschützt aufzubewahren! Grösste Einzelgabe 0,02 g, grösste Tagesgabe 0,1 g.

Hydrargyrum praecipitatum album, Hydrargyri-chloramid, Hydrargyriammoniumchlorid, weisser Quecksilberpräcipitat, HgCl(NH$_2$), bildet weisse Stücke oder ein weisses amorphes Pulver, welches in Wasser kaum löslich ist und sich in erwärmter Salpetersäure leicht löst.

Beim Erwärmen mit Natronlauge scheidet sich unter Ammo-niakentwickelung gelbes Quecksilberoxyd ab. Erhitzt man den weissen Quecksilberpräcipitat im Probirrohr, so verflüchtigt er sich, ohne vorher zu schmelzen. Bei schnellem Erhitzen zerfällt er unter Ammoniak- und Stickstoffentwickelung in Hydrargyrochlorid:

$$6\,\mathrm{HgCl(NH_2)} = 3\,\mathrm{Hg_2Cl_2} + 4\,\mathrm{NH_3} + 2\,\mathrm{N}.$$

Beim Erhitzen im Probirrohre soll der weisse Quecksilber-präcipitat ohne zu schmelzen und unter Zersetzung ohne Rückstand flüchtig sein. Unter schmelzbarem weissen Quecksilberpräcipitat wird ein Hydrargyridiammoniumchlorid der Zusammensetzung Hg(NH$_3$Cl)$_2$ verstanden, welches sich beim Erwärmen des Hydrargyrichloramids mit Ammoniumchlorid (s. Bd. II, Quecksilber) oder auch beim Versetzen einer Quecksilberchloridlösung mit einer siedend heissen ammoniakalischen Ammoniumchloridlösung bildet. Der schmelzbare weisse Quecksilberpräcipitat ist vom medicinischen Gebrauch ausgeschlossen.

Ein beim Erhitzen des weissen Quecksilberpräcipitats hinterbleibender Rückstand könnte aus Kalium- oder Natriumchlorid bestehen.

Mit 1 Theil Wasser verdünnte Salpetersäure löse den weissen Präcipitat beim Erwärmen völlig auf — eine Beimengung von Hydrargyrochlorid z. B. würde ungelöst zurückbleiben.

Sehr vorsichtig und vor Licht geschützt aufzubewahren!

Jodum, Jod, J = 127, besteht aus schwarzgrauen, metallisch glänzenden, rhombischen Tafeln oder Blättchen von eigenthümlichem Geruche, welche beim Erhitzen violette Dämpfe bilden und Stärkelösung blau färben. In etwa 5000 Theilen Wasser, sowie in 10 Theilen Weingeist löst sich das Jod mit brauner Farbe. Von Aether und Kaliumjodidlösung wird Jod mit brauner, von Chloroform mit violetter Farbe reichlich gelöst.

Spec. Gew. bei 17^0 = 4,948, Schmelzpunkt = 114^0, Siedepunkt über 200^0.

Von seinen physikalischen Eigenschaften sind die beim Erhitzen des Jods auftretenden violetten Dämpfe besonders kennzeichnend.

Jod soll trocken sein; feuchtes Jod haftet beim Schütteln an den Glaswandungen. Jod muss sich in der Wärme vollständig ver-

flüchtigen, muss also frei sein von anorganischen Verunreinigungen. Das Arzneibuch lässt weiterhin prüfen auf einen Gehalt an Cyanjod, Chlorjod und schreibt eine Gehaltsbestimmung vor.

Zum Nachweis von Cyanjod werden 0,5 g des zerriebenen
Jods mit 20 ccm Wasser geschüttelt und filtrirt, ein Theil des
Filtrats mit Zehntel-Normal-Natriumthiosulfatlösung bis zur Entfärbung, dann mit einem Körnchen Ferrosulfat, 1 Tropfen Ferrichloridlösung und etwas Natronlauge versetzt und gelinde erwärmt.
Bei Gegenwart von Cyanverbindung färbt sich auf Zusatz
von überschüssiger Salzsäure die Flüssigkeit blau.

Cyanjod, welches in dem Rohjod häufig enthalten ist, löst
sich ziemlich leicht in Wasser, es wird durch Natronlauge zerlegt,
und bei Gegenwart von Ferro- und Ferrisalz entsteht Berlinerblau, $Fe_4[Fe(CN)_6]_3$. Durch die Natronlauge wird aber
ferner aus dem überschüssigen Ferro- und Ferrisalz Ferro-
bez. Ferrihydroxyd gebildet, welche die Färbung des Berliner-
blaus verdecken. Durch den erwähnten Salzsäurezusatz werden
Ferro- bez. Ferrihydroxyd wieder gelöst, und nun kommt bei Anwesenheit von Berlinerblau die blaue Färbung desselben zum Vorschein.

Ein Cyanjod haltendes Jod ist zu verwerfen.

Ein anderer Theil des obigen Filtrates wird zur Prüfung auf
Chlorjod verwendet. Man versetzt die Lösung mit überschüssiger
Ammoniakflüssigkeit und fällt mit überschüssiger Silbernitratlösung
aus. Das Filtrat darf nach der Uebersättigung mit Salpetersäure
nur eine Trübung, aber keinen Niederschlag geben.

Die Silbernitratlösung fällt aus der ammoniakalischen Chlorjod-
lösung das in Ammoniakflüssigkeit sehr schwer lösliche Silberjodid
aus, während Silberchlorid gelöst bleibt und im Filtrate gänzlich
enthalten ist. Säuert man das Filtrat mit Salpetersäure an, so
scheidet sich das in Spuren mit in Lösung gegangene Silberjodid
wieder aus und bewirkt eine schwache Trübung der Flüssigkeit,
während etwa vorhandenes Silberchlorid beim Ansäuern mit Salpetersäure in Form eines Niederschlages sich abscheidet.

Zur Gehaltsbestimmung des Jods schreibt das Arzneibuch
folgenden Weg vor: Eine Lösung von 0,2 g Jod wird mit Hilfe
von 1 g Kaliumjodid und 20 ccm Wasser hergestellt und mit
Zehntel-Normal-Natriumthiosulfatlösung titrirt. Es sollen mindestens
15,6 ccm dieser Lösung verbraucht werden.

1 ccm $^1/_{10}$ Normal-Natriumthiosulfatlösung entspricht 0,0127 g

Jod (s. Aqua chlorata), 15,6 ccm daher $15,6 \cdot 0,0127 = \mathbf{0,19812\ g}$, welche in 0,2 g Jod enthalten sein sollen. Das Arzneibuch verlangt daher ein Präparat mit $\dfrac{100 \cdot 0.19812}{0,2} = 99,06\,\%$ Jodgehalt.

Vorsichtig aufzubewahren! Grösste Einzelgabe 0,02 g, grösste Tagesgabe 0,1 g!

Kali causticum fusum, Kali hydricum fusum, Lapis causticus, Kaliumhydroxyd, Aetzkali, Kalihydrat, KOH. Man unterscheidet im Handel je nach der Reinheit mehrere Sorten Kaliumhydroxyd, von welchen das Kali causticum alcohole depuratum als reinstes zu betrachten ist; dasselbe besteht aus trockenen, weissen, an der Luft feucht werdenden Stücken oder Stäbchen, welche auf der Bruchfläche ein krystallinisches Gefüge zeigen. Sie wirken stark ätzend, zerstören die thierische Haut, und die Lösung vermag Eiweissstoff zu lösen. Die Lösung reagirt stark alkalisch.

Wird die wässerige Lösung mit Weinsäure übersättigt, so scheidet sich Kaliumbitartat $C_2H_2(OH)_2(COO)_2HK$ in Form eines weissen, krystallinischen Niederschlags ab. An einem Platindraht in die nicht leuchtende Flamme gebracht, färbt das Kaliumhydroxyd dieselbe violett. *Identitätsreaktionen.*

Die Prüfung erstreckt sich auf Verunreinigungen durch Kaliumcarbonat, Kaliumchlorid, Kaliumsulfat, Kaliumnitrat, Kaliumsilikat. Das Arzneibuch schreibt ausserdem eine Gehaltsbestimmung vor. *Prüfung.*

Wird 1 g Kaliumhydroxyd in 2 ccm Wasser gelöst und mit 10 ccm Weingeist gemischt, so darf sich nach einigem Stehen nur ein sehr geringer Bodensatz bilden. Ein solcher kann bestehen aus Kaliumcarbonat, Kaliumsulfat, Kaliumnitrat oder Kaliumsilikat.

Zur Prüfung des Kaliumhydroxyds auf Kohlensäuregehalt (das Kaliumhydroxyd zieht beim Aufbewahren in nicht sehr gut verschlossenen Gefässen sehr schnell Kohlensäure aus der Luft an) lässt das Arzneibuch 1 g Kaliumhydroxyd in 2 ccm Wasser lösen und mit 50 ccm Kalkwasser kochen. In 50 ccm Kalkwasser sind mindestens $\dfrac{0,148}{2}$ g $Ca(OH)_2$ (s. Aqua Calcariae) enthalten, und diese vermögen

$$\underbrace{Ca(OH)_2}_{74} : \underbrace{CO_2}_{44} = 0,074 : x,$$

$x = 0{,}044$ g CO_2 zu binden. Man filtrirt ab und giesst das Filtrat in überschüssige Salpetersäure ein, wobei kein Aufbrausen (besser wäre zu sagen: wobei keine Gasentwickelung) stattfinden darf. 1 g Kaliumhydroxyd darf also 0,044 g CO_2 die nach obiger Prüfung an den Kalk als Calciumcarbonat gebunden werden, enthalten; das entspricht

$$\underbrace{CO_2}_{44} : \underbrace{CO_3K_2}_{138} = 0{,}044 : x,$$

$$x = \frac{0{,}044 \cdot 138}{44} = 0{,}138 \text{ g } CO_3K_2 = 13{,}8\,^0/_0 \text{ Kaliumcarbonat.}$$

Diese Forderung muss als eine sehr milde gelten.

Werden 2 ccm der mit verdünnter Schwefelsäure hergestellten Lösung $(1 + 19)$ mit 2 ccm Schwefelsäure gemischt und mit 1 ccm Ferrosulfatlösung überschichtet, so darf eine gefärbte Zone nicht entstehen. Eine solche würde bei einem Kaliumnitratgehalt eintreten (s. Acidum nitricum).

Die mit Salpetersäure übersättigte Lösung $(1 + 49)$ darf weder durch Baryumnitratlösung (zeigt Sulfat an) sofort verändert, noch durch Silbernitratlösung mehr als opalisirend getrübt werden (ein kleiner Chlorgehalt ist also gestattet).

Zur Gehaltsbestimmung löst man 5,6 g des Präparates zu 100 ccm in Wasser, pipettirt 10 ccm ab und titrirt unter Hinzufügung von Phenolphthaleïn oder Lackmus als Indikator mit Normalsalzsäure: es sollen mindestens 9 ccm derselben zur Sättigung erforderlich sein.

1 ccm entspricht 0,056, 9 ccm also $9 \cdot 0{,}056 = 0{,}504$ g KOH, die in 0,56 g des Präparates enthalten sein sollen $\left(= \dfrac{100 \cdot 0{,}504}{0{,}56} = 90\,^0/_0 \right)$. Da zur Lösung 5,6 des Präparates und zur Titration 0,56 g verwendet werden und 56 das Aequivalent von KOH ist, so werden durch je 1 ccm Normalsalzsäure $(= 0{,}056)$ $10\,^0/_0$ KOH angezeigt.

Kalium bicarbonicum, Kaliumbicarbonat, doppeltkohlensaures Kalium, CO_3HK, besteht aus farblosen durchscheinenden Krystallen, welche in 4 Theilen Wasser langsam löslich sind und von Weingeist nur in sehr geringer Menge aufgenommen werden. Wird die Lösung des Kaliumbicarbonats über 75^0 erwärmt, so entweicht ein Theil der Kohlensäure. Beim Erhitzen des trockenen Salzes geht dasselbe unter Kohlensäure- und Wasserabgabe in das neutrale Kaliumcarbonat über:

$$2\,CO_3HK = CO_3K_2 + CO_2 + H_2O.$$

Kaliumcarbonat braust, mit Säuren übergossen, lebhaft auf Identitäts-reaktionen.
(Kohlensäure). Die wässerige, rothes Lackmuspapier bläuende
Lösung giebt mit überschüssiger Weinsäurelösung einen weissen,
krystallinischen Niederschlag (von Kaliumbitartrat).

Die Prüfung erstreckt sich auf Verunreinigungen durch Kalium- Prüfung.
carbonat, Sulfat, Chlorid, durch Schwermetalle, besonders
Eisen.

Indem das Arzneibuch das Kaliumbicarbonat als völlig
trockene Krystalle beschreibt, sagt es damit, dass es frei sein
soll von Kaliummonocarbonat, welches selbst in kleiner Beimengung
ein Feuchtwerden der Krystalle an der Luft veranlasst.

Wird die wässerige Lösung $(1+19)$ mit Essigsäure übersättigt, so darf weder durch Baryumnitratlösung (zeigt Sulfat an),
noch durch Schwefelwasserstoffwasser (zeigt Blei, Kupfer, Zink an)
verändert und, nach Zusatz von Salpetersäure, durch Silbernitratlösung nicht mehr als opalisirend (Silberchlorid) getrübt werden.
Eine geringe Beimengung von Kaliumchlorid ist daher gestattet.

Zur Prüfung auf Eisengehalt werden 20 ccm der vorgenannten
wässerigen Lösung, mit Salzsäure übersättigt, mit 0,5 ccm Kaliumferrocyanidlösung versetzt, wodurch eine Veränderung nicht eintreten darf (eine Bläuung würde auf die Entstehung von Berlinerblau zurückzuführen sein, also Eisenoxydverbindung anzeigen).

Kalium bromatum, Kaliumbromid, Bromkalium, KBr,
besteht aus grossen, farblosen, glänzenden, luftbeständigen, würfelförmigen Krystallen, welche von 2 Theilen Wasser und von 200
Theilen Weingeist gelöst werden.

Die wässerige Lösung $(1+19)$, mit wenig Chlorwasser versetzt Identitäts-reaktionen.
und mit Aether oder Chloroform geschüttelt, färbt letztere rothgelb:
$$KBr + Cl = KCl + Br.$$
Das ausgeschiedene Brom wird von Aether oder Chloroform
mit rothgelber Farbe gelöst. Wird die wässerige Lösung $(1+19)$
mit Weinsäurelösung gemischt, so giebt sie nach einiger Zeit einen
weissen, krystallinischen Niederschlag (von Kaliumbitartrat).

Kaliumbromid ist zu prüfen auf einen Gehalt an Natrium- Prüfung.
bromid, auf Kaliumbromat (bromsaures Kalium), Kaliumcarbonat, Kaliumsulfat, Baryumbromid, Kaliumchlorid,
Kaliumjodid und Eisen.

Natriumbromid weist man durch die Flammenfärbung nach;
bringt man ein natriumbromidhaltiges Salz am Platindraht in die
nicht leuchtende Flamme, so wird dieselbe zunächst gelb gefärbt,
und erst später tritt die violette Färbung des Kaliums auf.

Breitet man zerriebenes Kaliumbromid auf weissem Porcellan aus und setzt einige Tropfen verdünnter Schwefelsäure hinzu, so tritt bei Gegenwart von Kaliumbromat Gelbfärbung ein, indem sich im Sinne folgender Gleichung Brom ausscheidet:

$$5\,KBr + BrO_3K + 6\,SO_4H_2 = 6\,SO_4HK + 3\,H_2O + 3\,Br_2.$$

Aber nur wenn die Gelbfärbung sofort auftritt, kann man auf einen Gehalt an bromsaurem Salz schliessen, da bei längerer Einwirkung der freien Schwefelsäure auf den abgespaltenen Bromwasserstoff letzterer ebenfalls eine Zersetzung zu freiem Brom erfährt (vergl. Bd. II, Bromwasserstoff).

Bringt man zerriebenes Kaliumbromid auf angefeuchtetes rothes Lackmuspapier, so darf sich letzteres nicht violettblau färben, anderenfalls liegt eine Verunreinigung durch Kaliumcarbonat vor.

Zur Prüfung auf Schwermetalle (Blei und Kupfer) versetzt man die wässerige Lösung (1 + 19) mit Schwefelwasserstoffwasser, zur Prüfung auf Sulfat mit Baryumnitratlösung, zur Prüfung auf Barytgehalt mit verdünnter Schwefelsäure. Es dürfen durch genannte Reagenzien keine Veränderungen hervorgerufen werden.

Um Jod nachzuweisen, lässt das Arzneibuch 5 ccm der erwähnten wässerigen Lösung mit 1 Tropfen Ferrichloridlösung vermischen und alsdann mit Stärkelösung versetzen, wobei eine Blaufärbung nicht auftreten darf. Ferrichlorid zersetzt sich nicht mit dem Bromid, wohl aber mit Jodid:

$$2\,FeCl_3 + 2\,KJ = 2\,FeCl_2 + 2\,KCl + J_2$$

und das abgespaltene Jod bildet mit der Stärke blaue Jodstärke.

Auf Eisen wird mit Kaliumferrocyanidlösung in bekannter Weise geprüft.

Zur Feststellung des in dem Kaliumbromid enthaltenen Chloridgehaltes führt man eine Titration mit Silbernitratlösung in ähnlicher Weise aus, wie bei Ammonium bromatum angegeben ist. 10 ccm einer wässerigen Kaliumbromidlösung (3 g = 100 ccm) des bei 100° getrockneten Salzes dürfen, nach Zusatz einiger Tropfen Kaliumchromatlösung, nicht mehr als 25,4 ccm Zehntel-Normal-Silbernitratlösung bis zur bleibenden Röthung verbrauchen.

10 ccm der aus reinem Kaliumbromid bestehenden Lösung = 0,3 g KBr verlangen 25,21 ccm Silberlösung zur vollständigen Ausfällung, denn

$\underbrace{KBr : NO_3Ag}_{119}$, 1 ccm der Zehntel-Normal-Silbernitratlösung entspricht daher

0,0119 g KBr, folglich $0,0119 : 1 = 0.3 : x$, also $x = \dfrac{0,3}{0,0119} = 25,21$ ccm.

Die 0,3 g Chlorid entsprechende Anzahl ccm Silberlösung beträgt 40,27, denn KCl : NO$_3$Ag oder 0,00745 : 1 = 0,3 : x, also x = $\dfrac{0,3}{0,00745}$ = 40,27 ccm.
$\underbrace{}_{74,5}$

Gestattet das Arzneibuch 25,4 ccm Silberlösung zur Bindung des Halogens, so ist ein der Differenz 25,4 — 25,21 = 0,19 ccm entsprechender Gehalt an Chlorid zulässig.

Die Differenz zwischen KBr und KCl = 119 — 74,5 = 44,5 verhält sich zu KBr daher, wie 0,19 : x,

$$44,5 : 119 = 0,19 : x,$$

$$x = \frac{0,19 \cdot 119}{44,5} = 0,5081.$$

Multiplicirt man diese Zahl mit der 1 ccm Silberlösung entsprechenden Chloridmenge, also 0,5081 . 0,00745, so erhält man 0,003785345 g, welche Menge Chlorid in 0,3 g des Präparates enthalten sein darf oder

$$\frac{0,003\,785\,345 \cdot 100}{0,3} = 1,26\,^0/_0 \ \text{KCl}.$$

Kalium carbonicum, Kaliumcarbonat, kohlensaures Kalium, Pottasche, CO$_3$K$_2$. Die verschiedenen Handelssorten Pottasche sind in Bd. II erwähnt.

a) Reines Kaliumcarbonat bildet ein weisses, in 1 Theil Wasser klar lösliches, alkalisch reagirendes Salz, welches in 100 Theilen mindestens 95 Theile Kaliumcarbonat enthalten soll.

Die wässerige Lösung braust, mit Weinsäurelösung übersättigt, Identitäts-
reaktion. auf (Kohlensäureentwickelung) und lässt einen weissen, krystallinischen Niederschlag fallen (von Kaliumbitartrat).

Kaliumcarbonat ist zu prüfen auf einen Gehalt an Natriumsalz, Prüfung. auf Schwermetalle (Blei, Kupfer, Eisen, Zink), auf Sulfide und Thiosulfat, auf Kaliumcyanid, Stickstoffsauerstoffverbindungen, auf Sulfat und Chlorid.

Natriumsalz weist man durch die Flammenfärbung nach: Das Salz soll, am Platindrahte erhitzt, der Flamme eine violette, dagegen nicht eine andauernd gelbe Färbung geben. — Die wässerige Lösung (1 + 19) darf durch Schwefelwasserstoffwasser nicht verändert werden (Eisengehalt giebt Dunkelfärbung, Zinkgehalt weisse Fällung). 1 Raumtheil dieser Lösung, in 10 Raumtheile Zehntel-Normal-Silbernitratlösung gegossen, muss einen gelblichweissen Niederschlag geben, welcher bei gelindem Erwärmen nicht dunkler gefärbt werden darf.

Silbernitrat fällt aus der Lösung gelblich-weisses Silbercarbonat; ist der Niederschlag dunkel gefärbt, so kann im Kaliumcarbonat Kaliumsulfid vorhanden sein, welches durch das entstehende Silbersulfid eine Dunkelfärbung des Niederschlags veranlasst. Auch ein Gehalt von Thiosulfat zeigt sich, besonders beim gelinden Erwärmen, durch Dunkelfärbung des Niederschlags an, ebenso ameisensaures Salz, das eine Reduktion des Silbernitrats bewirkt.

Kaliumcyanid weist man nach, indem man die Lösung des Kaliumcarbonats (1 + 19) mit wenig Ferrosulfat- und Ferrichloridlösung mischt und gelinde erwärmt. Es entsteht neben Ferro- und Ferricarbonat Berlinerblau; nach Uebersättigen der Lösung mit Salzsäure werden die ersten beiden gelöst, und Berlinerblau färbt die Lösung blau.

Zum Nachweis von Stickstoffsauerstoffverbindungen (Nitrat oder Nitrit) fügt man zu 2 ccm einer mit verdünnter Schwefelsäure hergestellten Lösung des Salzes 2 ccm Schwefelsäure und überschichtet mit 1 ccm Ferrosulfatlösung, wobei eine gefärbte Zone nicht entstehen darf (s. Acid. nitricum).

Die wässerige Lösung (1 + 19), mit Essigsäure übersättigt, darf weder durch Schwefelwasserstoffwasser (Zink, Blei, Kupfer), noch durch Baryumnitratlösung (Sulfat) verändert, noch nach Zusatz von verdünnter Salpetersäure durch Silbernitratlösung nach 2 Minuten mehr als opalisirend getrübt werden. Eine Spur Chlorid ist demnach gestattet. — Zur Prüfung auf Eisen (bezw. Kupfer) werden 20 ccm einer wässerigen, mit Salzsäure übersättigten Lösung (1 + 19) mit 0,5 ccm Kaliumferrocyanidlösung versetzt, welche eine Veränderung nicht bewirken darf.

Eine Gehaltsbestimmung lässt das Arzneibuch, wie folgt, ausführen: 1 g Kaliumcarbonat soll zur Sättigung mindestens 13,7 ccm Normalsalzsäure erfordern. 1 ccm der letzteren entspricht, da CO_3K_2 das Aequivalent 138 hat, $\dfrac{0,138}{2}$ g CO_3K_2, 13,7 ccm daher $\dfrac{0,138}{2} \cdot 13,7$ = **0,9453 g**, welche Menge in 1 g Kaliumcarbonat enthalten sein muss (= ca. 95 $^0/_0$). Bei der Ausführung der Titration berücksichtige man die Bd. II, Maassanalyse, gegebenen Hinweise.

b. **Rohes Kaliumcarbonat** bildet ein weisses, trockenes, in 1 Theil Wasser fast völlig lösliches, alkalisch reagirendes Salz, welches in 100 Theilen mindestens 90 Theile Kaliumcarbonat enthalten soll.

Identitätsreaktionen: s. reines Kaliumcarbonat.

Identitäts-
reaktionen.

Prüfung.

Das rohe Kaliumcarbonat enthält in mehr oder minder grosser Menge Chloride, Sulfate, Eisen u. s. w., auf welche Verunreinigungen das Arzneibuch keine Rücksicht nimmt. Es schreibt nur eine Gehaltsbestimmung vor: 1 g Pottasche soll zur Sättigung mindestens 13 ccm Normalsalzsäure erfordern.

Diese Menge entspricht $\dfrac{0,138}{2} \cdot 13 = 0,897\ g = $ ca. $90\,^0/_0\ CO_3K_2$.

Kalium chloricum, Kaliumchlorat, chlorsaures Kalium, ClO_3K, bildet farblose, glänzende, blätterige oder tafelförmige Krystalle oder ein Krystallmehl, in 16 Theilen kalten, 3 Theilen siedenden Wassers und in 130 Theilen Weingeist löslich.

Die wässerige Lösung, mit Salzsäure erwärmt, färbt sich grün- gelb und entwickelt reichlich Chlor: Identitäts-reaktionen.

$$ClO_3K + 6\,HCl = KCl + 3\,H_2O + 3\,Cl_2.$$

Mit Weinsäurelösung giebt sie allmählich einen weissen, krystallinischen Niederschlag (von Kaliumbitartrat).

Es ist zu prüfen auf Verunreinigungen durch Schwermetalle, Prüfung. besonders Eisen, Kalk, Chlorid, Nitrat.

Die wässerige Lösung $(1 + 19)$ darf weder durch Schwefelwasserstoff (Blei, Kupfer), noch durch Ammoniumoxalat (Kalk), noch durch Silbernitratlösung (Kaliumchlorid) verändert werden. 20 ccm der eben genannten wässerigen Lösung dürfen durch 0,5 ccm Kaliumferrocyanidlösung (Eisen) nicht verändert werden.

Zur Prüfung auf Nitrate kann man wegen der oxydirenden Eigenschaft der Chlorsäure nicht Ferrosulfatlösung (s. Acidum nitricum) benützen, sondern verfährt zweckmässig wie folgt: Man erwärmt 1 g des Salzes mit 5 ccm Natronlauge, je 0,5 g Zinkfeile und Eisenpulver; es darf hierbei ein Geruch nach Ammoniak nicht auftreten.

Bei der Einwirkung von Zink auf Natronlauge entwickelt sich (besonders leicht bei Gegenwart von Eisen) Wasserstoff, welcher reducirend auf Nitrat einwirkt.

Kalium dichromicum, Kaliumdichromat, doppeltchromsaures Kalium, $Cr_2O_7K_2$, bildet dunkelgelbrothe Krystalle, in 10 Theilen Wasser löslich, beim Erhitzen zu einer braunrothen Flüssigkeit schmelzend.

Die wässerige Lösung $(1 + 19)$ röthet Lackmuspapier. Sie färbt Identitäts-reaktionen. sich beim Erhitzen mit 1 Raumtheil Salzsäure unter allmählichem Zusatze von Weingeist grün. Durch Salzsäure wird Chromsäure frei gemacht, welche oxydirend auf Weingeist einwirkt, Acetaldehyd bildend (s. Bd. II):

$$2\,CrO_3 + 3\,C_2H_5\,.\,OH + 6\,HCl = Cr_2Cl_6 + 6\,H_2O + 3\;\begin{matrix}CH_3\\ |\\ C{-H\atop =O}\end{matrix}$$

Das entstehende Chromchlorid ist lebhaft grün gefärbt.

Prüfung. Kaliumdichromat ist auf Sulfat-, Chlorid- und Kalkgehalt zu prüfen. Die mit Salpetersäure stark angesäuerte wässerige Lösung (1 + 19) darf weder durch Baryumnitrat- (Sulfat), noch durch Silbernitratlösung (Chlorid) verändert werden, die mit Ammoniak-flüssigkeit versetzte wässerige Lösung darf sich auf Zusatz von Ammoniumoxalatlösung nicht trüben (Kalk).

Vorsichtig aufzubewahren!

Kalium jodatum, Kaliumjodid, Jodkalium, KJ, bildet farblose, würfelförmige, an der Luft nicht feucht werdende Krystalle von scharf salzigem und hinterher bitterem Geschmack, in 0,75 Theilen Wasser in 12 Theilen Weingeist löslich.

Identitäts-reaktionen. Die wässerige Lösung mit wenig Chlorwasser versetzt und mit Chloroform geschüttelt, färbt letzteres violett; mit Weinsäurelösung versetzt, entsteht allmählich ein weisser, krystallinischer Niederschlag (von Kaliumbitartrat).

Prüfung. Die Prüfung erstreckt sich auf Verunreinigungen durch Natriumjodid, Alkalicarbonat, Schwermetalle, Sulfat, Cyanid, Kaliumjodat, Nitrat, Chlorid und Thiosulfat.

Am Platindraht erhitzt, muss das Salz die Flamme von Anfang an violett färben, eine Gelbfärbung zeigt Natriumsalz an. Bringt man zerriebenes Kaliumjodid auf befeuchtetes rothes Lackmuspapier, so darf dieses sich nicht sofort violettblau färben, anderenfalls enthält das Salz Alkalicarbonat. Die wässerige Lösung (1 + 19) wird auf Schwermetalle mit Schwefelwasserstoffwasser, auf Sulfat mit Baryumnitratlösung und auf Cyanid, wie folgt, geprüft: die wässerige Lösung wird mit einem Körnchen Ferrosulfat und 1 Tropfen Ferrichloridlösung nach Zusatz von Natronlauge gelinde erwärmt; beim Uebersättigen mit Salzsäure darf keine Blaufärbung (Berlinerblau) eintreten. — Wird die mit ausgekochtem und wieder erkaltetem Wasser (also solchem, welches keinen Sauerstoff gelöst enthält) frisch bereitete Lösung (1 + 19) mit Stärkelösung und verdünnter Schwefelsäure versetzt, so darf nicht sofort eine Blaufärbung auftreten. Diese Probe, welche Kaliumjodat anzeigt, beruht darauf, dass verdünnte Schwefelsäure bei Gegenwart des letzteren, wie folgt, reagirt:

$$5\,KJ + JO_3K + 6\,SO_4H_2 = 6\,SO_4HK + 3\,H_2O + 3\,J_2.$$

Das abgespaltene Jod bildet mit der Stärke blaue Jodstärke. Man hat sauerstofffreies Wasser bei der Lösung des Salzes zu verwenden, da sauerstoffhaltiges Wasser Jodide in kleiner Menge zu zersetzen vermag. —

Auf Eisen wird mit Kaliumferrocyanidlösung in bekannter Weise geprüft, auf Nitrat in gleicher Weise, wie bei Kal. chloricum: Erwärmt man 1 g des Salzes mit 5 ccm Natronlauge, je 0,5 g Zinkfeile und Eisenpulver, so darf sich kein Ammoniakgeruch entwickeln.

Zur Prüfung auf einen Chlorgehalt wird in ähnlicher Weise verfahren, wie beim Jod auf Chlorjod. Man löst 0,2 g Kaliumjodid in 2 ccm Ammoniakflüssigkeit, vermischt unter Umschütteln mit 13 ccm Zehntel-Normal-Silbernitratlösung und filtrirt. Das Filtrat, welches bei Anwesenheit von Chlorid im Präparate Chlorsilber, durch Ammoniak in Lösung gehalten, enthält, darf nach Uebersättigung mit Salpetersäure innerhalb 10 Minuten nicht bis zur Undurchsichtigkeit getrübt werden. Eine eintretende Dunkelfärbung deutet Thiosulfat an. Silberthiosulfat wird durch Ammoniak gleichfalls in Lösung gehalten, beim Ansäuern derselben aber unter Abspaltung von Schwefelsäure in schwarzes Silbersulfid umgewandelt:

$$S_2O_3Ag_2 + H_2O = Ag_2S + SO_4H_2.$$

Vorsichtig aufzubewahren!

Kalium nitricum, Kaliumnitrat, salpetersaures Kalium, NO_3K, bildet farblose, durchsichtige, luftbeständige, prismatische Krystalle oder ein krystallinisches Pulver, in 4 Theilen kalten und weniger als 0,5 Theilen siedenden Wassers löslich, in Weingeist nahezu unlöslich.

Die wässerige Lösung giebt mit·Weinsäurelösung nach einiger Zeit einen weissen, krystallinischen Niederschlag (von Kaliumbitartrat) und färbt sich, mit Schwefelsäure und überschüssiger Ferrosulfatlösung gemischt, braunschwarz (Nitratreaktion s. Acidum nitricum). Identitätsreaktionen.

Das Arzneibuch lässt prüfen auf saure oder alkalische Reaktion, auf Verunreinigungen durch Metalle, auf Sulfat, Chlorid und Chlorat. Prüfung.

Die wässerige Lösung (1 + 19) darf Lackmuspapier nicht verändern (eine Röthung des blauen deutet auf einen Gehalt an freier Salpetersäure, eine Bläuung des rothen Lackmuspapieres auf einen Gehalt an Kaliumcarbonat). Auf fremde Metalle prüft man mit Schwefelwasserstoffwasser, auf Sulfat mit Baryumnitratlösung, auf

Chlorid durch Silbernitratlösung, auf Eisen mit Kaliumferrocyanid in bekannter Weise.

Giebt man in ein mit Schwefelsäure gereinigtes Probirrohr 1 ccm Schwefelsäure und streut 0,1 g Kaliumnitrat darauf, so darf die Säure hierdurch nicht gefärbt werden. Eine gelbliche Färbung würde Nitrit, eine gelblichgrüne Chlorat (chlorsaures Salz) anzeigen. Man hat vor Anstellung der Probe das Probirrohr mit Schwefelsäure auszuspülen, um sicher zu sein, dass eine auftretende Färbung nicht etwa durch Einwirkung der Schwefelsäure auf Staubpartikelchen oder andere organische Substanzen bedingt ist.

Kalium permanganicum, Kaliumpermanganat, übermangansaures Kalium, $Mn_2O_8K_2$, besteht aus metallglänzenden, fast schwarzen, rhombischen Prismen, welche sich in 16 Theilen Wasser von 15^0 und in 3 Theilen siedenden Wassers mit violettrother Farbe lösen.

Identitäts-reaktionen.   Die wässerige Lösung wird durch Ferrosalze, schweflige Säure, Oxalsäure, Weingeist oder andere reducirend wirkende Körper bei Gegenwart von Säure entfärbt. Ist keine Säure zugegen, so scheidet sich als Reduktionskörper ein brauner flockiger Niederschlag ab. Viele leicht verbrennliche Körper entzünden sich beim Zusammenreiben mit trockenem Kaliumpermanganat unter Explosion.

Prüfung.   Das Salz sei trocken; es ist zu prüfen auf einen Gehalt an Sulfat, Chlorid, Nitrat.

Man erhitzt 0,5 g Kaliumpermanganat mit 2 ccm Weingeist und 25 ccm Wasser zum Sieden; das erhaltene farblose Filtrat darf, nach dem Ansäuern mit Salpetersäure, weder durch Baryumnitratlösung (zeigt Sulfat an), noch durch Silbernitratlösung mehr als opalisirend getrübt werden (eine Spur Chlorid ist also gestattet).

Wird einer Lösung von ·0,5 g des Salzes in 5 ccm heissen Wassers allmählich Oxalsäure zugesetzt, bis die Violettrothfärbung der Flüssigkeit verschwunden ist, so darf eine Mischung von 2 ccm des klaren Filtrats mit 2 ccm Schwefelsäure beim Ueberschichten mit 1 ccm Ferrosulfatlösung eine gefärbte Zone nicht zeigen (Prüfung auf Nitrat, vergl. Acidum nitricum).

Vor Licht geschützt aufzubewahren!

Kalium sulfuratum, Kaliumsulfid, Schwefelkalium, Schwefelleber (über Darstellung s. Bd. II, Kaliumsulfid), besteht im wesentlichen aus Kaliumtrisulfid und bildet leberbraune, später gelbgrüne Bruchstücke, welche schwach nach Schwefelwasserstoff riechen, an feuchter Luft zerfliessen und sich in 2 Theilen Wasser bis auf einen geringen Rückstand zu einer alkalischen, gelbgrünen, etwas trüben Flüssigkeit lösen.

Die wässerige Lösung (1 + 19), mit überschüssiger Essigsäure erhitzt, entwickelt unter Abscheidung von Schwefel reichlich Schwefelwasserstoff und giebt ein Filtrat, das nach dem Erkalten auf Zusatz von Weinsäurelösung einen weissen, krystallinischen Niederschlag (von Kaliumbitartrat) fallen lässt. *Identitätsreaktionen.*

Eine vorschriftsmässig bereitete Schwefelleber muss sich in 2 Theilen Wasser bis auf einen geringen Rückstand lösen. Den Nachweis, dass eine hinreichende Menge Sulfid in dem Präparat vorhanden ist, führt man in der Weise, dass man 1 g Schwefelleber mit 1 g krystallisirten Cuprisulfats und 10 ccm Wasser verreibt. Das Filtrat darf kein Cuprisulfat mehr enthalten, also durch Schwefelwasserstoff nicht verändert werden. Diese Forderung wird erfüllt, wenn die Schwefelleber so viel Kaliumsulfid enthält, dass die vorgeschriebene Menge Kupfer vollständig gebunden wird. *Prüfung.*

Kalium sulfuricum, Kaliumsulfat, schwefelsaures Kalium, SO_4K_2, besteht aus farblosen, harten Krystallen oder Krystallkrusten, welche in 10 Theilen kalten und in 4 Theilen siedenden Wassers löslich, in Weingeist aber unlöslich sind.

Die wässerige Lösung giebt mit Weinsäurelösung nach einiger Zeit einen weissen, krystallinischen Niederschlag (von Kaliumbitartrat), mit Baryumnitratlösung eine weisse Fällung (von Baryumsulfat). *Identitätsreaktionen.*

Man prüft auf einen Gehalt an Natriumsalz, auf Schwermetalle, in besonderer Reaktion noch auf Eisen, auf Kalk, Chlorid und stellt die Neutralität der wässerigen Lösung mit Lackmuspapier fest. *Prüfung.*

Am Platindraht in der nicht leuchtenden Flamme erhitzt, darf Kaliumsulfat dieselbe höchstens vorübergehend gelb färben, anderenfalls liegt ein grösserer Gehalt an Natriumsalz vor.

Die wässerige Lösung (1 + 19) darf weder durch Schwefelwasserstoffwasser (Schwermetalle), noch durch Ammoniumoxalatlösung (Kalk), noch durch Silbernitratlösung (Chlorid) verändert werden. Auf Eisenoxydsalz wird in bekannter Weise mit Kaliumferrocyanidlösung geprüft.

Liquor Ammonii caustici, Ammoniakflüssigkeit, Salmiakgeist, besteht aus einer klaren, farblosen, flüchtigen Flüssigkeit von stechendem Geruch und stark alkalischer Reaktion. 100 Theile enthalten 10 Theile Ammoniak (NH_3). Spec. Gew. 0,960.

Identitäts-
reaktionen.

Die Ammoniakflüssigkeit ist durch ihren Geruch hinlänglich gekennzeichnet. Bei Annäherung von Salzsäure bildet sie dichte, weisse Nebel (von Ammoniumchlorid).

Prüfung.

Die Prüfung hat sich auf Verunreinigungen durch Ammoniumcarbonat, Metalle, auf Sulfat- und Chloridgehalt, sowie empyreumatische Stoffe zu erstrecken, ferner schreibt das Arzneibuch eine Gehaltsbestimmung vor.

Zur Prüfung auf Ammoniumcarbonat mischt man die Flüssigkeit mit 4 Raumtheilen Kalkwasser, wobei keine Trübung (von Calciumcarbonat herrührend) erfolgen darf. Mit 2 Raumtheilen Wasser verdünnte Ammoniakflüssigkeit darf weder durch Schwefelwasserstoffwasser (Eisen, Blei, Kupfer, Zink) noch durch Ammoniumoxalatlösung (Kalk) verändert werden. Uebersättigt man Ammoniakflüssigkeit mit Essigsäure, so darf durch Baryumnitratlösung keine Veränderung (auf Sulfat), und nach Zusatz von Salpetersäure durch Silbernitratlösung (auf Chlorid) nur eine opalisirende Trübung hervorgerufen werden.

Uebersättigt man Ammoniakflüssigkeit mit Salpetersäure und verdampft zur Trockene, so muss ein farbloser, bei höherer Wärme flüchtiger Rückstand hinterbleiben. Empyreumatische Stoffe (Theerbestandtheile, Pyridin u. s. w.) hinterlassen einen gelblich bis röthlich gefärbten Rückstand. Bei Gegenwart anorganischer Salze lässt sich der Rückstand bei höherer Wärme nicht völlig verflüchtigen.

Zur Gehaltsbestimmung werden 5 ccm Ammoniakflüssigkeit mit Normalsalzsäure titrirt. Es sollen 28 bis 28,2 ccm der letzteren verbraucht werden.

$$\text{Da 1 Mol. } \frac{NH_3}{17} \text{ 1 Mol. HCl zur Sättigung erfordert, so entspricht}$$

1 ccm Normalsalzsäure 0,017 g NH_3, 28 ccm $= 0,017 . 28 = \mathbf{0,476}$ und 28,2 ccm $= 0,017 . 28,2 = \mathbf{0,4794\ g}\ NH_3$. Bei einem spec. Gew. von 0,960 entsprechen 5 ccm Ammoniakflüssigkeit $\mathbf{4,8\ g}$, welche $0,476 - 0,4794$ g oder $\mathbf{9,92 - 9,99\,^0/_0}\ NH_3$ enthalten müssen.

Liquor Ferri oxychlorati, flüssiges Eisenoxychlorid, dialysirte Eisenlösung (Darstellung s. Bd. II, unter Ferrichlorid) besteht aus einer braunrothen, klaren, geruchlosen Flüssigkeit von wenig zusammenziehendem Geschmack, welche in 100 Theilen nahezu 3,5 Theile Eisen enthält.

Prüfung.

Man kann in dem flüssigen Eisenoxychlorid mit Hilfe von Silbernitrat Chlor nicht nachweisen. Ist bei der Darstellung daher ein Ueberschuss von Ferrichlorid, d. h. mehr als zur Bildung des Oxychlorids nothwendig, verwendet worden, so entsteht in diesem Fall auf Zusatz von Silbernitratlösung ein Niederschlag. Das Arzneibuch schreibt daher vor, man soll 1 ccm Eisenoxychloridlösung mit 19 ccm Wasser verdünnen und hierauf mit 1 Tropfen Salpetersäure und 1 Tropfen Silbernitratlösung versetzen; die Flüssigkeit muss bei durchfallendem Licht klar erscheinen.

Eine Gehaltsbestimmung führt man auf maassanalytischem Wege, wie folgt, aus: Man erwärmt 5,6 g Eisenoxychloridflüssigkeit mit 3 g Salzsäure (um das Ferrioxychlorid in Ferrichlorid überzuführen), fügt nach dem Erkalten 30 ccm Wasser und 2 g Kaliumjodid hinzu, lässt im verschlossenen Gefäss ca. 1 Stunde bei 40° stehen, füllt nach dem Erkalten auf 100 ccm Flüssigkeit auf und titrirt 20 ccm dieser Lösung mit Zehntel-Normalnatriumthiosulfatlösung.

Zufolge der Gleichungen:

$$2\,FeCl_3 + 2\,KJ = 2\,FeCl_2 + 2\,KCl + J_2,$$
$$2(S_2O_3Na_2 + 5\,H_2O) + J_2 = 2\,NaJ + S_4O_6Na_2 + 10\,H_2O$$

entspricht 1 ccm der Zehntel-Normalnatriumthiosulfatlösung 0,0056 g Fe. Zur Titration gelangen 20 ccm der verdünnten Lösung $=$ 1,12 g ursprünglich abgewogener Eisenoxychloridflüssigkeit. Sollen 100 Theile derselben 3,5 Theile

Eisen enthalten, also 1,12 g $= \dfrac{3,5 \cdot 1,12}{100} = 0,0392$, und entsprechen 0,0056 g Fe

1 ccm der Thiosulfatlösung, so die 0,0392 g $= \dfrac{0,0392}{0,0050} = 7$ ccm.

20 ccm der genannten verdünnten Lösung erfordern also 7 ccm Zehntel-Normal-Natriumthiosulfatlösung zur Bindung des ausgeschiedenen Jods, wenn das flüssige Eisenoxychlorid 3,5 Theile Eisen enthält.

Vor Licht geschützt aufzubewahren!

Liquor ferri sesquichlorati, Eisenchloridlösung, Ferrichloridlösung, $FeCl_3$, bildet eine klare, tief gelbbraune Flüssigkeit vom spec. Gew. 1,280$=$1,282, in 100 Theilen 10 Theile Eisen enthaltend.

Nach Verdünnung mit Wasser wird Ferrichloridlösung durch Silbernitratlösung weiss (Silberchlorid), durch Kaliumferrocyanidlösung tief blau (Berlinerblau) gefällt. Identitäts-reaktionen.

Es ist zu prüfen auf einen Gehalt an freier Salzsäure, freiem Chlor, Arsen, Ferrioxychlorid, Ferrosalz, Kupfer, Alkalisalzen, Salpetersäure. Prüfung.

Bei Annäherung eines mit Ammoniakflüssigkeit benetzten Glasstabes oder eines mit Jodzinkstärkelösung getränkten Papierstreifens dürfen weder Nebel entstehen (von Ammoniumchlorid bei Anwesenheit freier Salzsäure), noch darf der Papierstreifen blau gefärbt werden (was bei Anwesenheit freien Chlors geschieht).

Wird 1 ccm Ferrichloridlösung mit 3 ccm Zinnchlorürlösung versetzt, so darf innerhalb einer Stunde eine Färbung (durch ausgeschiedenes elementares Arsen) nicht eintreten. — Werden 3 Tropfen mit 10 ccm Zehntel-Normal-Natriumthiosulfatlösung langsam zum Sieden erhitzt, so scheiden sich beim Erkalten einige Flöckchen Ferrihydroxyd ab. Das geschieht nur, wenn die Flüssigkeit Ferrioxychlorid enthält; die Anwesenheit einer kleinen Menge desselben ist also geradezu verlangt. Die Reaktion beruht darauf, dass zunächst Ferrithiosulfat entsteht, welches beim Erwärmen zunächst Ferrothiosulfat, dann Ferrotetrathionat bildet, wobei sich braunes Ferrihydroxyd aus dem vorhandenen Oxychlorid abscheidet.

In dem mit 10 Theilen Wasser verdünnten und mit Salzsäure angesäuerten Präparate darf Kaliumferricyanidlösung eine blaue Färbung nicht hervorrufen. Eine solche, aus Turnbull's Blau bestehend, tritt ein, wenn das Präparat Ferrosalz enthält.

5 ccm der Ferrichloridlösung, mit 20 ccm Wasser verdünnt und mit überschüssiger Ammoniakflüssigkeit gemischt, müssen ein farbloses Filtrat geben, welches beim Verdampfen und gelinden Glühen einen wägbaren Rückstand nicht hinterlässt. Durch Ammoniak wird Ferrihydroxyd gefällt:

$$ FeCl_3 + 3NH_3 + 3H_2O = Fe(OH)_3 + 3NH_4Cl. $$

Wird das Filtrat auf dem Wasserbade eingedampft, so hinterbleibt Ammoniumchlorid, das bei gelindem Glühen sich verflüchtigt. Ein Rückstand kann aus Alkalisalzen bestehen.

Werden 2 ccm des Filtrates mit 2 ccm Schwefelsäure und mit 1 ccm Ferrosulfatlösung überschichtet, so darf eine braune Zone (welche die Anwesenheit von Nitrat anzeigt) nicht entstehen.

Ein anderer Theil des Filtrates darf nach Uebersättigung mit Essigsäure weder durch Baryumnitratlösung (Sulfat) noch durch Kaliumferrocyanidlösung (Kupfer oder Zink) verändert werden.

Vor Licht geschützt aufzubewahren!

Liquor Kali caustici, Kaliumhydroxydlösung, Kalilauge, KOH, besteht aus einer klaren, farblosen oder schwach gelblichen Flüssigkeit vom spec. Gew. 1,126—1,130, in 100 Theilen nahezu 15 Theile KOH enthaltend.

Identitäts-
reaktionen.
1 Theil Kalilauge, mit 1 Raumtheil Wasser verdünnt, giebt mit überschüssiger Weinsäurelösung einen weissen, krystallinischen Niederschlag (von Kaliumbitartrat).

Prüfung.
Die Prüfung hat sich auf Carbonatgehalt, auf Sulfat, Chlorid, Nitrat, Thonerde zu erstrecken.

Kalilauge muss, mit 4 Theilen Kalkwasser gekocht, ein Filtrat geben, welches, in überschüssige Salpetersäure gegossen, keine Gasblasen mehr entwickelt. Hiernach ist also ein kleiner, auch gar nicht zu umgehender Carbonatgehalt gestattet. In 100 Theilen Kalkwasser sind mindestens 0,148 Theile $Ca(OH)_2$ enthalten (s. Aq. Calcariae), in 4 Theilen also 0,00592 Theile, welche,

$$da \quad Ca(OH)_2 : CO_2 = 74 : 44,$$

$$\frac{0,00592 \cdot 44}{74} = 0,00352 \text{ Theile } CO_2 \text{ binden können.}$$ 1 Theil Kalilauge darf demnach höchstens

$$0,00352 \text{ Theile } CO_2, \text{ bez. } \frac{0,00352 \cdot 138}{44} = 0,01104 \text{ Theile } CO_3K_2$$

enthalten. — Mit 5 Theilen Wasser verdünnte Kalilauge darf, mit Salpetersäure übersättigt, weder durch Baryumnitrat- noch durch Silbernitratlösung mehr als opalisirend getrübt werden. Es sind also sehr kleine Mengen Sulfat und Chlorid gestattet. — 2 ccm der mit verdünnter Schwefelsäure gesättigten Kalilauge dürfen, mit 2 ccm Schwefelsäure gemischt, dann mit 1 ccm Ferrosulfatlösung überschichtet, eine gefärbte Zone nicht zeigen (Prüfung auf Nitrat). Kalilauge darf, mit Salzsäure übersättigt, durch überschüssige Ammoniakflüssigkeit nicht mehr als opalisirend getrübt werden (Prüfung auf Thonerde).

Vorsichtig aufzubewahren!

Liquor Kalii arsenicosi, Solutio arsenicalis Fowleri, Kaliumarsenitlösung, Fowler'sche Lösung, besteht aus einer stark alkalischen, in 100 Theilen 1 Theil arseniger Säure enthaltenden Flüssigkeit.

Nach dem Ansäuern mit Salzsäure und darauffolgendem Zusatz von Schwefelwasserstoffwasser wird gelbes Arsentrisulfid gefällt. *Identitätsreaktion.*

Das Arzneibuch schreibt eine Bestimmung vor, welche gestattet, den Mindest- und Meistgehalt an arseniger Säure festzustellen: *Gehaltsbestimmung.*

5 ccm der Kaliumarsenitlösung, mit 20 ccm Wasser, 1 g Natriumcarbonat und einigen Tropfen Stärkelösung vermischt, müssen 10 ccm Zehntel-Normal-Jodlösung entfärben; ein weiterer Zusatz von 0,1 ccm Zehntel-Normal-Jodlösung färbt die Flüssigkeit bleibend blau.

Lässt man Jod auf arsenige Säure, welche sich in alkalischer Lösung befindet, einwirken, so oxydirt es die arsenige Säure zu Arsensäure im Sinne folgender Gleichung:

$$\underset{198}{\underline{As_2O_3}} + \underset{508}{\underline{2J_2}} + 2H_2O = As_2O_5 + 4HJ.$$

1 ccm $^1/_{10}$ Normal-Jodlösung enthält 0,0127 g Jod; diese Menge entspricht vorstehender Gleichung gemäss 0,00495 g As_2O_3.

10 ccm Jodlösung entsprechen 0,0495 g As_2O_3 ($= 0,99\,^0/_0$),
10,1 „ „ „ 0,0500 „ „ ($= 1,00\,^0/_0$),

welche Menge in 5 ccm der Kaliumarsenitlösung enthalten sind. Es ist übrigens zu beachten, dass die Kaliumarsenitlösung bei längerer Aufbewahrung sich zu Kaliumarseniat oxydirt. In diesem Falle würde die Titration ein unrichtiges Bild von dem wirklichen Gehalte an Arsen geben.

Sehr vorsichtig aufzubewahren! Grösste Einzelgabe 0,5 g, grösste Tagesgabe 2,0 g!

Liquor Natri caustici, Natriumhydroxydlösung, Natronlauge, NaOH, bildet eine klare, farblose oder schwach gelbliche Flüssigkeit vom spec. Gew. 1,168—1,172, in 100 Theilen nahezu 15 Theile NaOH enthaltend.

Identitäts-reaktion.
Natronlauge reagirt stark alkalisch; am Platindrahte verdampft, färbt sie die nicht leuchtende Flamme gelb.

Prüfung.
Die Prüfung hat sich auf Carbonatgehalt, auf Sulfat, Chlorid, Nitrat, Thonerde zu erstrecken.

Natronlauge muss, mit 4 Theilen Kalkwasser gekocht, ein Filtrat geben, welches in überschüssige Salpetersäure gegossen, keine Gasblasen mehr entwickelt. Es ist also ein kleiner Carbonatgehalt zulässig, der sich, wie folgt, berechnet:

4 Theile Kalkwasser enthalten 0,00592 Theile $Ca(OH)_2$ (s. Liq. Kali caustici), welche 0,00352 Theile CO_2 binden können. 1 Theil Natronlauge darf demnach höchstens

$$0,00352 \text{ Theile } CO_2, \text{ bez. } \frac{0,00352 \cdot 106}{44} = 0,00848 \text{ Theile } CO_3Na_2$$

enthalten. — Die Prüfungen auf Sulfat, Chlorid, Nitrat und Thonerde werden entsprechend denjenigen bei Liquor Kali caustici ausgeführt.

Vorsichtig aufzubewahren!

Liquor Natrii silicici, Natriumsilicatlösung, Natronwasserglaslösung, bildet eine klare, farblose oder schwach gelblich gefärbte, alkalisch reagirende Flüssigkeit vom spec. Gew. 1,30 bis 1,40.

Identitäts-reaktionen.
Durch Säuren wird die Kieselsäure gallertartig gefällt. Mit Salzsäure übersättigt und zur staubigen Trockene verdampft, hinterlässt die Natriumsilicatlösung einen Rückstand, welcher, mit Wasser ausgezogen, ein Filtrat giebt (Natriumchlorid enthaltend), von

welchem ein Tropfen, am Platindraht in die nicht leuchtende Flamme gebracht, diese intensiv gelb färbt.

Es ist zu prüfen auf einen Gehalt an **Natriumcarbonat, Schwermetallen, Natriumhydroxyd.** Prüfung

1 ccm Wasserglaslösung, mit 10 ccm Wasser gemischt und mit Salzsäure angesäuert, darf nicht aufbrausen (Kohlensäure) und, auf Zusatz von Schwefelwasserstoffwasser, nicht verändert werden (Prüfung auf Blei und Kupfer). Verreibt man gleiche Theile Wasserglaslösung und Weingeist in einer Schale mit einander, so muss sich ein körniges Natriumsilicat ausscheiden. Ist dasselbe breiig oder schmierig, so liegt nicht das vom Arzneibuch verlangte Natriumtri- oder -tetrasilicat vor (s. Bd. II, Silicium), sondern ein kieselsäurearmes Präparat (Mono- oder Disilicat). Die abfiltrirte Flüssigkeit reagirt bei einem Natriumhydroxydgehalt der Wasserglaslösung stark alkalisch; das Arzneibuch verlangt, dass das Filtrat rothes Lackmuspapier nicht bläuen soll.

Lithargyrum, Plumbum oxydatum, Bleioxyd, Bleiglätte, Silberglätte, PbO, bildet ein schweres, gelbliches oder röthlichgelbes Pulver, welches in Wasser unlöslich ist und von verdünnter Salpetersäure zu einer farblosen Flüssigkeit gelöst wird.

Die mit Salpetersäure bewirkte Lösung giebt mit Schwefel- Identitäts-
reaktionen. wasserstoff einen schwarzen Niederschlag (von Bleisulfid), mit Schwefelsäure einen weissen Niederschlag (von Bleisulfat), der sich in Natronlauge löst.

Das Arzneibuch lässt auf einen zu hohen Gehalt an Bleisub- Prüfung. carbonat, sowie auf Verunreinigungen durch Kupfer, Eisen, ferner auf metallisches Blei und Bleisuperoxyd prüfen.

Beim Glühen von Bleiglätte verliert sie Feuchtigkeit und Kohlensäure; dieser Gewichtsverlust soll nicht mehr als $2\,{}^0/_0$ betragen. Die Lösung in Salpetersäure muss nach Ausfällung des Bleis mittelst Schwefelsäure ein Filtrat geben, welches nach Uebersättigung mit Ammoniakflüssigkeit höchstens bläulich gefärbt wird (also nur Spuren Kupfer enthält) und höchstens Spuren eines rothgelben Niederschlags (von Ferrihydroxyd) liefert. — Schüttelt man 5 g Bleiglätte mit 5 ccm Wasser, kocht sodann mit 20 ccm verdünnter Essigsäure einige Minuten hindurch und filtrirt nach dem Erkalten, so darf der ausgewaschene und getrocknete Rückstand nicht mehr als 0,075 g betragen. Ein solcher Rückstand kann aus metallischem Blei oder Bleisuperoxyd, welche von der verdünnten Essigsäure unangegriffen bleiben, oder aus Sand bestehen.

Vorsichtig aufzubewahren!

Lithium carbonicum, Lithiumcarbonat, kohlensaures Lithium, CO_3Li_2, bildet ein weisses, lockeres, schwach alkalisch schmeckendes, krystallinisches Pulver, welches von 80 Theilen kalten und 140 Theilen siedenden Wassers zu einer alkalischen Flüssigkeit gelöst wird, in Weingeist aber unlöslich ist. Schmilzt beim Erhitzen im Probirrohre und erstarrt beim Erkalten zu einer Krystallmasse.

Identitäts-
reaktionen. Lithiumcarbonat wird von Salpetersäure unter Aufbrausen (Kohlensäure) zu einer Flüssigkeit gelöst, welche am Platindraht in die nicht leuchtende Flamme gebracht, diese karminroth färbt (für Lithiumverbindungen kennzeichnend).

Prüfung. Die Prüfung erstreckt sich auf den Nachweis von Sulfat, Chlorid, Eisen, Kalk, Natriumcarbonat. Das Arzneibuch schreibt ausserdem eine Titration zur Gehaltsbestimmung des Lithiumcarbonats vor.

Die mit Hilfe von Salpetersäure bewirkte wässerige Lösung $(1 + 49)$ darf weder durch Baryumnitratlösung (Nachweis von Sulfat), noch durch Silbernitratlösung (Nachweis von Chlorid), noch nach Uebersättigung mit Ammoniakflüssigkeit durch Schwefelwasserstoffwasser (Nachweis von Eisen), ebensowenig durch Ammoniumoxalatlösung (Kalk) verändert werden.

Zum Nachweis von Natriumcarbonat löst man 0,2 g des Präparates in 1 ccm Salzsäure und dampft zur Trockene. Das hinterbleibende Lithiumchlorid ist in 3 ccm Weingeist klar löslich. War im Präparat Natriumcarbonat zugegen, so wird dieses durch die Salzsäure in Natriumchlorid übergeführt, welches bei der Behandlung mit Weingeist zum grössten Theil unlöslich zurückbleibt.

Nach dem Arzneibuch dürfen 0,5 g des bei 100^0 getrockneten Salzes nicht weniger als 13,4 ccm Normalsäure zur Sättigung erfordern.

Da $$\underbrace{CO_3Li_2 : 2\,HCl,}_{74}$$

so entspricht 1 ccm Normalsalzsäure 0,037 g CO_3Li_2, 13,4 ccm entsprechen $13,4 \cdot 0,037 = \mathbf{0,4958\ g}$, welche Menge in 0,5 g des Präparates enthalten ist $(= 99,16\,^0/_0)$.

Magnesia usta, Magnesiumoxyd, gebrannte Magnesia, MgO, bildet ein leichtes, weisses, feines, in Wasser sehr

wenig lösliches Pulver, das von verdünnten Säuren leicht aufgenommen wird.

Die mit verdünnter Schwefelsäure bewirkte Lösung giebt nach Identitäts-reaktion.
Zusatz von Ammoniumchloridlösung und überschüssiger Ammoniakflüssigkeit einen weissen, krystallinischen Niederschlag von Ammonium-Magnesiumphosphat, $PO_4(NH_4)Mg + 6H_2O$.

Es ist zu prüfen auf eine Verunreinigung durch Alkalisalze, Prüfung.
besonders Natriumcarbonat, ferner auf Magnesiumsubcarbonat, Kalk, Schwermetalle, besonders auch Eisen.

Zum Nachweis von Alkalisalzen erhitzt man 0,2 g gebrannter
Magnesia mit 10 ccm Wasser zum Sieden und filtrirt nach dem
Erkalten 5 ccm von der überstehenden Flüssigkeit ab. Das Filtrat
darf nur schwach alkalisch reagiren (andernfalls ist an Natriumcarbonat zu denken) und beim Verdampfen nur einen sehr geringen Rückstand hinterlassen. Die rückständige, mit Wasser ge-
mischte Magnesia, in 5 ccm verdünnter Essigsäure gegossen, muss
eine Flüssigkeit geben, in welcher sich bei der Auflösung nur
vereinzelte Glasbläschen zeigen (Probe auf Kohlensäuregehalt).
Wird 1 g gebrannter Magnesia mit 20 ccm Wasser geschüttelt,
so darf das Filtrat durch Ammoniumoxalatlösung (Probe auf Kalk)
innerhalb 5 Minuten nicht mehr als opalisirend getrübt werden.

0,4 g gebrannter Magnesia müssen sich in 10 ccm verdünnter
Salzsäure farblos lösen (eine Gelbfärbung würde auf einen Eisengehalt hinweisen); diese Lösung darf durch Schwefelwasserstoffwasser
nicht verändert werden (Blei- und Kupferverbindungen würden
dunkel gefärbte Niederschläge geben). Auf Eisen ist in bekannter
Weise mit Kaliumferrocyanidlösung zu prüfen.

Magnesium carbonicum, Magnesiumsubcarbonat,
basisch-kohlensaures Magnesium, $4CO_3Mg + Mg(OH)_2 + 4H_2O$
(s. Bd. II, Magnesium), bildet weisse, leichte, lose zusammen-
hängende, leicht zerreibliche Massen oder ein lockeres, weisses
Pulver, in Wasser fast unlöslich, demselben aber schwach alkalische
Reaktion ertheilend.

In verdünnter Schwefelsäure löst sich das Magnesiumsubcar- Identitäts-reaktion.
bonat unter reichlicher Kohlensäureentwickelung zu einer Flüssigkeit, welche nach Zusatz von Ammoniumchloridlösung und überschüssiger Ammoniakflüssigkeit mit Natriumphosphatlösung einen
weissen, krystallinischen Niederschlag von Ammonium-Magnesiumphosphat, $PO_4(NH_4)Mg + 6H_2O$, giebt.

Auf Verunreinigung durch Alkalisalze, besonders Natrium- Prüfung.
carbonat, sowie auf Eisen ist in gleicher Weise zu prüfen, wie

bei Magnesia usta angegeben. Die mit Hilfe von verdünnter Essigsäure hergestellte wässerige Lösung $(1 + 19)$ soll durch Schwefelwasserstoffwasser nicht verändert werden (Prüfung auf Blei und Kupfer). Dieselbe Lösung darf durch Baryumnitratlösung (Prüfung auf Sulfat) oder nach Zusatz von Salpetersäure durch Silbernitratlösung (Prüfung auf Chlorid) nicht mehr als opalisirend getrübt werden.

1 g Magnesiumsubcarbonat hinterlasse beim Glühen nicht weniger als 0,4 g Rückstand; beim Glühen entweichen Wasser und Kohlensäure. Durch diese Prüfung ermittelt man, dass ein Salz obiger Zusammensetzung vorliegt und nicht etwa ein solches mit grösserem Feuchtigkeitsgehalt. Wird der Glührückstand mit 20 ccm Wasser geschüttelt, so darf das Filtrat durch Ammoniumoxalatlösung (Prüfung auf Kalk) innerhalb 5 Minuten nicht mehr als opalisirend getrübt werden.

Magnesium sulfuricum, Magnesiumsulfat, schwefelsaures Magnesium, Bittersalz, $SO_4Mg + 7H_2O$, besteht aus kleinen, farblosen, an der Luft kaum verwitternden, prismatischen Krystallen von bitterem, salzigem Geschmack, in 1 Theil kalten und 0,3 Theilen siedenden Wassers löslich, in Weingeist unlöslich.

Identitäts-reaktion. Die wässerige Lösung giebt mit Natriumphosphatlösung bei Gegenwart von Ammoniumchlorid und Ammoniak einen weissen, krystallinischen Niederschlag von Ammonium-Magnesiumphosphat (s. Magnesia usta und Magn. carbon.), mit Baryumnitratlösung einen weissen, in Säuren unlöslichen Niederschlag (von Baryumsulfat).

Prüfung. Bei der Prüfung hat man Rücksicht zu nehmen auf einen Gehalt an Natriumverbindungen, auf Arsen, auf freie Schwefelsäure, Schwermetalle, besonders noch Eisen, sowie Chlorid.

Bringt man das Salz am Platindraht in die nicht leuchtende Flamme, so soll es dieselbe nicht andauernd gelb färben, was bei Anwesenheit von Natriumverbindungen der Fall sein würde. Auf Arsen lässt das Arzneibuch mit Zinnchlorürlösung in der Weise prüfen, dass 1 g zerriebenen Magnesiumsulfats mit 3 ccm genannter Lösung geschüttelt, im Laufe einer Stunde eine Färbung nicht eintreten lassen darf.

Die wässerige Lösung $(1 + 19)$ darf Lackmuspapier nicht verändern (auf freie Schwefelsäure) und darf weder durch Schwefelwasserstoffwasser (Blei oder Kupfer), noch durch Silbernitratlösung (auf Chlorid) verändert werden. Auf Eisen wird in bekannter Weise mit Kaliumferrocyanidlösung geprüft.

Minium, Mennige, rothes Bleioxyd, Pb_3O_4, bildet ein rothes, in Wasser unlösliches Pulver.

Wird Mennige mit Salzsäure übergossen, so bildet sich unter Chlorentwickelung weisses, krystallinisches Bleichlorid:

$$Pb_3O_4 + 8\,HCl = 3\,PbCl_2 + 4\,H_2O + Cl_2.$$

Von Salpetersäure wird Mennige nur theilweise gelöst; es entsteht Bleinitrat und braunes Bleisuperoxyd bleibt zurück (s. Bd. II, Mennige). Lässt man aber Salpetersäure bei Gegenwart eines reducirend wirkenden Körpers, z. B. Zucker, auf Mennige einwirken, so findet unter lebhafter Kohlensäureentwickelung völlige Lösung zu Bleinitrat statt.

Man löst 5 g Mennige in 10 ccm Salpetersäure und 10 ccm Wasser mit Hilfe von 1 g Zucker und verdünnt die Lösung mit gleichviel Wasser; es darf nur ein geringer, nicht über 0,075 g betragender Rückstand · bleiben. Ein grösserer Rückstand kann durch Ziegelmehl, Ocker und andere Verfälschungsmittel oder durch Bleisulfat oder Bleichlorid bedingt sein.

Vorsichtig aufzubewahren!

Natrium bicarbonicum, Natriumbicarbonat, doppeltkohlensaures Natrium, CO_3HNa.

Man unterscheidet im Handel das medicinisch gebrauchte Natrium bicarbonicum purum und ein Natrium bicarbonicum anglicum, das im Haushalte eine weitgehende Verwendung findet.

Natriumbicarbonat bildet weisse, luftbeständige Krystallkrusten oder ein weisses, krystallinisches Pulver von schwach alkalischem Geschmacke, welches in 12 Theilen Wasser löslich, in Weingeist dagegen unlöslich ist.

Beim Erhitzen des Natriumbicarbonats entweichen Kohlensäure und Wasser, und es hinterbleibt ein stark alkalischer Rückstand (von Natriumcarbonat):

$$2\,CO_3\,HNa = CO_3\,Na_2 + H_2O + CO_2.$$

Am Platindraht in die nicht leuchtende Flamme gebracht, färbt das Salz diese stark gelb.

Die Prüfung hat sich auf Verunreinigungen durch Kaliumsalz, Ammoniumsalz, Schwermetalle, Sulfat, Chlorid, Rhodanid und auf Natriumcarbonat zu erstrecken.

Durch ein Kobaltglas betrachtet, darf die durch das Salz gelb gefärbte Flamme gar nicht, oder doch nur vorübergehend roth gefärbt erscheinen (Kaliumsalz). — Wird 1 g Natriumbicarbonat im Probirrohre erhitzt, so darf nicht Ammoniakgeruch auftreten. 100 Theile des zuvor über Schwefelsäure getrockneten Salzes dürfen nach dem Glühen nicht mehr als 63,8 Theile Rückstand hinterlassen. Nach obiger Formel hinterlassen 2 Mol. CO_3HNa 1 Mol. CO_3Na_2 oder 168 Theile des ersteren 106 Theile des letzteren, 100 Theile daher $\dfrac{106 \cdot 100}{168} = 63{,}09$ Theile. Je mehr Natriumcarbonat das Bicarbonat enthält, desto mehr Rückstand hinterbleibt beim Glühen.

Die wässerige, mit Essigsäure übersättigte Lösung des Natriumbicarbonats $(1 + 49)$ darf durch Schwefelwasserstoffwasser (Prüfung auf Zink, Blei, Kupfer) nicht verändert und durch Baryumnitratlösung (auf Sulfat) höchstens erst nach 2 Minuten schwach opalisirend getrübt werden. — Die mit überschüssiger Salpetersäure hergestellte Lösung $(1 + 49)$ soll klar sein und, auf Zusatz von Silbernitratlösung, nach 10 Minuten nicht mehr als eine Opalescenz (von Silberchlorid herrührend) zeigen; durch Ferrichloridlösung darf sie nicht roth gefärbt erscheinen (Prüfung auf Rhodanid).

Zur Prüfung auf Natriumcarbonat lässt das Arzneibuch 1 g Natriumbicarbonat bei einer 15^0 nicht übersteigenden Wärme ohne Umschütteln in 20 ccm Wasser lösen und 3 Tropfen Phenolphtaleïnlösung hinzusetzen. Die Flüssigkeit darf nicht sofort geröthet werden, was der Fall sein würde, wenn CO_3Na_2 in grösserer Menge anwesend. CO_3HNa wirkt auf Phenolphtaleïn nicht röthend ein. Eine etwa entstehende Röthung soll so schwach sein, dass sie schon auf Zusatz von 0,2 ccm Normalsalzsäure wieder verschwindet.

Durch dieses Zurücktitriren ist ein Gehalt von gegen $2^0/_0$ CO_3Na_2 im Natriumbicarbonat ermittelt.

Natrium bromatum, Natriumbromid, Bromnatrium, NaBr, bildet ein weisses krystallinisches Pulver, welches in 1,2 Theilen Wasser und in 5 Theilen Weingeist sich löst. In 100 Theilen soll es mindestens 95 Theile wasserfreien Salzes enthalten.

Identitäts-reaktionen.   Am Platindraht in die nicht leuchtende Flamme gebracht, färbt es diese gelb. Die wässerige Lösung des Natriumbromids, mit etwas Chlorwasser versetzt und hierauf mit Chloroform geschüttelt, färbt letzteres gelbbraun (von Brom).

Prüfung.   Es ist zu prüfen auf Verunreinigungen durch Kaliumbromid, Natriumbromat, Natriumcarbonat, Schwermetalle, Natriumsulfat, Baryumbromid, Natriumjodid, Natriumchlorid.

Betrachtet man die durch Natriumbromid gelb gefärbte Flamme durch ein Kobaltglas, so darf gar nicht oder nur vorübergehend eine rothe Färbung (von Kaliumverbindungen herrührend) erscheinen. Breitet man zerriebenes Natriumbromid auf weissem Porcellan aus, so darf auf Zusatz weniger Tropfen verdünnter Schwefelsäure nicht sofort eine Gelbfärbung auftreten, andernfalls enthält das Bromid auch Bromat (bromsaures Salz; vergl. Kalium bromatum). Das zerriebene Salz auf befeuchtetes, rothes Lackmuspapier gestreut, darf letzteres nicht sofort violettblau färben (Natriumcarbonat).

Die wässerige Lösung (1 + 19) darf weder durch Schwefelwasserstoffwasser (Blei- oder Kupfergehalt bedingen Dunkelfärbung), noch durch verdünnte Schwefelsäure (Probe auf Baryumbromid) verändert werden. — 5 ccm der erwähnten wässerigen Lösung, mit 1 Tropfen Ferrichloridlösung vermischt und alsdann mit Stärkelösung versetzt, dürfen letztere nicht färben (eine Blaufärbung würde bei Gegenwart von Natriumjodid eintreten; vergl. Kalium bromatum). —

Auf Eisen wird in bekannter Weise mit Kaliumferrocyanidlösung geprüft.

Zur Feststellung des in dem Natriumbromid enthaltenen Chloridgehaltes führt man eine Titration mit Silbernitratlösung in ähnlicher Weise aus, wie bei Ammonium bromatum angegeben ist.

10 ccm einer wässerigen Natriumbromidlösung (3 g = 100 ccm) des bei 100⁰ getrockneten Salzes dürfen, nach Zusatz einiger Tropfen Kaliumchromatlösung, nicht mehr als 29,3 ccm Zehntel-Normal-Silbernitratlösung bis zur bleibenden Röthung verbrauchen.

10 ccm der aus reinem Natriumbromid bestehenden Lösung = 0,3 g NaBr verlangen 29,13 ccm Silberlösung zur vollständigen Ausfällung, denn

$$\underbrace{\text{NaBr}}_{103} : NO_3Ag, \; 1 \text{ ccm der } {}^1/_{10}\text{-Normal-Silbernitratlösung entspricht daher}$$

0,0103 g NaBr, folglich 0,0103 : 1 = 0,3 : x, also x = $\dfrac{0,3}{0,0103}$ = 29,13 ccm.

Die 0,3 g Chlorid entsprechende Anzahl ccm ${}^1/_{10}$-Normal-Silbernitratlösung beträgt 51,28, denn

$$\underbrace{\text{NaCl}}_{58,5} : NO_3Ag \text{ oder } 0,00585 : 1 = 0,3 : x, \text{ also } x = \dfrac{0,3}{0,00585} = 51,28 \text{ ccm.}$$

Gestattet das Arzneibuch 29,3 ccm Silberlösung zur Bindung des Halogens, so ist ein der Differenz 29,3 − 29,13 = 0,17 ccm entsprechender Gehalt an Chlorid zulässig.

Die Differenz zwischen NaBr und NaCl = 103 − 58,5 = 44,5 verhält sich zu NaBr daher wie 0,17 : x,

$$44,5 : 103 = 0,17 : x,$$

$$x = \frac{103 \cdot 0,17}{44,5} = 0,3934.$$

Multiplicirt man diese Zahl mit der 1 ccm Silberlösung entsprechenden Chloridmenge, also $0,3934 \cdot 0,00585$, so erhält man $0,00230139$, welche Menge Chlorid in 0,3 g des Präparates enthalten sein darf, oder

$$\frac{0,00230139 \cdot 100}{0,3} = 0,767\,^0/_0 \ \text{NaCl.}$$

Natrium carbonicum, Natriumcarbonat, kohlensaures Natrium, Soda, $CO_3 Na_2 + 10 H_2 O$. Neben der RohSoda, welche nur technische Verwendung findet, liefert der Handel ein Natrium carbonicum purissimum, an welches das Arzneibuch folgende Anforderungen stellt:

Farblose, durchscheinende, an der Luft verwitternde Krystalle von alkalischem Geschmack, welche mit 1,6 Theilen kalten und 0,2 Theilen siedenden Wassers eine stark alkalische Lösung geben. In Weingeist ist Natriumcarbonat unlöslich. In 100 Theilen sind 37 Theile wasserfreien Salzes enthalten.

Identitätsreaktionen. Mit Säuren braust Natriumcarbonat auf (Kohlensäure) und färbt, am Platindraht in die nicht leuchtende Flamme gebracht, diese gelb (Kennzeichen für die Natriumverbindung).

Prüfung. Es ist zu prüfen auf Verunreinigungen durch Schwermetalle, Natriumsulfat, Natriumchlorid, Ammoniumsalz. Eine Titration stellt den Gehalt an $CO_3 Na_2$ fest.

Die wässerige Natriumcarbonatlösung $(1 + 49)$ darf durch Schwefelwasserstoffwasser nicht verändert werden (Prüfung auf Blei- und Kupferverbindungen). Mit Essigsäure übersättigt soll sie weder durch Schwefelwasserstoffwasser (Prüfung auf Zink), noch durch Baryumnitratlösung (Probe auf Sulfat) verändert, durch Silbernitratlösung nach 10 Minuten höchstens nur weisslich opalisirend getrübt werden. Ein kleiner Gehalt an Chlorid ist also gestattet. — Mit Natronlauge erwärmt, darf das Salz Ammoniakgeruch nicht entwickeln.

1 g Natriumcarbonat wird in Wasser gelöst und mit NormalSalzsäure titrirt. Es soll zur Sättigung nicht weniger als 7 ccm der Säure erfordern.

Da nach der Formel $\underbrace{CO_3 Na_2 + 10 H_2 O}_{286}$

1 ccm Normalsalzsäure $\dfrac{286}{2000} = 0,143$ g Natriumcarbonat entspricht, so sind 7 ccm $= 0,143 \cdot 7 = 1,001$ g. Es wird also ein völlig reines

Präparat verlangt. Liegt ein theilweise verwittertes Salz vor, so ist zur vollständigen Neutralisation noch etwas mehr als 7 ccm Normal-Salzsäure erforderlich.

Natrium carbonicum siccum. Als trockenes Natriumcarbonat versteht das Arzneibuch ein theilweise entwässertes Präparat, welches auf 1 Mol. CO_3Na_2 noch 2 Mol. H_2O enthält.

1 g des trockenen Natriumcarbonats soll zur Sättigung nicht weniger als 14 ccm Normal-Salzsäure erfordern.

Natrium chloratum, Natriumchlorid, Chlornatrium, reines Kochsalz, NaCl, bildet farblose, würfelförmige Krystalle oder ein weisses, krystallinisches Pulver, welches sich in 2,7 Theilen Wasser zu einer farblosen Flüssigkeit löst.

Am Platindraht erhitzt, färbt das Salz die Flamme gelb (Kenn- Identitäts-
reaktionen. zeichen für die Natriumverbindung). Die wässerige Lösung desselben giebt mit Silbernitratlösung einen weissen, käsigen, in Ammoniakflüssigkeit löslichen Niederschlag (von Silberchlorid).

Die Prüfung hat sich auf den Nachweis von Kaliumsalz, Prüfung. Schwermetallen, Sulfat, Baryt, Kalk, Magnesia, Natriumjodid, Eisen und Kupfer zu erstrecken.

Das Natriumchlorid wird meist durch Einleiten von Salzsäuregas in die kalt gesättigte wässerige Lösung, wobei ein reines Präparat sich krystallinisch abscheidet, gereinigt. Es bleibt demselben dann oft etwas Salzsäure anhängen, aus welchem Grunde das Arzneibuch darauf prüfen lässt: die wässerige Lösung soll blaues Lackmuspapier nicht verändern.

Durch ein Kobaltglas betrachtet, darf die durch das Salz gelb gefärbte Flamme gar nicht oder doch nur vorübergehend roth gefärbt erscheinen. (Probe auf Kaliumverbindungen.) Die wässerige Lösung des Natriumchlorids (1 + 19) darf durch Schwefelwasserstoffwasser (auf Blei oder Kupfer), Baryumnitratlösung (auf Sulfat) und verdünnte Schwefelsäure nicht verändert werden. Tritt bei Hinzufügung von Schwefelsäure eine weisse Trübung ein, so liegt eine Verunreinigung durch Baryumsalz vor. Man benutzt nämlich Baryumchlorid zur Ausfällung von Schwefelsäure aus dem rohen Kochsalz; die Möglichkeit, dass Baryumchlorid, wenn im Ueberschuss angewendet, dem Präparat als Verunreinigung beigemischt bleiben kann, ist daher eine naheliegende.

Fügt man zu der mit Ammoniakflüssigkeit versetzten Natriumchloridlösung (1 + 19) Ammoniumoxalatlösung, so darf keine Trübung entstehen (andernfalls liegt eine Verunreinigung durch Kalk vor), ebenso wenig durch Natriumphosphatlösung (Verunreinigung durch **Magnesiumsalz**).

20 ccm der wässerigen Lösung, mit 1 Tropfen Ferrichloridlösung und hierauf mit Stärkelösung versetzt, dürfen letztere nicht blau färben (Probe auf **Natriumjodid**). — 20 ccm der wässerigen Lösung (1 + 19) dürfen nach Zusatz von 0,5 ccm Kaliumferrocyanidlösung sich nicht verändern (Bläuung zeigt **Eisenoxydsalz**, Röthung **Kupfersalz** an).

Natrium jodatum, Natriumjodid, Jodnatrium, NaJ, bildet ein trockenes, weisses, krystallinisches, an der Luft feucht werdendes Pulver, welches sich in 0,6 Theilen Wasser und 3 Theilen Weingeist löst. Es enthält in 100 Theilen mindestens 95 Theile wasserfreien Salzes.

Identitäts-reaktionen. Am Platindraht erhitzt, färbt Natriumjodid die Flamme gelb (Kennzeichen für die **Natriumverbindung**). Die wässerige Lösung, mit wenig Chlorwasser gemischt und mit Chloroform geschüttelt, färbt letzteres violett (Nachweis des **Jods**).

Prüfung. Es ist zu prüfen auf Verunreinigungen durch **Kaliumsalz**, **Natriumcarbonat**, **Schwermetalle**, **Natriumsulfat**, **Natriumcyanid**, **Natriumjodat**, **Natriumnitrat**, **Natriumchlorid**, **Natriumthiosulfat**.

Kaliumsalz wird, wie bei den vorhergehenden Natriumverbindungen durch die Flammenfärbung, **Natriumcarbonat** durch die Reaktion auf befeuchtetes rothes Lackmuspapier, **Schwermetalle** durch Schwefelwasserstoffwasser, **Sulfat** durch Baryumnitratlösung nachgewiesen. Wird die wässerige Lösung (1 + 19) mit einem Körnchen Ferrosulfat und 1 Tropfen Ferrichloridlösung nach Zusatz von Natronlauge gelinde erwärmt, so darf beim Uebersättigen mit Salzsäure keine Blaufärbung (von **Berlinerblau** herrührend) auftreten. Durch vorstehende Prüfung wird **Cyanid** nachgewiesen.

Die mit ausgekochtem und wieder erkaltetem Wasser frisch bereitete Lösung (1 + 19) darf, bei alsbaldigem Zusatz von Stärkelösung und verdünnter Schwefelsäure, sich nicht sofort färben (Probe auf **Natriumjodat**. Vergl. Kalium jodatum). — Zum Nachweis von **Natriumnitrat** erwärmt man 1 g des Salzes mit 5 ccm Natronlauge, sowie mit je 0,5 g Zinkfeile und Eisenpulver; es darf sich **Ammoniakgeruch** hierbei nicht entwickeln (vergl. Kalium jodatum).

Zur Prüfung auf einen **Chlorgehalt** wird in ähnlicher Weise verfahren, wie beim Jod auf Chlorjod. Man löst 0,2 g getrockneten Natriumjodids in 2 ccm Ammoniakflüssigkeit, vermischt unter Umschütteln mit 14 ccm Zehntel-Normal-Silbernitratlösung und filtrirt; das Filtrat, welches bei Anwesenheit von Chlorid Chlorsilber, durch Ammoniak in Lösung gehalten, enthält, darf nach Uebersättigung mit Salpetersäure innerhalb 10 Minuten nicht bis zur Undurchsichtigkeit getrübt werden. Eine eintretende Dunkelfärbung deutet Thiosulfat an. Silberthiosulfat wird durch Ammoniak gleichfalls in Lösung gehalten, beim Ansäuern derselben wird es aber unter Abspaltung von Schwefelsäure in schwarzes Silbersulfid umgewandelt:

$$S_2 O_3 \, Ag_2 + H_2 O = Ag_2 S + SO_4 H_2.$$

Vorsichtig aufzubewahren!

Natrium nitricum, Natriumnitrat, salpetersaures Natrium, Natronsalpeter, reiner Chilisalpeter, $NO_3 Na$, besteht aus durchsichtigen, rhomboëdrischen, an trockener Luft unveränderlichen Krystallen von kühlend salzigem, bitterlichem Geschmack, welche sich in 1,2 Theilen Wasser, auch in 50 Theilen Weingeist lösen.

Am Platindrahte erhitzt, färbt Natriumnitrat die Flamme gelb, *Identitätsreaktionen.* (Kennzeichen für die Natriumverbindung); die wässerige Lösung, mit Schwefelsäure und überschüssiger Ferrosulfatlösung gemischt, färbt sich braunschwarz (Nachweis von Nitrat).

Es ist zu prüfen auf Verunreinigungen durch Kaliumsalz, *Prüfung.* Schwermetalle, Kalk, Magnesia, Chlorid, Sulfat, Natriumnitrat und Natriumjodat, Eisen und Kupfer.

Die wässerige Lösung darf weder sauer noch alkalisch reagiren. Kaliumsalz wird, wie bei den vorhergehenden Natriumver bindungen, durch die Flammenfärbung, Schwermetalle durch Schwefelwasserstoffwasser, Kalk durch Ammoniumoxalatlösung, Magnesia durch Natriumphosphatlösung in ammoniakalischer Flüssigkeit nachgewiesen. — Silbernitrat- und Baryumnitratlösung dürfen die wässerige Natriumnitratlösung $(1 + 19)$ innerhalb 5 Minuten nicht verändern (Prüfung auf Chlorid und Sulfat). — Werden 5 ccm derselben Lösung mit verdünnter Schwefelsäure und Jodzinkstärkelösung versetzt, so darf nicht sofort eine Blaufärbung auftreten. Das wird der Fall sein, wenn das Natriumnitrat Nitrit oder Jodat enthält. — 20 ccm der Natriumnitratlösung $(1 + 19)$ dürfen durch 0,5 ccm Kaliumferrocyanidlösung nicht verändert werden (Bläuung zeigt Eisenoxydsalz, Röthung Kupfersalz an).

Natrium phosphoricum, Natriumphosphat, phosphorsaures Natrium, $PO_4 HNa_2 + 12H_2O$, besteht aus farblosen, durchscheinenden, an trockener Luft verwitternden Krystallen von schwach salzigem Geschmack und alkalischer Reaktion, welche sich bei 40⁰ verflüssigen und in 5,8 Theilen Wasser löslich sind.

Identitäts-
reaktionen. Am Platindraht erhitzt, färbt das Salz die Flamme gelb (Kennzeichen für die Natriumverbindung). Die wässerige Lösung giebt mit Silbernitratlösung einen gelben, in Salpetersäure und in Ammoniakflüssigkeit löslichen Niederschlag (Nachweis der Phosphorsäure).

Prüfung. Die Prüfung hat sich auf Verunreinigungen durch Kaliumsalz, Arsen, phosphorigsaures Salz, Schwermetalle, Natriumcarbonat, Natriumsulfat, Natriumchlorid zu erstrecken.

Die durch das Salz gelb gefärbte Flamme darf, durch ein Kobaltglas betrachtet, gar nicht, oder doch nur vorübergehend roth gefärbt erscheinen (Prüfung auf Kaliumsalz). — Wird 1 g zerriebenen Natriumphosphats mit 3 ccm Zinnchlorürlösung geschüttelt, so darf im Laufe einer Stunde eine Färbung (von ausgeschiedenem, elementarem Arsen) nicht eintreten. Der mit Silbernitratlösung erhaltene gelbe Niederschlag darf sich beim Erwärmen nicht bräunen, was der Fall sein würde, wenn das Salz phosphorigsaures Natrium enthielt (s. Bd. II).

Vergl. auch Acidum phosphoricum!

Die wässerige Lösung des Natriumphosphats $(1 + 19)$ darf durch Schwefelwasserstoffwasser nicht verändert werden (Prüfung auf Blei- und Kupferverbindungen). — Mit Salpetersäure angesäuert, darf die Lösung nicht aufbrausen (Natriumcarbonat) und alsdann durch Baryumnitrat- oder Silbernitratlösung nach 3 Minuten nicht mehr als opalisirend getrübt werden. Ein kleiner Gehalt an Sulfat bez. Chlorid ist also gestattet.

Natrium sulfuricum, Natriumsulfat, schwefelsaures Natrium, reines Glaubersalz, $SO_4 Na_2 + 10H_2O$, besteht aus farblosen, verwitterten Krystallen, welche in 3 Theilen kalten Wassers, in 0,3 Theilen Wasser von 33⁰ und in 0,4 Theilen Wasser von 100⁰ löslich, in Weingeist aber unlöslich sind.

Identitäts-
reaktionen. Am Platindraht erhitzt, färbt Natriumsulfat die Flamme gelb (Kennzeichen für die Natriumverbindung). Die wässerige Lösung giebt mit Baryumnitratlösung einen weissen, in Säuren unlöslichen Niederschlag (von Baryumsulfat).

Prüfung. Die Prüfung hat sich auf Verunreinigungen durch Arsen,

Schwermetalle, Magnesia und Kalk, sowie Natriumchlorid zu erstrecken.

Wird 1 g zerriebenen Natriumsulfats mit 3 ccm Zinnchlorürlösung geschüttelt, so darf im Laufe einer Stunde eine Färbung (von ausgeschiedenem, elementarem Arsen) nicht eintreten. — Die wässerige Lösung (1 + 19) soll neutral sein und darf weder durch Schwefelwasserstoffwasser (Schwermetalle) noch nach Zusatz von Ammoniakflüssigkeit durch Natriumphosphatlösung (Calcium- oder Magnesiumsalz) verändert werden. Auf Zusatz von Silbernitratlösung darf sie innerhalb 5 Minuten eine Veränderung nicht erleiden: ein sehr kleiner Chlorgehalt ist also gestattet. Auf Eisen bez. Kupfer wird mit Kaliumferrocyanidlösung in bekannter Weise geprüft.

Natrium thiosulfuricum, Natrium subsulfurosum, Natriumthiosulfat, unterschwefligsaures Natrium, $S_2O_3Na_2 + 5H_2O$, besteht aus farblosen Krystallen von salzigem, bitterlichem Geschmack, bei gewöhnlicher Temperatur luftbeständig, bei 50^0 in ihrem Krystallwasser schmelzend, in weniger als 1 Theil kalten Wassers löslich.

Die wässerige Lösung bläut rothes Lackmuspapier schwach. Auf Zusatz von Salzsäure scheidet sich Schwefel ab und schweflige Säure entweicht:

$$S_2O_3Na_2 + 2HCl = 2NaCl + S + SO_2 + H_2O.$$

Eine Prüfung schreibt das Arzneibuch nicht vor, weil das Salz eine arzneiliche Verwendung nicht findet.

Phosphorus, Phosphor, $P = 31$, besteht aus weissen oder gelblichen, wachsglänzenden, durchscheinenden Stücken.

Phosphor schmilzt unter Wasser bei 44^0, raucht an der Luft unter Verbreitung eines eigenthümlichen Geruches, entzündet sich leicht und leuchtet im Dunkeln. Bei längerer Aufbewahrung wird er roth. Spec. Gew. 1,83 bei 10^0.

Phosphor ist unlöslich in Wasser, leicht löslich in Schwefelkohlenstoff, schwerer in Fetten und ätherischen Oelen, wenig in Weingeist und Aether.

An der Luft verbrennt Phosphor zu Phosphorsäureanhydrid, bei mangelndem Zutritt von Sauerstoff zu Phosphorigsäureanhydrid (s. Bd. II, Phosphor).

Sehr vorsichtig unter Wasser und vor Licht geschützt aufzubewahren!

Die Aufbewahrung geschieht am besten in einem weithalsigen, mit eingeschliffenem Glasstopfen verschlossenen, starkwandigen Glasgefäss, das in eine Blechbüchse eingesetzt ist und mit dieser in einem in eine Mauernische des Kellers eingelassenen und mit einer eisernen Thüre verschlossenen Schrank aufbewahrt wird.

Grösste Einzelgabe 0,001 g, grösste Tagesgabe 0,005 g!

Stibium sulfuratum aurantiacum, Antimonpentasulfid, Fünffachschwefelantimon, Goldschwefel, Sb_2S_5, besteht aus feinem, lockerem, orangerothem, geruch- und geschmacklosem Pulver, welches in Wasser, Alkohol, Aether nicht löslich ist.

Identitäts-reaktionen. Beim Erhitzen in einem engen Probirrohr sublimirt Schwefel, während schwarzes Antimontrisulfid zurückbleibt. Von Salzsäure wird Goldschwefel unter Schwefelwasserstoffentwickelung und Abscheidung von Schwefel zu Antimontrichlorid gelöst (s. Bd. II, Antimon).

Prüfung. Es ist zu prüfen auf Verunreinigungen durch Arsen, auf Chlorid, Alkalisulfide, Hyposulfit und Schwefelsäure.

100 ccm Wasser werden mit 1 g Goldschwefel auf 10 ccm eingekocht, nach dem Erkalten filtrirt und das Filtrat auf 1 ccm eingedampft. Wird diese Flüssigkeit mit 3 ccm Zinnchlorürlösung vermischt, so darf im Laufe einer Stunde eine Färbung (von ausgeschiedenem, elementarem Arsen) nicht eintreten. Beim Kochen des Goldschwefels mit Wasser wird bei Gegenwart von arseniger Säure diese gelöst, auch anwesende andere Arsenverbindungen erleiden hierbei durch die Einwirkung des Luftsauerstoffs eine Oxydation, so dass das Arsen in Lösung geht und mit Zinnchlorürlösung nachgewiesen werden kann.

1 g Goldschwefel, mit 20 ccm Wasser geschüttelt, gebe ein Filtrat, welches durch Silbernitratlösung (Chlorid) schwach opalisirend getrübt, aber nicht gebräunt werden darf. Letzteres findet statt, wenn Alkalisulfide oder Hyposulfit (unterschwefligsaures Salz) anwesend sind. Baryumnitratlösung darf das Filtrat nicht sofort trüben. Durch letztere Prüfung wird Schwefelsäure nachgewiesen.

Man trifft im Handel selten einen Goldschwefel, der frei von Schwefelsäure ist. Letztere bildet sich leicht bei Aufbewahrung des Präparates, besonders an feuchter Luft. Man muss daher, um einen vorschriftsmässigen Goldschwefel in der Officin zu haben, denselben in gewissen Zeiträumen mit Wasser auswaschen. Man verfährt dabei gewöhnlich so, dass man den Goldschwefel zunächst mit Wasser in einer Flasche tüchtig schüttelt, ihn sodann auf ein Filter bringt, zunächst mit Wasser auswäscht, darauffolgend mit Weingeist und schliesslich mit Aether. Dieses Verfahren hat den Zweck, das Präparat möglichst schnell trocken zu machen.

Vor Licht geschützt aufzubewahren!

Stibium sulfuratum nigrum, Antimontrisulfid, Spiessglanz, Dreifach-Schwefelantimon, Sb_2S_3, besteht aus grünschwarzen, strahlig-krystallinischen Stücken (s. Bd. II, Antimon).

Beim Erhitzen auf Kohle vor dem Löthrohre schmilzt Spiess- Identitäts-reaktionen. glanz und verflüchtigt sich unter Schwefligsäureentwickelung in Form weisser Antimonoxyddämpfe, welche auf der Kohle einen weissen Beschlag bilden. Mit Salzsäure erwärmt, findet unter Schwefel-wasserstoffentwickelung Lösung zu Antimontrichlorid statt.

Das Arzneibuch lässt den Spiessglanz lediglich auf Verunrein- Prüfung. igungen durch Sand, bez. auf in Salzsäure unlösliche Bestand-theile prüfen:

2 g fein gepulverten Spiessglanzes, mit 20 ccm Salzsäure gelinde erwärmt und schliesslich unter Umrühren gekocht, lösen sich bis auf einen nicht mehr als 0,01 g $(= 0,5\,^0/_0)$ betragenden Rück-stand auf.

Sulfur depuratum, Sulfur lotum, Flores Sulfuris, gereinigter Schwefel, gewaschene Schwefelblumen, s.Bd.II, Schwefel, bildet ein gelbes, trockenes Pulver ohne Geruch und Geschmack.

Angezündet verbrennt Schwefel mit bläulicher Flamme zu Identitäts-reaktion. Schwefeldioxyd.

Das Waschen des Schwefels mit verdünnter Ammoniakflüssigkeit hat den Zweck, ausser anhängender Schwefelsäure das Arsen zu lösen. Wird das Waschen unvollkommen ausgeführt, so bleibt Arsen dem Sulfur depuratum beigemengt. Das Arzneibuch lässt daher auf einen Arsengehalt prüfen, ferner auf einen Gehalt an Schwefel-säure und sogen. fixen Bestandtheilen.

Lässt man Sulfur depuratum mit 20 Theilen Ammoniakflüssig- Prüfung. keit bei 35 bis 40° unter bisweiligem Umschütteln stehen und filtrirt, so darf das Filtrat nach dem Ansäuern mit Salzsäure, auch nach Zusatz von Schwefelwasserstoffwasser nicht gelb gefärbt werden (Gelbfärbung wird durch Arsentrisulfid bedingt). Bringt man den Schwefel auf mit Wasser befeuchtetes Lackmuspapier, so darf letzteres nicht geröthet werden, andernfalls ist das Präparat nicht frei von Schwefelsäure. — 100 Theile gereinigten Schwefels sollen beim Verbrennen höchstens 1 Theil Rückstand hinterlassen. Der Schwefel löse sich in Natronlauge beim Kochen vollständig auf; Thon, Sand und Verunreinigungen ähnlicher Art hinterbleiben beim Verbrennen des Schwefels oder bei der Lösung in Natronlauge.

Sulfur praecipitatum, Lac Sulfuris, Schwefelmilch, präcipitirter Schwefel (s. Bd. II, Schwefel), bildet ein feines, gelblichweisses, nichtkrystallinisches Pulver.

S. Sulfur depuratum!

Beim Erhitzen an der Luft muss der präcipitirte Schwefel ohne Rückstand verbrennen. Das mit Wasser befeuchtete Pulver darf Lackmuspapier nicht röthen, andernfalls hängt dem Präparat freie Schwefelsäure an. Eine Prüfung auf Arsen ist in gleicher Weise, wie bei Sulfur depuratum angegeben, auszuführen.

Sulfur sublimatum, Flores Sulfuris, sublimirter Schwefel, Schwefelblüthe, Schwefelblumen (s. Bd. II, Schwefel), bildet ein gelbes, etwas feuchtes und daher klümperndes Pulver, welches neben einem amorphen Antheile aus mikroskopischen Kryställchen besteht. Es besitzt zufolge eines geringen Gehaltes an Schwefelsäure schwach säuerlichen Geschmack und röthet angefeuchtetes Lackmuspapier.

S. Sulfur depuratum!

100 Theile Schwefel sollen beim Erhitzen höchstens 1 Theil Rückstand hinterlassen.

Talcum, Talk, Talkstein, Speckstein, fein gepulvertes Magnesiumsilikat (s. Bd. II, Magnesium), bildet ein fettig anzufühlendes, weisses Pulver, welches sich bei der Glühhitze im Probirrohre nicht verändert.

Zincum chloratum, Zinkchlorid, Chlorzink, $ZnCl_2$, bildet ein weisses, an der Luft leicht zerfliessliches Pulver oder kleine, weisse Stangen, welche sich in Wasser und Weingeist leicht lösen und beim Erhitzen schmelzen.

Identitäts-reaktionen. Beim Erhitzen zersetzt sich das Zinkchlorid unter Ausstossung weisser Dämpfe und hinterlässt einen in der Hitze gelben Rückstand (Zinkoxyd). Die wässerige Lösung reagirt sauer und giebt sowohl mit Silbernitratlösung (Identität für Chlor), wie mit Ammoniakflüssigkeit (Zinkhydroxyd) weisse Niederschläge, die im Ueberschuss der letzteren löslich sind:

$$Zn(OH)_2 + 2NH_3 = Zn(ONH_4)_2.$$

Prüfung. Die Prüfung hat sich auf Zinkoxychlorid, auf Zinksulfat, fremde Metalle, Alkali- und Erdalkalisalze zu erstrecken.

Die Lösung von 1 Theil Zinkchlorid in 1 Theil Wasser sei klar oder höchstens schwach getrübt; der bei Zusatz von 3 Theilen Weingeist entstehende flockige Niederschlag verschwinde durch 1 Tropfen Salzsäure. Diese Probe bezieht sich auf einen zu hohen Gehalt an Zinkoxychlorid. Liegt ein solcher vor, so ist die 50 $^0/_0$ige, wässerige Lösung stark getrübt, und zur Auflösung des durch Weingeist bewirkten Niederschlags ist eine grössere Menge Salzsäure erforderlich, als oben zugelassen ist. — Die wässerige Lösung (1 + 9) darf, nach Zusatz von Salzsäure, weder durch Baryumnitratlösung getrübt (Probe auf Sulfat), noch durch Schwefelwasserstoffwasser gefärbt werden (Probe auf Blei, Kupfer, Cadmium). — 1 g Zinkchlorid muss mit 10 ccm Wasser und 10 ccm Ammoniakflüssigkeit eine klare Lösung geben, in welcher durch überschüssiges Schwefelwasserstoffwasser ein weisser Niederschlag entsteht (von Zinksulfid; bei einem Eisengehalt würde das mitausfallende Ferrosulfid eine Dunkelfärbung des Niederschlags geben). Das Filtrat darf nach dem Abdampfen und Glühen einen Rückstand nicht hinterlassen (Probe auf Alkali- und Erdalkalisalze).

Vorsichtig aufzubewahren!

Zincum oxydatum, Flores Zinci, Zinkoxyd, ZnO, bildet ein zartes, weisses, amorphes Pulver.

Erhitzt man Zinkoxyd im Glasröhrchen, so erscheint es in der Hitze gelb. Es löst sich leicht in Salzsäure, aus welcher Lösung bei vorsichtigem Zusatz von Ammoniakflüssigkeit weisses Zinkhydroxyd gefällt wird, das im Ueberschuss des Fällungsmittels löslich ist. Auf Zusatz von Schwefelwasserstoff zu dieser Lösung wird weisses Zinksulfid gefällt. *Identitätsreaktionen.*

Die Prüfung hat sich auf Verunreinigungen durch Arsen, Sulfat, Chlorid, Carbonat, Kalk, Magnesia und auf fremde Metalle zu erstrecken. *Prüfung.*

Wird 1 g Zinkoxyd mit 3 ccm Zinnchlorürlösung geschüttelt, so darf im Laufe einer Stunde eine Färbung nicht eintreten (Probe auf Arsen). — Schüttelt man 2 g Zinkoxyd mit 20 ccm Wasser, so darf das Filtrat durch Baryumnitrat- (auf Sulfat) und durch Silbernitratlösung (auf Chlorid) nur opalisirend getrübt werden. Zur Prüfung auf Carbonat löse man Zinkoxyd in 10 Theilen verdünnter Essigsäure, wobei kein Aufbrausen erfolgen darf. Diese Lösung gebe mit überschüssiger Ammoniakflüssigkeit eine klare, farblose Flüssigkeit, welche weder durch Ammoniumoxalat- (Kalk), noch durch Natriumphosphatlösung (Magnesia) getrübt werden darf, beim Ueberschichten mit Schwefelwasserstoffwasser aber eine rein weisse Zone entstehen lasse (gefärbt würde die Zone sein bei Anwesenheit von Eisen, Kupfer, Cadmium).

Zincum oxydatum crudum, rohes Zinkoxyd, Zinkweiss, bildet ein weisses, zartes, amorphes Pulver, in Wasser unlöslich.

S. vorstehenden Artikel!

Prüfung.
Zinkweiss sei in verdünnter Essigsäure ohne Aufbrausen löslich (andernfalls enthält das Präparat Carbonat); der in dieser Lösung durch Natronlauge entstehende Niederschlag löse sich im Ueberschusse des Fällungsmittels zu einer klaren, farblosen Flüssigkeit (Probe auf Baryumsulfat, Calciumsulfat, Bleisulfat, metallisches Zink).

0,2 g des Präparates, in 2 ccm verdünnter Essigsäure gelöst, dürfen nach dem Erkalten durch Kaliumjodidlösung nicht verändert werden. Diese Probe bezweckt den Nachweis von Blei, welches als gelbes Bleijodid gefällt werden würde.

Das rohe Zinkweiss darf nicht zum innerlichen Gebrauche verwendet werden.

Zincum sulfuricum, Zinksulfat, schwefelsaures Zink, Zinkvitriol, $SO_4 Zn + 7H_2O$, besteht aus farblosen, an trockener Luft langsam verwitternden Krystallen, die von 0,6 Theilen Wasser gelöst werden, in Weingeist aber unlöslich sind. Die wässerige Lösung reagirt sauer und besitzt einen scharfen Geschmack.

Identitätsreaktionen.
Die wässerige Lösung des Zinksulfats giebt mit Baryumnitratlösung einen weissen, in Salzsäure unlöslichen Niederschlag (Identität für Schwefelsäure) und wird durch Natronlauge gefällt (als Zinkhydroxyd), giebt aber mit einem Ueberschuss derselben eine klare, farblose Flüssigkeit (von Zinkoxydnatrium), welche nach Zusatz von Schwefelwasserstoffwasser einen weissen Niederschlag (von Zinksulfid) ausfallen lässt.

Prüfung.
Es ist zu prüfen auf Verunreinigungen durch Thonerde, auf fremde Metalle, Ammoniumsalz, Nitrat, Chlorid, auf überschüssige Säure.

Eine Lösung von 0,5 g des Salzes in 10 ccm Wasser und 5 ccm Ammoniakflüssigkeit soll klar sein (das ist nicht der Fall bei Anwesenheit von z. B. Thonerde) und mit überschüssigem Schwefelwasserstoffwasser eine weisse Fällung geben. Die Anwesenheit fremder Metalle, wie Blei, Kupfer, Cadmium würde das Entstehen eines gefärbten Sulfidniederschlages bedingen. —

Mit Natronlauge darf das Salz kein Ammoniak entwickeln (Probe auf Ammoniumsalz). — 2 ccm der wässerigen Zinksulfatlösung $(1 + 9)$, mit 2 ccm Schwefelsäure versetzt und mit 1 ccm Ferrosulfatlösung überschichtet, dürfen auch bei längerem Stehen eine gefärbte Zone nicht geben (Probe auf Nitrat). — Die wässerige Lösung $(1 + 19)$ darf durch Silbernitratlösung nicht getrübt werden (Probe auf Chlorid). — Werden 2 g Zinksulfat mit 10 ccm Weingeist geschüttelt und nach 10 Minuten filtrirt, so muss sich ein Filtrat ergeben, welches, mit 10 ccm Wasser verdünnt, Lackmuspapier nicht verändern darf. Zinksulfat ist in Weingeist unlöslich, wohl aber löst letzterer anhängende freie Schwefelsäure heraus, deren Vorhandensein sich dann durch ihre Reaktion auf Lackmuspapier verräth.

Vorsichtig aufzubewahren! Grösste Einzelgabe 1 g!

B. Organisch-chemische Körper.

Acetum, Essig, bildet eine klare, meist gelblich gefärbte Flüssigkeit von saurem Geschmacke und dem stechenden Geruche der Essigsäure. 100 Theile enthalten 6 Theile Essigsäure.

Essig soll klar sein, frei von verunreinigenden Metallen (wie Zink, Blei, Kupfer). Ein kleiner Gehalt an Schwefelsäure und Salzsäure, bez. deren Salzen, ist gestattet:

20 ccm Essig müssen, nach Vermischung mit 0,5 g Baryumnitratlösung und 1 ccm Zehntel-Normal-Silbernitratlösung, ein Filtrat geben, welches weder Schwefelsäure noch Chlor enthält. Durch 0,5 g Baryumnitratlösung $(1 + 19)$ werden, da

$$\underbrace{(NO_3)_2 Ba}_{261} : \underbrace{SO_4 H_2}_{98}, \qquad \frac{98 \cdot 0,025}{261} = 0,0094 \text{ g},$$

also in 1 Liter Essig $= 0,0094 \times 50 = \mathbf{0,47\,g}$ Schwefelsäure angezeigt; durch 1 ccm Zehntel-Normal-Silbernitratlösung $(= 0,017 \text{ g } NO_3 Ag)$ werden, da

$$\underbrace{NO_3 Ag}_{170} : \underbrace{HCl}_{36,5}, \qquad \frac{36,5 \cdot 0,017}{170} = 0,00365 \text{ g},$$

also in 1 Liter Essig $= 0,00365 \times 50 = \mathbf{0,1825}$ **g** Chlorwasserstoff angezeigt.

Werden 2 ccm Essig mit 2 ccm Schwefelsäure vorsichtig vermischt und mit 1 ccm Ferrosulfatlösung überschichtet, so darf zwischen beiden Flüssigkeiten eine braune Zone, welche das Vorhandensein von Salpetersäure beweisen würde, sich nicht bilden.

Der Verdampfungsrückstand von 100 ccm Essig soll nicht mehr als 1,5 g betragen. Derselbe muss eine alkalisch reagirende Asche geben. Neben kleinen Mengen Kalium- und Natriumacetat sind Calcium- und Magnesiumacetat häufig im Essig enthalten; beim Verdampfen bleiben dieselben zurück und gehen beim Glühen in Carbonat, bez. Oxyd über, deren alkalische Reaktion durch angefeuchtetes, rothes Lackmuspapier festgestellt werden kann. Sind freie

Mineralsäuren im Essig enthalten, so bleiben beim Verdampfen desselben keine Acetate, sondern mineralsaure Salze zurück, und die Asche reagirt in diesem Falle nicht alkalisch.

Zur Gehaltsbestimmung der im Essig enthaltenen Essigsäure führt man eine Titration aus:

10 ccm Essig müssen 10 ccm Normal-Kalilauge sättigen. Da $KOH : \underbrace{CH_3 . COOH}_{60}$, so entspricht 1 ccm Normal-Kalilauge 0,06 g Essigsäure, 10 ccm also 0,6 g. 100 ccm Essig enthalten demnach 6 g Essigsäure.

Acetum pyrolignosum, Holzessig. Das Arzneibuch verzeichnet einen rohen Holzessig und einen durch nochmalige Destillation gereinigten, sogen. rektificirten Holzessig (s. Bd. II, Essig).

a. Roher Holzessig bildet eine braune, theerartig und nach Essigsäure riechende Flüssigkeit, die beim Aufbewahren theerartige Körper abscheidet. In 100 Teilen sind 6 Theile Essigsäure enthalten.

Auf Schwefelsäure, Salzsäure und Metalle (Kupfer und Blei) lässt das Arzneibuch, wie folgt, prüfen: 1 Raumtheil rohen Holzessigs, mit 1 Raumtheil Wasser verdünnt und filtrirt, darf sowohl durch Baryumnitrat-, als auch durch Silbernitratlösung nicht mehr als opalisirend getrübt, durch Schwefelwasserstoffwasser aber überhaupt nicht verändert werden. Prüfung.

Eine Bestimmung, durch welche ein zu geringer Säuregehalt angezeigt würde, besteht in Folgendem: Man vermischt 10 ccm Holzessig mit 10 ccm Normal-Kalilauge. Die Flüssigkeit reagirt alkalisch, wenn sie zu wenig Säure enthielt. 1 ccm Normal-Kalilauge entspricht 0,06 g Essigsäure (s. vorstehenden Artikel!). Der Essig muss demnach $6^0/_0$ Säure enthalten.

b) Gereinigter oder rektificirter Holzessig bildet eine farblose oder gelbliche, klare Flüssigkeit von brenzlichem und saurem Geruche und Geschmacke. In 100 Theilen sollen mindestens 5 Theile enthalten sein.

Prüfung auf Schwefelsäure, Salzsäure und Metalle, wie beim rohen Holzessig. Zwecks Gehaltsbestimmung sättigt man 10 ccm gereinigten Holzessigs mit Normal-Kalilauge. Es müssen hiervon mindestens 8,3 ccm verbraucht werden, wenn der Holzessig 5 procentig sein soll, denn $8,3 . 0,06 . 10 = 4,98$.

Der gereinigte Holzessig soll eine bestimmte Menge Empyreuma enthalten, d. h. Stoffe, die einen reducirenden Einfluss auf Kalium-

7*

permanganat ausüben: Wird 1 ccm gereinigten Holzessigs mit 9 ccm Wasser und darauf mit 30 ccm verdünnter Schwefelsäure gemischt, so muss dieses Gemisch 20 ccm Kaliumpermanganatlösung in 5 Minuten vollständig entfärben.

Acidum aceticum, Essigsäure, CH_3 . $COOH$. Der Handel liefert Essigsäure von verschiedener Stärke und verschiedenen Reinheitsgraden. Das Arzneibuch führt Essigsäure von $96^0/_0$ und eine solche von $30^0/_0$ auf.

a) Acidum aceticum, Essigsäure, Eisessig, bildet eine klare, farblose, stechend sauer riechende und stark sauer schmeckende flüchtige Flüssigkeit, die in der Kälte krystallinisch erstarrt und in jedem Verhältniss mit Wasser, Weingeist und Aether mischbar ist. Siedepunkt 117^0, spec. Gew. 1,064. In 100 Theilen sind mindestens 96 Theile Essigsäure enthalten.

Prüfung. Die Prüfung hat sich auf Verunreinigungen durch Arsen, Schwefelsäure, Salzsäure, Metalle und empyreumatische Stoffe zu erstrecken.

Wird 1 ccm Essigsäure mit 3 ccm Zinnchlorürlösung versetzt, so darf im Laufe einer Stunde eine Färbung (von elementarem Arsen) nicht auftreten. Die mit 20 Theilen Wasser verdünnte Säure darf weder durch Baryumnitratlösung (zeigt Schwefelsäure an), noch durch Silbernitratlösung (zeigt Salzsäure an), noch durch Schwefelwasserstoffwasser (auf Blei oder Kupfer oder Zink) verändert werden. Auf die Gegenwart empyreumatischer Stoffe schliesst man, wenn Kaliumpermanganatlösung durch Essigsäure eine Reduktion erleidet, d. h. entfärbt wird: Werden 5 ccm Essigsäure mit 15 ccm Wasser und 1 ccm Kaliumpermanganatlösung ($0,1^0/_0$ haltend) gemischt, so darf die rothe Farbe innerhalb 10 Minuten nicht verschwinden.

Zwecks Gehaltsbestimmung titrirt man 5 ccm einer Mischung aus 1 Theile Säure und 9 Theilen Wasser mit Normal-Kalilauge. Es sollen mindestens 8 ccm derselben verbraucht werden. Diese zeigen $8 \times 0,06 \times 200 = 96^0/_0$ Essigsäure an.

b) Acidum aceticum dilutum, Acetum concentratum, verdünnte Essigsäure, bildet eine klare, farblose, flüchtige Flüssigkeit von saurem Geruch und Geschmack. Spec. Gew. 1,041. In 100 Theilen sind 30 Theile Essigsäure enthalten.

Die Prüfung hat sich in gleicher Weise, wie unter a angegeben, auf Verunreinigungen durch Arsen, Schwefelsäure, Salzsäure, Metalle, Empyreuma zu erstrecken.

Zwecks Gehaltsbestimmung titrirt man 5 ccm mit Normal-

Kalilauge. Es sollen mindestens 26 ccm derselben verbraucht werden. Diese zeigen $26 \times 0,06 \times 20 = 30,2^0/_0$ Essigsäure an.

Acidum benzoicum, Benzoësäure, $C_6H_5 . COOH$. Nur die durch Sublimation aus Siambenzoë gewonnene Säure ist officinell. Dieselbe besteht aus weisslichen, später gelblichen bis bräunlichgelben Blättchen oder nadelförmigen Krystallen von seidenartigem Glanze, benzoëartigem und zugleich brenzlichem Geruche, löslich in gegen 370 Theilen kalten Wassers, reichlich in siedendem Wasser und mit Wasserdämpfen flüchtig. Löslich in Weingeist, Aether und Chloroform.

Neben dem eigenthümlichen Geruch und dem Aussehen er- Identitäts-kennt man Benzoësäure an ihrer Flüchtigkeit: Im Probirrohre er-reaktionen. hitzt, schmilzt Benzoësäure zuerst zu einer gelblichen bis schwach bräunlichen Flüssigkeit und sublimirt dann vollständig oder mit Hinterlassung eines geringen braunen Rückstandes. Fügt man Benzoësäure im Ueberschuss zu siedendem Wasser, so schmilzt der ungelöst bleibende Theil zu einer gelblichen bis bräunlichen Flüssig-keit, die sich am Boden des Gefässes sammelt. Reine Benzoësäure schmilzt nicht, wenn in siedendes Wasser gebracht. Zur Fest-stellung der Identität einer aus Benzoë sublimirten Benzoësäure dient ferner noch folgende Reaktion:

Wird 1 g Benzoësäure mit 50 ccm Wasser und 1 ccm Normal-Kalilauge übergossen und unter öfterem Umschütteln 15 Minuten stehen gelassen, so bildet sich in der klar abgegossenen Flüssigkeit auf Zusatz von 1 Tropfen Ferrichloridlösung ein schmutzigrother Niederschlag.

Neben den vorstehend erwähnten Reaktionen zur Feststellung, Prüfung. dass Harzbenzoësäure vorliegt, schreibt das Arzneibuch eine Prü-fung auf Zimmtsäure vor. Das Vorkommen von Zimmtsäure würde einen Hinweis darauf geben, dass die Säure aus Sumatra-benzoë sublimirt ist. Man weist Zimmtsäure, wie folgt, nach: 1 Theil Benzoësäure, in einem lose verschlossenen Probirrohre mit 1 Theil Kaliumpermanganat und 10 Theilen Wasser einige Zeit gelinde erwärmt, darf nach dem Erkalten beim Oeffnen des Rohres einen Geruch nach Bittermandelöl nicht zeigen. Kaliumpermanganat oxydirt die Zimmtsäure (s. Bd. II) zunächst zu Benzaldehyd, welcher nach Bittermandelöl riecht.

Die Forderung des Arzneibuches: „0,1 g Benzoësäure soll mit 1 ccm Ammoniakflüssigkeit eine gelbe bis bräunliche, trübe Lösung geben; wird durch Zusatz von 2 ccm verdünnter Schwefelsäure die Benzoësäure wieder ausgeschieden und die Mischung mit 5 ccm

Kaliumpermanganatlösung versetzt, so muss die Flüssigkeit nach Verlauf von 8 Stunden fast farblos erscheinen" — kennzeichnet die Säure als ein mit brenzlichen Riechstoffen getränktes Präparat. Diese geben eine bräunliche Lösung in Ammoniak und bewirken eine Entfärbung der Kaliumpermanganatlösung.

Besteht die Benzoësäure theilweise aus einem synthetisch hergestellten Präparat, z. B. ist dieselbe aus Toluol bez. Benzotrichlorid bereitet (s. Bd. II), so bleiben der Benzoësäure leicht Theile von der Chlorverbindung beigemischt. Durch Nachweis von mehr als Spuren Chlor kann man daher einen Rückschluss ziehen, ob ein solches Präparat vorliegt. Zu dem Zwecke mischt man 0,2 g Benzoësäure mit 0,3 g völlig chlorfreien Calciumcarbonats, trocknet nach Zusatz von etwas Wasser ein und glüht. Es muss ein Rückstand hinterbleiben, der in Salpetersäure gelöst und mit Wasser zu 10 ccm verdünnt durch Silbernitratlösung nur schwach opalisirend getrübt werden darf.

Vor Licht geschützt aufzubewahren!

Acidum camphoricum, Camphersäure, $C_8 H_{14} (COOH)_2$. Die officinelle Rechts-Camphersäure bildet farblose Krystallblättchen oder ein weisses Pulver, das einen säuerlichen, etwas bitteren Geschmack besitzt. Schmelzpunkt 178^0—180^0. Bei stärkerem Erhitzen im Probirrohre verflüchtigt sich die Camphersäure vollständig unter Ausstossung stechend riechender, dicker, weisser Dämpfe und unter Bildung eines weissen Sublimates. Die Camphersäure löst sich in ungefähr 140 Theilen kalten, in 8 Theilen siedenden Wassers, in 1,3 Theilen Weingeist, in 1,8 Theilen Aether und in etwa 1000 Theilen Chloroform. Die wässerige Lösung der Camphersäure röthet, auf angefeuchtetes blaues Lackmuspapier gestreut, dieses. Von Ammoniakflüssigkeit sowie von Natronlauge wird Camphersäure reichlich aufgenommen und aus diesen Lösungen durch Salzsäure wieder ausgefällt.

Prüfung.   Camphersäure darf keinen Geruch haben, also auch nicht nach Campher riechen. Der Schmelzpunkt liege in den oben angegebenen Grenzen. Die kalt gesättigte wässerige Lösung der Camphersäure darf weder durch Baryumnitrat- noch durch Silbernitratlösung verändert werden. Sie muss also frei sein von anhängender Schwefelsäure bez. Salzsäure. 2 ccm der wässerigen Lösung mit 2 ccm Schwefelsäure gemischt, sollen beim Ueberschichten mit 1 ccm Ferrosulfatlösung eine gefärbte Zone nicht zeigen. Durch diese Prüfung würde ein etwaiger Gehalt an Salpetersäure angezeigt werden.

Zur Sättigung von 1 g Camphersäure sollen 10 ccm Normal-Kalilauge dienen. Das Molekulargewicht der zweibasischen Camphersäure $C_8 H_{14} (COOH)_2$ ist 200. Durch 1 ccm Normal-Kalilauge werden daher $\dfrac{200}{2 \cdot 1000} = 0,1$ g Camphersäure gebunden, durch 10 ccm Lauge $10 \times 0,1$ g $= 1$ g.

Acidum carbolicum, Carbolsäure, Phenol, Phenylsäure, $C_6 H_5 OH$, besteht aus farblosen, flüchtigen Krystallnadeln oder weisser, krystallinischer Masse vom Schmelzpunkt 40 bis 42⁰, Siedepunkt 178 bis 182⁰, in 15 Theilen Wasser zu einer klaren Flüssigkeit löslich. In Weingeist, Aether, Chloroform, Glycerin, Schwefelkohlenstoff und Natronlauge löslich.

20 Theile Carbolsäure, in 10 Theilen Weingeist gelöst, geben mit 1 Theil Ferrichloridlösung eine schmutzig grüne Flüssigkeit, welche beim Verdünnen mit Wasser bis zu 1000 Theilen noch eine schön violette, ziemlich beständige Färbung annimmt. Bromwasser erzeugt noch in einer Lösung von 1 Theil Carbolsäure in 50000 Theilen Wasser einen weissen, flockigen Niederschlag (von Tribromphenol, $C_6 H_2 Br_3 OH$). *Identitätsreaktionen.*

Von der Güte einer Carbolsäure überzeugt man sich durch Bestimmung des Schmelz- und Siedepunktes, sowie durch die Klarlöslichkeit in 15 Theilen Wasser. Enthält die Carbolsäure höhere Homologe des Phenols, wie Kresole, Xylenole, was sehr häufig der Fall ist, so erzielt man, weil diese sehr schwer oder unlöslich in Wasser sind, trübe Lösungen. Das so häufig beobachtete Rothwerden der Carbolsäure ist nicht auf Verunreinigungen derselben zurückzuführen, sondern durch äussere Einflüsse bedingt; der entstehende rothe Farbstoff ist ein Oxydationsprodukt des Phenols. *Prüfung.*

Vorsichtig aufzubewahren! Grösste Einzelgabe 0,1 g, grösste Tagesgabe 0,5 g!

Acidum carbolicum liquefactum, verflüssigte Carbolsäure, bildet eine klare, farblose Flüssigkeit, welche durch Vermischen von 100 Theilen, bei gelinder Wärme geschmolzener Carbolsäure mit 10 Theilen Wasser bereitet wird. Spec. Gew. 1,068 bis 1,069.

10 ccm dürfen nach Zusatz von 2,3 ccm Wasser bei 15⁰ nicht bleibend getrübt werden, sollen aber nach weiterem Zusatz von 8 bis 10 Tropfen Wasser eine trübe Mischung geben, welche mit nicht weniger als 135 ccm und mit nicht mehr als 140 ccm Wasser eine klare Flüssigkeit geben muss. (Nachweis von höheren Homo-

logen des Phenols, s. vorstehenden Artikel.) Durch den ersten Theil dieses Prüfungsabschnittes soll festgestellt werden, dass Carbolsäure und Wasser in der vorgeschriebenen Weise gemischt wurden, also weder das eine noch das andere im Ueberschuss vorhanden ist.

Acidum citricum, Citronensäure, $\begin{array}{c} CH_2COOH \\ | \\ C(OH).COOH \\ | \\ CH_2.COOH \end{array}$, besteht

aus farblosen, durchscheinenden, luftbeständigen Krystallen, welche bei geringer Wärme verwittern, bei höheren Wärmegraden schmelzen und beim Glühen verkohlen. In 0,54 Theilen Wasser, 1 Theil Weingeist und etwa 50 Theilen Aether löslich.

Identitäts-reaktionen.

1 ccm der wässerigen Lösung $(1 + 9)$ bleibt beim Vermischen mit 40 bis 50 ccm Kalkwasser klar, lässt aber, eine Minute lang gekocht, einen flockigen, weissen Niederschlag fallen, welcher beim Abkühlen (in verschlossenem Gefäss) nach 3 Stunden sich wieder gelöst hat (s. Bd. II).

Prüfung.

Es ist zu prüfen auf Weinsäure, Zucker, Schwefelsäure, Kalk, Metalle (besonders Blei), fixe Bestandtheile anderer Art (Alkalien, Erdalkalien).

1 g Citronensäure, in einem mit Schwefelsäure gereinigten Mörser mit 10 ccm Schwefelsäure zerrieben und in ein Probirrohr gebracht, darf, während einer Stunde im Wasserbade erwärmt, sich nur gelb, nicht braun färben (Prüfung auf Weinsäure, auch würde Zucker angezeigt werden). — Die wässerige Lösung der Citronensäure $(1 + 9)$ werde weder durch Baryumnitrat- (Schwefelsäure), noch durch Ammoniumoxalatlösung (Kalk), noch auch, mit Ammoniak-flüssigkeit bis zur schwachsauren Reaktion abgestumpft, durch Schwefelwasserstoffwasser verändert (Prüfung auf Metalle, besonders Blei). Um besser beobachten und sicher beurtheilen zu können, wird eine grössere Menge Citronensäurelösung (5 g Citronensäure in 50 ccm Wasser gelöst) in einem Becherglas, welches auf ein Stück weisses Papier gestellt ist, mit genannten Reagenzien versetzt. Es ist nothwendig, eine völlig eisen-bez. bleifreie Ammoniakflüssigkeit zu verwenden, die man sich am besten durch vorsichtige Destillation eines stärkeren Salmiak-geistes (spec. Gew. 0,910) bereitet. —

0,5 g der Säure, bei Luftzutritt erhitzt, dürfen einen wägbaren Rückstand nicht hinterlassen (Alkalien oder Erdalkalien).

Acidum formicicum, Ameisensäure, H.COOH, bildet eine klare, farblose, flüchtige Flüssigkeit von stechendem, nicht brenzlichem Geruche und stark saurem Geschmacke. 100 Theile der officinellen Säure enthalten 24 bis 25 Theile Ameisensäure. Spec. Gew. 1,060 bis 1,063.

Beim Vermischen mit Bleiessig giebt Ameisensäure einen weissen, krystallinischen Niederschlag von Bleiformiat. Die durch Sättigung der mit 5 Theilen Wasser verdünnten Säure mit gelbem Quecksilberoxyd sich bildende klare Flüssigkeit lässt beim Erhitzen unter Gasentwickelung einen weissen, schnell grau werdenden und schliesslich sich zu glänzenden Metallkügelchen vereinigenden Niederschlag fallen. Mit Quecksilberoxyd bildet Ameisensäure zunächst Hydrargyriformiat, welches beim Erwärmen unter Kohlensäureentwickelung in Hydrargyroformiat übergeht und schliesslich zu metallischem Quecksilber reducirt wird. Die Wirkung warmer Ameisensäure auf Quecksilberoxyd vollzieht sich im Sinne der Gleichung: Identitätsreaktionen.

$$HCOOH + HgO = Hg + CO_2 + H_2O.$$

Es ist zu prüfen auf Acroleïn, Chlorwasserstoff, Oxalsäure, Metalle, Essigsäure. Prüfung.

Acroleïn kann von der Darstellung der Ameisensäure aus Glycerin und Oxalsäure (s. Bd. II) dem Präparat beigemengt sein. Mit Kalilauge neutralisirte Ameisensäure wird beim Erwärmen den stechenden und brenzlichen Geruch des Acroleïns auftreten lassen. Auf Oxalsäure, die ebenfalls bei der Darstellung der Ameisensäure in dieselbe gelangen kann, prüft man mit Calciumchlorid: Die mit 5 Theilen Wasser verdünnte Säure werde nach der Neutralisation mit Ammoniakflüssigkeit durch Calciumchloridlösung nicht verändert. Chlorwasserstoff und Metalle weist man in der mit 5 Theilen Wasser verdünnten Säure durch Silbernitratlösung bezw. Schwefelwasserstoffwasser nach.

Zur Prüfung auf Essigsäure erhitzt man 1 ccm Ameisensäure, welche mit 5 ccm Wasser verdünnt und mit 1,5 g gelben Quecksilberoxyds versetzt ist, unter wiederholtem Umschütteln so lange im Wasserbade, bis keine Gasentwickelung mehr stattfindet.

Die Ameisensäure wird, wie wir oben gesehen haben, durch Quecksilberoxyd zu Kohlensäure oxydirt, während Essigsäure unangegriffen bleibt. Letztere giebt sich sodann durch die saure Reaktion des Filtrates zu erkennen.

Zur Gehaltsbestimmung sättigt man 5 ccm Ameisensäure mit Normal-Kalilauge. Da H.COOH die Aequivalentzahl 46 hat, so entspricht 1 ccm Normal-Kalilauge 0,046 g Ameisensäure. Sollen zur Sättigung der 5 ccm Ameisensäure (bei einem spec. Gew.

1,060 = 5,3 g) 28 bis 29 ccm Normal-Kalilauge verbraucht werden, so wird dadurch ein Gehalt von

$$\frac{0,046 \times 28 \times 100}{5,3} = 24,3, \text{ bez. } \frac{0,046 \times 29 \times 100}{5,3} = 25,17\,^0/_0$$

Ameisensäure festgestellt.

Acidum lacticum, Milchsäure, $CH_3 — CH(OH) — COOH$, bildet eine klare, farblose oder schwach gelbliche, sirupdicke Flüssigkeit vom spec. Gew. 1,1—1,22, in jedem Verhältniss mit Wasser, Weingeist und Aether mischbar. Das Präparat enthält gegen $75\,^0/_0$ Milchsäure.

Identitäts-reaktionen. Beim Erwärmen mit Kaliumpermanganatlösung entwickelt Milchsäure Aldehydgeruch. Die Milchsäure zerfällt bei der Oxydation mit Kaliumpermanganat in Acetaldehyd, Kohlendioxyd und Wasser:

$$CH_3 — CH(OH) — COOH + O = CH_3 . CHO + CO_2 + H_2O.$$

Bei starker Hitze verkohlt Milchsäure und verbrennt mit leuchtender Flamme ohne Rückstand.

Prüfung. Die Prüfung hat sich zu erstrecken auf Buttersäure, Metalle, Schwefelsäure, Salzsäure, Kalk, Weinsäure, Citronensäure, Zucker, Glycerin, Mannit.

Buttersäure würde sich durch den Geruch beim gelinden Erwärmen der Milchsäure bemerkbar machen. Schichtet man Milchsäure in einem zuvor mit Schwefelsäure ausgespülten Glase über einen gleichen Raumtheil Schwefelsäure, so soll die letztere nicht gefärbt werden. Eine Färbung tritt ein, wenn die Milchsäure Verunreinigungen organischer Natur enthält, die von einer wenig sorgfältigen Bereitung herrühren. Auch Zucker würde durch diese Probe angezeigt werden. — In 10 Theilen Wasser gelöst, darf Milchsäure weder durch Schwefelwasserstoffwasser (Metalle, wie Blei oder Kupfer), noch durch Baryumnitrat-(Schwefelsäure), Silbernitrat-(Salzsäure) oder Ammoniumoxalatlösung (Kalk), oder überschüssiges Kalkwasser — durch letzteres auch nicht beim Erhitzen (Weinsäure und Citronensäure) — verändert werden.

Zur Prüfung auf Zucker, Glycerin, Mannit prüft man die Löslichkeit der Milchsäure in Aether, worin genannte Körper sich nicht klar lösen: 2 ccm Aether dürfen, wenn ihnen 1 ccm Milchsäure tropfenweise zugemischt wird, weder vorübergehend noch dauernd eine Trübung erleiden.

Acidum salicylicum, Salicylsäure, $C_6H_4(OH)COOH$, bildet leichte, weisse, nadelförmige Krystalle, oder ein lockeres,

weisses, krystallinisches Pulver von kratzendem Geschmacke. Salicylsäure löst sich in gegen 500 Theilen kalten Wassers, leicht in
heissem Chloroform, sehr leicht in Weingeist und in Aether. Sie
schmilzt bei $156,86^0$ und verflüchtigt sich bei weiterem vorsichtigen
Erhitzen unzersetzt, bei schnellem Erhitzen unter Entwickelung von
Carbolsäuregeruch.

Neben der Bestimmung des Schmelzpunktes dient zur Kenn- *Identitäts-reaktionen.*
zeichnung die Reaktion mit Ferrichlorid: die wässerige Lösung
wird durch Ferrichloridlösung dauernd violett, in starker Verdünnung violettroth gefärbt.

Es ist zu prüfen auf Carbolsäure und sonstige organische *Prüfung.*
Verunreinigungen, auf etwaigen Rückstand beim Veraschen und
auf Chlorwasserstoff.

Zum Nachweis von Carbolsäure schüttelt man eine kalt bereitete Lösung der Säure in überschüssiger Natriumcarbonatlösung
mit Aether aus und verdunstet den Aether; es darf hierbei nur
ein unbedeutender, nicht nach Carbolsäure riechender Rückstand
bleiben. Salicylsäure löst sich in Natriumcarbonatlösung, Phenol
nicht. — Die Lösung der Salicylsäure in Weingeist $(1+9)$ werde
nach dem Zusatze von wenig Salpetersäure durch Silbernitratlösung
(auf Chlorwasserstoff) nicht verändert. Man benutzt zur Zerlegung des salicylsauren Natriumsalzes gewöhnlich Salzsäure, eine
Verunreinigung durch diese ist daher sehr naheliegend. — Verunreinigende organische Körper, die nicht näher gekennzeichnet
sind, werden nach dem Arzneibuch durch concentrirte Schwefelsäure nachgewiesen:

Von 6 Theilen kalter Schwefelsäure soll 1 Theil Salicylsäure
fast ohne Färbung aufgenommen werden. Auch soll der beim frei-
willigen Verdunsten der weingeistigen Lösung bleibende Rückstand
vollkommen weiss sein.

Salicylsäure muss, ohne einen Rückstand zu hinterlassen, verbrennen.

Acidum tannicum, Gerbsäure, Tannin, $C_{14}H_{10}O_9$, bildet ein schwach gelbliches Pulver oder eine glänzende, wenig gefärbte, lockere Masse, welche mit 1 Theil Wasser, sowie mit 2 Theilen
Weingeist eine klare, eigenthümlich riechende, sauer reagirende
und zusammenziehend schmeckende Lösung giebt. Tannin ist leicht
löslich in Glycerin, unlöslich in reinem Aether.

In der wässerigen Lösung ruft Ferrichloridlösung einen blau- *Identitäts-reaktionen.*
schwarzen, auf Zusatz von Schwefelsäure wieder verschwindenden
Niederschlag hervor. Durch Zusatz von Schwefelsäure oder von

Natriumchlorid wird aus der wässerigen Lösung (1+4) die Gerbsäure wieder abgeschieden.

Prüfung.   2 ccm der wässerigen Lösung (1+5) müssen auf Zusatz von 2 ccm Weingeist klar bleiben. Auch durch Hinzufügen von 1 ccm Aether zu diesem Weingeistgemisch darf keine Trübung eintreten. Enthält das Tannin Calciumsalz, das von einer wenig sorgfältigen Darstellung herrühren kann, so trübt sich die Lösung. Auch eine grobe Verfälschung mit Zucker oder Dextrin würde diese Probe anzeigen.

Gerbsäure darf beim Austrocknen bei 100^0 nicht mehr als 12 Theile von 100 Theilen an Gewicht verlieren.

Beim Einäschern soll 1 g Gerbsäure einen wägbaren Rückstand nicht hinterlassen.

Acidum tartaricum, Weinsäure, $\begin{matrix} CH(OH) - COOH \\ | \\ CH(OH) - COOH \end{matrix}$ besteht aus farblosen, durchscheinenden, säulenförmigen, oft in Krusten zusammenhängenden, luftbeständigen Krystallen, die in 0,8 Theilen Wasser und 2,5 Theilen Weingeist löslich sind.

Identitäts-reaktionen.   Die wässerige Lösung der Weinsäure (1+2) giebt mit Kaliumacetatlösung einen krystallinischen Niederschlag (von Kaliumbitartrat), mit überschüssigem Kalkwasser einen anfangs flockigen, bald krystallinisch werdenden, in Ammoniumchloridlösung und in Natronlauge löslichen Niederschlag (von Calciumtartrat). Beim Kochen der Lösung desselben in Natronlauge scheidet sich das Calciumtartrat gelatinös aus und löst sich beim Erkalten wieder.

Prüfung.   Die Weinsäure ist zu prüfen auf einen Gehalt an Schwefelsäure, Kalk, Traubensäure und Oxalsäure, Metallen.

Die wässerige Weinsäurelösung (1+9) darf durch Baryumnitrat-(Schwefelsäure) und Ammoniumoxalatlösung (Kalk) und, mit Ammoniakflüssigkeit bis zur schwach sauren Reaktion abgestumpft, auch durch Calciumsulfatlösung nicht verändert werden. Bei Gegenwart von Traubensäure oder Oxalsäure würden die Calciumsalze dieser Säuren sich in Form weisser Trübungen bez. Niederschläge ausscheiden. Auf Metalle (Blei, Kupfer) wird mit Schwefelwasserstoffwasser geprüft.

0,5 g Weinsäure, bei Luftzutritt erhitzt, dürfen keinen wägbaren Rückstand hinterlassen.

Acidum trichloraceticum, Trichloressigsäure, $CCl_3 - COOH$, besteht aus farblosen, leicht zerfliesslichen, rhomboëdrischen Krystallen von schwach stechendem Geruch, in Wasser,

Weingeist und Aether löslich. Schmelzpunkt $= 55^0$, Siedepunkt $= 195^0$.

Mit überschüssigem Natriumcarbonat erwärmt, entwickelt Tri- *Identitäts-reaktionen.* chloressigsäure Chloroform (s. Bd. II):

$$CCl_3 - COOH = CCl_3H + CO_2.$$

Neben der Bestimmung des Schmelz- und Siedepunktes prüft *Prüfung.* man Trichloressigsäure auf einen Gehalt an **Salzsäure**: 10 ccm der wässerigen Lösung $(1 + 9)$, mit 2 Tropfen Zehntel-Normal-Silbernitratlösung versetzt, dürfen nur schwach opalisirend getrübt werden.

Vorsichtig aufzubewahren!

Aether, Aethyläther, Schwefeläther, $C_2H_5 - O - C_2H_5$, bildet eine klare, farblose, leicht bewegliche, leicht flüchtige und leicht entzündliche Flüssigkeit, welche sich in jedem Verhältniss mit Weingeist und fetten Oelen mischt. Spec. Gew. 0,720, Siedepunkt 35^0.

Geruch, Geschmack, die Leichtbeweglichkeit, Siedepunkt und *Identitäts-reaktionen.* specifisches Gewicht kennzeichnen den Aether als solchen.

Das Arzneibuch lässt den Aether prüfen auf **riechende fremde** *Prüfung.* **Stoffe, freie Säuren, Vinylalkohol, Acetaldehyd, Wasserstoffsuperoxyd.**

Bestes Fliesspapier, welches mit Aether getränkt wurde, darf nach dem Verdunsten dieses keinen Geruch mehr abgeben. Der nach freiwilliger Verdunstung von 5 ccm Aether in einer Glasschale sich zeigende feuchte Beschlag darf blaues Lackmuspapier nicht röthen (auf **freie Säuren**). — Uebergiesst man Kaliumhydroxyd mit Aether, so darf sich jenes innerhalb einer halben Stunde nicht gelblich färben. Eine solche Färbung tritt auf bei einem Gehalt des Aethers an **Vinylalkohol** ($CH_2 = CH - OH$), der mehrfach beobachtet wurde, oder an **Acetaldehyd**, der durch Kaliumhydroxyd in sog. **Aldehydharz** übergeführt wird. — 10 ccm Aether, mit 1 ccm Kaliumjodidlösung in einem vollen, geschlossenen Glasstöpselglase häufig geschüttelt, dürfen im zerstreuten Tageslicht innerhalb einer Stunde keinerlei Färbung erkennen lassen. Enthält der Aether Wasserstoffsuperoxyd, so macht letzteres aus Kaliumjodid Jod frei, falls freie Säure zugegen ist (s. Bd. II). Enthält ein Aether Wasserstoffsuperoxyd und Vinylalkohol, so ist auch stets in kleiner Menge freie Essigsäure vorhanden. Die Einwirkung von H_2O_2 auf KJ vollzieht sich im Sinne folgender Gleichung:

$$2\,KJ + H_2O_2 + 2\,CH_3 . COOH = J_2 + 2\,CH_3 . COOK + 2\,H_2O.$$

Vor Licht geschützt aufzubewahren!

Aether aceticus, Essigäther, $CH_3 — COOC_2H_5$, bildet eine klare, farblose, flüchtige Flüssigkeit von angenehm erfrischendem Geruche, mit Weingeist und Aether in jedem Verhältniss mischbar. Spec. Gew. 0,900 bis 0,904.   Siedepunkt 74 bis 76^0.

Prüfung.   Auf riechende fremde Bestandtheile prüft man in gleicher Weise, wie beim Aether angegeben ist, desgleichen auf Säuregehalt.

Amylverbindungen bewirken beim Schichten von 1 Raumtheil Essigäther auf 1 Raumtheil Schwefelsäure die Bildung einer gefärbten Zone.

Zur Prüfung auf einen zu grossen Gehalt an Alkohol, bez. Alkohol, Aether und Wasser, durchschüttelt man den Essigäther mit Wasser: Wird 1 Raumtheil Essigäther mit 1 Raumtheil Wasser von 15^0 kräftig geschüttelt, so darf die Raummenge des letzteren höchstens um den zehnten Theil zunehmen. Das Durchschütteln der Flüssigkeiten nimmt man zweckmässig in einem sogen. Aetherprobirrohr vor, wie ein solches in nebenstehender Abb. 1 erläutert ist.

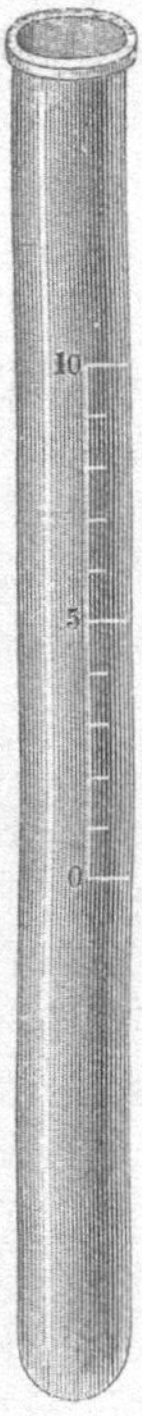

Aether bromatus, Aethylbromid, Bromäthyl, C_2H_5Br, bildet eine klare, farblose, flüchtige, stark lichtbrechende, angenehm ätherisch riechende Flüssigkeit, welche in Wasser unlöslich, in Weingeist und Aether löslich ist. Der besseren Haltbarkeit wegen versetzt man das Aethylbromid mit 1 $^0/_0$ Alkohol.   Ein solches Präparat besitzt das spec. Gew. 1,453 bis 1,457 und siedet bei 38 bis 40^0.

Prüfung.   Specifisches Gewicht und Siedepunkt sind neben der Prüfung auf freie Bromwasserstoffsäure für die Beurtheilung der Güte und Brauchbarkeit eines Präparates von Wichtigkeit. — Amylverbindungen, die einem fuselölhaltigen Weingeist entstammen, oder Aethylenverbindungen

Abb. 1.   bewirken beim Schütteln von 5 ccm des Präparates mit 5 ccm Schwefelsäure eine Gelbfärbung. Bei längerem Zusammenstehen mit Schwefelsäure erleidet das Aethylbromid selbst eine Zersetzung, und abgespaltenes Brom färbt die Flüssigkeit gelb.

Zur Prüfung auf Bromwasserstoffsäure werden 5 ccm Aethylbromid mit 5 ccm Wasser geschüttelt, von dem Wasser 2,5 ccm abgehoben und mit 1 Tropfen Silbernitratlösung versetzt: Die Mischung muss mindestens 5 Minuten lang klar bleiben und darf auch nach längerem Stehen nur eine schwache Opalescenz zeigen. Bei dieser Prüfung ist zu beachten, dass das mit dem Aethylbromid geschüttelte Wasser sogleich abgehoben wird. Bei längerer Berührung bewirkt das Wasser eine Zersetzung des Aethylbromids, und man erhält mit Silbernitrat auf jeden Fall sogleich eine Reaktion.

Vor Licht geschützt aufzubewahren!

Agaricin, $C_{16}H_{30}O_5 + H_2O$, Agaricin wird aus dem Lärchen⁻ schwamm, Polyporus officinalis Fries, gewonnen.

Dasselbe bildet ein Pulver von schwachem Geruche und Geschmacke, gegen 140° zu einer gelblichen Flüssigkeit schmelzend, bei stärkerem Erhitzen verkohlend. Wenig löslich in kaltem Wasser; in heissem Wasser quillt es auf und löst sich beim Sieden zu einer stark schäumenden Flüssigkeit, die Lackmuspapier schwach röthet.

Agaricin wird von 130 Theilen kalten und 10 Theilen heissen Weingeistes, noch leichter von heisser Essigsäure, nur wenig von Aether, kaum von Chloroform gelöst. Kalilauge nimmt es zu einer beim Schütteln stark schäumenden Flüssigkeit auf.

Vorsichtig aufzubewahren! Grösste Einzelgabe 0,1 g.

Amylenhydrat, Dimethyläthylcarbinol, tertiärer Amylalkohol, bildet eine klare, farblose, flüchtige Flüssigkeit von pfefferminzartigem Geruche; löslich in 8 Theilen Wasser, mit Weingeist, Aether, Chloroform, Petroleumbenzin, Glycerin und fetten Oelen klar mischbar. Spec. Gew. 0,815 bis 0,820. Siedepunkt 99 bis 103°.

Die Feststellung des specifischen Gewichtes und des Siedepunktes Prüfung ist von Wichtigkeit. Das Arzneibuch lässt ausserdem auf Verunreinigungen durch Amylalkohol und Aldehyde prüfen.

20 ccm der wässerigen Lösung (1 + 19) dürfen nach Zusatz von 2 Tropfen Kaliumpermanganatlösung dieselbe innerhalb 10 Minuten nicht entfärben (Amylalkohol). Wird die wässerige Lösung (1 + 19) mit Silbernitratlösung, die zuvor mit Ammoniakflüssigkeit übersättigt ist, 10 Minuten im Wasserbade erwärmt, so darf sie auf die Silberlösung nicht reducirend wirken, andernfalls man auf Aldehyde schliessen kann.

Vorsichtig und vor Licht geschützt aufzubewahren! Grösste Einzelgabe 4,0 g. Grösste Tagesgabe 8,0 g!

Amylium nitrosum, Amylnitrit, salpetrigsaurer Amyläther, $C_5H_{11}ONO$, bildet eine klare, gelbliche, flüchtige Flüssigkeit von eigenartigem (fruchtartigem) Geruche, von brennendem, gewürzhaftem Geschmacke; kaum löslich in Wasser, in allen Verhältnissen mit Weingeist und Aether mischbar. Angezündet brennt es mit gelber, leuchtender, russender Flamme. Spec. Gew. 0,87 bis 0,88. Siedepunkt 97 bis 99°.

Prüfung.

Specifisches Gewicht und Siedepunkt sind festzustellen, und ferner ist auf **Säuregehalt** und auf **Aldehyd** (**Valeraldehyd**) zu prüfen.

Die Prüfung auf den zulässigen Gehalt an Säure wird folgenderweise ausgeführt: 5 ccm Amylnitrit, mit 1 ccm Wasser geschüttelt, welchem 0,1 ccm Ammoniakflüssigkeit beigemischt wurde, dürfen die alkalische Reaktion nicht aufheben. — 1 ccm Amylnitrit, mit einer Mischung aus 1,5 ccm Silbernitratlösung und 1,5 ccm absoluten Alkohols nach Zusatz einiger Tropfen Ammoniakflüssigkeit gelinde erwärmt, darf keine **Bräunung** oder **Schwärzung** (von metallischem Silber, durch **Aldehyd** reducirt) hervorrufen.

Einen Wassergehalt weist das Arzneibuch dadurch nach, dass es Amylnitrit auf 0^0 abgühlen lässt. Es darf sich nicht trüben.

Vorsichtig und vor Licht geschützt aufzubewahren!

Antipyrin, Phenyldimethylpyrazolon, $C_{11}H_{12}N_2O$, besteht aus tafelförmigen, farblosen Krystallen, die sich in weniger als 1 Theil Wasser, in etwa 1 Theil Weingeist, in 1 Theil Chloroform und in etwa 50 Theilen Aether lösen. Schmelzpunkt 113^0.

Identitäts-
reaktionen.

Die wässerige Lösung des Antipyrins $(1+99)$ wird durch Gerbsäurelösung weiss gefällt. 2 ccm der wässerigen Antipyrinlösung $(1+99)$ werden durch 2 Tropfen rauchender Salpetersäure grün gefärbt: es bildet sich **Isonitrosoantipyrin** $C_{11}H_{11}N_2O \cdot NO$. Aus concentrirteren Lösungen scheidet sich dieser Körper in grünen Krystallen ab. Fügt man zu der grünen Lösung nach dem Erhitzen bis zum Sieden einen weiteren Tropfen rauchender Salpetersäure, so erscheint eine rothe Färbung. —

2 ccm wässeriger Antipyrinlösung (1 auf 1000) geben mit 1 Tropfen Ferrichloridlösung eine tiefrothe Färbung, welche auf Zusatz von 10 Tropfen Schwefelsäure in hellgelb übergeht.

Prüfung.

Ausser der Bestimmung des Schmelzpunktes prüft man die wässerige Lösung $(1+1)$ auf Neutralität, Farblosigkeit und das Verhalten gegen Schwefelwasserstoffwasser, welches keine Veränderung hervorrufen darf (**Metalle**). Beim Verbrennen soll Antipyrin keinen Rückstand hinterlassen.

Apomorphinum hydrochloricum, Apomorphinhydrochlorid, $C_{17}H_{17}NO_2 \cdot HCl$, besteht aus weissen oder grauweissen Kryställchen, welche sich in etwa 40 Theilen Wasser oder Weingeist lösen, in Aether oder Chloroform fast unlöslich sind. An feuchter Luft, besonders wenn gleichzeitig dem Licht ausgesetzt, färbt sich das Salz schnell grün.

Die Lösung des Salzes in überschüssiger Natronlauge färbt Identitäts-reaktionen. sich an der Luft nach kurzem purpurroth und dann schwarz. Der durch Natriumbicarbonat in der wässerigen Lösung hervorgerufene Niederschlag färbt sich an der Luft schnell grün. Aether nimmt denselben mit purpurvioletter, Chloroform mit blauvioletter Farbe auf. Die erwähnten Färbungen sind auf die Oxydationswirkung des Luftsauerstoffs zurückzuführen, welche sich besonders schnell bei Gegenwart von Alkali äussert. — Silbernitratlösung wird von der mit Ammoniakflüssigkeit versetzten Lösung des Salzes sofort reducirt.

Die wässerige Lösung des Salzes muss farblos oder doch nur Prüfung. wenig gefärbt sein; das Arzneibuch lässt ein Präparat, welches mit 100 Theilen Wasser eine smaragdgrüne Lösung giebt, verwerfen. Eine solche Färbung ist ein Beweis dafür, dass das Präparat schon theilweise oxydirt ist. Man stellt dies auch dadurch fest, dass man das trockene Salz mit Aether schüttelt, ein theilweise oxydirtes Salz färbt den Aether blassröthlich.

Bei Luftzutritt erhitzt muss das Apomorphinhydrochlorid verbrennen, ohne einen Rückstand zu hinterlassen.

Vorsichtig und vor Licht geschützt aufzubewahren! Grösste Einzelgabe 0,02 g. Grösste Tagesgabe 0,1 g.

Aqua Amygdalarum amararum, Bittermandelwasser. Das durch Destillation der vom fetten Oel befreiten, bitteren Mandeln mit Wasserdämpfen erhaltene Bittermandelwasser (s. Bd. II) enthält $25\,^0/_0$ Alkohol und sei eine klare oder fast klare Flüssigkeit von eigenartigem, starkem Geruch, der auch nach Wegnahme der Blausäure mittelst Silbernitratlösung verbleibt. Spec. Gew. 0,970 bis 0,980.

Das Arzneibuch lässt den Blausäuregehalt nach der Liebig'schen Prüfung. Methode bestimmen: 10 ccm Bittermandelwasser, mit 90 ccm Wasser verdünnt, versetze man mit 5 Tropfen Kalilauge und mit einer Spur Natriumchlorid und füge unter fortwährendem Umrühren so lange Zehntel-Normal-Silbernitratlösung hinzu, bis eine bleibende weissliche Trübung eingetreten ist. Es müssen hierzu mindestens 1,8 ccm Zehntel-Normal-Silbernitratlösung erforderlich sein.

Das Bittermandelwasser hält die Blausäure an Benzaldehyd gebunden; diese Verbindung (Benzaldehydcyanwasserstoff) wird durch Kalilauge zerlegt:

$$C_6H_5C \!\! \begin{array}{c} -OH \\ -H \\ -CN \end{array} \!\! + KOH = \underbrace{KCN}_{\text{Kaliumcyanid}} + \underbrace{C_6H_5CHO}_{\text{Benzaldehyd}} + H_2O.$$

Fügt man Silbernitratlösung zu Kaliumcyanidlösung, so entsteht Kaliumnitrat und Silbercyanid.

Letzteres bildet mit dem überschüssigen Kaliumcyanid leicht lösliches Kalium-Silbercyanid (KCN + AgCN); erst bei weiterem Hinzufügen von Silbernitrat wird diese Doppelverbindung zerlegt, und nun scheidet sich Silbercyanid in unlöslicher Form aus. Diese chemischen Vorgänge lassen sich durch folgende Gleichungen veranschaulichen:

$$\text{a) } 2\,KCN + NO_3Ag = NO_3K + \underbrace{KCN + AgCN}_{\text{leicht löslich}};$$

$$\text{b) } \underbrace{KCN + AgCN}_{} + NO_3Ag = \underbrace{2\,AgCN}_{\text{unlöslich}} + NO_3K.$$

Man kann daher dieses Verhalten zu einer titrimetrischen Blausäurebestimmung benutzen. Lässt man eine Silbernitratlösung von bekanntem Gehalt zu einer Blausäure- resp. Kaliumcyanidlösung hinzutropfen, so zeigt das plötzliche Auftreten einer Trübung den Beginn der Reaktion b) an, d. h. es ist kein Kaliumcyanid mehr hinreichend vorhanden, um weiteres Silbercyanid in Lösung zu halten, und dieses scheidet sich daher aus. Durch 1 Mol. Silbernitrat werden also 2 Mol. Kaliumcyanid (s. Gleichung a) bez. 2 Mol. Blausäure nachgewiesen:

$$NO_3Ag : \underbrace{2\,HCN}_{2 \times 27}.$$

1 ccm Zehntel-Normal-Silbernitratlösung entspricht daher 0,0054 g HCN.

Man fügt zweckmässig, wie auch das Arzneibuch angiebt, eine Spur Natriumchlorid vor der Titration zur Lösung, damit nach Bildung der Doppelverbindung KCN + AgCN bei weiterem Hinzufügen von Silbernitrat nicht Silbercyanid, sondern wegen deutlicherer Trübung Silberchlorid entstehe.

Wenn zur Bindung der in 10 ccm Bittermandelwasser enthaltenen Blausäuremenge 1,8 ccm Zehntel-Normal-Silbernitratlösung erforderlich sein sollen, so ist damit ein Blausäuregehalt von $0,0054 \cdot 1,8 = 0,00972$ g in 10 ccm Bittermandelwasser verlangt. Beträgt das spec. Gew. der letzteren 0,975, so sind

$$\frac{0,00972 \times 10}{0,975} = \text{nahezu } 0,1\,\%\ HCN \text{ gefordert.}$$

Vorsichtig und vor Licht geschützt aufzubewahren! Grösste Einzelgabe 2 g. Grösste Tagesgabe 8 g!

Atropinum sulfuricum, Atropinsulfat, $(C_{17}H_{23}NO_3)_2 \cdot H_2SO_4$, bildet eine weisse, krystallinische Masse, die sich in 1 Theil Wasser und in 3 Theilen Weingeist löst, in Aether oder Chloroform fast unlöslich ist. Die Lösungen besitzen einen bitteren, anhaltend kratzenden Geschmack.

Der Schmelzpunkt liegt gegen 183°, der der reinen Base bei 115,5°.

Identitäts-reaktionen und Prüfung. Zu 0,01 g Atropinsulfat, das im Probirrohre bis zum Auftreten weisser Nebel erhitzt wird, gebe man 1,5 ccm Schwefelsäure und erwärme bis zur beginnenden Bräunung. Sofortiger vorsichtiger

Zusatz von 2 ccm Wasser ruft die Entwickelung eines angenehmen, eigenthümlichen Geruches hervor; ein Zusatz eines Kryställchens Kaliumpermanganat bewirkt das Auftreten eines Bittermandelölgeruches. Trocknet man 0,01 g Atropinsulfat mit 5 Tropfen rauchender Salpetersäure auf dem Wasserbade in einem Porcellanschälchen ein, so entsteht beim Uebergiessen des erkalteten, gelblich gefärbten Rückstandes mit weingeistiger Kalilauge eine violette Farbe. Diese beiden Reaktionen kennzeichnen das Atropin.

Zur Prüfung auf Belladonnin, eines ebenfalls in Atropa Belladonna vorkommenden Alkaloids(?), versetzt man die wässerige Lösung des Atropinsulfats (1 + 59) mit Ammoniakflüssigkeit. Letztere fällt Belladonnin, nicht aber Atropin. Natronlauge setzt sowohl Belladonnin, wie Atropin in Freiheit. — Schwefelsäure soll Atropinsulfat ohne Färbung lösen; eine solche mache sich auch nicht bemerkbar, wenn man zu dieser Lösung etwas Salpetersäure zufliessen lässt. Organische Verunreinigungen mannigfacher Art werden durch Schwefelsäure gelb bis braun oder auf Zusatz von Salpetersäure roth gefärbt.

Atropinsulfat muss, ohne einen Rückstand zu hinterlassen, verbrennlich sein.

Sehr vorsichtig aufzubewahren! Grösste Einzelgabe 0,001 g, grösste Tagesgabe 0,003 g.

Benzinum Petrolei, Petroleumbenzin, Benzin, Petroleumäther, besteht aus farblosen, nicht fluorescirenden Antheilen des Petroleums von starkem, nicht unangenehmem Geruch, leicht entzündlich. Der Siedepunkt (55—77^{0}) und das spec. Gew. (0,64—0,67), welche das Arzneibuch vorschreibt, beziehen sich auf ein Präparat, welches im wesentlichen aus Pentan C_5H_{12} und Hexan C_6H_{14} (s. Bd. II) besteht.

Das Petroleumbenzin soll in der Kälte nicht erstarren (Unterschied von Benzol). Prüfung.

Zum Nachweis aromatischer Kohlenwasserstoffe, die im Steinkohlenbenzin enthalten sind, aber auch in geringer Menge in dem kaukasischen Petroleum und in dem daraus gewonnenen Benzin vorkommen, verfährt man wie folgt:

Man mischt 1 Theil Schwefelsäure mit 4 Theilen rauchender Salpetersäure und schüttelt nach der Abkühlung 2 Theile Petroleumbenzin mit dem Säuregemisch; bei Gegenwart von aromatischen Kohlenwasserstoffen bilden sich gelb gefärbte Nitroprodukte, welche einen Bittermandelölgeruch besitzen. Der letztere kommt besonders deutlich zum Vorschein beim Verdünnen mit

Wasser, wodurch der sonst vorherrschende Geruch nach Untersalpetersäure verdeckt wird.

Bismutum subsalicylicum, basisches Wismutsali-
cylat, bildet ein weisses, amorphes oder mikrokrystallinisches,
geruch- und geschmackloses Pulver, in Wasser und Weingeist fast
unlöslich, beim Erhitzen, ohne zu schmelzen, unter Hinterlassung
eines gelben Rückstandes verkohlend.

Identitäts-reaktionen.   Beim Uebergiessen von 0,5 g des Präparates mit einer verdünnten Eisenchloridlösung (1 + 19) entsteht eine blauviolette (durch
die Salicylsäure bedingt), beim Uebergiessen mit Schwefelwasserstoffwasser eine braunschwarze Färbung (von Wismutsulfid).

Prüfung.   Es ist zu prüfen auf freie Salicylsäure, auf den Gehalt
an Wismutoxyd, auf Verunreinigungen durch Sulfat, Chlorid,
Blei, Kupfer, Alkalien, Arsen, Nitrat und Ammoniumsalz.

Werden 0,5 g basischen Wismutsalicylats mit 5 ccm Wasser
geschüttelt, so darf das Filtrat blaues Lackmuspapier nicht sofort
röthen (freie Salicylsäure). — Zur Wismutoxydbestimmung
wird 1 g des Präparates bis zur vollständigen Verkohlung schwach
geglüht, der verbleibende Rückstand in Salpetersäure gelöst, die
Lösung vorsichtig zur Trockne verdampft und der Rückstand aber-
mals geglüht: es müssen mindestens 0,63 g Wismutoxyd hinterbleiben.

Ein der Formel $\dfrac{C_6H_4(OH)COO}{O} \geqslant Bi$ entsprechendes Präparat
würde beim Glühen 64,26 $^0/_0$. Bi_2O_3 hinterlassen, ein Feuchtigkeitsgehalt drückt den Gehalt an Wismutoxyd herab.

Wird das erhaltene Wismutoxyd in Salpetersäure gelöst und
die Lösung bis auf 20 ccm verdünnt, so werde je ein Theil dieser
Lösung weder mit Baryumnitrat- (auf Sulfat), noch mit Silbernitratlösung (auf Chlorid), noch mit zwei Raumtheilen verdünnter
Schwefelsäure (auf Blei) verändert. Ein weiterer Theil jener
Lösung gebe, nach Zusatz von überschüssiger Ammoniakflüssigkeit,
ein farbloses Filtrat (Blaufärbung würde einen Kupfergehalt anzeigen). Ein weiterer Theil derselben liefere nach Ausfällung mit
Schwefelwasserstoffwasser ein Filtrat, welches nach dem Eindampfen
einen wägbaren Rückstand (Alkalien) nicht hinterlässt.

Wird 1 g basischen Wismutsalicylats mit 3 ccm Zinnchlorürlösung
geschüttelt, so darf im Laufe einer Stunde eine Färbung nicht eintreten (von ausgeschiedenem elementaren Arsen). — Werden 0,2 g
des Präparates mit 1 ccm Schwefelsäure übergossen und wird die
Mischung alsdann mit 2 ccm Ferrosulfatlösung überschichtet, so

darf eine braune Zone nicht entstehen (auf Nitrat). — Beim Erwärmen von 0,2 g des Präparates mit überschüssiger Natronlauge darf ein Geruch nach Ammoniak nicht auftreten.

Vor Licht geschützt aufzubewahren!

Chininum ferro-citricum, Eisenchinincitrat, besteht aus glänzenden, durchscheinenden, dunkelrothbraunen Blättchen, welche einen eisenartigen, bitteren Geschmack besitzen und in 100 Theilen 9—10 Theile Chinin enthalten. Von Wasser wird das Präparat langsam aber vollständig, von Weingeist nur wenig gelöst.

Die äusseren Eigenschaften und folgende Reaktionen sind Identitäts-reaktionen. kennzeichnend: die mit Salzsäure angesäuerte, wässerige Lösung giebt sowohl mit Kaliumferrocyanid- (Ferrisalz als Berlinerblau gefällt), als auch mit Kaliumferricyanidlösung (Ferrosalz als Turnbull's Blau gefällt) eine blaue, mit Jodlösung eine braune Fällung (von Jodchinin).

Das Arzneibuch schreibt eine Gehaltsbestimmung für Chinin vor, Prüfung. lässt ferner das abgeschiedene Alkaloid in Sulfat überführen und letzteres nach den bei Chininsulfat gestellten Forderungen auf Reinheit prüfen. Die Chininbestimmung wird, wie folgt, ausgeführt: 1 g Eisenchinincitrat löst man in 4 ccm Wasser, versetzt die Lösung mit Natronlauge bis zur stark alkalischen Reaktion und schüttelt alsdann dreimal mit je 7 ccm Aether aus. Die abgehobene ätherische Schicht liefere nach dem Verdunsten und Trocknen des Rückstandes bei 100^0 mindestens 0,09 g Chinin.

Vor Licht geschützt aufzubewahren!

Chininum hydrochloricum, Chininhydrochlorid, $C_{20}H_{24}N_2O_2 . HCl + 2H_2O$ besteht aus weissen, bitter schmeckenden, nadelförmigen Krystallen, welche mit 3 Theilen Weingeist und mit 34 Theilen Wasser farblose Lösungen geben.

Versetzt man die wässerige Lösung (1 auf 200 Theile) mit Identitäts-reaktionen. $^1/_4$ Raumtheil Chlorwasser, so nimmt die Mischung auf Zusatz von überschüssiger Ammoniakflüssigkeit grüne Färbung an (Thalleiochinreaktion s. Bd. II). Silbernitratlösung ruft in der wässerigen, mit Salpetersäure angesäuerten Lösung des Salzes einen weissen Niederschlag (von Silberchlorid) hervor.

Es ist zu prüfen auf Sulfat, Baryumsalz, Morphin und Prüfung. Strychnin, anorganische Beimengungen, Feuchtigkeitsgehalt, Nebenalkaloide.

Die wässerige Lösung des Chininhydrochlorids (1 + 49) werde durch Baryumnitratlösung (zeigt Sulfat an) nur sehr wenig, durch verdünnte Schwefelsäure (zeigt Baryumsalz an) gar nicht getrübt. Man pflegt das Chininhydrochlorid durch Wechselzersetzung von Chininsulfat und Baryumchlorid herzustellen — daher eine mögliche Beimengung von Baryumsalz. — Morphin und Strychnin, mit welchen Chininhydrochlorid verwechselt werden könnte (man will derartige Verwechselungen angetroffen haben) lassen sich durch folgende Farbreaktion erkennen: 0,05 g des Salzes, mit 10 Tropfen Schwefelsäure und 1 Tropfen Salpetersäure gemischt, zeigen bei Anwesenheit genannter Alkaloide rothgelbe Färbung.

Bei Luftzutritt erhitzt, verbrenne das Chininhydrochlorid, ohne einen Rückstand zu hinterlassen. — Eine Feuchtigkeitsbestimmung schreibt das Arzneibuch, wie folgt, vor: 1 g des Salzes verliere bei 100⁰ nicht mehr als 0,1 g an Gewicht.

Zur Prüfung auf Nebenalkaloide lässt das Arzneibuch das salzsaure Salz in das schwefelsaure überführen und dieses, wie unter Chininum sulfuricum näher erläutert ist, prüfen: 2 g Chininhydrochlorid werden in einem erwärmten Mörser in 20 ccm Wasser von 60⁰ gelöst; die Lösung werde mit 1 g zerriebenen, unverwitterten Natriumsulfats versetzt und die Masse gleichmässig durchgearbeitet. Nach dem Erkalten bleibe die Masse, unter zeitweiligem Umrühren, eine halbe Stunde bei 15⁰ stehen; hierauf werde durch ein aus bestem Filtrirpapier gefertigtes Filter von 7 cm Durchmesser filtrirt und von dem 15⁰ zeigenden Filtrate 5 ccm in einem trockenen Probirrohre mit Ammoniakflüssigkeit von 15⁰ versetzt, bis der entstandene Niederschlag wieder klar gelöst ist. Die hierzu erforderliche Menge Ammoniakflüssigkeit darf nicht mehr als 4 ccm betragen.

Man erhält nur schwierig aus der breiigen Masse 5 ccm Filtrat; man verwendet daher zweckmässig 3 g Chininhydrochlorid und dementsprechend eine grössere Menge Wasser und Natriumsulfat.

Chininum sulfuricum, Chininsulfat,

$(C_{20}H_{24}N_2O_2)_2 \cdot H_2SO_4 + 8H_2O$, besteht aus weissen, feinen, bitter schmeckenden Krystallnadeln, welche sich in etwa 800 Theilen kalten, in 25 Theilen siedenden Wassers, sowie in 6 Theilen siedenden Alkohols lösen. Die wässerige neutrale Lösung zeigt keine Fluorescenz, doch ruft bereits ein Tropfen verdünnter Schwefelsäure in der Auflösung des Chininsulfats blaue Fluorescenz hervor.

Identitäts-
reaktionen. Fügt man zu 5 Theilen der kalt gesättigten wässerigen Chininsulfatlösung 1 Theil Chlorwasser, so wird dieselbe auf Zusatz von Ammoniakflüssigkeit im Ueberschusse grün gefärbt (Thalleiochinreaktion, s. Bd. II). Die wässerige, mit einigen Tropfen Salpetersäure angesäuerte Chininsulfatlösung wird durch Baryumnitratlösung (als Kennzeichen für das Sulfat) gefällt.

Für die Prüfung kommen in Betracht eine Krystallwasser- bestimmung, Nachweis fremder Chinaalkaloide, ferner anderer organischer, sowie anorganischer Körper. *Prüfung.*

Den Krystallwassergehalt bestimmt man durch Austrocknen von 1 g Chininsulfat im Trockenschrank. Es muss mindestens ein Rückstand von 0,85 g hinterbleiben.

Zum Nachweis fremder Chinaalkaloide, sogen. Nebenalkaloide (besonders Cinchonin, Cinchonidin, Chinidin) benutzt das Arzneibuch die Kerner-Weller'sche Methode, welche darauf begründet ist, dass in Wasser von 15° die Sulfate der verunreinigenden Nebenalkaloide sich weit leichter lösen als Chininsulfat. Fügt man Ammoniakflüssigkeit zu einer solchen Lösung, so scheiden sich anfangs die Basen ab; sie werden aber bei einer hinreichend grossen Menge Ammoniak wieder gelöst. Die abgeschiedene Alkaloidmenge ist um so grösser, je mehr Sulfate der Basen in Lösung waren, d. h. je reicher an Nebenalkaloiden das untersuchte Chininsulfat ist.

Das Arzneibuch lässt diese Probe, wie folgt, ausführen:

2 g bei 40—50° völlig verwitterten Chininsulfats übergiesse man in einem Probirrohre mit 20 ccm destillirten Wassers und stelle das Rohr eine halbe Stunde lang, unter häufigem Umschütteln, in ein auf 60—65° erwärmtes Wasserbad. Hierauf setze man das Probirrohr in Wasser von 15° und lasse es, unter häufigem Schütteln, 2 Stunden lang darin stehen. Alsdann filtrire man durch ein aus bestem Filtrirpapier gefertigtes Filter von 7 cm Durchmesser, bringe 5 ccm des 15° zeigenden Filtrates in ein trockenes Probirröhrchen und mische allmählich aus einer Bürette Ammoniakflüssigkeit (spec. Gew. 0,960) von 15° hinzu, bis der entstandene Niederschlag wieder klar gelöst ist. Die hierzu erforderliche Menge Ammoniakflüssigkeit darf nicht mehr als 4 ccm betragen. — Dies Resultat ist nur dann verlässlich, wenn die vorgeschriebenen Temperaturen auf das sorgfältigste beobachtet werden.

Zum Nachweis anderer organischer Körper durchfeuchte man das Chininsulfat mit Schwefelsäure und eine andere Probe mit Salpetersäure: es dürfen kaum Färbungen auftreten. Auch die folgende Probe dient sowohl zum Nachweis fremder organischer wie anorganischer Körper: 1 g Chininsulfat löse sich in 7 ccm eines Gemenges von 2 Raumtheilen Chloroform und 1 Raumtheil absoluten Alkohols nach kurzem Erwärmen auf 40—50° vollständig auf. Die Lösung bleibe auch nach dem Erkalten klar. — Ein Gehalt an anorganischer Verunreinigung würde sich ferner beim

Veraschen des Chininsulfats ergeben; es darf keinen Rückstand hinterlassen.

Vor Licht geschützt aufzubewahren!

Chininum tannicum, gerbsaures Chinin, bildet ein gelblichweisses, amorphes, schwach bitter und kaum zusammenziehend schmeckendes Pulver, welches in 100 Theilen 30—32 Theile Chinin enthält, in Wasser wenig, etwas mehr in Weingeist löslich ist.

Identitäts-reaktionen. Die wässerige oder weingeistige Lösung wird durch Ferrichloridlösung blauschwarz gefärbt (Kennzeichen für Gerbsäure).

Prüfung. Die Prüfung hat sich zu erstrecken auf Metall-, Chlorid- und Sulfatgehalt. Das Arzneibuch lässt ausserdem auf anorganische Verunreinigungen prüfen und eine quantitative Chininbestimmung ausführen.

Der mit Hilfe von Salpetersäure durch Schütteln und darauffolgendes Filtriren bereitete wässerige Auszug des Chinintannats (1 + 49) werde durch Schwefelwasserstoffwasser (Metalle) nicht verändert, durch Silbernitrat-(Chlorid) und durch Baryumnitratlösung (Sulfat) nicht sofort getrübt.

Zur Chininbestimmung wird 1 g Chinintannat in 4 ccm Wasser suspendirt, mit Natronlauge bis zur stark alkalischen Reaktion versetzt und die Mischung dreimal mit je 7 ccm Aether ausgeschüttelt. Nach dem Verdunsten der abgehobenen ätherischen Schicht und Trocknen des Rückstandes bei 100^0 sollen mindestens 0,3 g Chinin hinterbleiben, welches, in das Sulfat übergeführt, den für dieses Salz geforderten Bestimmungen entspricht. Will man letztere Probe ausführen, so muss man mindestens 6 g Chinintannat auf obige Weise zerlegen.

1 g Chinintannat darf beim Verbrennen einen wägbaren Rückstand nicht hinterlassen.

Chloralum formamidatum, Chloralformamid,

$$CCl_3 \cdot C \overset{\diagup OH}{\underset{\diagdown NH \cdot COH}{- H}}$$, besteht aus farblosen, glänzenden, schwach bitter schmeckenden Krystallen, die sich langsam in etwa 20 Theilen kalten Wassers, sowie in 1,5 Theilen Weingeist lösen. Beim Lösen des Körpers ist starkes Erwärmen zu vermeiden, da schon bei etwa 60^0 der Körper in seine Bestandtheile Chloral, bez. Chloralhydrat und Formamid, bez. ameisensaures Ammonium zerfällt. Schmelzpunkt 114—115^0.

Identitäts-reaktionen. Erwärmt man Chloralformamid mit Natronlauge, so tritt Chloroformgeruch neben Ammoniakgeruch auf. Letzterer macht sich besonders dann bemerkbar und wird nicht durch den Chloroformgeruch verdeckt, wenn man die Flüssigkeit abkühlt. Man kann auch Ammoniak dadurch nachweisen, dass man der Mündung des Probirrohres einen Salzsäuretropfen nähert, welcher sich mit einem Salmiaknebel umgiebt.

Beim Erwärmen des Chloralformamids mit Natronlauge werden zunächst Chloralhydrat und Formamid gebildet, letzteres geht sodann in ameisensaures Ammonium über, und Natronlauge macht daraus Ammoniak frei, während weiterhin die Natronlauge das Chloralhydrat in ameisensaures Natrium (Natriumformiat) und Chloroform zersetzt:

$$CCl_3 . C \underset{NH.COH}{\overset{OH}{\Big\langle}} H + H_2O = CCl_3 . C \underset{H}{\overset{OH}{\Big\langle}} OH + \underbrace{H.CONH_2}_{Formamid}$$

$$\underbrace{CCl_3 . C \underset{H}{\overset{OH}{\Big\langle}} OH}_{Chloralhydrat}$$

$$H.CONH_2 + H_2O = \underbrace{H.COONH_4}_{Ammoniumformiat}$$

$$H.COONH_4 + NaOH = \underbrace{H.COONa}_{Natriumformiat} + \underbrace{NH_3}_{Ammoniak} + H_2O$$

$$CCl_3 . C \underset{H}{\overset{OH}{\Big\langle}} OH + NaOH = \underbrace{H.COONa}_{Natriumformiat} + \underbrace{CCl_3H}_{Chloroform} + H_2O$$

Der Schmelzpunkt des Chloralformamids und das Auftreten von Chloroform und Ammoniak beim Erwärmen mit Natronlauge kennzeichnen das vorliegende Salz als Chloralformamid.

Die Lösung von Chloralformamid in Weingeist $(1 + 9)$ darf Prüfung. Lackmuspapier nicht röthen und sich auf Zusatz von Silbernitratlösung nicht sofort verändern. Das Präparat darf also keine freie Ameisensäure oder Salzsäure (Zersetzungsstoffe des Präparats) enthalten. Erhitzt sei Chloralformamid flüchtig, ohne brennbare Dämpfe zu entwickeln. Enthält das Präparat Chloralalkoholat

$$CCl_3 . C \underset{H}{\overset{OH}{\Big\langle}} OC_2H_5,$$ so giebt es beim Erhitzen brennbare Dämpfe (von

Alkohol) ab.

Vorsichtig aufzubewahren! Grösste Einzelgabe 4,0 g, grösste Tagesgabe 8,0 g.

Chloralhydrat, $CCl_3 . C \underset{H}{\overset{OH}{\Big\langle}} OH$, besteht aus farblosen, luftbeständigen, stechend riechenden Krystallen, welche leicht in Wasser,

Weingeist und Aether, weniger in fetten Oelen und Schwefelkohlenstoff löslich sind und auch von 5 Theilen Chloroform langsam aufgenommen werden. Schmelzpunkt 58^0.

Identitäts-
reaktionen Neben dem Schmelzpunkt und dem sonstigen äusseren Verhalten ist das Chloralhydrat durch die Abspaltung von Chloroform, welche es beim Erwärmen mit Natronlauge erleidet (s. Chloralformamid), gekennzeichnet.

Prüfung. Das Chloralhydrat muss trockene Krystalle darbieten, seine Lösung in 10 Theilen Weingeist darf Lackmuspapier erst beim Abtrocknen schwach röthen und durch Silbernitratlösung nicht sofort verändert werden (Prüfung auf Chlorwasserstoff). Erhitzt sei Chloralhydrat. flüchtig, ohne brennbare Dämpfe zu entwickeln (vergl. Chloralformamid).

Vorsichtig aufzubewahren! Grösste Einzelgabe 3,0 g, grösste Tagesgabe 6,0 g.

Chloroform, Formylchlorid, Trichlormethan, CCl_3H, bildet eine klare, farblose, flüchtige Flüssigkeit von eigenthümlichem Geruch und süsslichem Geschmack, wenig löslich in Wasser, mit Weingeist, Aether, fetten und ätherischen Oelen in jedem Verhältniss mischbar. Spec. Gew. 1,485 bis 1,489. Siedepunkt 60 bis 62^0. Das Chloroform enthält gegen $1\,{}^0/_0$ Alkohol.

Wird reines Chloroform der Einwirkung des Lichts und der Luft ausgesetzt, so zerfällt das Chloroformmolekül schnell, indem erstickend riechendes Kohlenoxychlorid (Phosgengas), Chlor, Salzsäure und Kohlensäure auftreten (s. Bd. II):

$$2\,CHCl_3 + 3\,O = 2\,COCl_2 + H_2O + Cl_2,$$
$$COCl_2 + H_2O = CO_2 + 2\,HCl.$$

Um einer solchen Zersetzung des Chloroforms vorzubeugen, wird dasselbe mit einer kleinen Menge Alkohol versetzt.

Prüfung. Das Arzneibuch lässt auf obige Zersetzungsprodukte des Chloroforms wie folgt prüfen:

Chloroform sei von dem erstickenden Phosgengeruche frei. Bestes Filtrirpapier, mit Chloroform getränkt, darf nach dem Verdunsten des letzteren keinen Geruch mehr abgeben. — Mit 2 Raumtheilen Chloroform geschütteltes Wasser darf Lackmuspapier nicht röthen, auch eine Trübung nicht hervorrufen, wenn es vorsichtig über eine mit gleichviel Wasser verdünnte Silbernitratlösung geschichtet wird. Wird Chloroform mit Jodzinkstärkelösung geschüttelt, so darf weder eine Bläuung derselben noch eine Färbung des Chloroforms bemerkbar sein. Diese Erscheinungen treten auf, wenn das Chloroform freies Chlor enthält, welches aus der Jod-zinkstärkelösung Jod frei macht.

20 ccm Chloroform sollen bei häufigem Schütteln mit 15 ccm Schwefelsäure in einem 3 ccm weiten, vorher mit Schwefelsäure gespülten Glasstöpselglase innerhalb einer Stunde die Schwefelsäure nicht färben. Enthält das Chloroform fremde gechlorte Körper, wie Aethylidenchlorid, gechlorte Amylverbindungen (aus einem fuselölhaltigen Alkohol stammend) u. s w., so tritt nach kurzem eine Gelb- bis Braunfärbung auf.

Vorsichtig und vor Licht geschützt aufzubewahren! Grösste Einzelgabe 0,5 g, grösste Tagesgabe 1,0 g.

Cocaïnum hydrochloricum, Cocaïnhydrochlorid, $C_{17}H_{21}NO_4$. HCl, besteht aus farblosen, durchscheinenden Krystallen, welche mit Wasser und Weingeist neutrale Lösungen geben. Die Lösungen schmecken bitter und rufen auf der Zunge eine vorübergehende Unempfindlichkeit hervor. Schmelzpunkt 186°.

Eine nur das Cocaïn kennzeichnende Reaktion giebt das Arznei-buch nicht; die von demselben angeführten Reaktionen sind allgemeine Alkaloidreaktionen: In der wässerigen, mit Salzsäure angesäuerten Lösung ruft Quecksilberchlorid einen weissen, Jodlösung einen braunen, Kalilauge einen weissen, in Weingeist und in Aether leicht löslichen Niederschlag hervor. — Zwei das Cocaïn kennzeichnende Reaktionen sollen in Folgendem bestehen: Reibt man 0,01 g Cocaïnhydrochlorid mit 0,01 g Hydrargyrochlorid zusammen, so schwärzt sich das Gemenge beim Anhauchen. — Versetzt man eine Lösung von 0,01 g des Salzes in einigen Tropfen Spiritus mit etwas zerriebenem Aetzkali, so entwickelt sich der angenehme Geruch des Benzoësäureesters.

Auf fremde organische Körper wird mit Schwefelsäure und Salpetersäure geprüft: In 1 ccm Schwefelsäure und in 1 ccm Salpetersäure löse sich je 0,1 g des Salzes ohne Färbung auf.

Auf Nebenalkaloide des Cocaïns (wie Cinnamylcocaïn und Isatropylcocaïn, welche Körper durch Kaliumpermanganat oxydirt werden und daher eine Lösung des letzteren entfärben) prüft man, wie folgt: Die unter Zusatz von 3 Tropfen verdünnter Schwefelsäure bereitete Lösung von 0,1 g Cocaïnhydrochlorid in 5 ccm Wasser soll durch einen Tropfen einer Lösung von 1 Theil Kaliumpermanganat in 1000 Theilen Wasser violett gefärbt werden. Bei Ausschluss von Staub zeige diese Färbung im Laufe einer halben Stunde kaum eine Abnahme.

Anorganische Verunreinigungen weist man nach: 0,05 g des

Salzes dürfen beim Verbrennen auf dem Platinblech keinen Rückstand hinterlassen.

Vorsichtig aufzubewahren! Grösste Einzelgabe 0,05 g, grösste Tagesgabe 0,15 g.

Codeïnum phosphoricum, Codeïnphosphat, $C_{18}H_{21}NO_3 . H_3PO_4 + 2H_2O$, besteht aus farblosen, bitter schmeckenden Nadeln, die sich leicht in Wasser, schwer in Weingeist lösen. Die wässerige Lösung reagirt schwach sauer.

Identitäts-reaktionen.   0,01 g Codeïnphosphat löst sich in 10 ccm Schwefelsäure beim Erwärmen farblos. Eine Schwefelsäure jedoch, die in 100 ccm einen Tropfen Ferrichloridlösung enthält, bewirkt eine blaue oder violette Lösung (kennzeichnend für Codeïn). In der wässerigen Lösung des Codeïnphosphats (1 + 19) ruft Silbernitratlösung einen gelben Niederschlag (von Silberphosphat), Kalilauge einen weissen Niederschlag (von Codeïn) hervor.

Prüfung.   1 g Codeïnphosphat wird bei 100^0 im Trockenschrank erhitzt; der Rückstand zeigt einen Gewichtsverlust von 0,08 bis 0,083 g; derselbe entspricht einem Wassergehalt, wie er durch obige Formel ausgedrückt ist. — Zur Prüfung auf Morphin fügt man 1 ccm der wässerigen Codeïnphosphatlösung (1 + 99) zu der mit einem Tropfen Ferrichloridlösung versetzten Lösung eines Körnchens Kaliumferricyanid in 10 ccm Wasser: es darf nicht sofort eine Blaufärbung auftreten.

Das Arzneibuch lässt ausserdem auf Chlor- und Schwefelsäuregehalt prüfen: Die wässerige, mit Salpetersäure angesäuerte Lösung des Codeïnphosphats (1 + 19) werde durch Silbernitratlösung nicht verändert, durch Baryumnitratlösung nicht sogleich getrübt.

Vorsichtig aufzubewahren! Grösste Einzelgabe 0,1 g, grösste Tagesgabe 0,4 g.

Coffeïn, Theïn, Guaranin, $C_8H_{10}N_4O_2 + H_2O$ besteht aus weissen, seidenglänzenden, bitter schmeckenden Nadeln, welche sich in 80 Theilen Wasser, 50 Theilen Weingeist und in 9 Theilen Chloroform lösen; in Aether wenig löslich. Es schmilzt bei $230,5^0$, beginnt jedoch schon bei wenig über 100^0 sich in geringer Menge zu verflüchtigen und bereits bei 180^0 zu sublimiren.

Identitäts-reaktionen.   Das Coffeïn hat als Xanthinabkömmling (Trimethylxanthin) mit dem Theobromin (Dimethylxanthin) und der Harnsäure die sogen. Murexid-Reaktion (Bd. II) gemeinsam: Wird eine Lösung von 1 Theil Coffeïn in 10 Theilen Chlorwasser auf dem Wasserbade eingedampft, so verbleibt ein gelbrother Rückstand, welcher bei sofortiger Einwirkung von wenig Ammoniakflüssigkeit schön purpurroth gefärbt wird. —

Fremde Alkaloide sind durch Anstellung folgender drei Reaktionen ausgeschlossen: 1. Eine kalt gesättigte wässerige Lösung von Coffeïn werde durch Chlorwasser oder Jodlösung nicht getrübt, durch Ammoniakflüssigkeit nicht gefärbt; 2. Schwefelsäure und Salpetersäure sollen mit Coffeïn keine Färbung geben; 3. Gerbsäurelösung ruft in der wässerigen Coffeïnlösung einen starken Niederschlag hervor, welcher sich jedoch in einem Ueberschuss des Fällungsmittels wieder auflöst. *Prüfung.*

Coffeïn soll, ohne Rückstand zu hinterlassen, verbrennlich sein.

Vorsichtig aufzubewahren! Grösste Einzelgabe 0,5 g, grösste Tagesgabe 1,5 g.

Coffeïnum natrio-benzoicum, Coffeïn-Natrium-benzoat, bildet ein weisses, amorphes Pulver oder eine weisse, körnige, geruchlose, bitter schmeckende Masse, mit 2 Theilen Wasser, sowie mit 40 Theilen Weingeist eine farblose, Lackmuspapier nicht verändernde Lösung liefernd.

Wird das Präparat in einem engen Probirrohre vorsichtig erhitzt, so entwickelt es weisse Dämpfe, welche sich an den kälteren Theilen des Glases zu einem aus feinen Nadeln bestehenden Anfluge (Coffeïn) verdichten. Wird Coffeïn-Natriumbenzoat mit Chloroform erwärmt, so hinterlässt das Filtrat nach dem Verdunsten einen krystallinischen Rückstand, welcher die Reaktionen des Coffeïns zeigt. *Identitäts-reaktionen.*

Die wässerige Lösung des Präparates $(1 + 9)$ scheidet auf Zusatz von Salzsäure weisse, in Aether lösliche Krystalle (von Benzoësäure) ab. Ferrichloridlösung ruft in der wässerigen Lösung des Salzes $(1 + 9)$ einen hellbraunen, auf Zusatz von Salzsäure und Weingeist wieder verschwindenden Niederschlag (von Ferribenzoat) hervor.

Eine quantitative Coffeïnbestimmung des Präparates wird, wie folgt, ausgeführt: Werden 0,5 g desselben wiederholt mit je 5 ccm Chloroform ausgekocht, so soll das abfiltrirte Chloroform nach dem Verdunsten mindestens 0,22 g trockenen Coffeïns hinterlassen. Das Präparat muss demnach $44\,^0/_0$ an letzterem enthalten. *Prüfung.*

Vorsichtig aufzubewahren! Grösste Einzelgabe 1,0, grösste Tagesgabe 3,0.

Cresolum crudum, Rohes Kresol, rohe Carbolsäure (Acidum carbolicum crudum). Das rohe Kresol enthält kein oder nur Spuren der Verbindung C_6H_5OH, sondern besteht aus wechselnden Mengen anderer Phenole, besonders Kresolen und Kohlenwasserstoffen (s. Bd. II).

Gelbliche bis gelbbraune, klare, brenzlich riechende, neutrale, in Wasser nicht völlig, leicht in Weingeist und Aether lösliche Flüssigkeit, schwerer als Wasser.

Das Präparat besteht aus einem Gemisch der drei Kresole: Ortho-, Meta- und Parakresol und soll möglichst frei sein von Theerkohlenwasserstoffen.

Der Werth der rohen Carbolsäure wird nach ihrem Gehalt an Phenolen bemessen. Die beigemengten Kohlenwasserstoffe sind für Desinfektionszwecke werthlos. Eine sogen. $100^0/_0$ige Carbolsäure muss sich in Natronlauge klar lösen; auch minderprocentige Präparate lösen sich darin klar, scheiden aber beim Verdünnen mit Wasser die Kohlenwasserstoffe ab.

Prüfung. Werden 10 ccm rohen Kresols mit 50 ccm Natronlauge und 50 ccm Wasser in einem 200 ccm fassenden Messcylinder geschüttelt, so sollen nach längerem Stehen nur wenige Flocken sich ausscheiden. Nach nunmehrigem Zusatze von 30 ccm Salzsäure und 10 g Natriumchlorid soll die ölartige Kresolschicht, welche nach vorherigem Schütteln beim Stehen sich oben sammelt, 8,5 bis 9 ccm betragen.

Diese Prüfung ist also zugleich eine quantitative Bestimmung des Kresolgehaltes von annähernder Richtigkeit. Die Kresole sind in Wasser nur wenig löslich.

Werden 0,5 ccm der abgeschiedenen Kresole mit 300 ccm Wasser geschüttelt und mit 0,5 ccm Ferrichloridlösung versetzt, so tritt eine blauviolette Färbung ein.

Eine Werthbestimmung roher Carbolsäure kann darauf gegründet werden, dass man die Lösung in Natronlauge mit Aether ausschüttelt, welche die Kohlenwasserstoffe aufnimmt. Nach Abdampfen des Aethers auf dem Wasserbade wägt man den Rückstand. In die mit Aether ausgeschüttelte Lösung leitet man Kohlensäure ein, welche die Phenolate zerlegt, indem sich die Phenole abscheiden und nun mit Aether ausgeschüttelt werden können. Durch Kohlensäure werden nur die Phenolate zerlegt, nicht aber die mineralsauren und harzsauren Natriumsalze, und kann deshalb eine Trennung der Phenolate von diesen bewirkt werden.

Ferrum citricum oxydatum, Ferricitrat, besteht aus dünnen, durchscheinenden, rubinrothen Blättchen von schwachem

Eisengeschmacke, welche beim Verbrennen unter Entwickelung eines eigenthümlichen Geruches Eisenoxyd hinterlassen. Ferricitrat ist in siedendem Wasser leicht, in kaltem Wasser nur langsam, aber vollständig **löslich.** Die Lösungen röthen blaues Lackmuspapier. 100 Theile Ferricitrat enthalten 19 bis 20 Theile Eisen.

Die wässerige Lösung (1+9) giebt mit Kaliumferrocyanidlösung nach dem Ansäuern mit Salzsäure einen tiefblauen Niederschlag (von Berlinerblau), mit überschüssiger Kalilauge einen gelbrothen Niederschlag (von Ferrihydroxyd), sowie ein Filtrat, welches nach schwachem Ansäuern mit Essigsäure auf Zusatz von Calciumchloridlösung in der Siedehitze allmählich eine weisse, krystallinische Ausscheidung (von Calciumcitrat) liefert. Durch Ammoniakflüssigkeit wird die wässerige Lösung nicht gefällt.

Es ist zu prüfen auf Chlorid-, Eisenoxydul-, Weinsäure-, Alkaligehalt, ferner ist eine Eisenbestimmung vorzunehmen.

Die wässerige Lösung des Ferricitrats (1+9) werde durch Silbernitratlösung nach Zusatz von Salpetersäure nur opalisirend (von Silberchlorid) getrübt und gebe mit Kaliumferricyanidlösung keine Veränderung oder höchstens eine blaugrüne Färbung (Prüfung auf Eisenoxydulsalz, bei dessen Anwesenheit ein blauer Niederschlag oder eine ebensolche Färbung von Turnbull's Blau entsteht). Nach Ausfällung des Eisens mit überschüssiger Kalilauge erhält man ein Filtrat, welches nach schwachem Ansäuern mit Essigsäure bei längerem Stehen eine krystallinische Ausscheidung (von Kaliumbitartrat) nicht bilde. — Der beim Glühen bleibende Rückstand darf feuchtes rothes Lackmuspapier nicht bläuen. Das würde der Fall sein, wenn Alkalicarbonate zugegen sind.

Zur Eisenbestimmung werden 0,5 g Ferricitrat in 2 ccm Salzsäure und 15 ccm Wasser in der Wärme gelöst und 1 g Kaliumjodid zugesetzt. Diese Mischung werde bei gewöhnlicher Temperatur im geschlossenen Gefässe eine Stunde stehen gelassen; es müssen alsdann zur Bindung des ausgeschiedenen Jods 17 bis 18 ccm der Zehntel-Normal-Natriumthiosulfatlösung verbraucht werden.

Man berücksichtige das über die Eisenbestimmung nach vorstehender Weise unter Liquor ferri oxychlorati Gesagte. 1 ccm der Zehntel-Normal-Natriumthiosulfatlösung entspricht 0,0056 g Eisen, 17 ccm daher $0,0056 \times 17 = 0,0952$ g und 18 ccm $0,0056 \times 18 = 0,1008$ g Fe, welche Menge in 0,5 g Ferricitrat enthalten ist. Letzteres enthält demnach 19,04 bis 20,16 % Fe.

Vor Licht geschützt aufzubewahren!

Ferrum lacticum, Ferrolactat, milchsaures Eisen-oxydul $(CH_3 — CH(OH) — COO)_2 Fe + 3H_2O$, besteht aus grünlich-weissen, aus kleinen nadelförmigen Krystallen zusammengesetzten Krusten oder einem krystallinischen Pulver von eigenthümlichem Geruch. Ferrolactat löst sich bei fortwährendem Schütteln in einem fast ganz gefüllten Glase langsam in 40 Theilen möglichst luft-freien, kalten Wassers, in 12 Theilen siedenden Wassers, kaum in Weingeist.

Identitäts-reaktionen. Die grünlich gelbe, sauer reagirende, wässerige Lösung wird durch Kaliumferricyanidlösung sofort dunkelblau (Berlinerblau), durch Kaliumferrocyanidlösung hellblau (ferrocyanwasserstoffsaures Ferrooxyd) gefällt. Beim Erhitzen verkohlt Ferrolactat unter Ver-breitung eines karamelartigen Geruches.

Prüfung. Die Prüfung hat sich zu erstrecken auf den Nachweis von Schwefelsäure, Salzsäure, organischen Säuren (wie Aepfel-, Citronen-, Weinsäure), Blei und Kupfer, Zucker, Kohlen-säure, Alkalicarbonaten. Ausserdem schreibt das Arzneibuch eine Eisenbestimmung vor.

Die wässerige Lösung des Ferrolactats $(1+49)$ werde durch Bleiacetat (zeigt Sulfat, Chlorid, organischsaure Salze, wie die der Aepfel-, Citronen-, Weinsäure an), sowie nach dem An-säuern mit Salzsäure durch Schwefelwasserstoffwasser (Prüfung auf Blei- und Kupfergehalt) nur weisslich opalisirend getrübt. Ebenso verhalte sich die mit Salpetersäure angesäuerte Lösung $(1+49)$ auf Zusatz von Baryumnitrat- und Silbernitratlösung. — Werden 30 ccm der wässerigen Lösung $(1+49)$ nach Zusatz von 3 ccm verdünnter Schwefelsäure einige Minuten gekocht, darauf mit über-schüssiger Natronlauge versetzt und filtrirt, so darf das Filtrat, nach Zusatz von Fehling'scher Lösung (z. B. II) erhitzt, einen rothen Niederschlag (von Cuprooxyd) nicht abscheiden. Durch diese Reaktion wird Zucker nachgewiesen.

Zerreibt man das Salz mit Schwefelsäure, so mache sich weder eine Gasentwickelung (Kohlensäure), noch bei längerem Stehen eine Braunfärbung (Zucker, Gummi u. s. w.) bemerkbar.

100 Theile Ferrolactat, mit Salpetersäure befeuchtet, sollen beim Glühen nicht weniger als 27 Theile Ferrioxyd hinterlassen. Obiger Formel entspricht ein Procentgehalt von 27,6 g Fe_2O_3. Der Rückstand darf befeuchtetes rothes Lackmuspapier nicht bläuen, andernfalls ist dem Rückstande Alkalicarbonat beigemengt.

Formaldehydum solutum. Formaldehydlösung. Die auch unter den Namen „Formalin" und „Formol" in den

Handel gelangende wässerige Formaldehydlösung aus ca. $35\,^0/_0$

$$\text{Formaldehyd } C{\Large\diagup}^{\!H}_{\diagdown H}=O$$ bildet eine klare, farblose, stechend riechende, neutral oder doch nur sehr schwach sauer reagirende Flüssigkeit vom spec. Gew. $1{,}079 = 1{,}081$. Mit Wasser und Weingeist ist sie in jedem Mengenverhältniss mischbar, nicht dagegen mit Aether.

Beim Verdampfen von 5 ccm Formaldehydlösung auf dem Wasserbade hinterbleibt eine weisse, amorphe, in Wasser unlösliche Masse (ein Polymerisationsprodukt, das Paraform), welche bei Luftzutritt erhitzt ohne wägbaren Rückstand verbrennt. Wird Formaldehydlösung dagegen zuvor mit Ammoniakflüssigkeit stark alkalisch gemacht und hierauf im Wasserbade verdunstet, so verbleibt ein weisser, in Wasser sehr leicht löslicher Rücks and (von Hexamethylentetramin $(CH_2)_6N_4$). Zufolge seiner Aldehydnatur scheidet Formaldehyd aus Silbernitratlösung nach Zusatz von Ammoniakflüssigkeit allmählich metallisches Silber ab. Ebenso wird alkalische Kupfertartratlösung (Fehling'sche Lösung) beim Erhitzen mit Formaldehydlösung unter Abscheidung eines rothen Niederschlages (von Kupferoxydul Cu_2O) reducirt.

Formaldehydlösung soll frei sein von Salzsäure, Schwefelsäure, Metallen und Ameisensäure. Sie darf daher, mit 4 Raumtheilen Wasser verdünnt, weder durch Silbernitratlösung, noch durch Schwefelwasserstoffwasser verändert werden. Zur Prüfung auf Ameisensäure (die durch Oxydation des Formaldehyds entsteht) versetzt man 1 ccm Formaldehydlösung mit einem Tropfen Normal-Kalilauge: es muss hierdurch eine etwaige saure Reaktion beseitigt sein. Nach dieser Prüfungsvorschrift ist also eine kleine Menge Ameisensäure zugelassen, jedenfalls aber nur so viel, als in 1 ccm der Formaldehydlösung durch einen Tropfen Normal-Kalilauge gesättigt wird.

Zur Feststellung des Formaldehydgehaltes bindet man in einer bestimmten Menge der Lösung den Formaldehyd an Ammoniak. Verwendet man hierzu eine Ammoniakflüssigkeit von genau bekanntem Gehalt und lässt einen Ueberschuss an Ammoniak zu dem Formaldehyd hinzutreten, so kann man durch Sättigen mit Normal-Salzsäure und Zurücktitriren des Ueberschusses an dieser mit Normal-Kalilauge den Formaldehydgehalt feststellen. Als Indikator hat man sich hierbei der Rosolsäurelösung zu bedienen. Das durch die Einwirkung von Ammoniak auf Formaldehyd gebildete Hexamethylentetramin ist zwar auch eine Base, die sich mit Salzsäure sättigen lässt, sie reagirt aber gegen Rosolsäure nicht alkalisch, und so kann man die an Hexamethylentetramin gebundene Salzsäure mit Kalilauge zurücktitriren, als wenn sie im freien Zustande vorhanden wäre. Anders aber die an das überschüssige Ammoniak gebundene Salzsäure. Fügt man daher zu salzsaurem Hexamethylentetramin eine zur völligen Zersetzung unzureichende Menge Normal-Kalilauge, so wird Rosolsäure gegenüber eine alkalische Reaktion nicht eintreten, würde man aber zu salzsaurem Ammoniak (Ammoniumchlorid) nur einen Tropfen Normal-Kalilauge hinzufügen, so würde bei Gegenwart von Rosolsäure der Umschlag der gelben Färbung in eine Rosa-Färbung sich sogleich vollziehen.

Zur Titration der Formaldehydlösung verfährt man, wie folgt:

5 ccm Formaldehydlösung trägt man in ein Gemisch aus 20 ccm Wasser und 10 ccm Ammoniakflüssigkeit ein und lässt diese Flüssigkeit in einem verschlossenen Gefässe eine Stunde lang stehen. Es müssen dann nach Zusatz von 20 ccm Normal-Salzsäure und einigen Tropfen Rosolsäurelösung bis zum Eintritt der Rosafärbung wenigstens 4 ccm Normal-Kalilauge verbraucht werden.

Zufolge der Gleichung:

$$\underbrace{6CH_2O}_{180} + \underbrace{4NH_3}_{68} = \underbrace{(CH_2)_6N_4}_{\text{Hexamethylen-} \atop \text{tetramin}} + 2H_2O$$

werden 180 Theile Formaldehyd durch 68 Theile Ammoniak gebunden.

Zur Anwendung gelangten 5 ccm Formaldehydlösung vom spec. Gew. 1,08 ($= 5,4$ g) und 10 ccm Ammoniakflüssigkeit[1]) vom spec. Gew. 0,960 ($= 9,6$ g).

Bei der Bestimmung wird das vom Formaldehyd nicht gebundene Ammoniak durch 20 ccm Normal-Salzsäure gebunden und der nunmehr vorhandene Ueberschuss an Säure durch 4 ccm Normal-Kalilauge gesättigt. Es sind deshalb $20 - 4 = 16$ ccm Salzsäure zur Bindung des freien Ammoniaks benutzt worden.

Thatsächlich verwendet wurden 9,6 g 10 procentigen Ammoniaks $= 0,96$ g NH_3. 1 ccm Normal-Salzsäure bindet 0,017 g NH_3, 16 ccm daher $0,017 \times 16 = 0,272$ g. Zieht man diese Menge von der in Anwendung gekommenen Menge Ammoniak ab: $0,96 - 0,272 = 0,688$ g NH_3, so zeigen diese den in 5,4 g Lösung enthaltenen Formaldehyd an.

---

[1]) Es ist erforderlich, die Ammoniakflüssigkeit genau mit einem Gehalt von $10^0/_0$, also vom spec. Gew. 0,96 zu verwenden.

Nach obiger Gleichung binden 68 Theile Ammoniak 180 Theile Formaldehyd; wir haben daher folgenden Ansatz:

$$68 : 180 = 0{,}688 : x$$
$$x = \frac{180 \cdot 0{,}688}{68} = 0{,}182 \text{ g Formaldehyd in 5,4 g Lösung oder}$$
$$5{,}4 : 0{,}182 = 100 : y$$
$$y = \frac{0{,}182 \cdot 100}{5{,}4} = 33{,}7$$

Die Formaldehydlösung muss also mindestens $33{,}7\,^0/_0$ Formaldehyd enthalten.

Die Formaldehydlösung muss vorsichtig und vor Licht geschützt aufbewahrt werden!

Glycerin, $CH_2(OH) - CH(OH) - CH_2(OH)$, bildet eine klare, farblose, geruchlose, süsse, sirupartige Flüssigkeit, welche sich in jedem Verhältniss in Wasser, Weingeist und Aetherweingeist, nicht aber in Aether, Chloroform und fettem Oel löst. Spec. Gew. 1,225 bis 1,235, was einem Procentgehalt von 85 bis $86\,^0/_0$ reinen Glycerins entspricht.

Es ist zu prüfen auf Arsen, auf Metalle, Schwefelsäure, Prüfung. Kalk, Oxalsäure, Salzsäure, auf Silbernitrat reducirende Körper (Aldehyde?), Ammoniumsalz, Zucker, Buttersäure. Wird 1 ccm Glycerin mit 3 ccm Zinnchlorürlösung versetzt, so darf im Laufe einer Stunde eine Färbung (von ausgeschiedenem elementaren Arsen) nicht eintreten. — Mit 5 Theilen Wasser verdünnt, werde Glycerin weder durch Schwefelwasserstoffwasser (Metalle, wie Kupfer, Blei), noch durch Baryumnitrat (Schwefelsäure), Ammoniumoxalat- (fällt Kalk), oder Calciumchloridlösung (fällt Oxalsäure) verändert; durch Silbernitratlösung werde es höchstens opalisirend (von Silberchlorid) getrübt. — 1 ccm Glycerin werde mit 1 ccm Ammoniakflüssigkeit im Wasserbade nicht über 60^0 erhitzt und der Flüssigkeit sogleich 3 Tropfen Silbernitratlösung zugegeben. Innerhalb 5 Minuten darf in dieser Mischung weder eine Färbung noch Ausscheidung (ammoniakalische Silberlösung wird durch Aldehyde reducirt, so dass sich metallisches Silber ausscheidet) stattfinden. — Erwärmt man 1 ccm Glycerin mit 1 ccm Natronlauge, so darf keine Färbung eintreten (das würde der Fall sein, wenn das Glycerin Zucker enthielte), noch darf Ammoniak entwickelt werden (Beweis für die Anwesenheit von Ammoniumsalzen). Mit verdünnter Schwefelsäure gelinde erwärmt, darf ein unangenehmer ranziger Geruch (nach Buttersäure) nicht auftreten.

In offener Schale bis zum Sieden erhitzt und sodann angezündet, muss Glycerin vollständig verbrennen.

Homatropinum hydrobromicum, Homatropinhydrobromid, $C_{16}H_{21}NO_3$. HBr. Das beim Erhitzen von mandelsaurem Tropin mit verdünnter Salzsäure entstehende Homatropin bildet in Form seines bromwasserstoffsauren Salzes ein weisses, geruchloses, krystallinisches Pulver, welches in Wasser leicht löslich ist.

Identitäts-reaktionen. Die wässerige Lösung $(1 + 19)$ verändert Lackmuspapier nicht. Zum Unterschiede von einer grösseren Reihe anderer Alkaloide zeichnet sich das Homatropinsalz dadurch aus, dass die wässerige Lösung nach dem Ansäuern mit Salzsäure durch Gerbsäure- und durch Platinchlorid nicht gefällt wird. Hingegen bewirkt, wie bei anderen Alkaloiden, Jodlösung eine braune, Kalilauge, in geringem Ueberschusse zugesetzt, eine weisse Fällung. Die Bromwasserstoffsäure kennzeichnet sich dadurch, dass mit Silbernitratlösung in der wässerigen Lösung eine gelbliche Fällung (von Silberbromid) hervorgerufen wird.

Mit dem Atropin theilt das Homatropin folgende Farbreaktion: 0,61 g Homatropinhydrobromid, mit 5 Tropfen rauchender Salpetersäure in einem Porcellanschälchen auf dem Wasserbade eingedampft, hinterlasse einen kaum gelblich gefärbten Rückstand, welcher nach dem Erkalten beim Uebergiessen mit weingeistiger Kalilauge eine bald verschwindende Violettfärbung annimmt.

Sehr vorsichtig aufzubewahren! Grösste Einzelgabe 0,001 g, grösste Tagesgabe 0,003 g.

Hydrargyrum cyanatum, Hydrargyricyanid, Cyanquecksilber, $Hg < {}^{C\,\equiv\,N}_{C\,\equiv\,N}$, besteht aus farblosen, säulenförmigen Krystallen, welche sich in 12,8 Theilen kalten, 3 Theilen siedenden Wassers und 14,5 Theilen Weingeist lösen und in Aether schwer löslich sind.

Identitäts-reaktionen. Gleiche Theile Hydrargyricyanid und Jod werden gemischt und in einem Probirrohr schwach erhitzt. Hierbei bilden sich Hydrargyrijodid, welches ein anfangs gelbes, später roth werdendes Sublimat liefert, und Cyanjod, welches in Form farbloser, nadelförmiger Krystalle über dem Sublimat des Hydrargyrijodids sichtbar ist. Die Zersetzung erfolgt im Sinne folgender Gleichung:

$$Hg(CN)_2 + 2\,J_2 = HgJ_2 + 2\,CNJ.$$

Man verwendet eine geringere Menge Jod, als zur vollen Zersetzung nach vorstehender Formel nothwendig ist, und erhitzt nur schwach;

bei einem Ueberschuss an Jod würden die mitentweichenden Joddämpfe die angegebenen Farbreaktionen nicht deutlich erscheinen lassen.

Zum Nachweis von Hydrargyrichlorid versetzt man die wässerige Lösung $(1 + 19)$ mit einigen Tropfen Silbernitratlösung: es darf kein Niederschlag entstehen.

Die wässerige Lösung muss neutral reagiren und das Salz, auf Platinblech vorsichtig erhitzt, ohne Rückstand flüchtig sein. Die letztere Prüfungsmethode, welche den Nachweis fixer Bestandtheile bezweckt, muss mit Vorsicht und unter einem Abzuge geschehen, da die entweichenden Cyan- und Quecksilberdämpfe sehr giftig sind. Das Salz zerfällt beim Erhitzen im wesentlichen in Quecksilber und Dicyan (s. Bd. II). —

Sehr vorsichtig aufzubewahren! Grösste Einzelgabe 0,02 g, grösste, Tagesgabe 0,1 g.

Jodoformium, Jodoform, Trijodmethan, CHJ_3, besteht aus kleinen, gelben, hexagonalen, glänzenden Blättchen oder Tafeln oder einem mehr oder minder feinen, krystallinischen Pulver von durchdringendem, safranartigem Geruch. Es löst sich in 50 Theilen kalten, 10 Theilen siedenden Weingeistes, in 5,6 Theilen Aether. Mit den Dämpfen des siedenden Weingeistes verflüchtigt es sich. Schmelzpunkt 119^0.

Die Identität des Jodoforms ist durch seine äusseren Eigenschaften hinreichend gekennzeichnet.

Beim Verbrennen von 1 g Jodoform darf kein wägbarer Rückstand hinterbleiben. Prüfung

1 Theil Jodoform mit 10 Theilen Wasser eine Minute lang geschüttelt, gebe ein farbloses Filtrat, welches durch Silbernitratlösung sofort nur opalisirend getrübt und durch Baryumnitratlösung nicht verändert werden darf.

Ein gelbgefärbtes Filtrat würde eine Verwechslung oder Verfälschung mit Pikrinsäure oder anderen gelben organischen Farbstoffen, z. B. Auramin anzeigen. — Da Jodoform in sehr geringer Menge in Wasser löslich ist und sich mit Silbernitrat dann umsetzt, so wird beim Hinzufügen der Lösung des letzteren zum Jodoformfiltrat stets eine schwache Opalescenz (von Silberjodid) auftreten. Stärkere Trübungen zeigen einen Gehalt an Chloriden oder Jodiden an. Baryumnitratlösung würde auf einen vom Herstellungsverfahren anhaftenden Gehalt an Natriumcarbonat hinweisen, in salpetersaurer Lösung auch auf Sulfatgehalt.

Vorsichtig aufzubewahren! Grösste Einzelgabe 0,2 g, grösste Tagesgabe 1,0 g!

Kalium aceticum, Kaliumacetat, essigsaures Kalium, CH_3COOK, bildet ein weisses, etwas glänzendes, an der Luft zerfliessendes Salz, welches in 0,36 Theilen Wasser und in 1,4 Theilen Weingeist löslich ist.

Die rothes Lackmuspapier langsam bläuende, Phenolphthaleïn jedoch nicht röthende (andernfalls Anwesenheit freien Alkalis bez. Alkalicarbonats) wässerige Lösung wird auf Zusatz von Ferrichloridlösung dunkelroth gefärbt (Kennzeichen für Essigsäure), und giebt mit Weinsäurelösung einen weissen, krystallinischen Niederschlag (von Kaliumbitartrat).

Diese Prüfung hat sich zu erstrecken auf Verunreinigungen durch fremde Metalle, Sulfat, Chlorid.

Die wässerige Lösung $(1 + 19)$ darf durch Schwefelwasserstoffwasser nicht verändert werden (Prüfung auf Blei, Kupfer); nach Zusatz von Salpetersäure darf sie weder durch Baryumnitratlösung (Sulfat) verändert, noch durch Silbernitratlösung mehr als opalisirend getrübt werden. Eine Spur Chlorgehalt ist demnach gestattet.

20 ccm derselben wässerigen Lösung dürfen durch 0,5 ccm Kaliumferrocyanidlösung nicht verändert werden (eine Bläuung würde auf Eisengehalt, eine Röthung auf Kupfergehalt hinweisen).

Kalium tartaricum, Kaliumtartrat, weinsaures Kalium, $\left(C_2H_2(OH)_2 < {COOK \atop COOK} \right)_2 + H_2O$, besteht aus farblosen, luftbeständigen Krystallen, welche in 0,7 Theilen Wasser, in Weingeist nur wenig löslich sind.

Identitäts-
reaktionen.

Kaliumtartrat verkohlt beim Erhitzen und hinterlässt beim Glühen einen alkalisch reagirenden Rückstand (von Kaliumcarbonat). Derselbe färbt, am Platindraht in die nicht leuchtende Flamme gebracht, dieselbe violett (Kennzeichen für Kaliumverbindungen). Die concentrirte wässerige Lösung des Salzes giebt mit verdünnter Essigsäure einen in Natronlauge löslichen weissen, krystallinischen Niederschlag (von Kaliumbitartrat).

Prüfung.

Es ist zu prüfen auf einen Gehalt an Kalk, fremden Metallen, Chlorid, Ammoniumverbindungen.

Wenn 1 g des Salzes in 10 ccm Wasser gelöst und die Lösung mit 5 ccm verdünnter Essigsäure geschüttelt wird:

$$C_2H_2(OH)_2 < {COOK \atop COOK} + CH_3COOH = C_2H_2(OH)_2 < {COOH \atop COOK} + CH_3COOK,$$

Kaliumbitartrat   Kaliumacetat

so darf die von dem ausgeschiedenen Kaliumbitartrat durch Abgiessen getrennte Flüssigkeit, mit gleichviel Wasser verdünnt, durch 8 Tropfen Ammoniumoxalatlösung innerhalb einer Minute nicht verändert werden (Kalkgehalt würde Abscheidung von Calciumoxalat bewirken; nach der Fassung vorstehender Prüfungsvorschrift ist ein geringer Kalkgehalt gestattet, denn ein solcher würde unter Berücksichtigung der festgesetzten Zeitdauer von 1 Minute nicht zur Abscheidung gelangen).

Die wässerige Lösung (1 + 19) reagire auf Lackmuspapier nicht und werde durch Schwefelwasserstoffwasser (Prüfung auf Blei und Kupfer) nicht verändert. Dieselbe Lösung, mit Salpetersäure angesäuert, darf durch Silbernitratlösung nicht mehr als opalisirend getrübt werden. Eine Spur an Chlorverbindung ist also gestattet. — 20 ccm der vorgenannten wässerigen Lösung dürfen durch 0,5 ccm Kaliumferrocyanidlösung nicht verändert werden (Blaufärbung zeigt Eisen, Rothfärbung Kupfer an). — Zur Prüfung auf Ammoniumverbindungen erwärmt man Kaliumtartrat mit Ammoniakflüssigkeit: es darf kein Ammoniak entwickelt werden.

Keratinum, Keratin, Hornstoff. Für den Hornstoff giebt das Arzneibuch eine Darstellungsmethode aus Federspulen an. Hornstoff bildet ein bräunlichgelbes Pulver oder ebenso gefärbte, durchscheinende, geruch- und geschmacklose Blättchen, welche beim Erhitzen unter Verbreitung des Geruches nach verbranntem Horn eine schwierig veraschbare Kohle geben. Hornstoff lösst sich nicht in verdünnten Säuren, wohl aber in concentrirter Essigsäure, Alkalien und Ammoniakflüssigkeit.

Hornstoff darf weder an Wasser, Weingeist, Aether und verdünnte Säuren, noch an mit Salzsäure angesäuerte, wässerige Pepsinlösung etwas abgeben. Es darf daher, wenn man 1 g des im Trockenschranke getrockneten, zerriebenen Hornstoffes mit 0,1 g Pepsin, 100 ccm 50° warmen Wassers und 10 Tropfen Salzsäure unter wiederholtem Umschütteln eine Stunde bei 45° stehen lässt, nach dem Sammeln des Rückstandes auf einem Filter und Auswaschen mit Wasser beim Trocknen ein Gewichtsverlust nicht stattgefunden haben. Ein Gewichtsverlust könnte darauf zurückgeführt werden, dass der Hornstoff noch durch Pepsin verdaubare Körper, wie Eiweissstoffe, als Verunreinigung enthält. Prüfung.

100 Theile Hornstoff dürfen beim Veraschen nicht mehr als 1 Theil Rückstand hinterlassen. Wird 1 Theil Hornstoff 24 Stunden lang mit 15 Theilen Essigsäure oder Ammoniakflüssigkeit bei 35 bis 40° hingestellt, so dürfen nicht mehr als 3 Theile Rückstand hinterbleiben.

Kreosot, Buchenholztheerkreosot, bildet eine schwach gelbliche, stark lichtbrechende, neutrale, ölige Flüssigkeit von durchdringendem, rauchartigem Geruch und brennendem Geschmack. Kreosot destillirt beim Erhitzen grösstentheils zwischen 205 und 220^0, erstarrt selbst bei $—20^0$ noch nicht und lässt sich mit Aether, Weingeist und Schwefelkohlenstoff klar mischen. Löst sich in 120 Theilen heissen Wassers; beim Erkalten dieser Lösung scheidet sich das Kreosot theilweise wieder aus.

Identitäts-reaktionen.　　Das Kreosot besteht im Wesentlichen aus Phenolen (Guajacol, Kreosol, Kresole) und Phenolestern; auf die Phenole haben folgende Farbreaktionen Bezug: die wässerige Lösung wird durch Bromwasser rothbraun gefällt, sie nimmt auf Zusatz von sehr wenig Ferrichloridlösung unter Trübung eine graugrüne oder schnell vorübergehend blaue Färbung an und wird schliesslich schmutzigbraun unter Abscheidung von ebenso gefärbten Flocken. Die weingeistige Lösung färbt sich mit einer geringen Menge Ferrichloridlösung tiefblau, mit einer grösseren dunkelgrün.

Prüfung.　　Kreosot soll keine freie Säure (z. B. Essigsäure) enthalten: 1 Tropfen Kreosot, auf Lackmuspapier gebracht, darf daher letzteres nicht röthen, auch wenn das Papier mit Wasser angefeuchtet wird. — 1 ccm Kreosot und 2,5 ccm Natronlauge müssen eine klare, hellgelbe Mischung geben, welche sich auch beim Verdünnen mit 50 ccm Wasser nicht trübt. Die Phenole lösen sich klar in Natronlauge, bei Gegenwart von Kohlenwasserstoffen aber trübt sich die Lösung. Die reichliche Anwesenheit von Phenolen (besonders von Guajacol und Kreosol, welche von allen Kreosot-Phenolen die medicinisch wichtigsten sind) ergiebt sich dadurch, dass 1 Raumtheil Kreosot mit 10 Raumtheilen einer mit absolutem Alkohol dargestellten Kaliumhydroxydlösung $(1 + 4)$ gemischt, nach kurzem zu einer festen, krystallinischen Masse erstarrt. — Zur Prüfung auf Carbolsäure wird 1 Raumtheil Kreosot in einem trockenen Glase mit 1 Raumtheil Collodium geschüttelt; es darf keine Gallertbildung eintreten. Diese würde für einen Gehalt des Kreosots an Carbolsäure sprechen. Das Gelatiniren wird durch die Ausscheidung von Cellulosenitrat bedingt. Auch lässt sich Carbolsäure durch die Glycerinprobe nachweisen: In 3 Raumtheilen einer Mischung aus 1 Theil Wasser und 3 Theilen Glycerin sei Kreosot fast unlöslich; Carbolsäure würde in Lösung gehen. Man führt diese Probe am besten in einem kleinen graduirten Cylinder aus. — Wird 1 ccm Kreosot mit 2 ccm Petroleumbenzin und 2 ccm Barytwasser geschüttelt, so darf die Benzinlösung keine blaue oder schmutzige, die wässerige Flüssigkeit keine rothe Färbung annehmen. Das geschieht, wenn das Präparat Coerulignon $C_{12}H_6O_6(OCH_3)_4$ (einen Abkömmling des Pyrogallols) enthält.

Ein gutes Kreosot darf sich nicht am Sonnenlichte bräunen und muss ein spec. Gew. nicht unter 1,07 besitzen.

Vorsichtig aufzubewahren! Grösste Einzelgabe 0,2 g, grösste Tagesgabe 1,0 g.

Liquor Aluminii acetici, Aluminiumacetatlösung, bildet eine klare, farblose Flüssigkeit vom spec. Gew. 1,044 bis 1,046, in 100 Theilen 7,5—8,0 Theile basischen Aluminiumacetats $(CH_3COO)_2(OH)Al$ (s. Bd. II) enthaltend. Sie riecht schwach nach Essigsäure, reagirt sauer und besitzt einen süsslich zusammenziehenden Geschmack.

Aluminiumacetatlösung gerinnt beim Erhitzen im Wasserbade nach Zusatz von 0,02 Theilen Kaliumsulfat und wird nach dem Erkalten in kurzer Zeit wieder flüssig und klar. Diese Reaktion beruht darauf, dass in der Wärme zwischen basischem Aluminiumacetat und Kaliumsulfat eine Umsetzung in Aluminiumsulfat und Kaliumacetat sich vollzieht, während Aluminiumhydroxyd sich gelatineartig abscheidet: Identitäts-
reaktionen.

$$3(CH_3COO)_2(OH)Al + 3SO_4K_2 = (SO_4)_3Al_2 + 6CH_3COOK + Al(OH)_3.$$

Beim Erkalten der Flüssigkeit erfolgt eine Umsetzung in entgegengesetztem Sinne, und die Flüssigkeit wird, indem sich das Aluminiumhydroxyd löst, wieder klar.

Das Präparat darf durch Schwefelwasserstoff nicht verändert werden (Prüfung auf fremde Metalle, wie Kupfer und Blei) und bei der Vermischung mit 2 Raumtheilen Weingeist sofort nur opalisiren, aber keinen Niederschlag geben. Ein Niederschlag entsteht dann, wenn das Präparat basischer ist, als durch obige Formel angegeben, z. B. wenn es basisches Aluminium-$^1/_3$-Acetat enthält $(CH_3COO)(OH)_2Al$. Prüfung.

Zwecks einer Aluminiumoxydbestimmung lässt das Arzneibuch 10 g Aluminiumacetatlösung durch Ammoniakflüssigkeit fällen: der Niederschlag muss nach dem Trocknen und Glühen 0,25—0,30 g Aluminiumoxyd geben.

Liquor Ammonii acetici, Ammoniumacetatlösung, essigsaure Ammoniumflüssigkeit, bildet eine klare, farblose, vollkommen flüchtige Flüssigkeit, welche in 100 Theilen 15 Theile Ammoniumacetat $(CH_3.COONH_4)$ enthält.

Prüfung.

Die Lösung werde weder durch Schwefelwasserstoffwasser (Prüfung auf fremde Metalle, wie **Kupfer**, **Blei**), noch durch Baryumnitratlösung (auf **Sulfatgehalt**), noch, nachdem sie mit Salpetersäure angesäuert worden, durch Silbernitratlösung (auf **Chloridgehalt**) mehr als opalisirend getrübt.

Liquor Ferri albuminati, Eisenalbuminatlösung.

Das durch Fällen einer Eiweisslösung mit Ferrioxychloridflüssigkeit und Lösen des Niederschlages mit Natronlauge, Versetzen mit Weingeist, Zimmtwasser, aromatischer Tinktur und Wasser hergestellte Präparat (s. Arzneibuch) bildet eine im durchscheinenden Licht klare, im zurückgeworfenen Licht wenig trübe, rothbraune Flüssigkeit von kaum alkalischer Reaktion und schwachem Zimmtgeschmack. In 100 Theilen sind fast 4 Theile enthalten.

Identitäts-
reaktionen
und
Prüfung.

Mit wenig Weingeist vermischt, bleibt die Eisenalbuminatlösung klar, durch Zusatz von Zehntel-Normal-Natriumchloridlösung oder Salzsäure entsteht ein Niederschlag (von **Eisenalbuminat**).

Werden 5 ccm Eisenalbuminatlösung mit 5 ccm Carbolsäurelösung $(1 + 19)$ vermischt, dann mit 5 Tropfen Salpetersäure versetzt, so entsteht ein bräunlicher Niederschlag. Carbolsäure ist ein Fällungsmittel für Eiweiss; in dem vorliegenden Falle wird Eisenalbuminat niedergeschlagen. Das Filtrat von dieser Fällung darf durch Silbernitratlösung nur schwach opalisirend getrübt werden. Es sind also Spuren Chlorid gestattet.

40 ccm Eisenalbuminatlösung, mit 0,5 ccm Normal-Salzsäure gemischt, müssen ein farbloses Filtrat geben. Durch diese Reaktion ist ein grösserer Gehalt an Natronlauge ausgeschlossen. Zur Sättigung derselben würden 0,5 ccm Normal-Salzsäure nicht hinreichen, das Filtrat enthielt dann noch Ferrisalz und würde gefärbt sein.

Liquor Ferri subacetici, Basische Ferriacetatlösung,

essigsaure Eisenflüssigkeit, bildet eine rothbraune, schwach nach Essigsäure riechende Eisenflüssigkeit, welche basisches Ferri-$^2/_3$-Acetat $(CH_3COO)_2(OH)Fe$ (s. Bd. II) gelöst enthält. 100 Theile der basischen Ferriacetatlösung enthalten 4,8 bis 5 Theile Eisen. Spec. Gew. 1,087 bis 1,091.

Identitäts-
reaktionen.

Erwärmt man Ferriacetatlösung bis zum Sieden, so spaltet sich aus der $^2/_3$-Acetatverbindung Essigsäure ab, und ein aus basischem Ferri-$^1/_3$-Acetat bestehender rothbrauner Niederschlag senkt sich zu Boden:

$$(CH_3COO)_2(OH)Fe + H_2O = (CH_3COO)(OH)_2Fe + CH_3COOH.$$

Verdünnt man Ferriacetatlösung mit Wasser bis zur gelblichen Farbe, so entsteht nach Zumischung einer kleinen Menge Salzsäure auf Zusatz von Kaliumferrocyanidlösung ein blauer Niederschlag (Berlinerblau).

Es ist zu prüfen auf einen Gehalt an Eisenoxydulsalz, auf fremde Metalle, Salzsäure, auf Alkalien und alkalische Erden, auf freie Essigsäure. Das Arzneibuch schreibt ferner eine Eisenbestimmung vor. Prüfung.

1 Theil Ferriacetatlösung, mit 5 Theilen Wasser verdünnt, darf nach Zusatz von etwas Salzsäure durch Kaliumferricyanidlösung nicht gebläut werden (Prüfung auf Eisenoxydulsalz). — Das nach dem Ausfällen durch Ammoniakflüssigkeit erhaltene farblose, alkalische Filtrat werde durch Schwefelwasserstoffwasser nicht verändert (Kupfer und Zink würden aus ammoniakalischer Lösung gefällt werden, ersteres schwarz, letzteres weiss), nach dem Ansäuern mit Salpetersäure durch Silbernitratlösung höchstens opalisirend getrübt (von Silberchlorid) und hinterlasse nach dem Verdampfen und Glühen keinen Rückstand. Ein solcher könnte aus Salzen der Alkalien oder alkalischen Erden bestehen.

5 ccm basischer Ferriacetatlösung geben nach dem Vermischen mit 10 ccm Normal-Kalilauge ein Filtrat, welches durch Schwefelwasserstoffwasser nicht verändert wird. Durch diese Reaktion wird festgestellt, dass Essigsäure nicht im Ueberschuss vorhanden ist. Wäre das der Fall, so würden die 10 ccm Normal-Kalilauge zur Ausfällung des Eisens nicht ausreichen, das Filtrat würde gelblich gefärbt sein und mit Schwefelwasserstoff eine schwarze Fällung von Ferrosulfid geben.

Zur Eisenbestimmung werden 2 ccm Ferriacetatlösung mit 1 ccm Salzsäure versetzt, mit 20 ccm Wasser verdünnt und hierauf, nach Zusatz von 1 g Kaliumjodid bei einer 40^0 nicht übersteigenden Wärme im verschlossenen Gefässe eine halbe Stunde stehen gelassen. Diese Mischung soll nach dem Erkalten zur Bindung des ausgeschiedenen Jods 18,5—19,5 ccm Zehntel-Normal-Natriumthiosulfatlösung verbrauchen.

Man berücksichtige das über die Eisenbestimmung unter Liquor ferri oxychlorati Gesagte. 1 ccm der Zehntel-Normal-Natriumthiosulfatlösung entspricht 0,0056 g Eisen, 18,5 ccm daher $0,0056 \times 18,5 = 0,1036$ g Fe, 19,5 ccm also $0,0056 \times 19,5 = 0,1092$ g Fe.

Diese Mengen sind in 2 ccm Ferriacetatlösung z. B. vom spec. Gew.

1,090 enthalten. Die Lösung enthält demnach $\dfrac{0,1036 \cdot 100}{2 \cdot 1,09} = 4,75\,^0/_0$

bis $\dfrac{0,1092 \cdot 100}{2 \cdot 1,09} = 5\,^0/_0$ Eisen.

Vor Licht geschützt aufzubewahren!

Liquor Kalii acetici, Kaliumacetatlösung, bildet eine klare, farblose, Flüssigkeit, welche in 3 Theilen 1 Theil Kaliumacetat ($CH_3 \cdot COOK$) enthält. Spec. Gew. 1,176—1,180.

Prüfung. Mit gleichen Theilen Wasser verdünnt, darf Kaliumacetatlösung weder durch Schwefelwasserstoffwasser (fremde Metalle), noch durch Baryumnitratlösung (Sulfat) verändert, durch Silbernitratlösung aber, nach Zusatz von Salpetersäure, höchstens opalisirend getrübt werden. Eine Spur Chlorid ist demnach gestattet.

Kaliumacetat soll frei von brenzlichem Geruche, also aus einer reinen Essigsäure dargestellt sein.

Liquor Plumbi subacetici, Bleiessig, bildet eine klare, farblose Flüssigkeit, welche in Lösung halb-basisch-essigsaures Blei $[(CH_3COO)_2Pb]_2 + PbO + H_2O$ (s. Bd. II, Essigsäure) enthält. Spec. Gew. 1,235—1,240.

Identitäts-reaktionen und Prüfung. Bleiessig bläut rothes Lackmuspapier, darf aber Phenolphtaleïnlösung nicht röthen (Alkaligehalt würde auch Röthung der letzeren bewirken). Ferrichloridlösung giebt mit Bleiessig eine röthliche Mischung, aus der sich beim Stehen ein weisser Niederschlag (von Bleichlorid) abscheidet, während die Flüssigkeit dunkelroth wird (auf die Bildung von basischem Ferriacetat zurückzuführen). Durch Zusatz von 50 Theilen Wasser wird der Niederschlag wieder gelöst.

Nach Zusatz von Essigsäure werde der Bleiessig durch Kaliumferrocyanidlösung rein weiss gefällt. Enthält der Bleiessig Kupfer, so entsteht ein röthlich gefärbter Niederschlag von Cupriferrocyanid.

Vorsichtig aufzubewahren!

Lithium salicylicum, Lithiumsalicylat, $C_6H_4(OH)COOLi$, bildet ein weisses, geruchloses, krystallinisches, süsslich schmeckendes Pulver, das von Wasser, sowie von Weingeist leicht gelöst wird. Erhitzt giebt das Salz einen kohligen, mit Säuren aufbrausenden, die Flamme karminroth färbenden Rückstand (kenn*Identitäts-reaktionen.* zeichnend Lithium). Die wässerige Lösung scheidet auf Zusatz von Salzsäure einen weissen, in Aether sowie in heissem Wasser löslichen krystallinischen Niederschlag ab und wird durch wenig Ferrichloridlösung selbst bei starker Verdünnung blauviolett gefärbt (kennzeichnend Salicylsäure).

Es ist zu prüfen auf fremde organische Körper, Metalle, Sulfat, Chlorid und fremde Alkalichloride. Prüfung.

Die concentrirte wässerige Lösung des Salzes $(1 + 4)$ sei farblos, nach einigem Stehen höchstens schwach röthlich sich färbend, und röthe blaues Lackmuspapier nur schwach.

Von Schwefelsäure muss das Salz ohne Aufbrausen und ohne Färbung aufgenommen werden (vergl. Natrium salicylicum). Die wässerige Lösung $(1 + 19)$ darf durch Schwefelwasserstoffwasser (fremde Metalle) und durch Baryumnitratlösung (Sulfat) nicht verändert werden. 2 Raumtheile der bezeichneten Lösung, mit 3 Raumtheilen Weingeist versetzt und mit Salpetersäure angesäuert, dürfen auf Zusatz von Silbernitratlösung (Chlorid) nicht verändert werden.

Wird der Glührückstand von 0,3 g Lithiumsalicylat in 1 ccm Salzsäure aufgenommen und die filtrirte Lösung zur Trockene verdampft, so muss der verbleibende Rückstand (Lithiumchlorid) in 3 ccm Weingeist klar löslich sein. Das ist, wenn reines Lithiumchlorid vorliegt, der Fall, nicht aber, wenn jenes andere Alkalichloride, z. B. Natriumchlorid enthält.

Menthol, Pfefferminzkampher, $C_{10}H_{19}OH$, besteht aus farblosen Krystallnadeln vom Geruch und Geschmack der Pfefferminze, bei 43^0 schmelzend und bei 212^0 siedend. Auf dem Wasserbade verdampft Menthol aus offener Schale ohne Rückstand. Von Aether, Chloroform, Weingeist wird Menthol reichlich gelöst, nur sehr wenig von Wasser.

Für die Identität des Menthols sind seine äusseren Eigenschaften, sowie Schmelz- und Siedepunkt wichtig. Das Arzneibuch lässt ferner folgende Reaktionen ausführen: Menthol giebt mit 40 Theilen Schwefelsäure eine braunrothe, trübe Flüssigkeit, welche sich im Laufe eines Tages klärt und an ihrer Oberfläche eine farblose, nicht mehr nach Menthol riechende Schicht zeigt. Die Schwefelsäure wirkt wasserentziehend, und aus dem Menthol wird hierbei im Wesentlichen der Kohlenwasserstoff Di-Menthen $(C_{10}H_{18})_2$ gebildet. Identitäts-
reaktionen
und
Prüfung.

Bringt man Menthol in eine Mischung von 1 ccm Essigsäure mit 3 Tropfen Schwefelsäure und 1 Tropfen Salpetersäure, so darf eine Färbung nicht entstehen. Diese Probe bezieht sich auf eine mögliche Verwechselung oder Verfälschung des Menthols mit

Thymol. Ein Körnchen Thymol in die Mischung eingestreut, bewirkt das Auftreten einer schön smaragdgrünen Färbung; auf Zusatz von Wasser schlägt dieselbe in gelb um.

Morphinum hydrochloricum, Morphinhydrochlorid, $C_{17}H_{19}NO_3 . HCl + 3H_2O$, besteht aus weissen, seidenglänzenden, oft büschelförmig vereinigten Krystallnadeln, oder weissen, würfelförmigen Stücken von mikrokrystallinischer Beschaffenheit. Löslich in 25 Theilen Wasser, 50 Theilen Weingeist zu farblosen, neutralen, bitter schmeckenden Flüssigkeiten.

Identitäts-reaktionen und Prüfung.

Beim Befeuchten mit Salpetersäure nimmt Morphinhydrochlorid eine rothe Färbung an. Von Schwefelsäure soll Morphinhydrochlorid beim Verreiben ohne Färbung gelöst werden (Salicin, Zucker und andere organische Körper bedingen Roth-, Gelb- oder Braunfärbung); eingestreutes basisches Wismutnitrat ruft in dieser Lösung dunkelbraune Färbung hervor. Das Morphin ist ein stark reducirend wirkender Körper, es scheidet daher aus basischem Wismutnitrat metallisches Wismut ab.

Bei 100^0 verlieren 100 Theile Morphinhydrochlorid 14,5 Theile an Gewicht; dieser Gewichtsverlust entspricht, wie oben in der Formel angegeben, einem Wassergehalt von 3 Mol. auf 1 Mol. Morphinhydrochlorid. — Das Salz muss, ohne einen Rückstand zu hinterlassen, verbrennen. — Die wässerige Lösung des Morphinhydrochlorids $(1 + 29)$ soll, auf Zusatz von Kaliumcarbonatlösung, sofort rein weisse, feine Krystalle von Morphin ausscheiden, die auch bei der Berührung mit Luft keine Färbung erleiden, auch alsdann damit geschütteltes Chloroform nicht röthlich färben. Eine solche Färbung tritt auf, wenn dem Salz Apomorphin beigemengt ist. — Beim Zutropfen von Ammoniakflüssigkeit soll in der wässerigen Lösung des Morphinhydrochlorids $(1 + 29)$ ein Niederschlag entstehen, der sich leicht in Natronlauge, schwieriger in überschüssiger Ammoniakflüssigkeit und Kalkwasser löse. Diese Probe bezieht sich auf den Nachweis fremder Alkaloide.

Vorsichtig aufzubewahren! Grösste Einzelgabe 0,03 g, grösste Tagesgabe 0,1 g.

Naphtalin, $C_{10}H_8$, bildet glänzende, farblose, durchdringend riechende Krystallblätter, die schon bei 15^0 langsam verdampfen, bei 80^0 schmelzen und bei 218^0 sieden. Die entzündeten Dämpfe brennen mit leuchtender und russender Flamme. Naphtalin löst sich reichlich in Aether, Weingeist und Chloroform, Schwefelkohlenstoff, ebenso in flüssigem Paraffin. Von Wasser wird es nicht gelöst.

Beim Kochen des Naphtalins mit Wasser darf dieses eine Prüfung saure Reaktion nicht annehmen. Diese könnte von anhängender Schwefelsäure herrühren, die zum Reinigen des Roh-Naphthalins benutzt wird. — Schüttelt man Naphthalin mit Schwefelsäure, so darf sich diese, selbst bei Wasserbadwärme, nicht oder höchstens blassröthlich färben. Eine Färbung zeigt fremde, in dem Steinkohlentheer vorkommende und aus dem Naphtalin nicht genügend abgeschiedene organische Körper an.

Naphtolum, β-Naphtol, Isonaphtol, $C_{10}H_7 . OH$, bildet farblose, phenolartig riechende, glänzende Krystallblättchen oder ein weisses, krystallinisches Pulver, welches in etwa 100 Theilen kalten und etwa 75 Theilen siedenden Wassers löslich ist und von Weingeist, Aether, Chloroform, Kali- und Natronlauge leicht aufgenommen wird. Schmelzpunkt 122°, Siedepunkt 286°.

Neben Schmelz- und Siedepunkt kommen folgende, den Körper Identitäts-reaktionen. als Phenol kennzeichnende Reaktionen in Betracht: Ferrichloridlösung färbt die wässerige Lösung des β-Naphtols grünlich; nach einiger Zeit erfolgt eine Abscheidung weisser Flocken. — Eine wässerige Lösung des β-Naphtols zeigt auf Zusatz von Ammoniakflüssigkeit eine violette Fluorescenz (bei Gegenwart von Alkali wirkt der Luftsauerstoff auf Phenole sehr leicht oxydirend, farbstoffbildend, ein). — Auf Zusatz von Chlorwasser zeigt die wässerige Lösung des β-Naphtols eine weisse Trübung, welche durch überschüssige Ammoniakflüssigkeit verschwindet. Die Lösung nimmt im letzteren Falle eine grüne, später braune Färbung an.

β-Naphtol löse sich in 50 Theilen Ammoniakflüssigkeit ohne Prüfung. Rückstand auf; ein solcher könnte aus einer Beimengung fremder organischer Körper, z. B. Naphtalin, bestehen. Die Färbung der ammoniakalischen Flüssigkeit soll eine nur blassgelbe sein. — Ferrichloridlösung färbe die heiss gesättigte, wässerige Lösung nicht violett. Eine violette Färbung tritt bei Gegenwart des giftigen α-Naphtols auf. Ueber die beiden Naphtole vergl. Bd. II. Beim Verbrennen des β-Naphtols darf kein Rückstand hinterbleiben.

Vor Licht geschützt aufzubewahren!

Natrium aceticum, Natriumacetat, essigsaures Natrium, $CH_3 . COONa + 3H_2O$, besteht aus farblosen, an warmer Luft verwitternden Krystallen, welche sich in 1 Theil Wasser, in 23 Theilen kalten und 1 Theil siedenden Weingeistes lösen.

Beim Erhitzen schmilzt Natriumacetat unter Verlust des Krystall- Identitäts-reaktionen. wassers, wird dann wieder fest, um bei verstärkter Hitze von Neuem zu schmelzen.   Beim Glühen wird es unter Entwickelung von Aceton geruch und Hinterlassung von Natriumcarbonat zersetzt:

$$2\,CH_3\,COONa = CH_3 - CO - CH_3 + CO_3\,Na_2.$$

Der Rückstand kennzeichnet sich als Natriumcarbonat durch die alkalische Reaktion und die gelbe Flammenfärbung, wenn der Körper an einemPlatindraht in die nicht leuchtende Flamme gebracht wird. — Die wässerige Lösung des Natriumacetats wird durch Ferrichloridlösung dunkelroth gefärbt (Kennzeichen für die Essigsäure).

Prüfung.   Die wässerige Lösung bläut rothes Lackmuspapier, röthet aber nicht Phenolphtaleïnlösung (andernfalls enthält das Salz Alkalicarbonat). Es ist ferner zu prüfen auf Verunreinigungen durch Metalle, Sulfat, Kalk, Chlorid.

Die wässerige Lösung des Salzes $(1 + 19)$ darf weder durch Schwefelwasserstoffwasser (Metalle, wie Kupfer, Blei), noch durch Baryumnitrat- (Sulfat), noch durch Ammoniumoxalat- (Kalk), noch nach Zusatz einer gleichen Menge Wasser und Ansäuern mit Salpetersäure durch Silbernitratlösung (Chlorid) verändert werden. Zur Prüfung auf Chlorid ist es nothwendig, eine verdünntere Lösung anzuwenden und diese mit Salpetersäure anzusäuern, da sonst schwer lösliches Silberacetat sich abscheidet.

20 ccm der wässerigen Lösung $(1 + 19)$ dürfen durch 0,5 ccm Kaliumferrocyanidlösung nicht verändert werden (Prüfung auf Eisenoxydsalz).

Natrium salicylicum, Natriumsalicylat, salicylsaures Natrium, $C_6\,H_4\,(OH)COONa$, bildet weisse, krystallinische Schüppchen oder ein weisses Pulver, welches von 0,9 Theilen Wasser, sowie von 6 Theilen Weingeist gelöst wird.

Identitäts-reaktionen.   Beim Erhitzen hinterlässt das Salz einen kohlehaltigen, mit Säure aufbrausenden, die Flamme gelb färbenden Rückstand (von Natriumcarbonat). Salzsäure scheidet aus der nicht zu sehr verdünnten wässerigen Lösung weisse, in Aether leicht lösliche Krystalle (von Salicylsäure) ab. Durch Ferrichloridlösung wird die wässerige Lösung des Salzes selbst in 1000facher Verdünnung blauviolett gefärbt (kennzeichnend Salicylsäure).

Prüfung.   Die concentrirte wässerige Lösung des Salzes sei farblos und darf sich nach einigem Stehen höchstens schwach röthlich färben; sie reagire schwach sauer. — Von Schwefelsäure muss das Salz ohne Aufbrausen und ohne Färbung aufgenommen werden. Ein Natriumcarbonat haltendes Präparat braust mit Schwefelsäure auf, und gewisse fremde organische Körper geben mit letzterer eine Gelbfärbung. — Die wässerige Lösung $(1 + 19)$ darf durch

Schwefelwasserstoffwasser (fremde Metalle) und durch Baryumnitratlösung (Sulfat) nicht verändert werden. — 2 Raumtheile der bezeichneten Lösung, mit 3 Raumtheilen Weingeist versetzt und mit Salpetersäure angesäuert, dürfen durch Silbernitratlösung nicht verändert werden (Chlorid).   Der Zusatz von Weingeist zur Lösung ist aus dem Grunde erforderlich, weil durch den nothwendigen Zusatz der Salpetersäure Salicylsäure abgeschieden wird; durch den Weingeist wird letztere aber in Lösung gehalten.

Paraffinum liquidum, flüssiges Paraffin, bildet eine farblose, ölartige Flüssigkeit.   Spec. Gew. 0,880.

Das flüssige Paraffin darf nicht fluoresciren, muss also von solchen Antheilen des Petroleums, aus denen das Paraffinum liquidum gewonnen wird (s. Bd. II), befreit sein.   Der Siedepunkt darf nicht unter 360^0 liegen. *Prüfung.*

Werden 3 ccm flüssigen Paraffins in einem zuvor mit warmer Schwefelsäure ausgespülten Glase mit 3 ccm Schwefelsäure unter öfterem Durchschütteln 10 Minuten lang im Wasserbade erhitzt, so darf das Paraffin nicht verändert und die Säure nur wenig gebräunt werden.   Diese Probe bezweckt den Nachweis organischer Verunreinigungen, die chemisch nicht näher gekennzeichnet werden können.   Auf Säuregehalt (Schwefelsäure) wird, wie folgt, geprüft: 1 Raumtheil Weingeist, mit 1 Raumtheil flüssigen Paraffins gekocht, darf Lackmuspapier nicht röthen. *Prüfung.*

Paraffinum solidum, festes Paraffin, bildet eine weisse, mikrokrystallinische, geruchlose Masse, welche bei 74 bis 80^0 schmilzt.

Zur Prüfung auf verunreinigende, organische Körper und auf freie Säure (Schwefelsäure) verfährt man in gleicher Weise, wie beim Paraffinum liquidum.

Paraldehyd bildet eine klare, farblose, neutrale oder nur sehr schwach sauer reagirende Flüssigkeit von eigenthümlich ätherischem Geruch, bei starker Abkühlung zu einer krystallinischen, bei $+ 10,5^0$ schmelzenden Masse erstarrend.   Paraldehyd löst sich in 8,5 Theilen Wasser zu einer beim Erwärmen sich trübenden Flüssigkeit, mit Weingeist und Aether in jedem Verhältniss mischbar.   Siedepunkt 123 bis 125^0, spec. Gew. 0,998.

Durch starke Abkühlung fest geworden, darf Paraldehyd nicht unter $+ 10^0$ schmelzen.   Enthält der Paraldehyd Acetaldehyd oder Alkohol, so beginnt das Präparat schon unter $+ 10^0$ zu schmelzen. — 1 Theil Paraldehyd löse sich in 10 Theilen Wasser zu einer klaren, auch beim Stehen keine Oeltröpfchen abscheidender *Prüfung.*

Flüssigkeit, die nach dem Ansäuern mit Salpetersäure weder durch Silbernitrat-, noch durch Baryumnitratlösung verändert wird. Das Erscheinen von Oeltropfen würde auf eine Beimengung von Valer-aldehyd (aus fuselhaltigem Weingeist stammend) deuten. Durch Silbernitrat- und Baryumnitratlösung würde Salzsäure bez. Schwefelsäure nachgewiesen werden. — Erhitzt man Paraldehyd im Wasserbad, so muss er sich verflüchtigen, ohne einen unangenehmen Geruch zu hinterlassen. Zur Feststellung, dass kein zu saures Präparat vorliegt, versetzt man eine Mischung aus 1 ccm Paraldehyd und 1 ccm (natürlich säurefreiem) Weingeist mit 1 Tropfen Normal-Kalilauge: die Flüssigkeit darf eine saure Reaktion nicht zeigen.

Vorsichtig und vor Licht geschützt aufzubewahren! Grösste Einzelgabe 5,0 g! Grösste Tagesgabe 10,0 g!

Pepsin. Unter Pepsin wird das im Magenschleim enthaltene Ferment verstanden, welches die Fähigkeit besitzt, unter Mitwirkung von Salzsäure Eiweissstoffe zu lösen. Man gewinnt das Pepsin aus der Magenschleimhaut des Schweines oder Rindes durch Abschaben, Befreien von den Schleimmassen, Eintrocknen bei einer 40^0 nicht übersteigenden Temperatur und Verdünnen mit Milchzucker, Trauben-zucker, Stärkemehl, Gummi oder anderen Körpern bis auf die ge-wünschte Stärke. Das Pepsin des Arzneibuches ist so eingestellt, dass 1 Theil 100 Theile Eiweiss unter gewissen Bedingungen zu lösen vermag.

Ein mit Milch- oder Traubenzucker hergestelltes Pepsin ist ein weisses oder gelbliches, wenig hygroskopisches Pulver von eigen-thümlichem, brodartigem Geruch, welches mit 100 Theilen Wasser eine kaum sauer reagirende, nahezu klare Lösung liefert.

Prüfung.   Die Verdauungskraft des Pepsins für Eiweiss stellt das Arznei-buch, wie folgt, fest: Von einem Ei, welches 10 Minuten in kochen-dem Wasser gelegen hat, wird das erkaltete Eiweiss durch ein zur Bereitung von grobem Pulver bestimmtes Sieb gerieben. 10 g dieses zertheilten Eiweisses werden mit 100 ccm warmen Wassers von 50^0 und 10 Tropfen Salzsäure gemischt und 0,1 g Pepsin hinzugefügt. Wird dann das Gemisch unter wiederholtem Durchschütteln eine Stunde bei 45^0 stehen gelassen, so muss das Eiweiss bis auf wenige, weissgelbliche Häutchen gelöst sein.

Soll diese Probe ein brauchbares und verlässliches Resultat geben, so ist auf die genaue Zubereitung des Eiweisses für den Versuch grosse Aufmerksamkeit zu verwenden. Ferner muss man beachten, dass die Temperatur nicht über 50^0 hinausgehe, denn schon bei 55^0 wird die Eiweiss verdauende Eigenschaft des Pepsins aufgehoben.

Phenacetin, Para-Acetphenetidin, $C_6H_4 \begin{smallmatrix} OC_2H_5 \;\;(1) \\ NH.COCH_3 \;(4) \end{smallmatrix}$, besteht aus farblosen, glänzenden Krystallblättchen, welche mit 1400 Theilen kalten und etwa 70 Theilen siedenden Wassers, sowie mit etwa 16 Theilen Weingeist Lösungen geben. Schmelzpunkt 135^0

Kocht man 0,1 g Phenacetin mit 1 ccm Salzsäure eine Minute lang, verdünnt hierauf die Lösung mit 10 ccm Wasser und filtrirt nach dem Erkalten, so nimmt die Flüssigkeit auf Zusatz von 3 Tropfen Chromsäurelösung allmählich eine rubinrothe Färbung an. Das Phenetidin ist ein leicht oxydirbarer Körper und geht hierbei in gefärbte Verbindungen über. Das Phenacetin als Acetylverbindung ist gegenüber Oxydationsmitteln jedoch ziemlich beständig. Der Acetylrest muss erst abgespalten werden, wenn die Oxydationswirkung (wie in dem vorliegenden Fall durch Chromsäure) eintreten soll. Man zerlegt daher die Acetylverbindung zunächst durch Kochen mit Salzsäure und erhält hierbei neben Essigsäure salzsaures Phenetidin, welches, wie das freie Phenetidin, durch Oxydationsmittel leicht angreitbar ist: Identitäts-
reaktionen
und
Prüfung.

$$C_6H_4 \begin{smallmatrix} OC_2H_5 \\ NH.COCH_3 \end{smallmatrix} + HCl + H_2O = C_6H_4 \begin{smallmatrix} OC_2H_5 \\ NH_2.HCl \end{smallmatrix} + CH_3COOH.$$

Zur Prüfung auf einen etwaigen Gehalt an Acetanilid löst man 0,1 g Phenacetin in 10 ccm heissen Wassers, lässt erkalten und filtrirt: das Filtrat darf durch Bromwasser, welches bis zur Gelbfärbung hinzugefügt ist, nicht getrübt werden. Acetanilid ist leichter löslich in Wasser als Phenacetin; bei vorstehendem Verfahren wird also die grössere Menge des Phenacetins beim Erkalten wieder auskrystallisiren, während das Acetanilid im Filtrat gelöst bleibt und nun mit Bromwasser, mit welchem es ein Monobromderivat bildet, nachgewiesen werden kann.

Die Lösungen des Phenacetins in Wasser oder Weingeist müssen neutral sein. Beim Verbrennen darf Phenacetin keinen Rückstand hinterlassen. In Schwefelsäure soll es sich ohne Färbung lösen. Verunreinigungen organischer Natur werden hierdurch nachgewiesen.

Vorsichtig aufzubewahren! Grösste Einzelgabe 1,0 g. Grösste Tagesgabe 5,0 g.

Physostigminum salicylicum, Physostigminsalicylat, Eserinsalicylat, salicylsaures Physostigmin, $C_{15}H_{21}N_3O_2 . C_7H_6O_3$, besteht aus farblosen oder schwach gelblichen, glänzenden Krystallen, welche in 150 Theilen Wasser und in 12 Theilen Weingeist löslich sind. Diese Lösungen färben sich innerhalb weniger Stunden in zerstreutem Lichte röthlich.

Identitätsreaktionen und Prüfung.   Die wässerige Lösung des Salzes giebt mit Ferrichloridlösung eine violette Färbung (Kennzeichen für Salicylsäure) und wird durch Jodlösung getrübt (Alkaloidreaktion). Die Lösung in Schwefelsäure ist zunächt farblos, allmählich färbt sie sich jedoch gelb. In erwärmter Ammoniakflüssigkeit löst sich das kleinste Kryställchen des Salzes zu einer gelbroth gefärbten Flüssigkeit, die beim Eindampfen im Wasserbade einen grauen oder blaugrauen, in Weingeist mit blauer Farbe löslichen Rückstand hinterlässt. Beim Uebersättigen mit Essigsäure wird diese weingeistige Lösung roth gefärbt und zeigt starke Fluorescenz. Der obige Verdampfungsrückstand löst sich in einem Tröpfchen Schwefelsäure mit grüner Farbe, die bei allmählicher Verdünnung mit Weingeist roth, jedoch von neuem grün wird, wenn der Weingeist verdunstet.

Beim Verbrennen darf Physostigminsalicylat keinen Rückstand hinterlassen.

Sehr vorsichtig aufzubewahren! Grösste Einzelgabe 0,001 g, grösste Tagesgabe 0,003 g.

Physostigminum sulfuricum, Physostigminsulfat, Eserinsulfat, $(C_{15}H_{21}N_3O_2)_2H_2SO_4$, bildet ein weisses, krystallinisches, an feuchter Luft zerfliessendes Pulver, das von Wasser und Weingeist leicht aufgenommen wird.

Identitätsreaktionen und Prüfung.   Die wässerige Lösung giebt mit Baryumnitratlösung eine Fällung (Kennzeichen für das Sulfat), durch Ferrichloridlösung wird dieselbe nicht violett gefärbt (Salicylsäure muss abwesend sein). In seinem sonstigen Verhalten entspreche das Physostigminsulfat dem Physostigminsalicylat.

Sehr vorsichtig, vor Licht und Feuchtigkeit geschützt, aufzubewahren!

Pilocarpinum hydrochloricum, Pilocarpinhydrochlorid, $C_{11}H_{16}N_2O_2$. HCl, besteht aus weissen, an der Luft Feuchtigkeit anziehenden Krystallen, welche sich leicht in Wasser und Weingeist, wenig in Aether und Chloroform lösen.

Identitätsreaktionen und Prüfung.   Die wässerige Lösung des Salzes $(1 + 99)$ zeigt schwach saure Reaktion; sie wird durch Jodlösung, Bromwasser, Hydrargyrichloridlösung (Alkaloidreaktionen) reichlich gefällt. Die Fällung mit Silbernitratlösung kennzeichnet den Salzsäuregehalt des Salzes. Durch Ammoniakflüssigkeit und durch Kaliumdichromatlösung wird die wässerige Lösung des Salzes nicht getrübt, Natronlauge verursacht nur in der concentrirten wässerigen Lösung des Salzes eine Trübung. Pilocarpinhydrochlorid wird durch Schwefelsäure ohne Färbung, durch rauchende Salpetersäure mit schwachgrünlicher Farbe gelöst.

Beim Verbrennen darf das Salz keinen Rückstand hinterlassen.

Vorsichtig aufzubewahren! Grösste Einzelgabe 0,02 g, grösste Tagesgabe 0,05 g.

Plumbum aceticum, Bleiacetat, Bleizucker, essigsaures Blei, $(CH_3COO)_2Pb + 3H_2O$, besteht aus farblosen, schwach verwitternden Krystallen oder weissen, krystallinischen Massen, die nach Essigsäure riechen, sich in 2,3 Theilen Wasser und 29 Theilen Weingeist lösen.

Die wässerige Lösung wird durch Schwefelwasserstoffwasser schwarz (Bleisulfid), durch Schwefelsäure weiss (Bleisulfat) und durch Kaliumjodidlösung gelb (Bleijodid) gefällt. Identitätsreaktionen.

Das Salz gebe mit 10 Theilen Wasser eine klare oder nur schwach opalisirende Lösung. Eine Trübung würde einem Gehalt an basischem Bleiacetat zugeschrieben werden müssen. Kaliumferrocyanidlösung muss eine rein weisse Fällung von Bleiferrocyanid geben; ein Kupfergehalt würde durch das Mitentstehen von Cupriferrocyanid eine Rothfärbung des Niederschlags bewirken. Prüfung.

Vorsichtig aufzubewahren! Grösste Einzelgabe 0,1 g, grösste Tagesgabe 0,5 g.

Plumbum aceticum crudum, rohes Bleiacetat. Die Lösung des Salzes in 3 Theilen Wasser darf opalisiren (vergl. vorstehende Verbindung), aber mit Kaliumferrocyanidlösung einen gefärbten Niederschlag nicht geben, muss also von Kupfer frei sein.

Vorsichtig aufzubewahren!

Pyrogallol, Pyrogallussäure, $C_6H_3(OH)_3$, bildet sehr leichte, weisse, glänzende Blättchen oder Nadeln, welche sich in 1,7 Theilen Wasser zu einer klaren, farblosen, neutralen, an der Luft allmählich braune Färbung (durch die Oxydationswirkung der Luft) und saure Reaktion annehmenden Flüssigkeit, sowie in 1 Theil Weingeist und in 1,2 Theilen Aether lösen. Schmelzpunkt 131^0. Bei vorsichtigem Erhitzen sublimirt Pyrogallol, ohne einen Rückstand zu hinterlassen.

Pyrogallol ist ein leicht oxydirbarer Körper; besonders in alkalischer Lösung findet diese Oxydation schnell statt, welche Eigenschaft es mit anderen Phenolen theilt: Schüttelt man Pyrogallol mit Kalkwasser, so färbt sich letzteres zunächst violett, alsbald aber tritt Braunfärbung und Schwärzung unter flockiger Trübung ein. Die Oxydationsfähigkeit des Pyrogallols ist eine so hervorragende, dass es z. B. aus einer Silbernitratlösung metallisches Silber ausscheidet. — Die frische, wässerige Lösung des Pyrogallols wird durch eine frisch bereitete Lösung von Ferrosulfat indigoblau, durch Ferrichloridlösung braunroth gefärbt.

Vor Licht geschützt aufzubewahren!

Resorcin, Metadioxybenzol, $C_6H_4 < \begin{matrix} OH\,(1) \\ OH\,(3) \end{matrix}$, besteht aus farblosen oder schwach gefärbten Krystallen, die in etwa 1 Theil Wasser, 0,5 Theilen Weingeist, ebenso in Aether, sowie in Glycerin leicht löslich, in Chloroform und Schwefelkohlenstoff schwer löslich sind. Beim Erhitzen verflüchtigt sich Resorcin vollkommen. Schmelzpunkt 110—111°.

Identitäts-reaktionen und Prüfung.

Die wässerige Lösung $(1 + 19)$ wird durch Bleiessig weiss gefällt (Orthodioxybenzol wird auch von neutralem Bleiacetat gefällt, das Resorcin nicht). Erwärmt man 0,05 g Resorcin und 0,1 g Weinsäure und 10 Tropfen Schwefelsäure vorsichtig, so erhält man eine dunkelbraune Flüssigkeit.

Die wässerige Lösung soll ungefärbt sein, sie soll Lackmuspapier nicht verändern, also weder freie Säure, noch Alkali enthalten und darf beim Erwärmen keinen Phenolgeruch verbreiten (Prüfung auf Carbolsäure).

Vor Licht geschützt aufzubewahren!

Saccharum, Zucker, Rohrzucker, $C_{12}H_{22}O_{11}$, besteht aus weissen, krystallinischen Stücken oder bildet ein weisses Pulver, das in der Hälfte Wasser sich löst und einen farb- und geruchlosen, rein süss schmeckenden Sirup liefert.

Der mit Wasser hergestellte Sirup muss sich in allen Verhältnissen mit Weingeist klar mischen lassen. Schleimige Bestandtheile oder Kalksalze (Calciumsulfat) würden sich ausscheiden, also eine Trübung der Flüssigkeit bewirken. Lackmuspapier darf durch wässerige und weingeistige Zuckerlösungen nicht verändert werden.

Zur Prüfung auf Kalk-, Chlorid- und Sulfatgehalt prüft man die Lösung $(1 + 19)$ mit Ammoniumoxalat-, bez. Silbernitrat-, bez. Baryumnitratlösung. Genannte Reagenzien dürfen nicht mehr als opalisirende Trübungen in der Flüssigkeit hervorrufen.

Saccharum Lactis, Milchzucker, $C_{12}H_{22}O_{11} + H_2O$, besteht aus weisslichen, krystallinischen Massen in Trauben oder Platten oder bildet ein weisses Pulver, welches sich in 7 Theilen Wasser von 15^0 und in 1 Theil Wasser von 100^0 zu schwach süss schmeckender, nicht sirupartiger Flüssigkeit löst.

Wird 1 g Milchzucker mit 10 ccm verdünnten Weingeistes eine Prüfung. halbe Stunde unter zeitweiligem Umschütteln in Berührung gelassen, dann filtrirt, so wird ein Filtrat erhalten, welches sich weder beim Vermischen mit 1 Raumtheil absoluten Alkohols trüben, noch beim Verdunsten auf dem Wasserbade mehr als 0,03 g Rückstand hinterlassen darf. Würde eine Trübung durch absoluten Alkohol erfolgen, so enthält der Milchzucker Dextrin, bleibt beim Verdampfen des Filtrates auf dem Wasserbade ein grösserer Rückstand, als angegeben, so könnte ausser Dextrin auch Rohrzucker vorhanden sein. Milchzucker ist in verdünntem Weingeist sehr schwer löslich.

Salol, Salicylsäurephenylester, $C_6H_4 <^{OH}_{COOC_6H_5}$, bildet ein weisses, krystallinisches Pulver, das in Wasser fast unlöslich ist, von 10 Theilen Weingeist und 0,3 Theilen Aether, sowie leicht von Chloroform aufgenommen wird.

Die weingeistige Lösung giebt mit verdünnter Ferrichloridlösung Identitäts- (1 Raumtheil Ferrichloridlösung zu 20 Raumtheilen Wasser) eine reaktionen. violette Färbung. — Werden 0,2—0,3 g Salol mit wenig Natronlauge unter Erwärmen in Lösung gebracht, hierauf mit Salzsäure übersättigt, so scheidet sich Salicylsäure aus, während die Flüssigkeit gleichzeitig Phenolgeruch annimmt.

Salol muss ohne Rückstand verbrennlich sein. Es darf feuchtes Lackmuspapier nicht röthen und muss, mit 50 Theilen Wasser geschüttelt, ein Filtrat liefern, welches weder durch verdünnte Ferrichloridlösung (zeigt nicht gebundene Carbolsäure oder Salicylsäure an), noch durch Baryumnitrat- (Prüfung auf Sulfat), oder Silbernitratlösung (Nachweis von Chlorid) verändert werden darf.

Santonin, $C_{15}H_{18}O_3$, besteht aus farblosen, glänzenden Krystallblättchen, die sich am Licht gelb färben (es entsteht hierbei der Aethyläther der Photosantonsäure). Mit etwa 5000 Theilen Wasser, mit 44 Theilen Weingeist, sowie mit 4 Theilen Chloroform giebt Santonin neutrale Lösungen. Schmelzpunkt 170^0.

Schüttelt man 0,01 g Santonin mit 1 ccm Schwefelsäure und 1 ccm Wasser, so darf eine Färbung nicht entstehen, aber beim Zusatz von 1 Tropfen Ferrichloridlösung wird die Flüssigkeit schön violett gefärbt (Identitätsreaktion). — Mit Schwefelsäure oder mit Salpetersäure durchfeuchtet, erleidet Santonin zunächst keine Färbung (Färbungen würden Salicin, Zucker, Brucin geben). Mit 100 Theilen Wasser und verdünnter Schwefelsäure gekocht, liefert es nach längerem Abkühlen und darauffolgendem Filtriren eine Flüssigkeit, die nicht bitter schmecken und nach Zusatz einiger Tropfen Kaliumdichromatlösung sich nicht färben soll. Diese Bestimmung des Arzneibuches läuft auf den Nachweis von Strychnin bez. Brucin hinaus. Es soll einmal eine Verwechslung des Santonins mit Strychnin vorgekommen sein. Das Arzneibuch hält daher eine Prüfung auf dasselbe für geboten. Ein Gehalt an Strychnin oder Brucin würde ein bitter schmeckendes Filtrat geben, und auf Zusatz von Kaliumdichromat würden sich die gelb gefärbten Chromate genannter Alkaloide abscheiden.

Das Santonin soll, ohne Rückstand zu hinterlassen, verbrennbar sein.

Vorsichtig und vor Licht geschützt aufzubewahren! Grösste Einzelgabe 0,1 g, grösste Tagesgabe 0,5 g!

Sapones.

Das Arzneibuch führt eine reine Kaliseife (Sapo kalinus), eine gewöhnliche Kaliseife (Schmierseife, grüne oder schwarze Seife) und eine Natronseife (medicinische Seife, Sapo medicatus) auf. Ueber die Darstellung dieser Präparate s. Bd. II, Seife.

Die reine Kaliseife sei eine gelbbräunliche, durchsichtige, weiche, schlüpfrige Masse von schwachem, seifenartigem Geruche. In Wasser und Weingeist sei sie löslich; Beimengungen von Stärke oder Mehl, Leim, Pflanzenschleim, Wasserglas, Alaun, Kaliumsulfat würden eine trübe Lösung mit Weingeist geben.

Werden 10 g Kaliseife in 30 ccm Weingeist gelöst und darauf mit 0,5 ccm Normal-Salzsäure versetzt, so muss die Lösung klar bleiben (bei Anwesenheit von Harzseife findet Trübung statt) und darf sich auf Zusatz von 1 Tropfen Phenolphtaleïnlösung nicht roth färben. Geschieht dies, so enthält die Kaliseife einen grösseren Gehalt an freiem Alkali als zulässig. 0,5 ccm Normal-Salzsäure binden $\frac{0{,}056}{2} = 0{,}028$ g KOH. Die Kaliseife darf daher $0{,}28\,^0/_0$ nicht gebundenes Kaliumhydroxyd enthalten.

An die Schmierseife stellt das Arzneibuch die Anforderung, dass von einer erkalteten Lösung von 5 g in 10 ccm heissen Wassers 1 Raumtheil mit 1 Raumtheil Weingeist gemischt eine klar bleibende Flüssigkeit geben und nach Zusatz von 2 Tropfen Salzsäure einen flockigen Niederschlag nicht abscheiden soll. Gröbere Verunreinigungen von Stärke oder Mehl, Leim, Wasserglas, Kaliumsulfat etc. sind hierdurch ausgeschlossen. Die Entstehung eines flockigen Niederschlags auf Zusatz von Salzsäure würde auf eine Beimengung von Harzseife schliessen lassen.

Die medicinische Seife (Sapo medicatus) sei weiss, nicht ranzig, in Wasser und Weingeist löslich. Eine durch gelindes Erwärmen hergestellte Lösung von 1 g Seife in 5 ccm Weingeist darf, mit 1 Tropfen Phenolphtaleïnlösung versetzt, nicht geröthet und durch Schwefelwasserstoffwasser nicht verändert werden. Diese Prüfung schliesst also den Gehalt an freiem Alkali und an fremden Metallen (Kupfer) aus.

Scopolaminum hydrobromicum (Hyoscinum hydrobromicum), Scopolaminhydrobromid, $(C_{17}H_{21}NO_4 . HBr)_2 + 7H_2O$, bildet farblose, rhombische Prismen, die von Wasser und Weingeist sehr leicht gelöst werden. Die Lösungen röthen blaues Lackmuspapier schwach. 100 Theile verlieren über Schwefelsäure und bei 100^0 etwa 12,3 Theile an Gewicht. Das über Schwefelsäure getrocknete Salz schmilzt gegen 190^0.

Die wässerige Lösung des Scopolaminhydrobromids $(1 + 59)$ Identitätsreaktionen. wird durch Silbernitratlösung gelblich gefällt (Silberbromid), durch Natronlauge weisslich getrübt (durch die freie Base Scopolamin), durch Ammoniakflüssigkeit hingegen nicht verändert.

Mit dem Atropin (auch Homatropin) theilt das Scopolamin folgende Farbreaktion: 0,01 g Scopolaminhydrobromid, mit 5 Tropfen rauchender Salpetersäure in einem Porcellanschälchen auf dem Wasserbade eingedampft, hinterlässt einen kaum gelblich gefärbten Rückstand, welcher nach dem Erkalten mit weingeistiger Kalilauge übergossen, eine violette Färbung annimmt.

Beim Verbrennen darf Scopolaminhydrobromid keinen Rückstand hinterlassen.

Sehr vorsichtig aufzubewahren! Grösste Einzelgabe 0,0005 g, grösste Tagesgabe 0,002 g!

Spiritus, Weingeist, C_2H_5OH, bildet eine farblose, klare, flüchtige, leicht entzündliche Flüssigkeit vom spec. Gew. 0,830 bis 0,834, einem Alkoholgehalt von 91,2 bis 90 Raumtheilen oder 87,2 bis 85,6 Gewichtstheilen in 100 Theilen entsprechend.

Weingeist darf Lackmuspapier nicht verändern, also weder freie Säure noch freies Alkali enthalten. Ersteres ist häufiger der Fall. Will man mit blauem Lackmuspapier prüfen, so macht sich die saure Reaktion auf dem Papier — besonders wenn nur sehr geringer Säuregehalt vorhanden ist — erst bemerkbar, wenn der Weingeist vom Papier abgedunstet ist. — Weingeist muss von fremdartigem Geruche frei sein und sich mit Wasser ohne Trübung mischen (bei einem grösseren Gehalte von **Fuselöl** würde die verdünnte Flüssigkeit trübe sein). — 10 ccm Weingeist dürfen sich, wenn mit 5 Tropfen Silbernitratlösung versetzt, selbst beim Erwärmen weder trüben noch färben. Enthält der Weingeist **Acetaldehyd** oder **Ameisensäure**, so findet eine Reduktion des Silbernitrats statt, und die Flüssigkeit erscheint durch sich abscheidendes metallisches Silber getrübt. — Werden 50 ccm Weingeist mit 1 ccm Kalilauge bis auf 5 ccm verdunstet und der Rückstand mit verdünnter Schwefelsäure übersättigt, so darf sich ein Geruch nach **Fuselöl** nicht entwickeln. — Werden in einem Probirrohre gleiche Raumtheile Schwefelsäure und Weingeist vorsichtig über einander geschichtet, so darf sich auch bei längerem Stehen eine rosenrothe Zone zwischen beiden Flüssigkeiten nicht bilden. **Runkelrübenbez. Melassespiritus** (s. Bd. II) würde eine solche rosenrothe Zone geben.

Werden 10 ccm Weingeist mit 1 ccm Kaliumpermanganatlösung vermischt, so darf die rothe Flüssigkeit ihre Farbe vor Ablauf von 20 Minuten nicht in Gelb verändern. Das tritt bei einem Gehalt von **Acetaldehyd** ein, der auf Kaliumpermanganat schnell reducirend einwirkt.

Zur Prüfung auf **Metalle** versetzt man den Weingeist mit Schwefelwasserstoffwasser; es darf keine Färbung auftreten; ebenso wenig beim Vermischen mit Ammoniakflüssigkeit. Letztere würde bei einem Gehalte des Weingeistes an Gerbstoffen, die aus dem Lagerfasse aufgenommen sein können, eine Färbung bewirken, auch andere nicht näher zu bezeichnende, organische Körper anzeigen.

Beim Verdunsten darf Weingeist keinen Rückstand hinterlassen.

Spiritus Aetheris nitrosi, versüsster Salpetergeist, bildet eine klare, farblose oder schwach gelbliche Flüssigkeit von angenehmem, ätherischem Geruch und süsslichem, brennendem Geschmack. Sie ist mit Wasser klar mischbar und besitzt das spec. Gew. 0,840 bis 0,850.

Beim Vermischen des versüssten Salpetergeistes mit einer frisch bereiteten concentrirten Auflösung von Ferrosulfat in Salzsäure entsteht eine schwarzbraun gefärbte Flüssigkeit. Die Färbung rührt von einer Verbindung des Ferrosulfats mit Stickoxyd her (vergl. Acidum nitricum).

10 ccm des Präparats dürfen, nach Zusatz von 3 Tropfen Normal-Kalilauge, eine saure Reaktion nicht geben. Das Arznei-buch lässt demnach nur einen sehr geringen Gehalt an freier Säure zu. — Der versüsste Salpetergeist muss völlig flüchtig sein. _Prüfung._

Strychninum nitricum, Strychninnitrat, $C_{21}H_{22}N_2O_2 . HNO_3$, besteht aus farblosen, sehr bitter schmeckenden Krystallnadeln, welche mit 90 Theilen kalten und 3 Theilen sieden-den Wassers, sowie mit 70 Theilen kalten und 5 Theilen siedenden Weingeistes neutrale Lösungen geben. In Aether und in Schwefel-kohlenstoff ist Strychninnitrat unlöslich.

Beim Kochen eines Körnchens Strychninnitrats mit Salzsäure tritt Rothfärbung ein. (Andere Strychninsalze geben die Rothfärbung nicht). Aus der wässerigen Lösung des Salzes scheidet Kalium-dichromatlösung kleine, rothgelbe Krystalle ab (von Strychnin-chromat), welche mit Schwefelsäure in Berührung gebracht, vor-übergehend blaue bis violette Färbung annehmen. _Identitäts-reaktionen._

Strychninnitrat darf beim Verbrennen keinen Rückstand hinter-lassen. — Mit Salpetersäure zerrieben, soll es sich gelblich, jedoch nicht roth färben. Rothfärbung ist ein Beweis dafür, dass das Salz Brucin enthält. _Prüfung._

Sehr vorsichtig aufzubewahren! Grösste Einzelgabe 0,01 g. Grösste Tagesgabe 0,02 g.

Sulfonal, Diaethylsulfondimethylmethan,
$$\begin{matrix} CH_3 \\ CH_3 \end{matrix} > C < \begin{matrix} SO_2C_2H_5 \\ SO_2C_2H_5 \end{matrix},$$ besteht aus farb-, geruch-, geschmacklosen, prismatischen Krystallen, welche mit 500 Theilen kalten, 15 Theilen siedenden Wassers, mit 65 Theilen kalten und 2 Theilen siedenden Weingeistes, sowie mit 135 Theilen Aether neutrale Lösungen geben. Schmelzpunkt 125 bis 126°.

Wird 0,1 g Sulfonal mit gepulverter Holzkohle im Probirrohre erhitzt, so tritt der höchst unangenehme Geruch nach Mercaptan auf (s. Bd. II). Diese Reaktion ist die Folge einer durch die Kohle veranlassten Reduktion. Auch andere reducirend wir-kende Körper, z. B. Pyrogallol veranlassen beim Erhitzen mit Sul-fonal das Auftreten von Mercaptangeruch. Die Reaktion verläuft vermuthlich so, dass zunächst aus dem Diaethylsulfondimethylmethan Mercaptol entsteht: _Identitäts-reaktionen._

$$\mathrm{CH_3 \atop CH_3} > C < {SO_2C_2H_5 \atop SO_2C_2H_5} + 4\,C = {CH_3 \atop CH_3} > C < {SC_2H_5 \atop SC_2H_5} + 4\,CO,$$

und dass das Mercaptol bei Anwesenheit kleiner Feuchtigkeits-mengen eine theilweise Rückspaltung in Aceton und Mercaptan erleidet:

$$\mathrm{CH_3 \atop CH_3} > C < {SC_2H_5 \atop SC_2H_5} + H_2O = {CH_3 \atop CH_3} > CO + 2\,HSC_2H_5.$$

Prüfung.   Sulfonal sei vollkommen flüchtig. Beim Lösen in siedendem Wasser (1 + 49) darf sich keinerlei Geruch entwickeln (nach an-hängendem Mercaptan). — Diese wässerige Lösung darf, nach dem Erkalten filtrirt, weder durch Baryumnitrat- (Schwefelsäure), noch durch Silbernitratlösung (Salzsäure bez. Chloride) verändert werden. — 1 Tropfen Kaliumpermanganatlösung darf durch 10 ccm obiger Lösung nicht sofort entfärbt werden. Das geschieht, wenn dem Sulfonal noch eine Spur Mercaptol anhängt.

Vorsichtig aufzubewahren! Grösste Einzelgabe 4 g. Grösste Tagesgabe 8 g!

Tartarus boraxatus, Boraxweinstein, bildet ein weisses, an der Luft feucht werdendes, sauer schmeckendes und reagirendes, in einem Theile Wasser lösliches, amorphes Pulver.

Identitäts-reaktionen.   Die wässerige Lösung wird durch Weinsäurelösung nach einiger Zeit krystallinisch gefällt (Kaliumbitartrat). Das Salz, mit etwas Schwefelsäure befeuchtet, ertheilt der Flamme eine grüne Färbung (Kennzeichen für Borsäure). Beim Erhitzen bläht es sich auf und hinterlässt einen verkohlten, alkalischen Rückstand.

Prüfung.   Die wässerige Lösung (1 + 9) darf durch Schwefelwasserstoff-wasser nicht verändert (fremde Metalle) und durch Ammonium-oxalatlösung (Kalk), sowie nach Zusatz einiger Tropfen Salpeter-säure durch Baryumnitrat- (Sulfat) und durch Silbernitratlösung (Chlorid) nicht mehr als opalisirend getrübt werden.

Tartarus depuratus, Weinstein, Kaliumbitartrat,

Cremor tartari, $\begin{array}{l} CH(OH)COOH \\ \mid \\ CH(OH)COOK \end{array}$, bildet ein weisses, krystallinisches

säuerlich schmeckendes Pulver, welches sich in 192 Theilen kalten und in 20 Theilen siedenden Wassers löst, nicht in Weingeist, wohl aber unter Aufbrausen in Kaliumcarbonatlösung (es bildet sich neu-trales Kaliumtartrat), auch in Natronlauge (es bildet sich Natrium-Kaliumtartrat).

Identitäts-reaktionen.   Weinstein verkohlt beim Erhitzen zu einer grauschwarzen Masse, die beim Behandeln mit Wasser eine alkalische Flüssigkeit liefert. Vergl. Kaliumtartrat. Das Filtrat giebt auf Zusatz überschüssiger Weinsäure unter Aufbrausen einen krystallinischen Niederschlag (Identität für Kalium).

Es ist zu prüfen auf einen Gehalt an Sulfat, Chlorid, fremden Metallen, Kalk und Ammoniumsalzen. Prüfung.

5 g des Salzes, mit 100 ccm Wasser geschüttelt, geben ein Filtrat, welches, nach Zusatz von Salpetersäure, durch Baryumnitratlösung nicht verändert, durch Silbernitratlösung höchstens schwach opalisirend getrübt werde. Es soll also Sulfat abwesend und Chlorid nur in Spuren zugegen sein. — Die Lösung des Salzes in Ammoniakflüssigkeit werde durch Schwefelwasserstoffwasser nicht verändert (Grünfärbung zeigt Eisen, Braunfärbung Kupfer oder Blei an). Wird 1 g Weinstein mit 5 ccm verdünnter Essigsäure unter wiederholtem Umschütteln eine halbe Stunde behandelt, dann mit 25 ccm Wasser gemischt und nach dem Absetzen die Flüssigkeit klar abgegossen, so darf dieselbe, auf Zusatz von 8 Tropfen Ammoniumoxalatlösung, innerhalb einer Minute eine Veränderung nicht erleiden. Ein sehr geringer Kalkgehalt ist dieser Prüfungsvorschrift des Arzneibuches zu Folge gestattet. — Enthält der Weinstein Ammoniumsalz, so wird beim Erwärmen mit Natronlauge Ammoniak entwickelt werden.

Tartarus natronatus, Natrium-Kaliumtartrat, Seignettesalz, $\begin{array}{l} \mathrm{CH(OH)COONa} \\ | \\ \mathrm{CH(OH)COOK} \end{array} + 4\,\mathrm{H_2O}$, besteht aus farblosen Säulen, welche in 1,4 Theilen Wasser zu einer neutralen Flüssigkeit löslich sind.

In der wässerigen Lösung bewirkt Essigsäure einen weissen, krystallinischen, in Natronlauge leicht löslichen Niederschlag (von Kaliumbitartrat): Identitäts-
reaktionen.

$$\begin{array}{l} \mathrm{CH(OH)COONa} \\ | \\ \mathrm{CH(OH)COOK} \end{array} + \mathrm{CH_3.COOH} = \begin{array}{l} \mathrm{CH(OH)COOH} \\ | \\ \mathrm{CH(OH)COOK} \end{array} + \mathrm{CH_3.COONa}.$$

Auf dem Wasserbade schmelzen die Krystalle (in ihrem Krystallwasser) zu einer farblosen Flüssigkeit; bei stärkerem Erhitzen verliert diese Wasser und verwandelt sich in eine schwarze Masse, welche durch Auslaugen mit Wasser eine alkalische Flüssigkeit (Natrium- und Kaliumcarbonat enthaltend) bildet. Die letztere hinterlässt beim Verdunsten einen weissen, die Flamme gelb färbenden Rückstand (Natriumreaktion).

Es ist zu prüfen auf einen Gehalt an fremden Metallen, Kalk, Sulfat, Chlorid und Ammoniumsalzen. Diese Prüfungen Prüfung.

werden in ähnlicher Weise, wie bei Tartarus depuratus angegeben, vorgenommen.

Tartarus stibiatus, Brechweinstein, Antimonyl-Kaliumtartrat, $\left\{\begin{matrix} CH(OH).COOK \\ | \\ CH(OH)COO(SbO) \end{matrix}\right\}_2 + H_2O$, bildet farblose Krystalle oder ein krystallinisches Pulver, allmählich verwitternd, in 17 Theilen kalten und 3 Theilen siedenden Wassers löslich, unlöslich in Weingeist.

Identitäts-
reaktionen.

Brechweinstein verkohlt in der Hitze. Die wässerige, schwach sauer reagirende Lösung giebt mit Kalkwasser einen weissen, in Essigsäure leicht löslichen Niederschlag (von Calciumtartrat), mit Schwefelwasserstoffwasser, nach dem Ansäuren mit Salzsäure, einen orangerothen Niederschlag (von Antimontrisulfid):

$$2\left\{\begin{matrix} CH(OH)COOK \\ | \\ CH(OH)COO(SbO) \end{matrix}\right. + 3H_2S + 2HCl = Sb_2S_3 + 2KCl + 2H_2O + 2\left\{\begin{matrix} CH(OH)COOH \\ CH(OH)COOH \end{matrix}\right.$$

Prüfung.

Zur Prüfung auf Arsen wird 1 g gepulverten Brechweinsteins mit 2 ccm Zinnchlorürlösung geschüttelt: es darf im Laufe einer Stunde eine Färbung (von ausgeschiedenem elementaren Arsen) nicht eingetreten sein.

Vorsichtig aufzubewahren! Grösste Einzelgabe 0,2 g, grösste Tagesgabe 0,5 g!

Terpinum hydratum, Terpinhydrat, $C_{10}H_{18}(OH)_2 + H_2O$. Das beim Stehenlassen von Terpentinöl mit |verdünntem Alkohol und Salpetersäure in flachen Schalen an der Luft entstehende und durch Umkrystallisiren aus Alkohol gereinigte Terpinhydrat bildet glänzende, farblose und fast geruchlose, rhombische Krystalle, die beim Erhitzen in feinen Nadeln sublimiren, bei 116° schmelzend und Wasser verlierend. Terpinhydrat löst sich in etwa 250 Theilen kalten und 32 Theilen siedenden Wassers, in 10 Theilen kalten und 2 Theilen siedenden Weingeistes, in 100 Theilen Aether, ungefähr 200 Theilen Chloroform und 1 Theil siedender Essigsäure.

Identitäts-
reaktionen.

Von Schwefelsäure wird Terpinhydrat mit orangegelber Färbung aufgenommen. Die wässerige, heisse Lösung entwickelt auf Zusatz von Schwefelsäure unter Trübung einen stark aromatischen Geruch (Flieder- oder Hyacinthgeruch). Es entsteht Terpineol. Terpineol wird hierbei durch Wasserabspaltung aus dem Molekül des Terpinhydrats gebildet.

Prüfung.

Das Terpinhydrat ist durch seine äusseren Eigenschaften, durch seinen Schmelzpunkt und sein Verhalten hinreichend als rein gekennzeichnet. Das Arzneibuch bestimmt ferner, Terpinhydrat darf nicht terpentinartig riechen und selbst in heisser, wässeriger Lösung Lackmuspapier nicht verändern.

Thallinum sulfuricum, Thallinsulfat, Tetrahydroparachinanisolsulfat, $(C_9H_{10}(OCH_3)N)_2 . H_2SO_4$, bildet ein weisses oder gelblichweisses, krystallinisches Pulver von cumarinartigem Geruch; löslich in 7 Theilen kalten, 0,5 Theilen siedenden Wassers, in etwas mehr als 100 Theilen Weingeist, noch schwieriger in Chloroform, kaum in Aether. Beim Erhitzen über 100° schmelzend. Die wässerige Lösung reagirt sauer und bräunt sich allmählich am Licht.

Die wässerige Lösung wird durch Jodlösung braun, durch Gerbsäurelösung weiss, auch durch Kalilauge weiss gefällt, welche Fällung beim Schütteln mit Aether wieder verschwindet. Die vorstehenden Reaktionen sind allgemeine Reaktionen für basische organische Körper.

Die verdünnte, wässerige Lösung des Thallinsulfats $(1 + 99)$ wird ferner durch Ferrichloridlösung tief grün, nach einigen Stunden tief roth gefärbt. Nach dieser den Körper kennzeichnenden grünen Färbung trägt derselbe seinen Namen (*ϑάλλος* [thallos] heisst grüner Zweig).

Die Lösung in Schwefelsäure wird durch etwas Salpetersäure sofort tief roth, nach einiger Zeit gelbroth gefärbt. In der wässerigen Lösung ruft Baryumnitratlösung einen weissen, in Salzsäure unlöslichen Niederschlag hervor (Kennzeichen für Schwefelsäure).

Thallinsulfat muss, ohne Rückstand zu hinterlassen, verbrennbar sein und soll sich in Schwefelsäure farblos lösen.

Vorsichtig und vor Licht geschützt aufzubewahren! Grösste Einzelgabe 0,5 g, grösste Tagesgabe 1,5 g!

Theobrominum natrio-salicylicum, Diuretin, bildet ein weisses geruchloses Pulver von süsssalzigem, zugleich etwas laugenhaftem Geschmacke, in der Hälfte seines Gewichtes Wasser besonders leicht beim Erwärmen löslich.

Die Lösung $(1 + 4)$ ist farblos, bläut rothes Lackmuspapier und wird durch Ferrichloridlösung violett gefärbt (Salicylsäure). Aus der Lösung wird durch Salzsäure sowohl Salicylsäure, als auch nach einiger Zeit Theobromin als weisser Niederschlag abgeschieden.

Durch Natronlauge, nicht aber durch Ammoniakflüssigkeit, findet wieder vollständige Lösung statt.

Prüfung. 2 g Theobrominum natrio-salicylicum werden in einem Porcellanschälchen in 10 ccm Wasser durch gelindes Erwärmen gelöst; die Lösung wird mit etwa 5 ccm oder soviel Normal-Salzsäure versetzt, dass blaues Lackmuspapier kaum merklich geröthet wird, hierauf ein Tropfen verdünnter $(1 + 9)$ Ammoniakflüssigkeit beigefügt, und die Mischung nach gutem Umrühren 3 Stunden bei 15 bis 20° stehen gelassen. Der entstandene Niederschlag (Theobromin) wird sodann auf ein bei 100° getrocknetes und nachher gewogenes Filter von 8 cm Durchmesser gebracht, zweimal mit je 10 ccm kalten Wassers gewaschen, im Filter bei 100° getrocknet und gewogen. Sein Gewicht betrage mindestens $0,8 \text{ g} = 40\,{}^0/_0$ Theobromin.

Vorsichtig aufzubewahren! Grösste Einzelgabe 1,0 g, grösste Tagesgabe 8,0 g.

Thymolum, Thymol, Thymiansäure, $C_6H_3\diagdown\begin{matrix}CH_3\ (1)\\-OH\ (3),\\C_3H_7\ (4)\end{matrix}$

besteht aus farblosen, nach Thymian riechenden Krystallen, welche sich in weniger als 1 Theil Weingeist, Aether, Chloroform, sowie in 2 Theilen Natronlauge und in etwa 1100 Theilen Wasser lösen. Mit Wasserdämpfen ist Thymol leicht flüchtig. Thymolkrystalle besitzen ein höheres specifisches Gewicht als Wasser, sinken also darin unter, während schmelzendes Thymol auf Wasser schwimmt. Schmelzpunkt 50—51°.

Identitäts-
reaktionen. In 4 Theilen Schwefelsäure löst sich Thymol in der Kälte mit gelblicher, beim gelinden Erwärmen mit schön rosenrother Farbe. Giesst man die Lösung in 10 Raumtheile Wasser und lässt die Mischung bei 35—40° mit einer überschüssigen Menge Bleiweiss (zum Binden der überschüssigen, freien Schwefelsäure) unter wiederholtem Umschütteln stehen, so färbt sich das Filtrat (welches Thymolsulfosäure $C_6H_2(SO_3H)(CH_3)(OH)(C_3H_7)$ enthält) auf Zusatz einer geringen Menge Ferrichloridlösung schön violett. — Die Lösung eines kleinen Krystalls Thymol in 1 ccm Essigsäure wird auf Zusatz von 6 Tropfen Schwefelsäure und 1 Tropfen Salpetersäure schön blaugrün gefärbt. Von dieser Reaktion, welche besonders kennzeichnend für das Thymol ist, macht das Arzneibuch bei der Prüfung des Menthols auf Thymol Gebrauch. — Wie auch bei anderen Phenolen bewirkt Bromwasser in der wässerigen Thymollösung eine Trübung. Carbolsäure giebt mit Bromwasser krystallinische Fällung von Tribromphenol.

Die Lösung des Thymols in Wasser sei neutral und darf durch Prüfung. Ferrichloridlösung nicht violett gefärbt werden. Das würde bei einem Gehalt des Thymols an Carbolsäure der Fall sein. Wird Phenol im offenen Schälchen der Wasserbadwärme ausgesetzt, so soll es sich vollständig verflüchtigen.

Veratrin, besteht aus Cevadin und Veratridin (s. Bd. II) und bildet ein weisses, lockeres Pulver oder weisse, amorphe Massen, deren Staub heftig zum Niesen reizt. An siedendes Wasser giebt Veratrin nur wenig ab; die filtrirte Lösung bläut rothes Lackmuspapier nur langsam. Veratrin ist in 4 Theilen Weingeist und 2 Theilen Chloroform löslich; von Aether wird es weniger leicht, doch vollständig gelöst. Diese Auflösungen zeigen stark alkalische Reaktion.

Mit Salzsäure gekocht liefert Veratrin eine roth gefärbte Lösung. Identitätsreaktionen. Mit 100 Theilen Schwefelsäure verrieben ertheilt Veratrin derselben zunächst eine grünlichgelbe Fluorescenz, nach und nach tritt eine starke Rothfärbung ein.

Veratrin muss, ohne Rückstand zu hinterlassen, verbrennlich Prüfung. sein. Die weingeistige Lösung darf durch Platinchloridlösung nicht gefällt werden. Durch diese Prüfungsvorschrift des Arzneibuches soll die Abwesenheit anderer Alkaloide, wie Strychnin, Brucin, Morphin, welche sämmtlich mit Platinchlorid Fällungen geben, dargethan werden.

Sehr vorsichtig aufzubewahren! Grösste Einzelgabe 0,005 g, grösste Tagesgabe 0,02 g!

Zincum aceticum, Zinkacetat, essigsaures Zink, $(CH_3 . COO)_2 Zn + 2 H_2O$, besteht aus farblosen, glänzenden Blättchen, welche in 3 Theilen kalten, in 2 Theilen heissen Wassers und in 36 Theilen Weingeist löslich sind.

Die schwach saure, wässerige Lösung wird durch Ferrichlorid Identitätsreaktionen. lösung dunkelroth gefärbt (Kennzeichen für Essigsäure) und giebt mit Kalilauge einen weissen Niederschlag (von Zinkhydroxyd), der im Ueberschuss des Fällungsmittels löslich ist (zu Zinkoxydkalium).

Ueberschüssiges Schwefelwasserstoffwasser fälle die wässerige Prüfung. Lösung (1 + 9) rein weiss. Zinksulfid sieht rein weiss aus; der Niederschlag ist aber gefärbt, sobald die Lösung Eisen-, Cadmium- oder Bleisalz enthält (Ferrosulfid ertheilt dem Niederschlag eine schwarze, Cadmiumsulfid eine gelbe, Bleisulfid eine braunschwarze Färbung). Das vom Sulfidniederschlage erhaltene Filtrat darf beim Verdampfen keinen Rückstand hinterlassen (Prüfung auf Alkali- bez. Erdalkaligehalt). Bei gelindem Erwärmen des Zinkacetats mit Schwefelsäure darf eine Schwärzung (herrührend von fremden organischen Bestandtheilen) nicht eintreten.

Vorsichtig aufzubewahren!

Pharmakognostischer Theil.

Von

Dr. **J. Holfert.**

A. Vegetabilische Drogen.

Agar, auch Agar-Agar genannt, ist der durch Behandlung mit heissem Wasser ausgezogene und wieder getrocknete Schleim verschiedener in den ostasiatischen Meeren heimischer, zur Gruppe der Florideen gehöriger Algen, hauptsächlich Gelidium- und Sphaerococcus-Arten. Die Droge dient hauptsächlich zur Bereitung von Nährgelatine für bakteriologische Zwecke.

Aloë ist der eingekochte Saft der Blätter verschiedener Arten der Gattung Aloë, zur Familie der Liliaceae gehörig. Insonderheit ist in Deutschland die aus dem Kaplande stammende Droge von Aloë ferox *Miller* und Aloë Africana *Miller* gebräuchlich. Die Gewinnung der Aloë geschieht durch die Eingeborenen, und es ist daher begreiflich, dass nicht nur bestimmte Arten der Gattung Aloë, sondern alle in der betreffenden Gegend wachsenden, Verwendung finden. Zur Gewinnung werden die abgeschnittenen Blätter mit der Schnittfläche nach unten aufgestellt und der freiwillig ausfliessende Saft entweder sogleich, oder nachdem er bei längerem Stehen sich durch Gährung verändert, eingedickt. Geschieht dies durch Kochen, so tritt dabei meist Ueberhitzung ein und das Produkt nimmt ein glänzend schwarzes Aussehen an; wird jedoch das Eindicken bei mässiger Hitze oder gar an der Sonne vorgenommen, so scheidet sich das im Safte enthaltene Aloïn krystallinisch aus; die so gewonnene Aloë bezeichnet man als leberfarbene. Wo die Aloëpflanzen, wie dies besonders in Westindien der Fall ist, in Kultur genommen sind, geschieht das Eindicken in besonderen Siedehäusern. Gewinnung.

Je nach der Bereitungsweise unterscheidet man: 1. Aloë lucida, schwarze oder glänzende Aloë, mit glasglänzender Oberfläche und muscheligem Bruch, scharfkantige, durchsichtige Splitterchen gebend, und unter dem Mikroskop keine Aloïnkryställchen zeigend, weil das Aloïn durch Ueberhitzen beim Eindampfen geschmolzen ist und sich in diesem Zustande bei nach- Sorten.

herigem Erkalten nicht wieder abscheiden kann. Zu dieser Sorte gehört die in Deutschland gebräuchliche Aloë. 2. Aloë hepatica, braune oder leberfarbene Aloë, mit matter, leberbrauner Oberfläche, nicht durchscheinende Splitter gebend und, auf dem Objektglase mit Wasser eingeweicht, deutliche Aloïnkrystalle zeigend. Derartige Aloë ist beispielsweise in England officinell.

Handel.   Nach ihrer Herkunft unterscheidet man folgende Handelssorten: Kap-Aloë, die in Deutschland gebräuchliche, welche über die Häfen der Algoa- und der Mossel-Bay und von da über Kapstadt in den Handel gelangt, ferner ostafrikanische: Socotra-, Zanzibar- und Madagaskar-Aloë, westindische: Curaçao-, Barbados- und Jamaïca-Aloë, und ostindische: Jafferabad-Aloë.

Beschaffenheit.   Gute Kap-Aloë, wie sie das Arzneibuch für das Deutsche Reich vorschreibt, soll glasglänzend sein, beim Zerschlagen muscheligen Bruch zeigen und durchsichtige Splitter geben, welche unter dem Mikroskop keine Aloïnkrystalle zeigen. Hepatica-Sorten haben die genannten Eigenschaften, wie schon erwähnt, nicht, weil die Masse derselben mit ausgeschiedenem Aloïn durchsetzt ist. Trägt man ein Splitterchen Kap-Aloë in kalte Salpetersäure ein, so tritt in der Regel Grünfärbung der Flüssigkeit ein, während die meisten übrigen Sorten röthliche bis rothbraune Färbungen zeigen.

Bestandtheile.   Die hauptsächlichsten Bestandtheile der Aloë sind Aloëharz und Aloïn, ein krystallisirbarer Bitterstoff.

Prüfung.   Wenn Aloë in der Wärme des Wasserbades oder schon bei längerer Aufbewahrung unter gewöhnlicher Temperatur zusammenfliesst, so ist sie zu wasserhaltig oder in betrügerischer Absicht mit Pech versetzt. Auch würde das Pulver einer solchen verwerflichen Sorte nicht rein gelb sein und bei 100⁰ C. zusammenbacken. Desgleichen kann man durch die Löslichkeit in Aether oder Chloroform betrügerische Beimengungen von Pech oder Harz erkennen. Auch muss Aloë mit der doppelten Menge siedenden Wassers eine fast klare Lösung geben. Zusätze anderer, minderwerthiger Körper von gummiartiger Beschaffenheit, wie etwa Dextrin oder Extrakte anderer Pflanzen, lassen sich, ebenso wie mineralische Beimengungen, dadurch erkennen, dass die so verfälschte Aloë mit 2 bis 3 Theilen siedendem Weingeist eine nach dem Abkühlen nicht klar bleibende Lösung giebt.

Anwendung.   Aloë ist ein, bei längerem Gebrauche nicht ganz unschädliches Abführmittel. Sie findet Anwendung zur Bereitung von Extractum Aloës, Extractum Rhei compositum, Tinctura Aloës und Tinctura Aloës composita sowie zu verschiedenen Elixiren, zu Pilulae aloëticae ferratae u. a.

Ammoniacum, Ammoniakgummi, ist das Gummiharz der in den persischen Steppen heimischen Umbellifere Dorema Ammoniacum *Don.* Der Milchsaft dieser Pflanze tritt freiwillig aus den Stengeln aus und erhärtet allmählich an der Luft. Von Ispahan und dem Hafen von Buschehr, wo die Ausbeute verhandelt wird, gelangt die Droge über Bombay zur Verschiffung nach Europa. *Handel.*

Ammoniakgummi bildet gesonderte oder zusammengeklebte Körper oder Klumpen von bräunlicher, auf frischen Bruchflächen trübweisser Farbe. Der Bruch ist muschelig, opalartig und wachsglänzend. In der Kälte ist das Gummiharz spröde, erweicht aber in der Wärme ohne klar zu schmelzen. *Beschaffenheit.*

Ammoniakgummi besitzt einen eigenartigen Geruch und einen bitter-scharfen, unangenehm aromatischen Geschmack. Es enthält Harz, Gummi und ätherisches Oel. *Bestandtheile.*

Von anderen Gummiharzen unterscheidet es sich dadurch, dass das damit gekochte Wasser durch Eisenchloridlösung schmutzigrothviolett gefärbt wird und dass eine mit der dreifachen Menge Wasser bereitete Emulsion durch Natronlauge zuerst gelb, dann braun gefärbt wird. Die Prüfung auf Galbanum, welches Salzsäure in der Regel violettroth färbt, ist nicht ganz stichhaltig, da es auch Galbanumarten giebt, die diese Reaktion nicht zeigen. Hingegen entsteht aus Galbanum, ebenso wie aus Asa foetida, bei der trockenen Destillation Umbelliferon, aus Ammoniakgummi jedoch nicht. Man glüht daher eine Probe im Reagensglase, kocht nach dem Abkühlen mit Wasser aus, filtrirt heiss und versetzt das Filtrat mit einigen Tropfen Kalilauge, wodurch bei Gegenwart von Galbanum eine intensiv grüne Fluorescenz entsteht. Ammoniakgummi muss Salzsäure, selbst beim Erwärmen auf 60^0, farblos lassen. Stark mit Pflanzenresten verunreinigte Sorten sind zu verwerfen. *Prüfung.*

Ammoniakgummi wird innerlich als auswurfbeförderndes Mittel kaum mehr angewendet, wohl aber äusserlich in Pflastern. *Anwendung.*

Amygdalae, Amygdalae amarae, bittere Mandeln und Amygdalae dulces, süsse Mandeln, sind die Samen von Kulturformen eines und desselben Baumes, Amygdalus communis *L.* (Syn.: Prunus Amygdalus *Baillon*), zur Familie der Rosaceae, Unterfamilie Pruneae gehörig. Die Stammpflanzen beider sind Varietäten dieser Art (var. amara und var. dulcis), welche im Uebrigen nur unbedeutend von einander abweichen. Der Mandelbaum ist ein Kulturgewächs, welches in der warmen gemässigten

Zone gedeiht und namentlich im Mittelmeergebiete (Südeuropa und Nordafrika) zur Samengewinnung kultivirt wird. Die Mandeln kommen von der Fruchthülle (Abb. 2 *A*) befreit in den Handel.

Handel. Unter den Handelssorten der bitteren Mandeln sind die kleinen Berberischen aus Nordafrika und die grossen Sicilischen hervorragend, unter denen der süssen Mandeln die Puglieser aus Italien, die Alvolasorte aus Sicilien und die Valencer aus Spanien.

Beschaffenheit. Die Mandeln sind von abgeplatteter, unsymmetrisch eiförmiger, zugespitzter Gestalt und von verschiedener Grösse. Bittere sind im Maximum ungefähr 2 cm lang, bis 1,2 cm breit und an ihrer Breitseite bis 1 cm dick; süsse ungefähr 2,25 cm lang, 1,5 cm breit und ebenso dick. Im Uebrigen unterscheiden sich beide dem Aussehen nach kaum. Die Samenschale ist braun, längsgestreift und

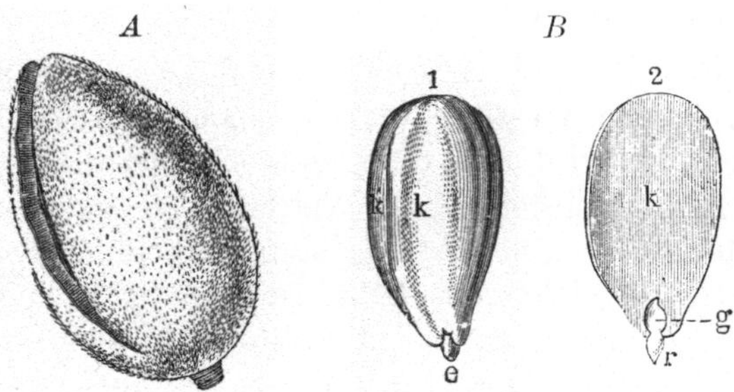

Abb. 2. Amygdala. *A* Aufgeplatzte Mandelfrucht. *B*, 1. Von der Samenschale befreite Mandel: *k* Keimblätter, *e* Keimwurzel; 2. Dieselbe nach Entfernung des vorderen Keimblattes: *r* Keimwurzel oder Radicula, *g* Knöspchen oder Plumula.

rauh, d. h. durch leicht sich loslösende verholzte Zellen (Haare) schülferig; die Samenschale lässt sich nach dem Erweichen in Wasser leicht abziehen und zeigt dann die zwei rein weissen Keimblätter (Abb. 2 *B*, *k*), welche sich leicht von einander trennen und nur am spitzen Ende durch die übrigen Theile des Keimlings, die Radicula *r* und die Plumula *g*, zusammengehalten werden.

Die Mandeln sind geruchlos; ihr Geschmack soll nicht ranzig sein, was bei zerbrochenen Stücken meist der Fall ist. Süsse Mandeln schmecken angenehm und eigenthümlich (man spricht von mandelartigem Geschmack), bittere Mandeln schmecken bitter. Die *Bestandtheile.* Bestandtheile beider Arten von Mandeln sind Eiweiss, Zucker und fettes Oel. Bittere Mandeln enthalten ausserdem Amygdalin, ein Glycosid, welches bei Zutritt von Wasser durch einen fermentartigen Bestandtheil des Sameneiweisses, das Emulsin, in Blausäure, Traubenzucker und Benzaldehyd zerlegt wird.

Anwendung. Süsse Mandeln dienen zur Herstellung von Oleum Amygdalarum und Mandelmilch, bittere zur Gewinnung von Aqua Amygdalarum amararum; beide ausserdem zu Sirupus Amygdalarum.

Amylum Marantae, Westindisches Arrow-root, ist das Stärkemehl aus Maranta arundinacea *L.* und anderen, nahe mit dieser verwandten Cannaceen; es wird aus. diesen, fast in allen Tropengegenden angebauten Pflanzen durch Ausschlämmen gewonnen und namentlich aus Westindien in den Handel

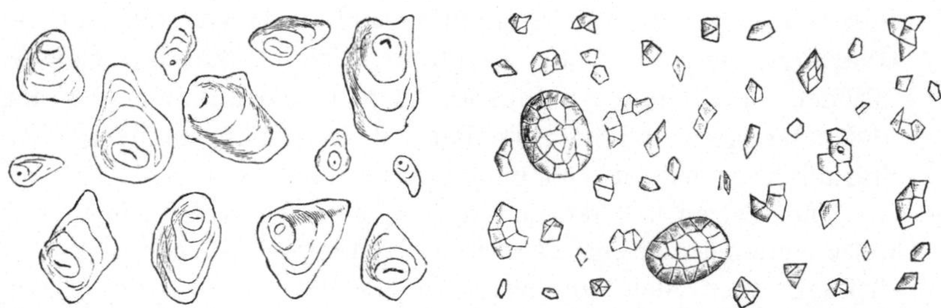

Abb. 3. Amylum Marantae. 300 fach vergrössert.　　Abb. 4. Amylum Oryzae. 300 fach vergrössert.

gebracht. Die Körner erscheinen unter dem Mikroskop von gerundet dreiseitiger bis vielseitiger Gestalt mit einer excentrischen Kernspalte und deutlicher zarter Schichtung. (Abb. 3.)

Amylum Oryzae, Reisstärke, ist die aus den Samen der Graminee Oryza sativa *L.* gewonnene Stärke. Unter dem Mikroskop erkennt

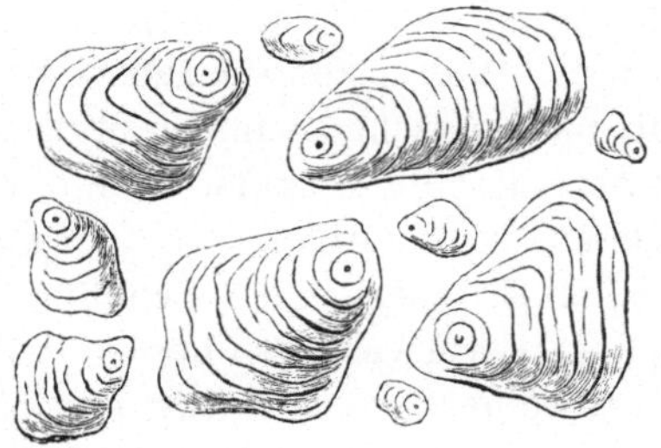

Abb. 5. Amylum Solani. 300 fach vergrössert.

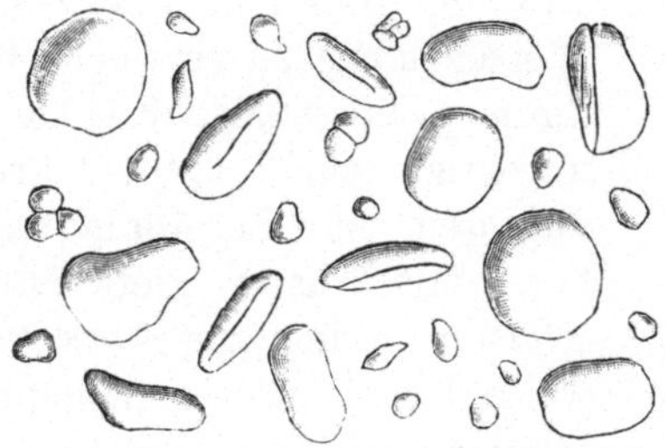

Abb. 6. Amylum Tritici. 300 fach vergrössert.

man deutlich vereinzelte eirunde bis kugelige zusammengesetzte Körner und durch Zerbrechen derselben entstandene zahlreiche kleine vieleckige Körnchen. (Abb. 4.)

Amylum Solani, Kartoffelstärke, wird durch Zerreiben und Schlämmen der Kartoffelknollen (von Solanum tuberosum *L.*, Solanaceae) gewonnen. Unter dem Mikroskop erscheinen die Körner spitz-eirund bis gerundet-rhombisch mit stets deutlich excentrischem Kern und scharf konturirter dichter, ebenfalls excentrischer Schichtung. (Abb. 5.)

Amylum Tritici, Weizenstärke, stammt aus den Endospermzellen des Weizens, Tricitum vulgare *L.* (Gramineae) und seiner über sämmtliche Kulturländer der Erde mit Ausnahme der kältesten Striche verbreitcten Varietäten und Formen. Die Stärke Gewinnung. wird, nachdem sie aus den Endospermzellen durch Mahlen oder Quetschen befreit, mit Wasser von den übrigen Samentheilen abgeschlämmt. Die letzten Kleberreste werden durch Gährung entfernt und die am Boden abgesetzte Stärke getrocknet. Zuvor aber muss dieselbe durch reines Wasser gut ausgewaschen sein, anderenfalls würde der daraus bereitete Stärkekleister von den anhaftenden Gährungsproducten sauer reagiren. Die in kantige Stücke zerfallenen Trockenkuchen müssen zu pharmaceutischem Gebrauch zu gleichmässigem Pulver zerriebcn, d. h. die zusammengebackenen Stärkekörner wieder von einander getrennt sein.

Beschaffenheit. Die Weizenstärkekörner (Abb. 6) sind theilweise sehr klein, theilweise von beträchtlich grösserem Umfange. Körner von mittlerer Grösse finden sich seltener. Sie erscheinen, von der Fläche gesehen, meist nahezu rund. Betrachtet man Weizenstärke in einem Tropfen Wasser unter dem Mikroskop und lässt unter das Deckgläschen Alkohol hinzutreten, so gerathen die Körner ins Rollen, und man kann an den grossen Körnern, wenn sie sich auf ihre Schmalseite wenden, erkennen, dass dieselben linsenförmig sind.

Prüfung. Kartoffelstärke, mit welcher die Weizenstärke verfälscht sein oder verwechselt werden kann, ist von ganz anderer Gestalt und bei 150- bis 200-facher Vergrösserung unter dem Mikroskop nicht mit Weizenstärke zu verwechseln (Abb. 5). Man prüft Weizenstärkc auf ihren Aschegehalt, weil sie durch mineralische Beimengungen verunreinigt sein könnte; 1 Procent Aschegehalt ist zulässig und rührt aus dem zur Bereitung verwendeten kalkhaltigen Schlämmwasser her. Mit Wasser giebt Stärke beim Erhitzen einen Schleim, sog. Kleister, indem die Stärkekörner ihre Form verlieren und sich theilweise lösen. Dieser Schleim ist bei reiner Weizenstärke geruchlos, hingegen von unangenehm dextrinartigem Geruch, wenn die Weizenstärke mit Kartoffelstärke verfälscht ist.

Anwendung. In der Pharmacie findet Weizenstärke zu Streupulvern und zur Bereitung von Unguentum Glycerini Anwendung.

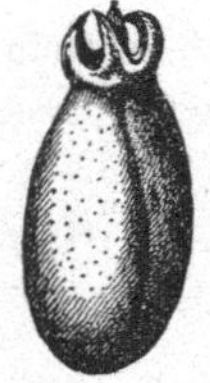

Anthophylli, Mutternelken, sind die Früchte des Nelkenbaumes, Eugenia caryophyllata *Thunberg* (Abb. 7).

Asa foetida, Stinkasant, Teufelsdreck, ist das Gummiharz, welches in den (namentlich in der Wurzel reichlich vorhandenen) Gummiharzgängen einiger in Persien vorkommender, zur Familie der Umbelliferen gehöriger Peucedanum- (Ferula-) Arten

Abb. 7. Anthophyllus. Natürliche Grösse.

enthalten ist. Die Stammpflanzen sind **Peucedanum Scoro-dosma** (dieser Name ist identisch mit Ferula Asa foetida *L.*) und **Peucedanum Narthex** (identisch mit Ferula Narthex *Boissier*).

Zur Gewinnung wird die Wurzel dieser Pflanzen kurz über der Erde glatt abgeschnitten (vom Stengel befreit), dann in ihrem oberen Theile von der sie umgebenden Erde freigelegt und entweder aus Einschnitten oder auf der oberen Schnittfläche, welche wiederholt erneuert wird, das austretende Gummiharz gesammelt. Das zuerst austretende ist meist emulsionsartig dünn und giebt die weniger geschätzten Handelssorten, weil es oft mit Lehm und ähnlichen Substanzen zusammengeknetet wird. Das später austretende Gummiharz ist konsistenter und giebt die zu pharmaceutischem Gebrauch allein zulässigen Handelssorten. Die nicht mit einander verklebten Gummiharztropfen heissen Asa foetida in granis oder in lacrimis, sind aber selten im Handel und theuer; die gebräuchlichste Sorte ist Asa foetida in massis, bei welcher die weissen Gummiharzkörner in bräunlicher Grundmasse, die gleichfalls aus Gummiharz besteht, eingebettet sind. Die eingesprengten Gummiharzkörner sind auf dem Bruche wachsartig weiss, laufen aber bei längerer Berührung mit der Luft röthlich und zuletzt braun an (auch ins Graue oder Violette spielend) wie ihre Aussenflächen. Der Geruch der Asa foetida ist specifisch knoblauchartig, der Geschmack bitter.

Die Bestandtheile der Droge sind ein Harz genannt Asaresitannol, welches zum Theil an Ferulasäure gebunden ist, Gummi, schwefelhaltiges ätherisches Oel, Vanillin, freie Ferulasäure, Feuchtigkeit und Asche; von letzterer soll der Gehalt nicht über $6\,^0/_0$ betragen; beträgt er mehr, so muss man auf künstlichen Zusatz von Lehm, Steinchen u. s. w. schliessen. Mit wenig Wasser in geeigneter Weise zerrieben, giebt das Gummiharz wieder eine Emulsion, als welche es ja auch in der Pflanze enthalten war. Diese Emulsion färbt sich auf Zusatz von Ammoniak gelb; andere Gummiharze (Galbanum) werden bei gleicher Behandlung bläulich. Da der Harzgehalt 50 bis $70\,^0/_0$ beträgt, so muss reine Asa foetida stets mehr als die Hälfte ihres Gewichtes an siedenden Alkohol abgeben.

Der Ausfuhrhafen für Asa foetida ist Bombay, wohin es von Persien durch Karawanen gebracht wird.

Asa foetida wird zu Tinctura Asae foetidae und zur Bereitung von Pflastern gebraucht. Zu innerlichem Gebrauch findet es in nennenswerthen Mengen nur in der Thierheilkunde Anwendung. Um die Droge zu pulvern, muss sie bei mässiger, 30^0 nicht überschreitender Temperatur ausgetrocknet werden, da bei höherer Temperatur das Harz schmilzt.

Avena excorticata, Hafergrütze, besteht aus den geschälten Körnern des Hafers, Avena sativa *L.*, zur Familie der Gramineae gehörig, welcher in zahlreichen Formen besonders in Europa viel kultivirt wird.

Balsamum Canadense, Canadabalsam, Canadischer Terpentin, wird aus der in den nordöstlichen Vereinigten Staaten von Nordamerika und in Canada heimischen, zur Familie der Coniferen gehörigen Balsamfichte, Abies balsamea *Miller* gewonnen. Er bildet eine blassgelbe oder grünlichgelbe Flüssigkeit von Honigkonsistenz und findet unter anderem in der mikroskopischen Technik als Einschlussmittel Anwendung.

Balsamum Copaivae, Copaivabalsam, ist das Sekret des Stammholzes verschiedener in Südamerika einheimischer Arten der Caesalpiniaceen-Gattung Copaifera, namentlich Copaifera officinalis *L.* und Copaifera guianensis *Desfontaines*.

Gewinnung.   Die Gewinnung geschieht durch Sammler, welche in gut ausgewachsene Exemplare lebender Bäume mit der Axt je ein Loch bis zum Kernholz einhauen und den durch dieses Loch austretenden Harzsaft in untergestellten Gefässen sammeln.

Handel.   Im Handel bezeichnet man die Sorten der Droge nach den Häfen, über welche sie exportirt werden. Dickflüssiger Balsam kommt hauptsächlich aus Maracaïbo in Venezuela, sowie aus Carthagena in Columbien und Demerara in Guyana. Weit dünnflüssigerer und in Deutschland zu pharmaceutischer Anwendung nicht zugelassener Balsam kommt aus Para in Brasilien in den Handel.

Beschaffenheit.   Der Copaivabalsam, welcher in Deutschland allein zu medicinischem Gebrauche Verwendung finden soll, ist eine dickflüssige, klare, gelbbräunliche, garnicht oder nur schwach fluorescirende Flüssigkeit von 0,98 bis 0,99 spec. Gew., von aromatischem eigenthümlichem Geruch und scharfem bitterem Geschmack.

Bestandtheile.   Die Bestandtheile des Copaivabalsams sind amorphe und geringe Mengen krystallisirbarer Harze, welche von wechselnden Mengen ätherischen Oeles in Lösung gehalten werden, daneben ein Bitterstoff.

Prüfung.   Copaivabalsam pflegt mit Gurjunbalsam (von ostindischen Dipterocarpus-Arten stammend) oder mit Gurjunbalsamöl und Colophonium, auch mit Terpentinöl oder Harzöl und Colophonium, ferner mit Venetianischem Terpentin, dünnflüssige Sorten durch Verdicken mit Colophonium, endlich auch mit fetten Oelen, namentlich Ricinusöl verfälscht zu werden.

Charakteristisch für reinen Maracaïbobalsam ist der Umstand, dass derselbe viel freie Säuren, aber nur sehr wenig Ester enthält, während der zur Verfälschung dienende Gurjunbalsam erhebliche Mengen Ester aufweist und minderwerthige Sorten Copaivabalsam ebenfalls grössere Mengen davon enthalten.

Ausserdem verändern sämmtliche oben genannten Zusätze die Zahlenverhältnisse, welche den Säuregehalt und Estergehalt angeben, so dass bestimmte Grenzen dieser Zahlen eine entsprechende Reinheit des Balsams verbürgen.

Die bislang gebräuchlichen empirischen qualitativen Prüfungsmethoden auf oben genannte Verfälschungen, welche sich sämmtlich als von mehr oder weniger bedingtem Werthe erwiesen haben, werden daher besser durch die quantitative Bestimmung derjenigen Alkalimenge ersetzt, welche einerseits zur Bindung der freien Säuren und andererseits zur vollständigen Verseifung des Balsams nöthig ist. Verwendet man beim Versuch Normalkalilauge, so zeigen die verbrauchten Cubikcentimeterzahlen mit 56 multiplicirt im ersten Falle die Säurezahl und im letzteren die Verseifungszahl an. Die Differenz beider ist die Esterzahl. Die Säurezahl soll nicht unter 75 und nicht über 85 betragen, die Esterzahl nicht unter 3 und nicht über 6.

Zur Ausführung dieser Prüfung wird 1 ccm Copaivabalsam in 50 ccm Alkohol gelöst und unter Zusatz von Phenolphthaleïn mit alkoholischer Halbnormal-Kalilauge bis zur Rothfärbung titrirt. Es sollen hierzu zwischen 2,7 und 3,0 ccm Halbnormal-Kalilauge verbraucht werden.

Anderseits wird 1 g Copaivabalsam in einer Glasstöpselflasche von 1 l Inhalt mit 20 ccm alkoholischer Halbnormal-Kalilauge und 50 ccm Benzin 24 Stunden bei Zimmertemperatur auf einander wirken gelassen und nach dem Verdünnen durch Alkohol mit Halbnormal-Schwefelsäure unter Benutzung von Phenolphthaleïn als Indikator zurücktitrirt. Dabei sollen zwischen 16,75 und 17,0 ccm Halbnormal-Schwefelsäure, entsprechend 3,0 bis 3,25 ccm gebundener Halbnormal-Kalilauge, verbraucht werden.

Die Cubikcentimeterzahlen der verbrauchten Halbnormal-Kalilauge sind mit 28 zu multipliciren, um die Säurezahl, Verseifungszahl und Esterzahl zu erhalten, entsprechend der Multiplikation mit 56 bei Verwendung von Normal-Kalilauge.

Copaivabalsam wird innerlich gegen Krankheiten der Genitalien Anwendung gegeben.

Balsamum Peruvianum, Perubalsam, ist ein durch künstliche Eingriffe in den Lebensprocess des Baumes gewonnenes pathologisches Produkt des in Centralamerika heimischen Baumes Toluifera Pereirae *Baillon* (Myroxylon Pereirae *Klotzsch*), zu den Papilionaceen gehörig. Zur Gewinnung wird im November und December die Rinde des Baumes durch Klopfen mit einem stumpfen Werkzeuge gelockert und 5 bis 6 Tage später an den gelockerten Stellen mit Fackeln angeschwelt. Wiederum 7 Tage später werden einzelne Stücke der Rinde losgelöst. Aus den verwundeten Stellen fliesst dann reichlich Harzsaft aus, der mit Lappen aufgesaugt wird. Das Aufsaugen durch wöchentliches Erneuern der Lappen kann bis in den April fortgesetzt werden, worauf die verwundeten Stellen aufs Neue angeschwelt werden, um sie bis Ende Mai weiter auszubeuten. Die mit dem Balsam gesättigten Lappen werden ausgekocht und ausgepresst, der gewonnene Balsam abgeschäumt und durch Absetzenlassen geklärt. In dieser Weise lässt sich ein einziger Baum 30 Jahre hintereinander ausbeuten. Die Ausfuhr der Droge geschieht nur aus San Salvador in Centralamerika.

Perubalsam bildet eine braunrothe bis tief dunkelbraune, in dünner Schicht klare und durchsichtige, nicht fadenziehende und nicht klebende Masse von angenehmem, an Benzoë und Vanille erinnernden Geruch und scharf kratzendem, bitterlichem Geschmack. Er trocknet an der Luft nicht ein und besitzt ein specifisches Gewicht zwischen 1,138 und 1,150.

Perubalsam besteht aus 25 bis 28$^0/_0$ Harz und 60 bis 65$^0/_0$ Cinnameïn. Mit diesem Ausdruck bezeichnet man die Gesammtheit seiner aromatischen Bestandtheile, d. i. Benzoësäure-Benzylester, Zimmtsäure-Benzylester und Vanillin.

Infolge seines hohen Preises und seines nach dem äusseren Ansehen nicht zu beurtheilenden Werthes ist Perubalsam in hohem Maasse Verfälschungen ausgesetzt. Zu den Fälschungsmitteln zählen allerhand Harze wie Terpentin, Colophonium, Benzoë, andere Balsame wie Copaivabalsam, Styrax, Gurjunbalsam, Tolubalsam und fette Oele, namentlich Ricinusöl. Durch eine grosse Zahl empirischer Prüfungen auf einzelne dieser Fälschungsmittel oder auf Gruppen derselben suchte man bislang allein den Reinheitsgrad des Balsams festzustellen. Man ermittelte z. B. durch das Klebvermögen des Balsams zwischen Korkscheiben die Anwesenheit von Copaivabalsam und Harzen, namentlich Terpentin, durch das specifische Gewicht fremde Balsame und Ricinusöl, durch die Löslichkeit in Weingeist die Anwesenheit fetter Oele, durch das Verhalten zu Schwefelkohlenstoff das Vorhandensein von Gurjunbalsam und Benzoë, durch Ammoniak Coniferenharze im Allgemeinen, durch das physikalische Verhalten des mit Schwefelsäure oder mit Kalkhydrat zusammengeriebenen Balsams endlich fette Oele, sowie Benzoë, Colophonium, Styrax und Tolubalsam, und durch die Farbenreaktionen der Petroleumbenzinausschüttelung nach dem Abdampfen mit starker Salpetersäure Colophonium, Copaivabalsam, Styrax, Terpentin und Gurjunbalsam.

Im Gegensatze zu diesen qualitativen Proben von theilweise nur bedingtem Werthe hat sich die quantitative Bestimmung des Harzgehaltes einerseits und des Cinnameïngehaltes anderseits, sowie die Feststellung der Esterzahl dieses letzteren als zuverlässigstes Kriterium für die Reinheit des Perubalsams erwiesen.

Hierzu wird 1 g Perubalsam mit Aether ausgezogen und unter Nachwaschen des Filters filtrirt. Das Filtrat wird zweimal mit je 20 ccm 2%iger Natronlauge und sodann zweimal mit Wasser ausgeschüttelt, aus den vereinigten wässerigen Flüssigkeiten der Aether auf dem Wasserbade verjagt und die wässerige Lösung nach dem Erkalten mit Salzsäure im Ueberschuss versetzt. Das gefällte Harz wird auf einem gewogenen Filter ausgewaschen und bei 80^0 getrocknet. Sein Gewicht darf nicht mehr als 28% betragen.

Zur Feststellung des Cinnameïngehaltes wird die oben erhaltene ätherische Lösung nach dem Ausschütteln mit Natronlauge auf dem Wasserbade abgedunstet und nach zwölfstündigem Stehen im Exsiccator gewogen. Das Gewicht des Cinnameïns darf nicht unter 60% betragen.

Die Esterzahl des Cinnameïns wird durch Zersetzen mit überschüssiger Zehntelnormalkalilauge und Zurücktitriren mit Zehntelnormalsalzsäure bestimmt. 1 g Cinnameïn darf dabei nicht weniger als 0,235 g Kaliumhydrat zur Verseifung gebrauchen.

Durch Entwickelung von Bittermandelgeruch (Entstehung von Benzaldehyd) beim Oxydiren mit Kaliumpermanganat kennzeichnet sich das gewonnene Cinnameïn als Benzylverbindung (Benzylester).

Perubalsam wird äusserlich gegen Hautkrankheiten angewendet und ausserdem in Pomaden u. s. w. zu Parfümeriezwecken. Anwendung

Balsamum Tolutanum, Tolubalsam ist der erhärtete Harzsaft der Papilionacee Toluifera Balsamum *L.* In Columbien, der Heimath des Baumes, gewinnt man den Balsam, indem man Gewinnung. in die Rinde spitzwinklige Einschnitte macht und das austretende Harz in Flaschen, ausgehöhlten Fruchtschalen oder auf Blättern auffängt. Frischer Tolubalsam ist braungelb und zähflüssig, in Beschaffenheit. dünnen Schichten durchsichtig; im Handel aber ist er meist zu röthlich-braunen, vielfach krystallinisch glänzenden Stücken erstarrt, welche sich leicht zu gelblichem Pulver zerreiben lassen.

Bestand-
theile.

Tolubalsam ist von feinem Wohlgeruch und gewürzhaftem, kaum kratzendem, leicht säuerlichem Geschmack. Er enthält neben Harz Zimmtsäure und Benzoësäure sowohl frei wie als Ben-

Prüfung. zylester gebunden. Durch Auskochen mit Wasser lassen sich die vorhandenen freien Säuren im Tolubalsam lösen und bei fünf- maliger Wiederholung des Auskochens völlig erschöpfen. Kocht man so behandelten Balsam dann mit Äetzkalk, so werden die Ester verseift und die Säuren als Kalksalze gebunden, aus denen sie durch Salzsäure wieder in Krystallen ausgeschieden werden, die in heissem Wasser löslich sind. Tolubalsam giebt mit Alkohol eine sauer reagirende Lösung und löst sich auch in Chloroform, sowie in Kalilauge. In Schwefelkohlenstoff ist er unlöslich, doch würde sich zu Verfälschungszwecken etwa beigemengtes Colo- phonium beim Erwärmen darin lösen. Petroleumbenzin löst Tolubalsam ebenfalls nicht, hingegen löst es Colophonium und Terpentin.

Anwendung.

Tolubalsam dient als auswurfbeförderndes und reizmilderndes Mittel bei Brustleiden sowie zu Parfümeriezwecken.

Benzoë. Von diesem Harze werden hauptsächlich zwei Arten unterschieden: Siam-Benzoë und Sumatra-Benzoë. Nach dem Deutschen Arzneibuche ist nur die erstere officinell. Die Stamm- pflanze der Sumatra-Benzoë ist Styrax Benzoïn *Dryander* (Benzoïn officinale *Hayne*), ein der Familie der Styraceae (Diospyrinae) angehöriger Baum des tropischen Asiens. Ob der Baum, welcher die in Hinderindien gewonnene Siam-Benzoë liefert, derselben Art angehört oder nur derselben Gattung, ist mit Sicherheit noch nicht festgestellt.

Gewinnung.

Die Gewinnung der besten Benzoësorten geschieht durch An- schneiden der lebenden Bäume und Sammeln des an den Schnitt- stellen austretenden Harzes. Dasselbe ist ein infolge der Verwun- dung des Baumes entstandenes pathologisches Produkt und ist in unverletzten Bäumen als solches nicht enthalten. Junge Bäume liefern die am meisten geschätzte Waare. Durch Auskochen des Holzes alter gefällter Bäume, welche zur Benzoëgewinnung aus- gebeutet sind, wird eine minderwerthige Waare gewonnen.

Handel.

Die in Deutschland officinelle Benzoë kommt aus Siam über Bangkok nach Singapur und von da nach Europa. Der Siam-

Sorten. Benzoë nahe kommen die Handelssorten: Calcutta-Benzoë und

Palembang-Benzoë; — der Sumatra-Benzoë ähnlich ist Penang-Benzoë.

Die Siam-Benzoë besteht aus brauner, glasglänzender, etwas durchscheinender spröder Grundmasse, in welche milchweisse oder grauweisse, sogen. Mandeln, gleichfalls aus Harzmasse bestehend, eingebettet sind. Diese Mandeln sind auf der Oberfläche bräunlich angelaufen, doch gehört diese Farbe nur einer dünnen oberflächlichen Schicht an. Die Mandeln bilden die reinsten Stücke des Harzes und kommen auch lose, nicht in Grundmasse eingebettet, in den Handel. — Sumatra-Benzoë sieht ähnlich aus wie die in Stücken vorkommende Siam-Benzoë, nur sind die Mandeln meist spärlicher und fehlen in gewöhnlichen Sorten ganz; die Grundmasse ist mehr fettglänzend und meist weniger spröde. — Beide Benzoësorten besitzen einen diesem Harze eigenthümlichen, angenehmen Geruch, welcher stärker noch hervortritt, wenn das Harz im Wasserbade erwärmt wird. Bei stärkerem Erhitzen entweichen stechende Dämpfe von Benzoësäure. Der Geruch ist bei Siam-Benzoësäure etwas feiner und angenehmer, zudem deutlicher an Vanille erinnernd als bei Sumatra-Benzoë. Beschaffenheit.

Siam-Benzoë besteht aus 70 bis 80$^0/_0$ amorphen Harzen, Benzoësäureestern und bis über 20$^0/_0$ freier Benzoësäure, ferner Spuren von ätherischem Oel und Vanillin; auch finden sich darin — vom Einsammeln herrührend — Pflanzenreste in grösserer oder geringerer Menge, bis 12$^0/_0$. In Sumatra-Benzoë ist die Benzoësäure theilweise oder ganz durch Zimmtsäure ersetzt. Bestandtheile.

Auf Zimmtsäuregehalt kann man die Benzoë leicht prüfen, indem man eine Messerspitze des gepulverten Harzes mit Wasser und etwas Natriumcarbonat erhitzt; setzt man dann Kaliumpermanganat zu, so bildet sich bei weiterem Erhitzen aus der Zimmtsäure Benzaldehyd, welcher an seinem charakteristischen Geruch leicht zu erkennen ist. Der gleiche Zweck wird erreicht durch Erhitzen mit Chromsäure. Prüfung.

In 5 Theilen Weingeist löst sich reine Benzoë bei gelinder Wärme auf und man kann deshalb durch Lösen in Alkohol die Menge der mechanischen Verunreinigungen (Rindenstückchen u. s. w.) in der Handelswaare feststellen. Die alkoholische Lösung guter Benzoësorten giebt, in Wasser gegossen, eine gleichmässige milchige Flüssigkeit, während die der Siam-Benzoë nahestehende Palembang-Benzoë dabei Flocken abscheiden und keine gleichmässige milchige Flüssigkeit bilden soll. Infolge des Gehaltes an freier Benzoësäure röthet die Benzoëmilch blaues Lackmuspapier. Mit der zehnfachen Menge Schwefelkohlenstoff übergossen, soll gute

Benzoë nur erweichen. Aus der abfiltrirten Schwefelkohlenstoff-
lösung krystallisirt nach längerem Stehen bei kühler Temperatur
Benzoësäure heraus.

Anwendung.   Verwendung findet die Benzoë hauptsächlich zur Bereitung von
Tinct. Benzoës und von Acidum benzoïcum, sowie zum Räuchern
und zu kosmetischen Zwecken.

Bulbus Scillae, Meerzwiebel; unter diesem Namen sind
die mittleren Schalen der Zwiebel von Urginea maritima *Baker*
(Syn.: Scilla maritima *L.*), einer in sämmtlichen Mittelmeerländern
verbreiteten Liliacee gebräuchlich. Dieselben werden aus der
Gewinnung. frischen Zwiebel nach dem Abblühen der Pflanze im Herbste herausgeschält, indem man die äusseren rothbraunen und häutigen
Schalen, ebenso wie den inneren Kern unbenutzt lässt; sie kommen,
meist in Streifen geschnitten und an der Sonne getrocknet, in den
Handel.

Handel.   Die in Deutschland zur Verwendung gelangende weissliche
Droge wird hauptsächlich aus Spanien und Portugal, sowie von
Malta, Cypern und aus Kleinasien eingeführt. In Oesterreich ist
eine rothe Varietät officinell, welche hauptsächlich in Nordafrika
und Südfrankreich vorkommt.

Beschaffen-   Die Handelswaare ist von gelblich weisser Farbe, hornartig
heit.   hart und durchscheinend; die einzelnen Stücke sind durchschnittlich
3 mm dick und bis 5 cm lang. Getrocknete Meerzwiebel ist ohne
Geruch und von schleimig bitterem Geschmack; sie zieht sehr
leicht Feuchtigkeit aus der Luft an. Die aus dünnwandigem
Parenchymgewebe bestehenden Stücke der Zwiebelschalen sind von
starken Gefässbündeln durchzogen. Die Parenchymzellen enthalten
reichlich Bündel von Krystallnadeln oxalsauren Kalkes (sogen.
Raphiden).

Bestand-   Der widerlich bittere Geschmack der Meerzwiebel rührt von
theile.   den Bitterstoffen Scillipikrin und Scillitoxin her, welche in der
Hauptsache den wirksamen Bestandtheil der Droge bilden; ausserdem ist Schleim und ein dextrinartiger Stoff, Sinistrin genannt,
darin enthalten; das in der frischen Meerzwiebel enthaltene senföl-
artig riechende ätherische Oel geht beim Trocknen verloren.

Anwendung.   Meerzwiebel wirkt harntreibend und wird zur Darstellung von
Acetum Scillae, Extractum Scillae, Tinctura Scillae und Oxymel
Scillae verwendet. Gepulverte Meerzwiebel muss wegen ihrer
wasseranziehenden Eigenschaften sehr trocken aufbewahrt werden.
Die ganzen Meerzwiebeln dienen auch frisch zur Rattenvertilgung.

Camphora, Kampher, zum Unterschiede von anderen Kampherarten von gleicher oder abweichender chemischer Zusammensetzung auch Laurineen-Kampher genannt, stammt von Cinnamomum. Camphora *Nees* und *Ebermayer* (Syn.: Camphora officinarum *Bauhin* oder Laurus Camphora *L.*), einem an der Küste Ostasiens von Cochinchina bis an den Jangtsekiang und auf den Inseln des südchinesischen Meeres, besonders auf Formosa, Heinan und den Riu-Kiu-Inseln sowie dem südlichen Theile Japans einheimischen und hauptsächlich auf der Insel Formosa kultivirten Baume, welcher der Familie der Lauraceae angehört. Derselbe wird neuerdings auch in den Vereinigten Staaten von Nordamerika viel angebaut.

Man gewinnt Rohkampher an Ort und Stelle in China und Gewinnung. Japan, indem man Kampherholzspähne mit Wasser destillirt. Das Holz des Kampherbaumes enthält ursprünglich ein flüchtiges Oel von der Zusammensetzung $C_{10}H_{16}$, welches (durch Oxydation im lebenden Baume sowohl wie auch später) in Kampher von der Formel $C_{10}H_{16}O$ übergeht. Die gespaltenen und bis zum Faserigwerden geklopften Kampherholzstücke werden auf Formosa in primitiven Destillationsapparaten aufgeschichtet, und dann von unten her Wasserdämpfe durch dieselben geleitet. Die Kondensation der mit Kampher und Kampheröl gesättigten Dämpfe geschieht entweder in gekühlten Vorlagen oder in Kühlhelmen. Etwas rationeller, d. h. mit Verwendung besserer Destillirapparate wird die Rohkamphergewinnung in Japan bewerkstelligt. Der erhaltene Rohkampher gelangt als eine schmutzige krümelige Masse, welche noch bis zu 20% flüssiges Kampheröl enthält, aus den chinesischen und japanischen Häfen zum Export und wird meist erst in den Verbrauchsländern, in Europa und Amerika, einem Reinigungsverfahren unterworfen, neuerdings jedoch auch in Hongkong und in Japan. Zu diesem Zwecke wird er mit Kohle, Sand und Eisenfeile oder Kalk gemischt und in besonderen Destillationsgefässen aus dem Sandbade umsublimirt (raffinirt). Das vorher abgepresste oder durch Centrifugiren entfernte flüssige Kampheröl wird durch Abkühlen und nachheriges Centrifugiren noch vollends vom Kampher befreit und sodann auf Safrol verarbeitet.

Der in Europa sublimirte Kampher bildet meist charakteristische Sorten runde gewölbte Kuchen von der Form der als Kühlhelm dienenden schüsselförmigen Gefässe. Die Kuchen haben in der Mitte ein Loch, von der Abzugsstelle der Dämpfe herrührend. Die Masse der Kuchen ist weisslich, durchscheinend, krystallinisch und mürbe, auf Bruchflächen blätterig, auf Schnittflächen glänzend. Kühlt man die

Kampherdämpfe bei der Destillation durch Einleiten eines kalten Luftstromes ab, so entsteht ein Krystallpulver, welches entweder als solches, oder zu Kuchen zusammengepresst, auch zu Würfeln geformt in den Handel gebracht wird.

Beschaffen-heit. Kampher fühlt sich fettig an und besitzt einen eigenthümlichen starken Geruch und einen anfangs brennenden, bitterlichen, später kühlenden Geschmack. Er verflüchtigt sich langsam schon bei gewöhnlicher Temperatur, schneller beim Erwärmen. Geschieht letzteres in einer offenen Schale auf dem Dampfbade, so müssen etwaige Verunreinigungen in der Schale zurückbleiben. Das specifische Gewicht des Kamphers ist 0,992 bei 10°, sein Schmelzpunkt 175°, sein Siedepunkt 204° C. Leicht löslich ist er in Alkohol, Aether und Chloroform, kaum löslich (1:1200) in Wasser. Mit einem seiner Lösungsmittel besprengt, lässt sich Kampher leicht pulvern (Camphora trita).

Prüfung. Mit dem gleichen Gewicht Chloralhydrat zerrieben giebt Kampher eine farblose Flüssigkeit von Sirupkonsistenz zum Unterschiede von Kunstkampher, welcher aus Terpentin hergestellt wird und diese Eigenschaft nicht zeigt. Andere Kamphersorten: Borneokampher und Blumeakampher sind für den europäischen Handel ohne Bedeutung.

Anwendung. Anwendung findet der Kampher zu Spiritus camphoratus, Oleum camphoratum, zu Opodeldoc und verschiedenen ähnlichen Linimenten, ferner als Zusatz zu Pflastern wie Empl. fuscum camphor. und Empl. saponat. Innerlich wird Kampher als nervenanregendes Mittel in Substanz gegeben und dient zur Bereitung von Vinum camphoratum und Tinct. Opii benzoica. Ausserdem ist er ein wirksames Mottenmittel.

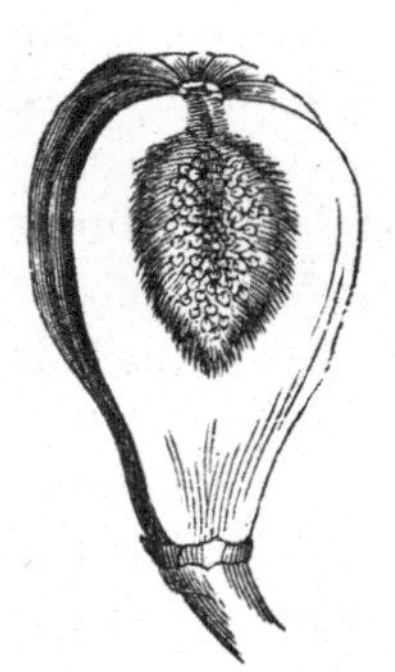

Abb. 8. Carica, ver-kleinert.

Caricae, Feigen (Abb. 8), sind die getrockneten, fleischigen Fruchtstände des Feigenbaumes, Ficus Carica L., einer in allen warmen gemässigten Zonen kultivirten Urticacee (Artocarpee). Der grosse Zuckergehalt entsteht erst beim Trocknen aus dem stärkemehlreichen Inhalt des frischen Fruchtstandes.

Carrageen, Irländisches Moos, Perlmoos oder Felsenmoos genannt, besteht aus den an felsigen Stellen der ganzen Westküste Europas und der Ostküste Nordamerikas, also des ganzen atlantischen Oceans, vorkommenden beiden Algen Chondrus crispus *Lyngbye* (Syn.: Fucus crispus *L.*) und Gigartina mammillosa *Agardh*, welche zur Gruppe der Rothalgen (Rhodophyceae oder Florideae) gehören.

Das Einsammeln der in Europa zum Verbrauch kommenden Droge geschieht hauptsächlich an den nördlichen Küsten Irlands (daher der Name Irländisches Moos). Von dort kommt sie vorwiegend über Liverpool in den Handel. Gewinnung. Handel.

Wenn die Algen im frischen Zustande von dem Seewasser ans Land gespült oder aus dem Wasser herausgezogen werden, sind dieselben violettroth bis grünroth und von gallertig-fleischiger Beschaffenheit. Beim Waschen mit Süsswasser und Trocknen an der Sonne aber werden sie hellgelb, durchscheinend und hornartig. Chondrus crispus ist in der Handelswaare meist vorwiegend vertreten; sein Thallus ist flach und wiederholt gabelförmig in schmale lineale Lappen getheilt. Zuweilen sitzen daran halbkugelige warzenförmige Früchtchen, jedoch stets nur auf einer und derselben Seite des Thallus. Gigartina mammillosa besitzt unterseits rinnenförmig eingekerbte Thalluslappen, welchen die keulenförmigen und gestielten Früchtchen auf beiden Seiten ansitzen. Andere Algen dürfen nur in höchst geringer Menge und höchstens als zufällige Verunreinigung sich in den Carrageenvorräthen finden. Beschaffenheit.

Die chemischen Bestandtheile der Droge sind ausser ca. $15^0/_0$ Asche hauptsächlich Schleim, welchem die Droge ihre Verwendung als Heilmittel verdankt. In Folge seines Schleimgehaltes wird das Irländische Moos beim Einweichen in Wasser schlüpfrig weich und liefert beim Kochen mit Wasser eine fade schmeckende Gallerte, welche beim Erkalten ziemlich dick wird. Durch Jodlösung wird diese Gallerte nicht blau gefärbt, da Carrageen keine Stärke enthält. Bestandtheile.

Carrageen dient ihres Schleimgehaltes wegen als reizmilderndes Mittel bei Husten, technisch auch als Klärmittel für trübe Flüssigkeiten, sowie zu Kleb- und Appreturzwecken. Anwendung.

Caryophylli, Gewürznelken oder Gewürznägelein, sind die getrockneten ungeöffneten Blüthen des zu den Myrtaceen gehörigen Baumes Eugenia caryophyllata *Thunberg* (Syn.: Caryophyllus aromaticus *L.*). Ursprünglich auf den Molukken heimisch wird der Gewürznelkenbaum jetzt in vielen Tropengegenden, hauptsächlich auf Amboïna und anderen südasiatischen Inseln, Zanzibar und Pemba, sowie auf Réunion und in franz. Guyana kultivirt.

Die schön rothen Knospen des im Juni und im December Gewinnung.

blühenden Baumes werden kurz vor dem völligen Aufblühen gepflückt oder abgeschlagen, auf Tüchern gesammelt und an der
Sonne getrocknet.

Handel. Als feinste Sorte gelten die braunen Amboïna-Nelken; die
Hauptmenge des Handels bilden dagegen die braunschwarzen Zan-
zibar- und Pemba-Sorten.

Beschaffen- Der im trocknen Zustande gerundet vierkantige Fruchtknoten
heit. (Abb. 9) ist feingerunzelt, von brauner Farbe, 10 bis 15 mm lang
und bis 4 mm dick; er breitet sich oben in
die vier abstehenden, derben, stumpf dreieckigen Kelchzipfel *a* aus. Diese letzteren
umgeben die vier hellergefärbten (im frischen
Zustande weissen) Blumenblätter *c*, welche
sich über den Anlagen der Staubgefässe *s*
und des Pistills *st* kugelig zusammenwölben.
In der oberen Hälfte des langgestreckten
derbfleischigen Fruchtknotens, dicht unterhalb des Kelches liegen zwei Fruchtknotenfächer mit zahlreichen Samenanlagen. In
dem fleischigen Gewebe des Fruchtknotens

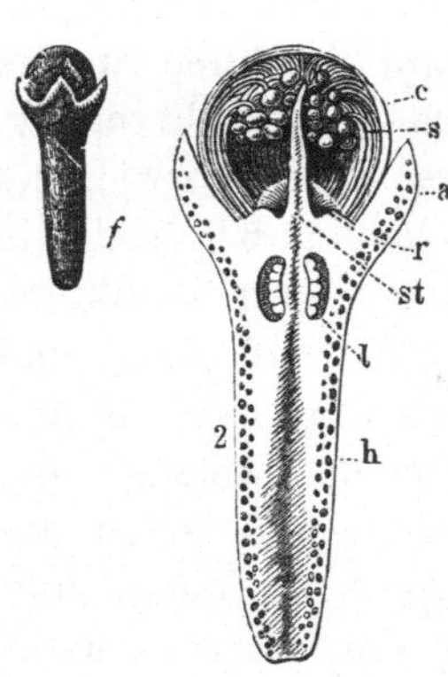

Abb. 9. Caryophyllus, Nelke.
f natürliche Grösse; *2* Längsschnitt vergrössert: *l* Fruchtknotenfächer, *a* Kelch, *c* Blumenblätter, *s* Staubgefässe, *st* Griffel,
r discusartiger Wulst, *h* Oelbehälter des Fruchtknotens.

befinden sich am Rande unter der Oberhaut zahlreiche Oeldrüsen *h*. Dieselben sind
auf dem Querbruche oder Querschnitte schon
mit der Lupe zu erkennen und das Austreten
von Oeltropfen aus denselben beim Zu-
sammendrücken der Nelken mit den Fingern
ist ein Zeichen der guten ölreichen Beschaffenheit.

Bestand- Der werthvolle Bestandtheil der Gewürznelken ist ätherisches
theile. Oel, Oleum Caryophyllorum, welches zum grössten Theile aus
Eugenol besteht.

Prüfung. Minderwerthige Nelken, denen durch Maceration oder Destillation
betrügerischerweise ein Theil ihres Oelgehaltes entzogen ist, lassen
kein ätherisches Oel austreten, was sich am leichtesten erkennen
lässt, wenn man eine durchschnittene Nelke mit der Schnittfläche
auf Fliesspapier drückt. Das ätherische Oel muss auf demselben
einen später wieder verschwinden Fleck hinterlassen. Wenn die Nelken
betrügerischerweise mit fettem Oele eingerieben sind, so ist der
Oelfleck ein bleibender. Entölte und geringwerthige Nelken erkennt man auch leicht daran, dass sie, mit destillirtem Wasser
von 15 bis 20⁰ durchgeschüttelt, in wagerechter oder schiefer Lage
auf der Oberfläche schwimmen, während gute Waare untersinkt
oder in senkrechter Lage (mit den Köpfchen nach oben) schwimmt.

Sehr gute Waare kennzeichnet sich ausserdem durch die Kräftigkeit ihres eigenthümlichen Geruches und Geschmackes. Nelkenpulver darf unter dem Mikroskop keine treppenförmig verdickten Gefässe, keine Steinzellen und keine Stärkekörner zeigen.

Die Nelken dienen als Gewürz und werden auch in der Phar- Anwendung.
macie meist nur zum Aromatisiren benutzt.

Catechu. Unter dem Namen Catechu oder Terra japonica kommen zwei im Grosshandel völlig von einander getrennt gehaltene Extrakte zu pharmaceutischem Gebrauch. Das eine ist Gambir-Catechu, auch kurzweg Gambir genannt und stammt von Uncaria Gambir *Roxburgh* (Syn.: Ourouparia Gambir *Baillon*), einem kletternden Strauch aus der Familie der Rubiaceae, welcher in Hinterindien und auf einigen kleinen Inseln des Malayischen Archipels gedeiht. Das andere ist Pegu-Catechu, von Acacia Catechu *Wildenow*, einer im ganzen Indien verbreiteten, hohen Mimosacee.

Gambir-Catechu wird aus den jungen Zweigen und den Gewinnung
Blättern des Gambirstrauches gewonnen, indem dieselben gleich und Beschaffenheit.
nach dem Sammeln, welches 3 bis 4 Mal im Jahre geschieht, ausgekocht und ausgepresst werden. Wenn die Extraktbrühe durch Einkochen eine dicke Konsistenz angenommen hat, wird sie in flache Holzkästen ausgegossen und meist in Würfel geschnitten, welche dann im Schatten völlig getrocknet werden. Diese Würfel sind etwa 3 cm gross, leicht zerreiblich, aussen leberfarben im Innern heller, an der Luft nachdunkelnd. Doch kommt auch diese Sorte neuerdings in grossen Blöcken in den Handel.

Pegu-Catechu wird aus dem zerkleinerten dunkelrothen Kernholze des obengenannten Baumes durch Auskochen gewonnen. Nach hinreichendem Einkochen bis zu dicker Konsistenz wird die Masse in flache Körbe oder auf geflochtene Matten ausgegossen und an der Sonne vollends ausgetrocknet. Dieses Catechu bildet im Handel grosse rauhe, matt dunkelbraune Blöcke oder Stücke. Dieselben sind hart und spröde, häufig von Blättern durchsetzt, mit muscheligem, zuweilen schwachglänzendem dunkelschwarzbraunem Bruch.

Gambir-Catechu kommt über Singapur, Pegu-Catechu über Handel.
Rangun in Hinterindien in den Handel.

Der Geschmack beider Catechuarten ist bitterlich, stark zusammenziehend, später etwas süsslich; sie sind geruchlos. Bestandtheile Bestandtheile.
des Catechu sind: Catechin (identisch mit Catechusäure) und Catechugerbsäure; im Pegu-Catechu namentlich ist ein Theil des Catechin durch die bei der Bereitungsweise angewandte höhere

Erhitzung in Catechugerbsäure übergegangen. Ferner sind darin enthalten Quercetin, Extraktivstoffe und Aschegehalt, welcher höchstens $5\,^0/_0$ beträgt.

Prüfung. Die Catechinkrystalle im Gambir-Catechu und in helleren Stücken oder Adern des Pegu-Catechu lassen sich, von einer frischen Bruchfläche abgeschabt und in Glycerin vertheilt, unter dem Mikroskop bei 200 maliger Vergrösserung leicht erkennen. Auch die grüne Farbe, welche stark verdünnte alkoholische Catechulösungen mit Eisenchlorid annehmen, rührt von Catechin her. Catechu ist in kaltem Wasser oder Weingeist schwer löslich; heisses Wasser und heisser Weingeist lösen es trübe bis auf die dem Extrakte unvermeidlich beigemengten Pflanzentheile, Blattreste und sonstigen Unreinigkeiten, welche insgesammt nicht mehr als $15\,^0/_0$ betragen sollen. Aus beiden Lösungen scheidet sich beim Erkalten das Catechin wieder krystallinisch ab.

Anwendung. In der Pharmacie dient Catechu als Adstringens und findet namentlich als Tinctura Catechu Anwendung. Seine hauptsächlichste Verwendung findet es in der Technik zum Gerben und Färben.

Chrysarobin stammt aus den Höhlungen der Stämme von Andira Araroba *Aguiar*, eines in den Wäldern der brasilianischen Provinz Bahia heimischen, sehr hohen Baumes, welcher zur Familie der Papilionaceen gehört. Das gelbbräunliche Holz dieses zuweilen *Gewinnung.* bis 2 m dicken Baumes enthält sowohl in zahlreichen kleinen und grossen Spalträumen, als auch in seinem Gewebe selbst ein gelbes Pulver, welches in der Weise gewonnen wird, dass die Bäume gefällt, in Blöcke gesägt und diese gespalten werden. Durch das Auskratzen der Masse aus dem Spaltholze wird dieselbe mit Holztheilen stark verunreinigt. Das durch Absieben von den gröbsten *Sorten.* Verunreinigungen befreite Pulver ist das Bahiapulver, auch Araroba oder Goapulver genannt, weil es früher von den Portugiesen nach der ostindischen Kolonie Goa gebracht und von da nach England eingeführt wurde. Um gereinigtes Chrysarobin zu erhalten zieht man das Bahiapulver mit siedendem Benzol aus und lässt das Chrysarobin aus diesem auskrystallisiren.

Handel. Goapulver gelangt direkt von Bahia in Brasilien in den europäischen Handel und wird hier gereinigt.

Beschaffenheit. Chrysarobin ist ein gelbes, leichtes und krystallinisches Pulver, welches mit 2000 Theilen Wasser gekocht, sich theilweise löst und ein schwach bräunlich gefärbtes, geschmackloses neutrales Filtrat giebt, das durch Eisenchloridlösung nicht verändert wird. In 40 Theilen siedendem Benzol löst es sich vollständig, unter Hinterlassung eines geringen Rückstandes auch in 150 Theilen heissem Weingeist, in warmem Chloroform und in 250 Theilen Schwefelkohlenstoff.

Ausser der chemischen Verbindung Chrysarobin, welche mit Chrysophansäure nahe verwandt ist, enthält das vom Deutschen Arzneibuch gekennzeichnete Chrysarobin noch $10^0/_0$ in Benzol lösliche harzartige Substanzen. *Bestandtheile.*

Identitätsreaktionen des Chrysarobins sind folgende: Schüttelt man dasselbe mit alkalischen Flüssigkeiten, z. B. Ammoniak, so nehmen diese bei längerem Stehen an der Luft infolge von Oxydation des Chrysarobins zu Chrysophansäure nach einiger Zeit eine karminrothe Färbung an. Auf dem gleichen Vorgange beruht es, dass ein Körnchen Chrysarobin auf einen Tropfen rauchender Salpetersäure gestreut und in dünner Schicht ausgebreitet, beim Betupfen mit Ammoniak eine violette Farbe annimmt. In concentrirter Schwefelsäure löst sich Chrysarobin mit tiefrother Farbe; tritt dabei Aufschäumen, Erhitzung oder Schwärzung der Masse ein, so deutet dies auf nicht zulässige Verunreinigungen. Der Schmelzpunkt des Chrysarobins liegt über 170^0. Erhitzt man es im offenen Schälchen, so stösst es nach dem Schmelzen gelbe Dämpfe aus, verkohlt dann und verbrennt zuletzt ohne Rückstand. Das Hinterbleiben von Asche würde mineralische Beimengungen anzeigen. *Prüfung*

Chrysarobin wird hauptsächlich in Form von Salben und Aufpinselungen gegen bestimmte Hautkrankheiten angewendet. *Anwendung.*

Colophonium oder Geigenharz ist das von Wasser und fast vollständig von ätherischem Oele befreite, gereinigte und erhärtete Harz des Terpentins. Ebenso wie dieser entstammt daher das Colophonium verschiedenen Pinusarten und da die Droge vorwiegend aus den nordamerikanischen Staaten Carolina, Georgia, Alabama, Virginia und Florida zu uns kommt, so sind die Stammpflanzen des Colophonium in erster Linie die beiden dort Waldbestände bildenden Fichtenarten Pinus australis *Michaux* und Pinus Taeda *L.* Die Colophoniumproduktion Südfrankreichs steht hinter dem nordamerikanischen Export bei weitem zurück.

Zur Gewinnung wird der Terpentin in Destillirgefässen erhitzt, bis alles Terpentinöl übergegangen ist; die zurückbleibende Masse wird dann noch so lange heiss, bez. flüssig erhalten, bis sie vollkommen klar geworden ist und beim Erkalten glasartig erstarrt. *Gewinnung.*

Das nordamerikanische Colophonium kommt über die Häfen Mobile, Savannah und Wilmington zur Ausfuhr, das französische über Bordeaux. *Handel*

Beschaffen-
heit.

Je nach dem zur Gewinnung angewendeten Hitzegrad bildet das Colophonium hellgelbliche (sogen. weisse) bis dunkelbraune glasartig durchsichtige, oberflächlich leicht bestäubte, grossmuschelig in scharfe kantige Stücke zerspringende Massen, welche im Wasserbade zu einer zähen, klaren Flüssigkeit schmelzen, und bei weiterem Erhitzen unter Ausstossung schwerer weisser aromatischer Dämpfe Zersetzung erleiden. Sorgfältig und mit Vermeidung überflüssiger Erhitzung dargestelltes Colophonium ist heller und leichter. Das spec. Gew. schwankt zwischen 1,068 und 1,100. Der Schmelzpunkt ist bei leichten Sorten niedriger und schwankt zwischen 100 und 130⁰.

Bestand-
theile.

Colophonium besteht aus Abietinsäureanhydrid, welches beim Behandeln mit wasserhaltigem Alkohol wieder in Abietinsäure übergeht. Abietinsäure ist der Bestandtheil des Terpentins, aus welchem das Colophonium dargestellt wird, und des Resina Pini.

Prüfung.

Gutes und reines Colophonium muss sich in seinem Gewicht Weingeist klar lösen, ebenso im gleichen Gewicht Essigsäure. Auch in Natronlauge löst es sich unter Wasseraufnahme und Verseifung klar auf.

Anwendung.

Pharmaceutische Verwendung findet Colophonium zu Salben und Pflastern, z. B. Ungt. Cantharid., Empl. adhaesiv., Empl. Cantharid.

Cortex Angosturae, Angosturarinde, stammt von Galipea officinalis *Hancock*, einer baumartigen Diosmee Venezuelas. Sie enthält drei Alkaloïde: Cusparin, Galipcïn und Angosturin.

Cortex Aurantii Fructus, Pomeranzenschalen, sind die Fruchtschalen der ausgewachsenen Früchte des Pomeranzenbaumes Citrus vulgaris *Risso*, einer in den heissen und heissen gemässigten Zonen gedeihenden, namentlich im Mittelmeergebiet angebauten Rutacee (Aurantiacee). Nach Deutschland wird die

Handel.

Droge zu pharmaceutischem Gebrauch hauptsächlich von Malaga eingeführt, theilweise auch aus Südfrankreich und Sicilien.

Beschaffen-
heit.

Sie bildet meist spitzelliptische Längsstücke; seltener ist sie in Bandform von der Frucht abgeschält, nämlich bei der französischen Sorte. Die Längsstücke sind, der Form der Frucht entsprechend, bogenförmig gekrümmt, an den Rändern meist ein wenig aufwärts gebogen. Die äussere gewölbte Fläche ist gelbroth, warzig runzelig und grubig vertieft, die innere, weisse Fläche grobrunzelig, von gelblichen Gefässsträngen durchsetzt. Auf dem Querschnitt erkennt man unter der Oberhaut eine gelbrothe Schicht mit einer einfachen oder doppelten Reihe grosser Oelbehälter und darunter eine starke, schwammige Innenschicht aus locker gefügten Parenchymzellen.

Gute Pomeranzenschalen sind von kräftig aromatischem Geruch und bitterem Geschmack. Sogenannte Curaçaoschalen sind meist kleiner und von dunkelgrüner Aussenfarbe. Das gleiche Aussehen zeigt auch eine in Spanien kultivirte grünschalige Varietät.

Hüten muss man sich vor der Unterschiebung von Apfelsinenschalen. Dieselben können, wenn sie durch Lagern nachgedunkelt sind, den Pomeranzenschalen sehr ähnlich sein, unterscheiden sich aber immer dadurch, dass die grubigen Vertiefungen der Aussenfläche weit spärlicher und meist nicht so grob sind, als bei den Pomeranzenschalen. In besonders zweifelhaften Fällen gelingt der Nachweis dadurch, dass dünne Querschnitte auf dem Objektträger mit Kaliumchromatlösung erwärmt, fast unverändert bleiben wenn Apfelsinenschalen vorliegen, während bei Pomeranzenschalen eine mehr oder weniger starke Bräunung eintritt. *Prüfung.*

Die Pomeranzenschalen enthalten ätherisches Oel, Hesperidin, Gerbsäure und Citronensäure. *Bestandtheile.*

Vor dem Gebrauch soll die innere schwammige Schicht (Albedo) durch Einweichen der Schalen und nachheriges Ausschneiden mit einem biegsamen Messer entfernt (expulpirt) werden und nur die dunkle Aussenschale (Flavedo) in Anwendung kommen. *Anwendung*

Verwendet wird Cort. Aurantii Fruct. als aromatisches und verdauungbeförderndes Mittel in Elix. Aurant. comp., Sirup. Aurant. cort., Tinct. Aurant., Tinct. amara, Tinct. Chinae comp. u. a.

Cortex Canellae albae, weisser Zimmt, ist die Rinde der in Westindien, hauptsächlich auf den Bahama-Inseln heimischen Canellacee Canella alba *Murray.*

Cortex Cascarillae, Cascarillrinde, auch Cortex Crotonis oder Cortex Eluteriae genannt, ist die Rinde der Zweige von Croton Eluteria *Bennet*, eines zur Familie der Euphorbiaceen gehörigen Strauches, welcher nur auf den Bahama-Inseln Eleuthera, Andros und Long in Westindien vorkommt. Die Droge gelangt hauptsächlich von der westindischen Insel Providence in den Handel. *Handel.*

Sie bildet sehr unregelmässige harte rinnen- oder röhrenförmige Stücke, höchstens 10 cm lang, von 1 cm Röhrendurchmesser und 1 bis 2 mm dick. Die weissliche oder hellgraue mit Lenticellen besetzte Korkschicht ist auf den Stücken meist nur theilweise vorhanden; an den davon entblössten Stellen ist die Aussenseite der Rinde den Vertiefungen der Korkschicht entsprechend längsstreifig *Beschaffenheit.*

und querrissig, von graugelblicher bis brauner Farbe. Die Innenfläche ist graubraun und gleichmässig feinkörnig.

Der Bruch der Rinde ist glatt und hornartig. Auf ebenen Querschnitten erkennt man die Korkschicht als eine scharf begrenzte (helle) Linie Abb. 10 k, darunter die braune Aussenrinde m und von dieser ausgehend bei helleren oder mit Chloralhydratlösung aufgehellten Schnitten die nach aussen stark verbreiterten Markstrahlen. Zwischen diesen liegen keilförmig von innen nach aussen hin zugespitzt die dunkleren Rindenstränge der Innenrinde i.

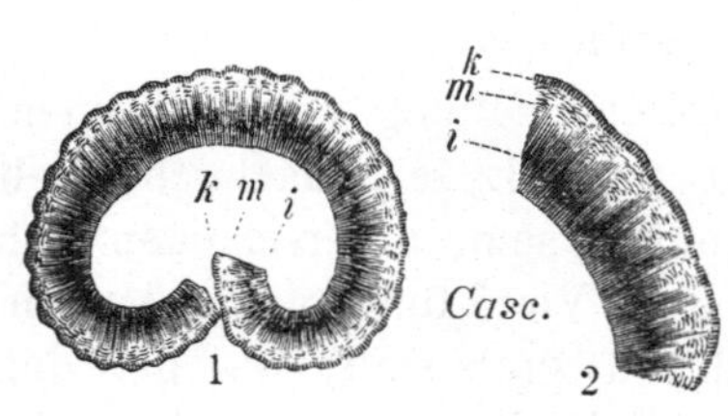

Abb. 10. Cortex Cascarillae. *1.* Querschnitt vierfach vergrössert; *2.* Theil des Querschnittes achtfach vergrössert; *k* Kork, *m* Mittelrinde, *i* Rindenstränge.

Häufig hängen den Rindenstücken noch Holzsplitter an, welche vor dem Gebrauche der Rinde zu entfernen sind.

Bestandtheile. Cascarillrinde enthält einen Bitterstoff, Cascarillin genannt, ätherisches Oel (1 $^0/_0$), Harz (15 $^0/_0$), Stärkemehl, Gerbstoff, Farbstoff und Asche. Ihr Geruch ist deutlich aromatisch, besonders beim Erwärmen und Anzünden, ihr Geschmack bitter und gewürzhaft.

Prüfung. Verwechslung oder Verfälschung kam vor mit Copalchirinde von Croton niveus *Jacquin.* Die Stücke derselben sind viel stärker, bis über 50 cm lang, 4 mm dick und Röhren von 2 cm Durchmesser bildend, auf dem Bruche grobstrahlig. Auch die Rinde von Croton lucidus *L.* unterscheidet sich durch ein von dem oben beschriebenen abweichendes Querschnittbild.

Anwendung. Cascarillrinde dient als verdauungbeförderndes Mittel, sowohl in Dekokten als in Form von Extr. Cascarillae und Tinct. Cascarillae.

Cortex Chinae, Chinarinde; mit diesem Namen bezeichnet man im Handel alle chininhaltigen Rinden. Die Mehrzahl derselben entstammt verschiedenen Arten der Gattung Cinchona, das sind hohe Bäume aus der Familie der Rubiaceae. Unter ihnen kommt für die in Deutschland zu pharmaceutischen Zwecken gebräuchliche Droge in erster Linie Cinchona succirubra *Pavon* in Betracht. Neben dieser liefern hauptsächlich C. Calisaya *Weddell,* C. micrantha *Ruiz u. Pavon,* Cinchona Ledgeriana *Moens* und Cinchona officinalis *Hooker,* sowie Bastarde dieser Arten Chinarinden des Handels. Die Heimat der Cinchonen sind die Ostabhänge des ganzen nördlichen Theiles der südamerikanischen Cordilleren in den

Staaten Venezuela, Columbia, Ecuador, Peru und Bolivia. Sie gedeihen in dem dortigen Gebirge in einer Höhe von nicht unter 1000 m und steigen bis zur Höhe von 3500 m. Ausserdem sind diese wegen der Chiningewinnung so überaus wichtigen Bäume in ihrer Heimath selbst, wie auch in den Kolonien der Holländer, namentlich auf Java und von den Engländern in Indien, sowie auf Ceylon und Jamaica in Kultur genommen.

Die Gewinnung der Rinde geschieht bei den in den südamerikanischen Gebirgswäldern vereinzelt wild wachsenden Bäumen durch Abschälen, verbunden mit Fällung der Bäume. Bei den Cinchona-Kulturen ist die Rindengewinnung eine verschiedene, und zwar fällt man entweder die (6 bis 8 Jahre alten) Bäume ebenfalls, um nach weiteren 5 oder 6 Jahren die aus dem Stumpfe ausgeschlagenen Schösslinge zur Rindengewinnung heranzuziehen, oder man beraubt die Bäume während ihres Wachsthums nur eines Theiles ihrer Rinde, welche dann nach mehrjährigem Wachsthum durch neue (sekundäre und alkaloïdreichere) Rinde ersetzt wird, so dass in Abständen von mehreren Jahren abwechselnd die vorher stehen gelassene und die durch neues Wachsthum entstandene Rinde geerntet werden kann. Die durch das Abschälen entstandenen Wundstellen der Bäume werden zum Schutze mit Moos und Lehm bedeckt, weshalb die erneuerten Rinden auch im Handel „gemooste" heissen.

Im Grosshandel werden die Chinarinden unter verschiedenen Gesichtspunkten in Kategorien eingetheilt; so heissen alle ausgesuchten Stücke Drogistenrinden oder Apothekerrinden, während alle unansehnliche Waare unter dem Namen Fabrikrinde, weil es bei der Darstellung des Chinins nicht auf das äussere Aussehen ankommt, zusammengefasst werden. Als Fabrikrinden kommen auch die Rinden von weit höherem Alkaloidgehalt, als er in den Pharmakopöen verlangt wird in den Handel. Aus Kulturen von Cinchona Ledgeriana werden Rinden mit einem Alkaloidgehalt bis zu 13% erhalten. Ausserdem fasst man je nach der Farbe die Rinden verschiedener Herkunft als Cortex Chinae fuscus, flavus und ruber zusammen. Die braunen Chinarinden wiederum werden häufig nach ihrer früheren ausschliesslichen Herkunft als Loja, Guayaquil und Huanoco bezeichnet; in Wirklichkeit werden unter diesen Namen sämmtliche Chinarinden mit brauner Bruchfläche, von den verschiedensten Cinchonaarten abstammend, verkauft. Cortex Chinae regius, auch Calisayarinde genannt (Abb. 11), ist diejenige unter den gelben Chinarinden, welche noch einiges Interesse beansprucht; sie stammt von der obengenannten Cinchona

Calisaya *Weddell*. Als deutsche Handelsdroge kommt jedoch fast allein die im Deutschen Arzneibuch zur Anwendung vorgeschriebene rothe Chinarinde, von kultivirten Exemplaren der Cinchona succirubra *Pavon* gewonnen, in Betracht (Abb. 12); auf sie allein bezieht sich die nachfolgende Beschreibung.

Handel.

Die Chinarinde von Cinchona succirubra *Pavon* kommt von Indien und Ceylon, wo diese Art in Kultur genommen ist, über London in den deutschen Handel.

Beschaffenheit.

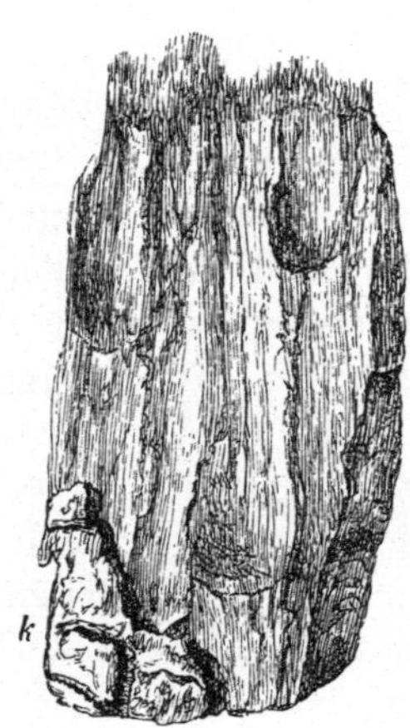

Ch.r.a.

Abb. 11. Cortex Chinae Calisayae; *k* Borkenreste.

Diese Rinde bildet Röhren oder Halbröhren, welche je nach dem Alter verschieden dick sind und eine Stärke von 2 bis 5 mm besitzen. Sie sind aussen mit graubraunem Kork bedeckt, welcher lange grobe Längsrunzeln und kleine schmale Querrisse zeigt. Die Innenfläche der Röhren ist glatt, rothbraun und zart längsgestrichelt. Die Querbruchflächen zeigen eine äussere, glattbrechende Zone und einen inneren, kurzfaserig brechenden Theil. Ein glatter Querschnitt zeigt deutlich die Grenze der Korkschicht und in der röthlichen Grundmasse der Rinde dunkle und helle Punkte. Betupft man die Querschnittfläche mit alkoholischer Phloroglucinlösung und einige Minuten später mit Salzsäure, so wird der innere faserige Theil intensiv roth gefärbt und es erstrecken sich von da aus zahlreiche feine Linien von aneinander gereihten rothen Punkten in die helle Gewebemasse der Aussenrinde hinein. Die rothen Punkte

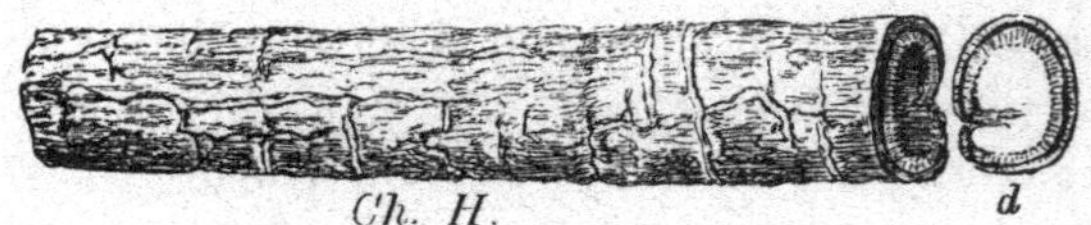

Ch. H.

d

Abb. 12. Cortex Chinae succirubra, *d* Querschnitt.

sind die Querschnitte der für Chinarinden charakteristischen spindelförmigen kurzen Bastfasern, welche auf Längsschnitten unter dem Mikroskop leicht zu erkennen sind; auf Längsschnitten erkennt man auch schon mit Hilfe der Lupe deutlich weisse glänzende mit Kalkoxalatkrystallen angefüllte Zellen.

Bestandtheile.

Chinarinden enthalten eine Anzahl Alkaloïde, von denen die vier wichtigsten Chinin, Chinidin (auch Conchinin genannt), Cinchonin und Cinchonidin sind. Neben diesen hat man noch eine ganze Reihe weiterer Alkaloïde daraus isolirt. Ausserdem enthalten die Chinarinden Chinasäure und Chinagerbsäure, sowie ein bitteres Glycosid, das Chinovin, und Asche bis zu $4^0/_0$.

Ob eine chininhaltige Rinde überhaupt vorliegt, erkennt man oberflächlich durch die Grahe'sche Chinaprobe, indem man etwas geschabte oder gepulverte Rinde im trockenen Reagensglase erhitzt; der durch Destillation entstehende und am kalten Theile des Reagensglases sich in Tropfen verdichtende Theer wird in diesem Falle karminroth. Prüfung.

Da die Chinaalkaloïde, in erster Linie das Chinin, durch ihre quantitative Anwesenheit der Droge ihren Werth verleihen, so ist es erforderlich, die Droge auf ihren Alkaloïdgehalt quantitativ zu prüfen. Das Deutsche Arzneibuch verlangt einen Mindestgehalt von $5^0/_0$ und schreibt zur Bestimmung desselben die Ammoniakmethode vor.

Hierzu sind 20,0 g fein gepulverte Chinarinde wiederholt kräftig mit einem Gemisch von 10 ccm Liq. Ammon. caust., 20 ccm Spiritus und 170 ccm Aether zu schütteln. Nach 24 Stunden werden dann 100 ccm klar abgegossen und daraus Aether und Weingeist nach Zusatz von 3 ccm Salzsäure und 27 ccm Wasser durch Destillation entfernt. Die saure Lösung wird dann filtrirt und in der Kälte mit 3,5 ccm oder so viel Normalkalilauge unter Umrühren vermischt, bis Phenolphthaleïnlösung geröthet wird. Der auf einem Filter gesammelte Niederschlag wird mit wenig Wasser völlig ausgewaschen, getrocknet und — am besten auf dem vorher gewogenen Filter — zur Wägung gebracht. Das Gewicht muss 0,5 g betragen, da von den in Arbeit genommenen 20,0 g Rinde nur die Hälfte des Auszuges — also 10,0 g entsprechend — zur weiteren Verarbeitung gelangt ist. Dass in dem gewonnenen Alkaloïdgemisch Chinin enthalten ist, zeigt sich, wenn man 1 Theil davon mit 300 Theilen Wasser kocht; es scheiden sich dann beim Erkalten des Filtrats Flocken von Chinin aus, während die übrigen Chinaalkaloïde gelöst bleiben. 5 ccm der abgekühlten, klaren Lösung geben auf Zusatz von 1 ccm Chlorwasser und einigen Tropfen Liq. Ammon. caust. eine grüne Flüssigkeit (Thalleiochinreaktion).

Neben dem genannten Verfahren zur Bestimmung der Gesammtalkaloide in der Chinarinde giebt es noch eine Anzahl anderer Verfahren, von denen besonders die Kalkmethode wegen ihrer Einfachheit gerühmt wird.

Für die Untersuchung des Pulvers unter dem Mikroskop sind die eigenartig gestalteten Bastfasern von Bedeutung.

Chinarinde findet als Fiebermittel, sowie als magenstärkendes und kräftigendes Mittel in Dekokten Anwendung. Chinadekokte werden beim Erkalten trübe, indem die Alkaloïde an Chinagerbsäure gebunden, ausgefällt werden; solche Dekokte müssen desshalb heiss kolirt und vor dem Gebrauch umgeschüttelt werden. Anwendung.

Pharmaceutische Präparate aus Chinarinde sind: Extractum und Tinct. Chinae, Tinct. Chinae comp. und Vinum Chinae.

Cortex Cinnamomi Chinensis, Chinesischer Zimmt, auch Cortex Cinnamomi Cassiae, Zimmtcassie oder Caneel genannt, ist die vom Kork ganz oder grösstentheils befreite Rinde der Zweige von Cinnamomum Cassia *Blume,* eines zur Familie der Lauraceae gehörigen Strauches, dessen Heimat das südliche China und Cochinchina ist.

Gewinnung. Zur Gewinnung werden die über der Wurzel abgeschnittenen Zweige des Strauches vom Kork befreit und geschält, indem man vor dem Abschälen Ringschnitte und diese rechtwinklig treffende Längseinschnitte in die Rinde macht. Die dicke Rinde älterer Stämme dient nicht zu pharmaceutischem Gebrauch, ebenso nicht diejenige der dünnsten Zweige, welche in China selbst verbraucht wird.

Handel. Hauptplätze für chinesischen Zimmt sind Canton und Pakhoi, wohin derselbe aus den chinesischen Provinzen Kuangsi und Kuangtung gebracht wird. Einfuhrhäfen sind London und Hamburg.

Beschaffenheit. Der chinesische Zimmt bildet, in der Form wie er aus dem Ursprungslande zum Versand kommt, Röhren (Abb. 13 *a*) oder Halbröhren (*b*) von 40 bis 50 cm Länge und 0,5 bis 3 cm Durchmesser. Die Stärke der Rindenstücke beträgt meist 1 bis 2 mm; Stücke, an denen der Kork noch ansitzt, können bis 3 mm stark sein. Chinesischer Zimmt, dessen Korkschicht und mit ihr ein Theil der Aussenrinde entfernt ist, ist aussen hellröthlich oder gelblichbraun, während die Korkschicht von bräunlichgrauem Farbenton ist. An ungeschälten Stücken erkennt man rundliche oder wenig quer gestreckte Lenticellen. Die Innenseite der Rinde ist feinkörnig oder fast glatt und nahezu von derselben Farbe wie die von der Korkschicht befreite Aussenseite. Die Querbruchfläche ist fast glatt, nicht faserig. Auf der Bruchfläche, ebenso wie auf geglätteten Querschnitten sieht man in der Mitte, oder mehr der Aussenseite genähert, in der braungelben Rindenmasse einen hellen Ring, welcher von dicht genäherten Steinzellgruppen gebildet wird.

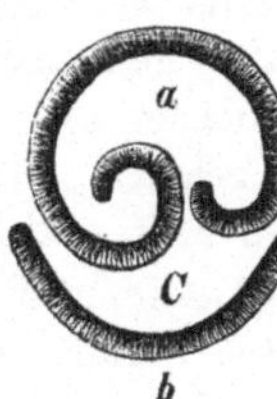

Abb. 13. Cortex Cinnamomi Chinensis. *a* Querschnitt eines röhrenförmigen, *b* eines halbröhrenfömigen Stückes.

Bestandtheile. Chinesischer Zimmt enthält 1 bis 1,5 % ätherisches Oel, welches hauptsächlich aus Zimmtaldehyd besteht; daneben sind Stärkemehl, Schleim, Harz, Gerbsäure und bis 2 % Asche vorhanden. Geruch und Geschmack sind durch das dem Zimmtöl eigene Aroma gekennzeichnet; ein schleimiger oder herber Beigeschmack soll an der arzneilich verwendeten Droge nicht bemerkt werden dürfen.

Verwechslungen und Verfälschungen mit minderwerthigen Prüfung. Zimmtrinden (von Stämmen und älteren Zweigen) welche häufig im Innern der Originalpackungen vorkommen, kennzeichnen sich durch andere, den obigen Grössenangaben etc. nicht entsprechende morphologische Verhältnisse. Das Pulver wird vorwiegend mit den gemahlenen Schnitzeln des Stammholzes verfälscht, welche beim Schneiden und Schälen des Ceylon-Zimmtes abfallen. Sie zeichnen sich durch eine hellere Färbung aus.

Zimmt dient als Gewürz und als aromatisches Mittel in der Anwendung. Pharmacie. Präparate sind Aqua, Sirupus und Tinct. Cinnamomi; ausserdem wird Zimmt in vielen Zubereitungen als Geschmacks- korrigens verwendet.

Cortex Cinnamomi Ceylanicus, Ceylon-Zimmt oder Cinnamomum acutum, ist die vom Kork und der Aussenrinde sorgfältig be- freite Rinde von jungen Zweigen der Lauracee Cinnamomum Ceylanicum *Breyne*, einem auf Ceylon in sog. Zimmtgärten gezogenen Strauch. Sie kommt in langen, durch Uebereinanderrollen von mehreren bis 10 solchen geschälten Rinden herge- stellten Röhren bez. Doppelröhren (Abb. 14) mit glatter hellgelbbrauner Aussenfläche und mattbrauner Innenfläche in den Handel und enthält bis 1 % ätherisches Oel.

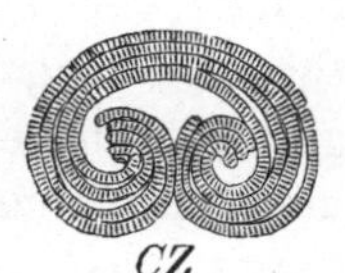

Abb. 14. Cortex Cinna-
momi Ceylanicus.
Querschnitt.

Cortex Citri Fructus, Citronenschale, ist die Schale der ausgewachsenen Früchte von Citrus Limonum *Risso* (Syn. Citrus medica var. β L.), eine in warmem Klima allenthalben gedeihende Rutacee (Aurantiacee). Den Citronenbaum hält man für eine durch Kultur erzeugte Spielart des wildwachsenden Citrus medica.

Zu uns kommt die Droge hauptsächlich aus Italien und Spanien, woselbst die Citronenbaumkulturen etwa vom 14. Jahre ab, und zwar drei Mal im Jahre, Früchte tragen (Citronen oder Limonen). Diese werden im Januar, August und November, jeweilig kurz vor ihrer völligen Reife geerntet und zur Gewinnung der Citronen- Gewinnung. schalen mit einem Messer geschält, wie man bei uns die Aepfel zu schälen pflegt.

Die getrockneten Schalen bilden Spiralbänder von 2 bis 3 mm Beschaffen- heit Dicke und durchschnittlich 2 cm Breite. Die Oberfläche ist höckerig grubig und bräunlichgelb, die Innenfläche schwammig und grauweiss. Auf dem Querschnitt erkennt man unter der Oberfläche die grossen bräunlichen Oelräume und unter diesen das locker gefügte Parenchymgewebe.

Bestandtheile. Der Gehalt an ätherischem Oel ist in den trockenen Schalen meist nur gering; sie enthalten ferner Hesperidin und bis $3,5\%$ Asche.

Prüfung. Gute Citronenschalen zeigen den charakteristischen Citronen-Geruch und Geschmack. Sie sind deshalb mit anderen Fruchtschalen von Citrusarten nicht zu verwechseln. Alte und dumpfige Waare ist minderwerthig.

Anwendung. Verwendung findet die Droge nur als gewürziger Zusatz bei einigen Zubereitungen, z. B. Spiritus Melissae compositus.

Cortex Condurango, Condurangorinde, stammt ziemlich sicher von Gonolobus Condurango *Triana*, einem in Südamerika an den Westabhängen der Cordilleren zwischen Ecuador und Peru heimischen Kletterstrauch aus der Familie der Asclepiadaceae.

Beschaffenheit. Sie bildet 5 bis 10 cm lange röhren- oder rinnenförmige, oft den Windungen des kletternden Stengels entsprechend verbogene Stücke von 1 bis 7 mm Dicke. Die Aussenfläche ist bräunlichgrau, schwach längsrunzlig und von grossen rundlichen, oder etwas quergestreckten Lenticellen höckerig; die Innenfläche ist hellgrau, derb und unregelmässig längsfurchig. Der Querbruch ist körnig, und durch das Hervorragen vereinzelter Sklerenchymfasern schwach faserig. Der Querschnitt zeigt innerhalb der dünnen Korkschicht ein gleichmässiges, schlängelig strahliges Rindengewebe, nach der Mitte zu von dunkelgelblichen bis bräunlichen Flecken von Sklerenchymzellengruppen durchsetzt. Die Parenchymzellen der Rinde enthalten reichlich Stärke.

Bestandtheile. Die Rinde riecht eigenthümlich gewürzig-aromatisch und besitzt einen bitterlichen, schwach kratzenden Geschmack. Bestandtheile sind eine Anzahl Glykoside, darunter Condurangin, ferner Stärkemehl und ca. 12% Asche. Condurangin ist nur in kaltem Wasser völlig löslich und wird in der Hitze ausgefällt, was bei der Bereitung von Dekokten in Betracht zu ziehen ist. Falsche Condurangorinde von Marsdenia Condurango *Reichenbach* besteht aus Stengeln und holzigen Zweigen; dieselben sind mit der genannten Rindendroge nicht zu verwechseln.

Anwendung. Anwendung findet Condurangorinde in Dekokten oder als Vinum Codurango gegen Magenkrebs.

Cortex Copalchi ist die Rinde der in Mejico heimischen Euphorbiacee Croton niveus *Jacquin*. Sie besteht aus bis über 50 cm langen, 4 mm

dicken und Röhren von 2 cm Durchmesser bildenden, auf dem Bruche grob-
strahligen Rindenstücken.

Cortex Coto, Cotorinde, stammt von der in Bolivien und Venezuela einheimischen Magnoliacee Drimys Winteri *Forster*, var. granatensis
Eichler. Sie bildet halbflache, selten rinnenförmige, schwere und harte, rothbraune Stücke, von denen erstere aussen stellenweise mit dünnem, sprödem Kork
bedeckt sind; die Innenseite ist längsfurchig. Die aromatische Rinde enthält
Cotoïn und ätherisches Oel und findet gegen Darmerkrankungen Anwendung.
Nicht zu verwechseln mit ihr ist die Paracotorinde unbekannter Abstammung.

Cortex Frangulae, Faulbaumrinde, ist die an der Sonne
getrocknete Rinde von Rhamnus Frangula L., Familie der Rhamnaceae. Der Faulbaum ist ein Strauch, der in ganz Europa wild
wächst und früher häufig angebaut wurde, weil die aus seinem
Holze bereitete Kohle zur Fabrikation des schwarzen Schiesspulvers
Anwendung findet.

Die getrocknete Faulbaumrinde bildet bis 30 cm lange, 1 bis Beschaffen-
2 mm dicke Röhren. Rindenstücke von jungen Zweigen sind aussen heit.
glatt und röthlichbraun, ältere sind grau und mit feinen Längsrunzeln bedeckt. Beide sind mit
heller gefärbten, quergestreckten
Lenticellen besetzt. Die Innenseite
ist fast völlig glatt oder zart
längsgestreift von sehr verschiedener Farbe, welche von hellgelb
bis dunkelbraun variirt. Die Innenfläche färbt sich mit schwachen

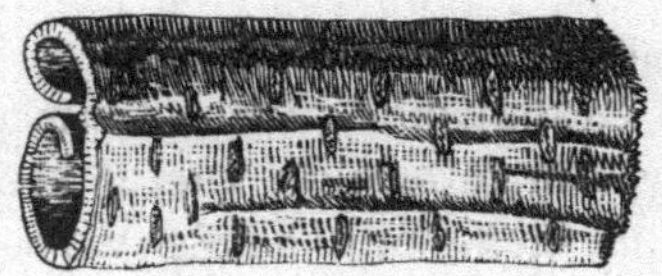

Abb. 15. Cortex Frangulae.

Alkalien (Kalkwasser) schön roth, mit starken Alkalien braunviolett.
Im übrigen variirt die Farbe der Faulbaumrinde sehr je nach dem
Standorte, auf dem sie gewachsen. Der Querbruch ist kurzfaserig.
Auf dem geglätteten Querschnitt erkennt man unter der dunkelrothen Korkschicht, namentlich bei jüngeren Rindenstücken eine
schmale hellfarbige Aussenrinde und innerhalb dieser die gelbrothe
bis bräunliche sekundäre Rinde. In älteren Stücken zeigt die
innere Parthie, mit der Lupe deutlich erkennbar, dunkle Skleren-
chymfasergruppen.

Faulbaumrinde ist getrocknet fast geruchlos und von schleimigem,
etwas süsslichem und bitterlichem Geschmack. Wirksame Bestand- Bestandtheile sind die Frangulasäure und das Pseudofrangulin, ferner Fran- theile.
gulin als Glycosid an Gerbsäure gebunden, Emodin und Chrysophan.

Der gelbröthliche oder bräunliche Aufguss wird durch Zusatz Prüfung.
von Eisenchlorid tiefbraun.

Die mit Faulbaumrinde möglicherweise in Verwechslung gerathende Rinde der Traubenkirsche, Prunus Padus *L.* und des Rhamnus cathartica *L.* sind durch die abweichenden Strukturverhältnisse der Querschnittfläche zu erkennen.

Anwendung.   Im frischen Zustande wirkt die Rinde brechenerregend; nach zweijährigem Lagern ist die brechenerregende Wirkung verschwunden. Sie wirkt dann nur abführend und soll deshalb pharmaceutisch nicht Verwendung finden, bevor sie ein oder besser zwei Jahr lang gelagert hat.

Cortex Gossypii Radicis ist die meist in bandförmigen Stücken abgelöste zähe Wurzelrinde der zu den Malvaceen gehörigen Baumwollpflanze Gossypium herbaceum *L.* und anderer Gossypium-Arten. Sie wurde neuerdings aus Amerika eingeführt und soll ähnlich wie Mutterkorn wirken.

Cortex Granati, Granatrinde; unter diesem Namen wird sowohl die Stammrinde wie die Wurzelrinde von Punica Granatum *L.*, des in fast allen Ländern mit subtropischem Klima verbreiteten Granatbaumes in Anwendung gebracht. In den deutschen Handel kommt die Droge namentlich aus Algier und Südfrankreich; sie wird dort von den als Obstbäume nicht mehr verwendbaren Exemplaren geerntet.

Beschaffenheit.   Granatrinde, vom Stamm gesammelt, bildet röhrenförmige oder rinnenförmige kurze, selten mehr als 10 cm lange, 0,5 bis 3 mm dicke und häufig verbogene unregelmässige Stücke.

Die je nach dem Alter gelblichgrüne, graugrüne oder mattgraue Aussenfläche ist meist von stark hervortretenden helleren, gelblichen, längsgestreckten Lenticellen bedeckt, und häufig finden

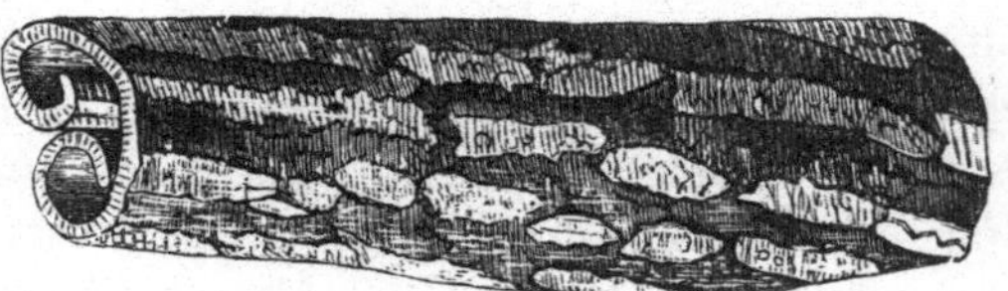

Abb. 16. Cortex Granati.

sich darauf schwarze Flechten aus der Gruppe der Graphideen (Arthonia astroïdea *Hepp*, Arthonia punctiformis *Acharius* und Arthopyrenia atomaria *Müller Argoviensis*). An der Wurzelrinde ist die Aussenfläche von einem oft etwas mehr bräunlichen Korke bedeckt, welcher an Stücken von alten Wurzeln durch Borkenbildung sich muldenförmig abschuppt und in diesem Falle tiefe, meist dunkler gefärbte Narben zurücklässt. Lenticellen sind auch an jüngeren

Wurzelrinden nur spärlich vorhanden, Flechten fehlen stets. Die Innenseite der Stamm- und Wurzelrinde ist bräunlich.

Beide Rinden sind auf dem Querbruche glatt. Die gelbliche Querschnittfläche ist fast homogen. Beim Befeuchten erscheinen zarte koncentrische Linien. Betupft man die Querschnittfläche mit alkoholischer Phloroglucinlösung und einige Minuten später mit Salzsäure, so erscheinen an der Peripherie unter der Korkschicht deutlich rothe Punkte in spärlicher Anzahl (Steinzellen). Mit Jodjodkaliumlösung betupft, wird die ganze Querschnittfläche infolge des Stärkegehalts blauschwarz; nur die innerste Parthie färbt sich in etwas geringerem Maasse. Eisenchloridlösung färbt den Querschnitt infolge des Gerbsäuregehalts dunkelgrün.

Granatrinde ist geruchlos und von herbem, aber kaum bitterem Geschmack. Sie enthält Pelletierin und drei weitere Alkaloïde, Gerbsäure, Mannit, Harz, Stärke und 14 bis $17\,^0/_0$ Asche. Ein mit kaltem Wasser bereitetes Macerat ist gelblich und scheidet auf Zusatz von Kalkwasser rothe Flocken ab; auch mit Eisenchlorid färbt sich der Auszug selbst in verdünntem Zustande infolge des Gerbsäuregehaltes. Bestand-
theile.

Die als Verwechslungen genannten Rinden von Strychnos Nux vomica *L.*, Buxus sempervirens *L.* und Berberis vulgaris *L.* sind von ganz anderem Bau, schmecken bitter und werden durch Eisenoxydsalze nicht gefärbt. Prüfung.

Granatrinde findet als Bandwurmmittel Verwendung. Da das Pelletierin ein flüchtiges Alkaloïd ist, soll die Droge nicht zu lange aufbewahrt werden. Anwendung.

Cortex Hamamelidis ist die Rinde der in Nordamerika heimischen und von dort in neuerer Zeit nach Deutschland exportirten Hamamelidacee Hamamelis Virginica *L.*

Cortex Hippocastani ist die von zwei- bis dreijährigen Aesten gesammelte Rinde des zu den Sapindaceen gehörigen Rosskastanienbaumes Aesculus Hippocastanum *L.* Besonders charakteristisch sind an jüngeren Stücken die Narben der abgefallenen Blattstiele. Sie enthält Aesculin und Fraxin, zwei Glycoside sowie Gerbstoff und wird jetzt kaum mehr medicinisch verwendet.

Cortex Juglandis Fructus, grüne Wallnussschalen, sind die Fruchtschalen der Juglandacee Juglans regia *L.*, welche Gerbstoff enthalten und früher als Haarfärbemittel ausgedehnte Verwendung fanden.

Cortex Mezerei, Seidelbastrinde oder Kellerhalsrinde, ist die zu Beginn des Frühlings in bandförmigen Stücken abgelöste Stammrinde des in feuchte Gebirgswäldern Europas heimischen, zur Familie der Thymelaeaceae gehörigen Strauches Daphne Mezereum *L.* Die Rinde enthält ein scharfes blasenziehendes Harz, welchem sie ihre Verwendung zur Bereitung von Empl. Cantharidum perpetuum bez. Drouott'schem Pflaster verdankt.

Cortex Piscidiae ist die Wurzelrinde von Piscidia erythrina *L.*, einer westindischen Papilionacee. Die Rinde enthält Piscidin und Gerbstoff und wurde neuerdings von Nordamerika aus gegen verschiedene Krankheiten empfohlen.

Cortex Quebracho ist die Stammrinde von Aspidosperma Quebracho *Schlechtendal*, einer in Argentinien heimischen baumartigen Apocynacee. Sie bildet starke, schwere halbflache oder rinnenförmige mit starker, meist zerklüfteter gelbbrauner Borke bedeckte Stücke, deren Innenfläche hellröthlich oder gelblichbraun und längsstreifig ist. Sie enthält verschiedene Alkaloïde, darunter Aspidospermin und findet gegen Asthma Anwendung.

Cortex Quercus, Eichenrinde, wird von dem Eichbaum, Quercus robur *L.* (Cupuliferae), welcher in ganz Europa heimisch ist und speciell zur Rindengewinnung in Eichenschälwaldungen geGewinnung. zogen wird, gewonnen. Es ist die sogenannte „Spiegelrinde" jüngerer, höchstens 25 bis 30 Jahre alter Bäume, welche noch keine Borkenbildung zeigen. Von diesen wird sie im Frühjahr gewonnen, indem man am lebenden Baume mehrere Ringschnitte macht und die Rinde von einem Schnitt zum anderen in Längsstreifen ablöst. In Deutschland liefern Eichenrinde namentlich der Taunus, Schwarzwald und Odenwald.

Beschaffenheit. Die Droge bildet röhrenförmig eingerollte Stücke von 1 bis 4 mm Dicke und verschiedener Länge. Die Aussenseite ist bräunlich bis grau, an jüngeren Rinden glatt und glänzend, mit spärlichen schwach quergestreckten Lenticellen besetzt, an älteren Rinden uneben und rissig, häufig Flechten tragend. Die Innenseite ist hellbräunlich, matt und mit stark hervortretenden groben und unregelmässigen Längsleisten versehen.

Der Querbruch ist hauptsächlich in der inneren Partie splitterig. Ein glatter Querschnitt zeigt den dünnen Kork (Abb. 17 *p*) als dunkle Linie und in der bräunlichen Rinde, namentlich am inneren Rande zarte peripherische Strichelung. Betupft man den Querschnitt einer Rinde von mittlerem Alter mit Phloroglucinlösung und einige Minuten später mit Salzsäure, so erscheinen die peripherischen Linien als zahlreiche aneinandergereihte blutrothe Punkte von Bast-

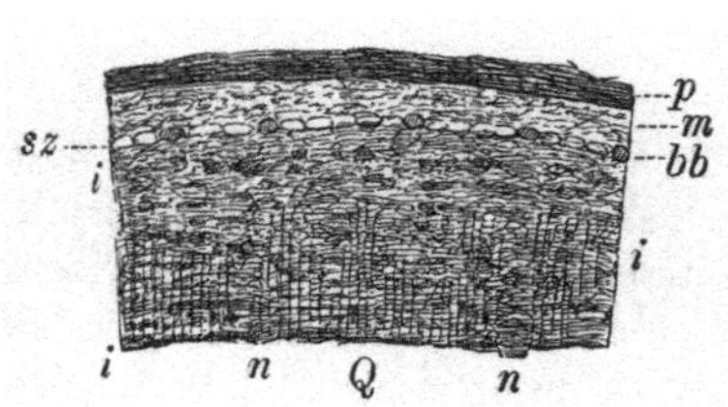

Abb. 17. Cortex Quercus, Querschnitt. 10fach vergrössert. *p* Kork, *m* Aussenrinde, *i* Innenrinde, *sz* Steinzellgruppen, *bb* Bastfasern, *n* Längsleisten.

faserbündeln (*bb*), nach aussen in gröbere und unregelmässig vertheilte Punkte von Steinzellgruppen übergehend (*sz*). Wo einer der an der Innenseite der Rinde vorspringenden Längsstreifen durchschnitten ist, befinden sich in radialen Streifen vorspringende Unterbrechungen der peripherischen Strichelung (*n*). (Die beschriebene Struktur ist nur bei Beginn der Phloroglucinreaction deutlich zu sehen. Später wird der ganze Querschnitt blutroth.) — Mit Jodjodkaliumlösung betupft verändert sich der Querschnitt nicht, da die Rinde Stärke nicht enthält; hingegen wird der Querschnitt mit Eisenchloridlösung infolge des hohen Gerbstoffgehaltes sofort schwarz.

Die Eichenrinde enthält ca. $10^0/_0$ Eichengerbsäure, ferner Gallussäure, Laevulin, Quercit und etwa $6^0/_0$ Asche. Infolge ihres Gerbsäuregehaltes schmeckt sie stark zusammenziehend und giebt, mit 100 Theilen Wasser geschüttelt, einen bräunlichen Auszug, in welchem durch verdünnte Eisenchloridlösung $(1:100)$ ein schwarzblauer Niederschlag hervorgerufen wird. Bestand-
theile.

Eichenrinde dient in der Technik zum Gerben, in der Pharmacie als zusammenziehendes Mittel und zu Bädern. Anwendung.

Cortex Quillajae, Seifenrinde oder Panamarinde, ist die von der Borke, der Aussenrinde und grösstentheils auch der Mittelrinde befreite Rinde von Quillaja Saponaria *Molina*, eines immergrünen Baumes aus der Familie der Rosaceae (Unterf. Spiraeaceae), welcher in den südamerikanischen Staaten Chile, Peru und Bolivia heimisch ist. Die Droge kam früher über Panama in den Handel, und führt deshalb den Namen Panamarinde. Jetzt gelangt sie aus den Ursprungsländern direkt nach Hamburg. Handel.

Die zu pharmaceutischem Gebrauche verwendete Rinde bildet grosse, bis 1 m lange, oft 10 cm breite und meist bis 1 cm dicke, vorwiegend flache, zuweilen etwas rinnenförmige Stücke von gelblichweisser Farbe. Zuweilen hängen ihnen an der Aussenseite Reste des nicht völlig entfernten rothen äusseren Rindengewebes an. Der Querbruch der ziemlich zähen Rinde ist überaus splitterig; nur die derber gefügte innerste Partie bricht fast glatt. Schon mit der Lupe lassen sich auf dem gefaserten Bruche zahlreiche, lebhaft glitzernde Kalkoxalatkrystalle erkennen. Die Querschnittfläche der Rinde erscheint unter der Lupe quadratisch gefeldert, indem die Bastzellgruppen durch concentrisch angeordnete Rindenelemente einerseits und durch Markstrahlen andererseits von einander getrennt werden. Betupft man die Querschnittfläche mit spirituöser Phloroglucinlösung und einige Minuten später mit Salzsäure, so erscheint Beschaffen-
heit.

die ganze Fläche mit Ausnahme der sehr schmalen Innenpartie blutroth; unter der Lupe aber erkennt man, dass die quadratischen Felder der Bastzellgruppen die Träger der dunkelrothen Färbung sind.

Bestandtheile. Quillajarinde enthält bis 10 $\%$ Saponin, welches sich schon beim Durchbrechen eines Rindenstückes durch Niesreiz bemerkbar macht, Sapotoxin und Quillajasäure, ferner Stärke und ziemlich viel Asche.

Prüfung. Für die Untersuchung des Pulvers unter dem Mikroskop ist das Vorkommen monoklinischen Calciumoxalats in der Droge von Bedeutung.

Anwendung. Ausser zum Waschen wird Quillajarinde pharmaceutisch dort verwendet, wo Saponin angezeigt ist.

Cortex Rhamni Purshian., Cascara Sagrada, Amerikanische Faulbaumrinde, stammt von Rhamnus Purshiana *De Candolle*, einem in Nordamerika heimischen Strauche aus der Familie der Rhamnaceae. Die Rinde bildet rinnen- und röhrenförmige Stücke, welche aussen braun oder graubraun, und häufig mit Flechten besetzt sind, innen gelb oder dunkelbraun, im Bruche kurzfaserig oder fast eben. Der mit Kalkwasser befeuchtete Querschnitt wird allmählich blutroth. Die Rinde enthält Emodin und Frangulin und wirkt abführend wie Cortex Frangulae.

Cortex Rhoïs aromaticae, Sumachrinde, stammt von der nordamerikanischen Anacardiacee Rhus aromatica *Aïton* und wird gegen Leber- und Blasenleiden empfohlen.

Cortex Salicis, Weidenrinde (Abb. 18), ist die im ersten Frühjahr an zwei- bis dreijährigen Aesten unserer einheimischen Weidenarten: Salix alba

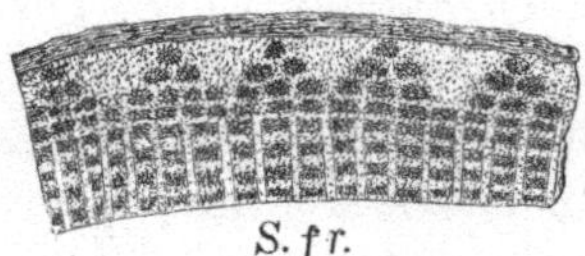

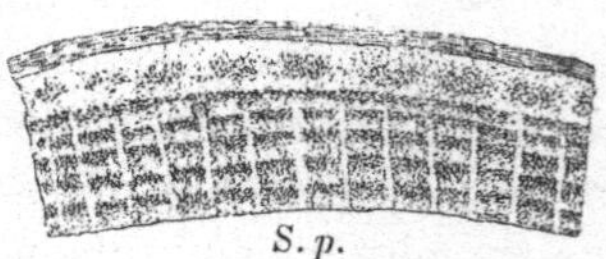

Abb. 18. Cortex Salicis, Querschnitt 10fach vergrössert. *S fr.* von Salix fragilis, *S. p.* von Salix pentandra.

L., S. fragilis *L.*, S. purpurea *L.*, S. pentandra *L.* und anderen gesammelte und rasch getrocknete Rinde. Sie besitzt schwach aromatischen Geruch, enthält Gerbstoff und Salicin, und dient zuweilen zu Bädern.

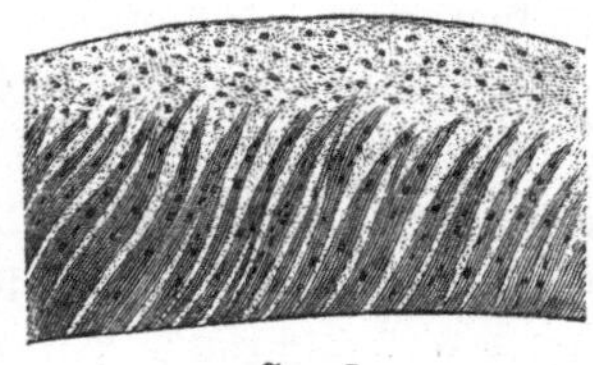

Abb. 19. Cortex Simarubae, Querschnitt 5fach vergrössert.

Cortex Simarubae, Ruhrrinde (Abb. 19), ist die getrocknete Wurzelrinde von Simaruba officinalis *De Candolle*, einem in Guyana heimischen Baume, aus der Familie der Simarubaceae. Sie besitzt stark bitteren Geschmack, enthält Quassiin und findet gegen Darmaffektionen beschränkte Anwendung.

Cortex Ulmi, Rüsterrinde, ist die im Frühling von drei- bis vier-jährigen Aesten gesammelte und von den äusseren Gewebeschichten befreite Rinde von Ulmus campestris *L.* und Ulmus effusa *Willdenow*, zwei in ganz Europa verbreiteten Baumarten aus der Familie der Ulmaceae. Diese sowohl wie die aus Amerika eingeführte innere Rinde von Ulmus fulva *Micha* werden wegen ihres Schleimreichthums in gepulvertem Zustande zu erweichenden Umschlägen ver-wendet.

Cortex Viburni, Amerikanische Schneeballrinde, stammt von dem zu den Caprifoliaceen gehörigen, in Nordamerika einheimischen Strauche Viburnum prunifolium *L.* Die Rinde enthält Viburnin und Gerbstoffe und wird gegen Unterleibsleiden angewendet.

Crocus, Safran, besteht aus den Narben von Crocus sa-tivus *Smith*, einem Zwiebelgewächs aus der Familie der Iridaceae, welches zur Safrangewinnung hauptsächlich in Spanien sowie auch in Frankreich kultivirt wird. Doch kommt auch der spanische Safran häufig erst über Frankreich in den Handel als Crocus Gatinais, da in dem französischen Arondissement dieses Namens früher der beste Safran gewonnen wurde.

Die farbstoffreiche Droge besteht nur aus den im frischen Zustande 3 bis 3,5 cm langen, trocken durchschnittlich 2 cm langen Narbenschenkeln; dieselben sind von ge-sättigt braunrother Farbe und müssen von den blassgelben Griffeln, an denen die Narben zu je dreien ansitzen, fast völlig befreit sein.

Jeder Narbenschenkel besteht aus einer oben spatelförmig verbreiterten Platte, welche in der Weise zusammengerollt ist, dass ihre Längsränder dicht aneinander liegen und oben einen nicht geschlossenen Trichter, unten eine Rinne bilden. Der Saum des Trichters ist unregelmässig und flach gezähnt, zu ver-hältnissmässig grossen cylindrischen Papillen ausgewachsen, was sich bei mässiger Ver-grösserung unter dem Mikroskop leicht er-kennen lässt, wenn man die Narben zuvor in Wasser (rein oder mit $^1/_4$ Ammoniak versetzt) aufweicht und nach dem Auswaschen in concentrirter Chloralhydratlösung betrachtet.

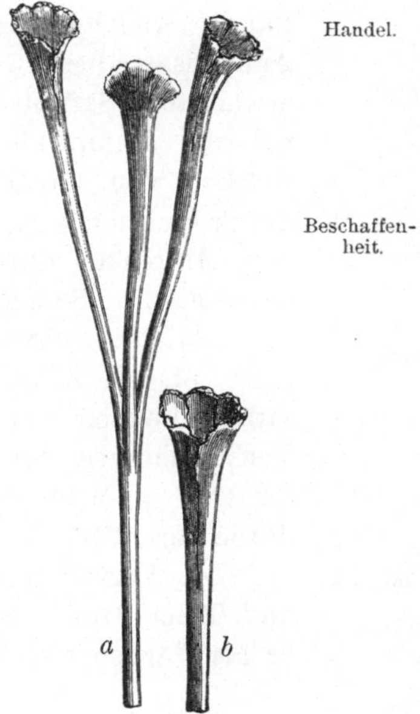

Abb. 20. Crocus, *a* dreischenk-lige Narbe 3 fach vergrössert, *b* Ende eines Narbenschenkels 5 fach vergrössert.

Safran enthält einen Farbstoff, Polychroit oder Crocin genannt, welcher seinen Werth als Färbemittel bedingt. Die Färbekraft ist so gross, dass er, mit dem 100000fachen seines Gewichtes Wasser geschüttelt, diesem noch eine deutlich gelbe Farbe ertheilt. Ausserdem enthält Safran Spuren ätherischen Oels.

Der Feuchtigkeitsgehalt soll nicht über $14\,^0/_0$ betragen und der Aschegehalt der trockenen Droge nicht über $7,5\,^0/_0$. Dass der Safran wegen seiner mühsamen Gewinnung und seiner Kostbarkeit vielfachen Verfälschungen ausgesetzt ist, ist leicht begreiflich. Mit Glycerin oder Syrup angefeuchteter Safran lässt sich an dem süssen Geschmack oder durch die Bestimmung des Feuchtigkeitsgehaltes, mit Kreide, Bariumsulfat, Chlorcalcium oder Schmirgel beschwerter durch die Bestimmung des Aschegehalts leicht erkennen. Zur Prüfung auf Beschwerung durch Oel oder Fett zieht man den Safran mit Petroleumbenzin aus und lässt einige Tropfen davon auf Fliesspapier verdunsten. Bei Fettzusatz entsteht ein bis zum Rande gleichmässig starker Fettfleck. Ist der Safran durch Ammonsalze beschwert, so zeigt sich Nebelbildung, wenn man dem erwärmten Safran ein mit Salzsäure befeuchtetes Glasstäbchen nähert. Unterschiebungen durch ganze oder längszerschnittene Blüthen von Carthamus, Calendula, Papaver, Punica u. a. oder durch Fleischfasern, Sandelholz, Grashalme u. s. w. lassen sich unter dem Mikroskop durch die abweichenden Strukturverhältnisse leicht nachweisen. Befeuchtet man Safran unter dem Mikroskop mit concentrirter Schwefelsäure, so umgiebt sich echter Safran mit einer blauen Zone. Die allenfalls ähnlichen Narben von Crocus sativus können, da sie selbst nicht billig zu gewinnen sind, als Verfälschungsmittel kaum dienen und müssten mit einem Theerfarbstoff gefärbt sein. Am häufigsten ist die Beimengung der durch ihre helle Farbe auffallenden Griffel.

Die Verwendung des Crocus in der Pharmacie zu Tinct. Croci und Tinct. Opii crocata ist eine sehr beschränkte. Häufiger findet er als Färbemittel Verwendung.

Cubebae, auch Piper caudatum genannt, Cubeben oder Schwindelkörner sind die unreifen Früchte des zu den Piperaceae gehörigen Kletterstrauches Piper Cubeba *L. fil.*, welcher auf Java und Sumatra heimisch ist, und dort sowohl wie in Westindien kultivirt wird. Die anfangs ungestielten Früchtchen dieses Strauches wachsen vor der Reife in einen Stiel aus, welcher infolge dessen ungegliedert mit dem kugligen Früchtchen verbunden ist. Die Cubeben werden von Java und Sumatra über Singapur nach

Europa gebracht. Die in der Handelsdroge vorkommenden Stiele des Fruchtstandes sind als werthlos zu beseitigen.

Die Cubeben sind 3,5 bis 5 mm im Durchmesser messende dunkelgraubraune und stark geschrumpfte Früchtchen (Abb. 21 A), mit einem Stil von 0,5 bis 1 cm Länge. Die Spitze krönen oft noch die vertrockneten Narbenlappen des kurzen Griffels. Die zerbrechliche und durch Schrumpfung stark runzelige Fruchtwand schliesst einen einzigen, oft bis zur Unscheinbarkeit eingeschrumpften, am Grunde der Frucht angehefteten Samen ein. Bei den vereinzelt vorkommenden reifen Früchten ist der Same ausgewachsen; er zeigt im Längsschnitt ein grosses helles Perisperm Abb. 21 B (p) und an der Spitze, Beschaffen-
heit.

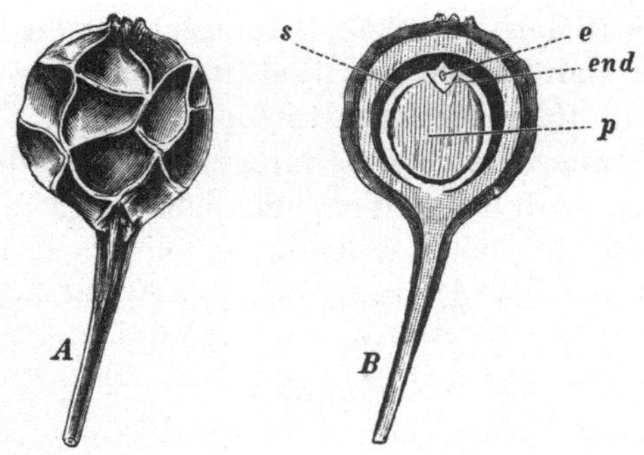

Abb. 21. *A*. Cubeba, 4 fach vergrössert. *B*. Dieselbe im Längsschnitt: *p* Perisperm *end* Endosperm, *e* Keimling, *s* Samenschale.

den Keimling (e) einschliessend, das kleine Endosperm (end), beide zusammen von der Samenschale umhüllt.

Cubeben schmecken durchdringend gewürzhaft, nicht scharf aber zugleich etwas bitterlich; sie enthalten ca. $14\,^0/_0$ eines ätherischen Oeles, Cubebën genannt, ferner Cubebin, ein indifferenter Körper, und harzartige Cubebensäure sowie ca. $5\,^0/_0$ Asche. Bestand-
theile.

Dass das Cubebin sich in concentrirter Schwefelsäure mit blutrother Farbe löst, lässt sich in der Weise zum Nachweis von Verfälschungen nutzbar machen, dass man eine durchschnittene Cubebe mit der Schnittfläche in einen Tropfen concentrirter Schwefelsäure legt, der sich in einem Uhrgläschen auf weisser Unterlage befindet; nach einigen Minuten ist die Schwefelsäure blutroth gefärbt. Als Verfälschungen kommen die Früchte einiger anderer Pfefferarten vor. Die Früchte von Cubeba canina sind jedoch kürzer, die von Piper crassipes länger gestielt. Die Früchte von Piper nigrum und Myrtus Pimenta sind ungestielt; alle besitzen einen scharfen brennenden Ge- Prüfung.

schmack, nicht aber das eigenthümliche Aroma der Cubeben. Auch geben sie die Cubebinreaktion mit Schwefelsäure nicht. Die viersamigen Früchte von Rhamnus cathartica sind mit Cubeben nicht zu verwechseln. Sie werden mit concentrirter Schwefelsäure gelb und ihr Stiel löst sich leicht ab.

Anwendung. Die Cubeben werden gegen gonorrhoïsche Erkrankungen angewendet, namentlich in der Form des Extr. Cubebarum.

Euphorbium ist das Gummiharz der in Marokko gedeihenden cactusartigen Euphorbiacee **Euphorbia resinifera** *Berg.* Es *Gewinnung.* entsteht durch Eintrocknen des freiwillig ausfliessenden oder aus absichtlich gemachten Einschnitten austretenden Milchsaftes dieser Pflanze.

Handel. Es wird im Staate Marokko, hauptsächlich im Distrikte Entifa, einige Kilometer nordöstlich von der Stadt Marokko gesammelt und kommt über den Hafen Mogador in den Handel.

Beschaffenheit. Die Handelswaare besteht aus unregelmässigen kleinen, höchstens haselnussgrossen, matt hellgelben und leicht zerreiblichen Stücken, welche oft noch die beim Eintrocknen eingeschlossenen Stacheln und Blüthengabeln oder die dreiknöpfigen Früchtchen umschliessen. Sind dieselben beim Trocknen herausgefallen, so sind ihre Abdrücke und die rundlichen Oeffnungen, an denen der Milchsaft die Stacheln umgab, zurückgeblieben. Selten sind Stücke ohne diese Pflanzentrümmer.

Bestandtheile. Euphorbium schmeckt anhaltend brennend scharf; sein Pulver bewirkt heftiges Niesen sowie Entzündung der Schleimhäute der Nase, des Mundes und der Augen. Seine Bestandtheile sind: ein amorphes Harz, der Träger des scharfen Geschmackes, ferner Euphorben, Gummi, ein Bitterstoff, äpfelsaure Salze, Kautschuk und ca. $10\,^0/_0$ Asche.

Anwendung. Es dient nur zu äusserlicher Anwendung als Bestandtheil des Empl. Cantharid., und in der Thierheilkunde. Es gehört zu den Separanden und ist, namentlich heim Pulvern und im gepulverten Zustande sehr vorsichtig zu handhaben.

Flores Acaciae, Schlehenblüthen, stammen von dem zu den Rosaceen gehörigen Strauche Prunus spinosa *L.* Sie enthalten Amygdalin und Gerbstoff, und finden als Blutreinigungsmittel in der Volksmedicin Anwendung.

Flores Althaeae, Eibischblüthen, sind die im Juli und August gesammelten Blüthen der Malvacee Althaea officinalis *L.* Sie dienen wegen ihres Schleimgehaltes als Volksheilmittel gegen Husten.

Flores Arnicae, Arnicablüthen, auch Wohlverleiblüthen oder Johannisblumen genannt, sind die vom Hüllkelch

und dem Blüthenboden befreiten Rand- und Scheibenblüthen der
Arnica montana *L.*, einer in ganz Europa verbreiteten Composite.
Die Blüthen werden im Juni und Juli von wildwachsenden Pflanzen
gesammelt.

Die Blüthenköpfchen der Arnica montana werden aus 14 bis Beschaffen-
20 randständigen weiblichen zehnnervigen und dreizähnigen zungen- heit.
förmigen Randblüthen (Abb. 22 *b*) und zahlreichen zwitterigen
röhrenförmigen Scheibenblüthen (*a*), beide von rothgelber Farbe,
gebildet, welche auf einem gemeinsamen grubigen und behaarten
Blüthenboden stehen und von einem aus zwei Reihen von Hüll-

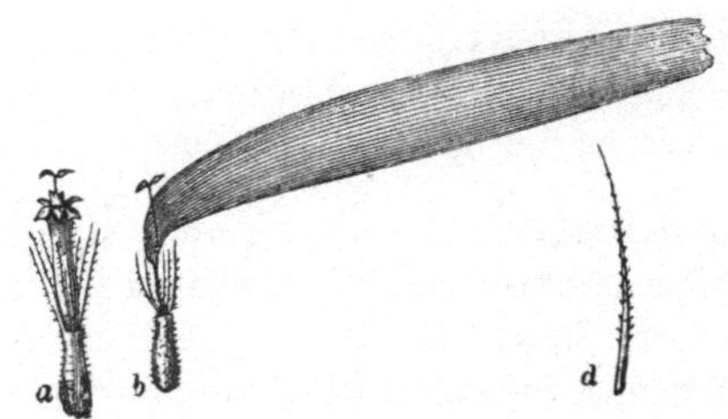

Abb. 22. Flores Arnicae, natürliche Grösse. *a* Scheibenblüthe,
b Randblüthe, *d* ein Pappushaar vergrössert.

blättchen gebildeten, drüsig behaarten Hüllkelch eingeschlossen
werden. Auch die schwach fünfkantigen aufrecht angedrückt-be-
haarten Früchtchen kommen in der Droge vor. Sie sind bis
6 mm lang, gelblichgrau bis schwärzlich und mit einem Kelch-
saume aus scharfen starren, bis 8 mm langen Haaren (Pappus, *d*)
gekrönt.

Die Entfernung des Blüthenbodens aus der Droge ist deshalb
nothwendig, weil in diesem die Larve der Bohrfliege, Trypeta arni-
civora *Löw* nistet.

Der Geruch der Arnicablüthen ist schwach aromatisch; ihr Bestand-
Geschmack stark aromatisch und bitter. Bestandtheile sind: ein theile.
Bitterstoff, Arnicin genannt, und Spuren von ätherischem Oel.

Eine Unterschiebung oder Verwechslung mit Blüthen anderer Prüfung.
Compositen liegt nahe (von Anthemis tinctoria *L.*, Calendula officinalis *L.*, Doronicum Pardalianches *L.*, und Inula Britannica *L.*),
doch unterscheiden sich dieselben durch die Zahl der Zähne an
den Randblüthen oder die Gestalt bez. das Fehlen des Pappus
ganz unzweideutig. Namentlich bei der aus den Mittelmeerländern
importirten Droge sind Beimengungen von Inula Britannica-Blüthen
beobachtet worden.

Arnicablüthen dienen zur Bereitung der Tinct. Arnicae, welche Anwendung.
als Volksmittel zu Einreibungen und Umschlägen in Ansehen steht.

Flores Aurantii, auch Flores Naphae genannt, Orangen-
blüthen, sind die getrockneten Blüthen des Orangenbaumes, Citrus vulgaris
Risso, welcher in fast allen wärmeren Ländern, besonders im Mittelmeergebiet
kultivirt wird. Sie enthalten ätherisches Oel und einen Bitterstoff.

Flores Bellidis, Gänseblumen, Massliebchen, stammen von
der auf allen Wiesen gemeinen Composite Bellis perennis *L.* Sie sind nur
in der Volksmedicin gebräuchlich.

Flores Boraginis, Boretschblüthen, sind die getrockneten
Blüthen der als Küchengewächs kultivirten Asperifoliacee Borago officinalis
L. Sie enthalten Schleim und Harz und sollen erweichend wirken.

Flores Calcatrippae, Ritterspornblüthen, auch Flores Con-
solidae genannt, stammen von der Ranunculacee Delphinium Consolida *L.*
Man schreibt ihnen wurmwidrige und harntreibende Eigenschaften zu.

Flores Calendulae, Ringelblumen, sind die völlig entfalteten
und getrockneten Blüthenkörbchen der in Deutschland und Südeuropa kultivirten
Composite Calendula officinalis *L.* Sie sind ein Volksheilmittel. Die für sich
getrockneten zungenförmigen Strahlenblüthen werden mitunter dem Safran sub-
stituirt, wozu sie meist dunkler gefärbt werden.

Flores Carthami, Saflor, sind die getrockneten Blüthen der im
Mittelmeergebiete und in aussereuropäischen Ländern kultivirten Composite
Carthamus tinctorius *L.* Sie dienen wegen ihres röthlichen Farbstoffes zu
Färbzwecken und bilden ein Fälschungs- und Ersatzmittel für Safran.

Flores Cassiae, Zimmtblüthen, sind die nach dem Verblühen
gesammelten und getrockneten Blüthen der in Süd-China kultivirten Lauracee
Cinnamomum Cassia *Blume.* Sie enthalten ätherisches Oel und dienen mehr
als Gewürz denn als Arzneimittel.

Flores Chamomillae, Kamillen, auch Feldkamillen
genannt, sind die Blüthenköpfchen der in ganz Europa wildwachsenden Composite Matricaria Chamomilla *L.* Sie werden
in den Monaten Juni, Juli und August von der als Unkraut allenthalben stark verbreiteten Pflanze hauptsächlich in Sachsen, Bayern,
Ungarn und Böhmen gesammelt.

Die an allen ihren Theilen unbehaarten Blüthenköpfchen bestehen aus einem kegelförmigen, 5 mm hohen und am Grunde
1,5 mm dicken, von Spreuhaaren freien und im Gegensatz zu allen
andern Compositen nicht markig angefüllten, sondern hohlen Blüthenboden (Abb. 23) *c*, auf welchem zahlreiche gelbe zwitterige Scheibenblüthen *e* und 12 bis 18 zurückgeschlagene weisse zungenförmige
Randblüthen *d* stehen. Das ganze Köpfchen wird behüllt von einem
Hüllkelch *bb*, bestehend aus 20 bis 30 länglichen stumpfen Hoch-

blättchen mit schmalem, trockenhäutigem, weisslichem Rande, welche
sich dachziegelig decken.

Kamillen riechen eigenthümlich aromatisch; sie schmecken Bestandtheile.
aromatisch und etwas bitter zugleich. Sie enthalten einen geringen
Procentsatz ätherisches Oel von dunkelblauer Farbe, ferner Gerbstoff, Bitterstoff und Asche.

Durch schlechtes Trocknen dunkelfarbig gewordene, ebenso Prüfung.
wie stielreiche Waare ist minderwerthig. Die mit Kamillen durch

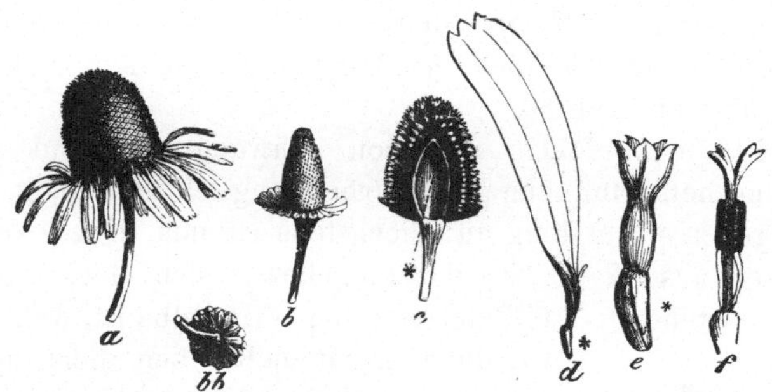

Abb. 23. Flores Chamomillae, etwas vergrössert. *a* ganzes Blüthenköpfchen, *b* Blüthenboden,
bb Hüllkelch von unten gesehen, *c* der längsdurchschnittene, hohle Blüthenboden mit den
Scheibenblüthen, *d* eine Randblüthe, stark vergrössert, *e* eine Scheibenblüthe, stark vergrössert,
f Pistill und Staubgefässe der letzteren.

Unachtsamkeit beim Einsammeln in Verwechslung gerathenden
Blüthenköpfchen von Anthemis arvensis *L.* und Anthemis cotula *L.*
sind durch den nicht hohlen Blüthenboden von der Kamille deutlich unterschieden.

Sie sind innerlich ein Volksheilmittel und finden ausserdem zu Anwendung.
trockenen und feuchten Umschlägen Verwendung. Früher waren
Ol. Chamomillae infusum und Sirupus Chamomillae gebräuchliche
Zubereitungen.

Flores Chamomillae Romanae, Römische Kamillen,
(Abb. 24) sind die getrockneten Blüthenköpfchen der gefüllten Kulturformen von

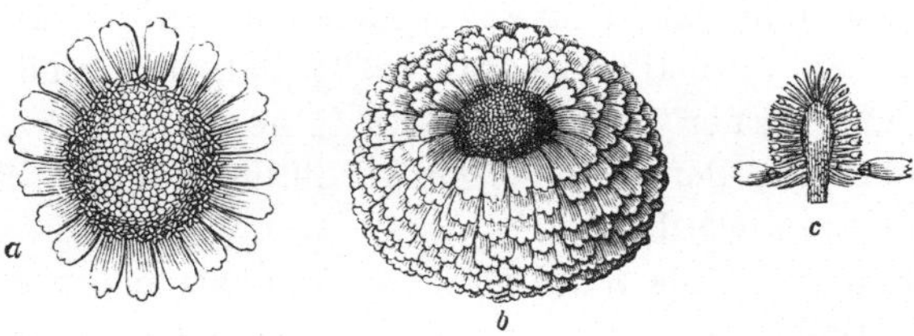

Abb. 24. Flores Chamomillae Romanae. *a* Blüthenköpfchen der wildwachsenden Pflanze, *b* der
gefüllten Kulturform, *c* Längsschnitt durch das ungefüllte Blüthenköpfchen.

Anthemis nobilis *L.*, einer in Europa wildwachsenden, aber auch, namentlich
in Sachsen zwischen Leipzig und Altenburg zu Arzneizwecken kultivirten Com-

posite. Sie besitzen einen nicht gerade angenehmen aromatischen Geruch, enthalten wesentlich ätherisches Oel und sind, wie Flores Chamomillae vulgaris, ein Volksheilmittel.

Flores Cinae, Zittwerblüthen, fälschlich Zittwersamen oder Wurmsamen genannt, sind die Blüthenköpfchen von einer Varietät der Artemisia maritima *L.*, welche in den Steppen von Turkestan verbreitet ist und hauptsächlich in der Umgegend der russischen Stadt Tschimkent gesammelt wird. Sie werden dort von den Kirgisen kurz vor dem Aufblühen im Juli und August geerntet und gelangen über Orenburg und Nischney Nowgorod in den europäischen Handel.

Beschaffenheit.   Die Blüthenköpfchen sind von schwach glänzend grünlichgelber oder hellbräunlichgelber Farbe, länglich und beiderseits zugespitzt, gegen 4 mm lang und höchstens 1,5 mm dick. Von aussen ist nur der aus 12 bis 20 dachziegelartig sich deckenden Hüllblättchen bestehende Hüllkelch sichtbar. Derselbe ist, weil vor dem

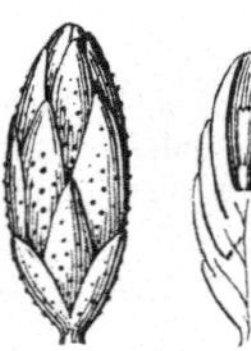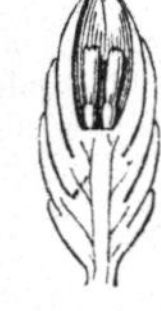

Aufblühen gesammelt, oben dicht zusammengeschlossen und hüllt 3 bis 5 gelbliche Knöspchen zwitteriger Röhrenblüthen ein. In grösseren Knospen sind die Blüthenknöspchen deutlich zu sehen, in kleinen sind sie meist bis zur Unscheinbarkeit zusammengetrocknet. Die Hochblättchen, welche den Hüllkelch bilden, sind von länglicher, zugespitzter Gestalt, deutlich gekielt, mit häutigem

Abb. 25. Flores Cinae, sechsfach vergrössert, rechts im Längsschnitt.

Rande versehen und mit gelblichen Oeldrüsen besetzt. (Abb. 25.) Man erkennt diese Verhältnisse deutlich, wenn man ein grösseres Blüthenköpfchen zerzupft, in conc. Chloralhydratlösung aufweicht und unter dem Mikroskop bei schwacher Vergrösserung betrachtet. Die Droge darf nicht mit Blättern, Stielen und Stengeln vermengt sein.

Bestandtheile.   Flores Cinae besitzen einen eigenartigen, nur ihnen eigenthümlichen Geruch und einen unangenehmen bitterlich gewürzhaften Geschmack. Sie enthalten 2 bis 2,3% Santonin und etwa 3% ätherisches Oel, ferner Betaïn und 6,5% Asche.

Prüfung.   Die grösseren, Berberischen Zittwerblüthen dürfen nicht in Anwendung gezogen werden.

Anwendung.   Die Droge wird als Wurmmittel gebraucht; meist aber kommt zu diesem Zwecke jetzt das daraus dargestellte Santonin in Anwendung.

Flores Convallariae, Maiblumen, sind die getrockneten weissen kugelig-glockigen Blüthen der in Europa heimischen Liliacee (Smilacee) Convallaria majalis *L.* Sie enthalten mehrere Alkaloide, Convallarin und Convallamarin und sind als Ersatz der Fol. Digitalis in Aufnahme gekommen, da sie wie diese wirken sollen.

Flores Cyani, Blaue Kornblumen (Abb. 26), sind die getrockneten blauen Strahlenblüthen der Composite Centaurea Cyanus *L.*, welche in Kornfeldern als lästiges Unkraut zu wuchern pflegt. Sie dienen als schmückender Zusatz zu Räucherspecies, hingegen werden sie als Volksheilmittel kaum mehr angewendet.

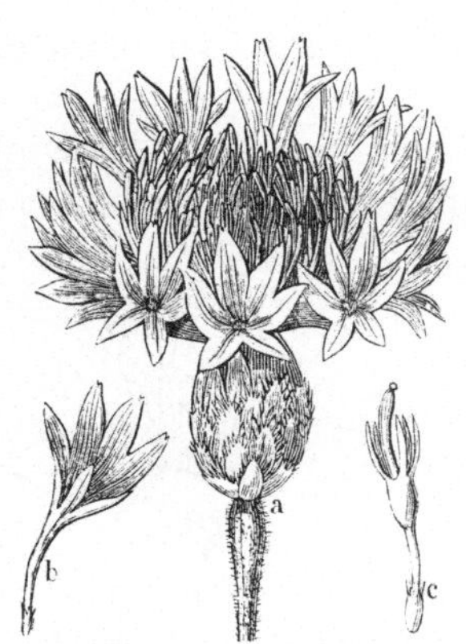

Abb. 26. Flores Cyani. *a* Blüthenköpfchen, *b* Randblüthe, *c* Strahlenblüthe.

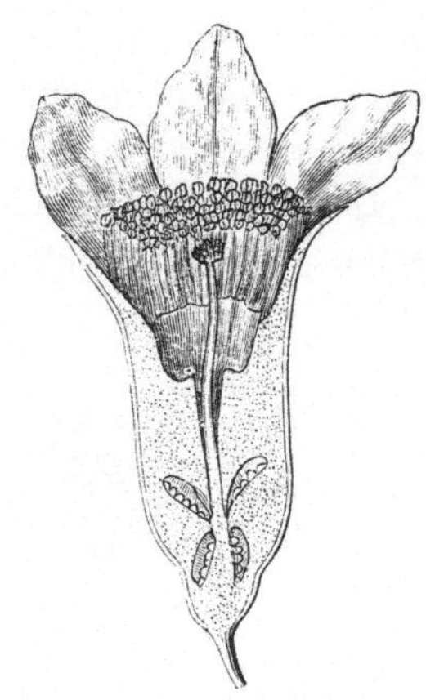

Abb. 27. Flos Granati im Längsschnitt.

Flores Farfarae, Huflattichblüthen, sind die getrockneten, im zeitigen Frühjahr gesammelten gelben Blüthenköpfchen der Composite Tussilago Farfara *L.*, welche in Deutschland allenthalben wild wächst. Sie werden in der Volksmedicin als Hustenmittel angewendet.

Flores Gnaphalii, Katzenpfötchen, sind die getrockneten Blüthenköpfchen der in Deutschland wildwachsenden Composite Gnaphalium dioïcum *L.* Sie sind nur in der Volksheilkunde gegen Husten etc. gebräuchlich.

Flores Granati, Granatblüthen (Abb. 27), stammen von der in den meisten Ländern der warmen gemässigten Zone kultivirten Myrtacee Punica Granatum *L.* Sie enthalten Granatin, Gerbstoffe und einen rothen Farbstoff und wurden früher als adstringirendes Mittel gegen Diarrhöen gegeben.

Flores Koso, Kosoblüthen oder Kussoblüthen, auch Flores Brayerae genannt, sind die zu Ende der Blüthezeit gesammelten Blüthen von Hagenia Abyssinica *Willdenow* (Syn.: Brayera anthelmintica *Kunth* oder Bankesia Abyssinica *Bruce*) von denen jedoch nur die weiblichen (Abb. 28*a*) wirksam sind, da, wie es scheint, der Sitz der wirksamen Bestandtheile die jungen Samen sind. Die Pflanze, ein bis 20 m hoher Baum, gehört zur Familie der Rosaceae, Unterfamilie Spiraeeae, und ist in Abyssinien heimisch.

Gewinnung. Da Hagenia zweihäusig ist, so ist es beim Einsammeln leicht, die mit weiblichen Blüthenständen besetzten Exemplare von denen mit männlichen zu unterscheiden, indem die Kelchblätter der weiblichen Blüthen nach dem Verblühen gross und rothviolett sind, die der männlichen Büthen hingegen klein und grünlich. Die weiblichen Blüthen werden entweder lose getrocknet, oder es werden die ganzen weiblichen Blüthenstände zu mehreren in Bündel entwickelt und mit gespaltenen Halmen eines Cyperngrases (Cyperus articulatus L.) spiralig umwickelt.

Beschaffenheit. Diese Blüthenstände bestehen aus einer bis 1 cm dicken behaarten Hauptaxe, an welcher auf geknickten ebenfalls dicht be-

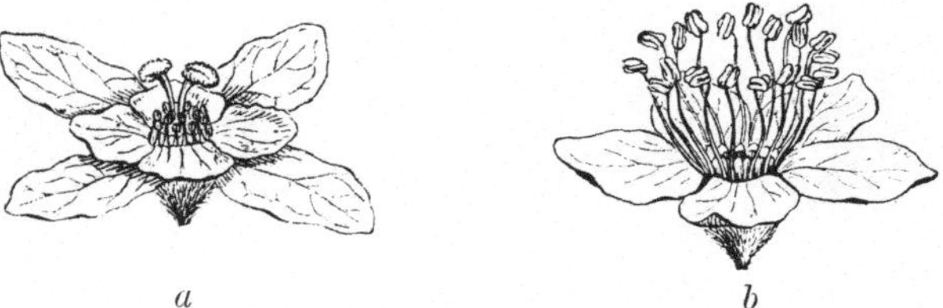

Abb. 28. Flores Koso. *a* weibliche, *b* die nicht in Anwendung zu ziehende männliche Blüthe.

haarten, 1 bis 2 mm dicken Stielen ziemlich dicht gedrängt die weiblichen Blüthen ansitzen. Bei frischer Droge haben die ganzen Blüthenstände ein mehr röthliches, bei älterer, und deshalb weniger wirksamer Droge ein mehr braunes Ansehen.

Die weiblichen Blüthen werden von zwei runden stengelumfassenden Vorblättern gestützt, welche an der Droge beim Aufweichen deutlich sichtbar sind. Die Blüthe selbst umhüllen zwei 4 oder 5gliedrige Kelchblattwirtel. Die Kelchblätter des äusseren Kreises sind nach dem Verblühen zu nahezu 1 cm langen, sehr auffallenden röthlichen, hervortretend geaderten und am Grunde borstig behaarten Blattgebilden ausgewachsen, während die Kelchblätter des inneren Kreises unscheinbar, kaum 3 mm lang sind und sich im Gegensatz zu den ausgebreiteten äusseren Kelchblättern bei der trockenen Droge über den noch kleineren Blumenblättern und den zwei borstigen Griffeln zusammenneigen.

Bestandtheile. Flores Koso schmecken schleimig, später kratzend bitter und zusammenziehend; sie enthalten Kosin, Harze, Gerbsäure, ätherisches Oel und 6 °/₀ Asche.

Prüfung. Verfälschungen durch männliche Blüthen (Abb. 28*b*) sind in letzter Zeit häufig beobachtet worden. Diese besitzen, wie erwähnt, nur kleine und grünliche starkbehaarte Kelchblätter. Im Pulver kann die Verarbeitung männlicher Blüthen durch das Vorhandensein von Pollenkörnern in grösserer Zahl nachgewiesen werden.

Kosoblüthen werden als Bandwurmmittel gebraucht. Zu phar-_{Anwendung.} maceutischer Verwendung sollen nur die Blüthen, von den Stielen des Blüthenstandes befreit, in Anwendung kommen.

Flores Lamii, Weisse Taubnesselblüthen (Abb. 29), stammen von der allenthalben als Unkraut gedeihenden Labiate Lamium album *L.* Sie enthalten Lamiin, Schleim und Gerbstoffe und werden gegen Blutungen in der Volksmedicin gebraucht. Unterschiebungen weisser Blüthen von Lonicera-Arten lassen sich an dem röthlichen Schimmer derselben erkennen.

Flores Lavandulae, Lavendelblüthen (Fig. 30), stammen von Lavandula vera *De Candolle,* einer Labiate, welche zum Zwecke der Blüthengewinnung hauptsächlich in Südfrankreich an-

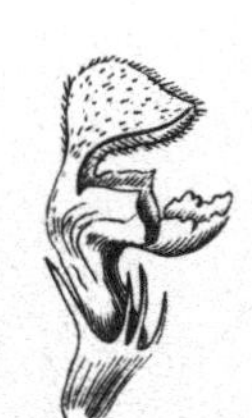

Abb. 29. Flos Lamii.

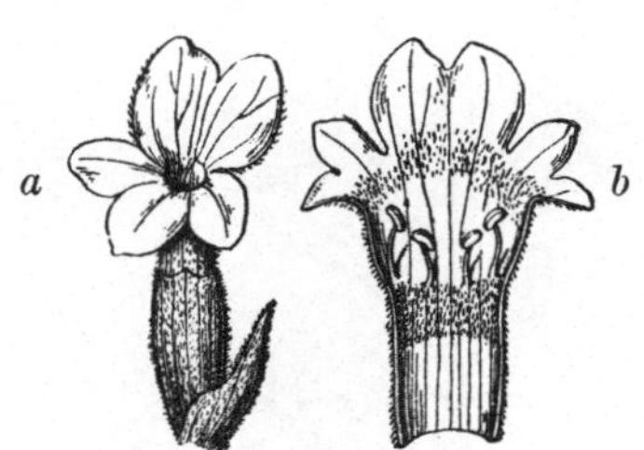

Abb. 30. *a* Flos Lavandulae, *b* die Blumenkronenröhre längsaufgeschlitzt.

gebaut wird, während man dieselbe Pflanze in England vorzugsweise zur Gewinnung des ätherischen Oeles kultivirt.

Die kurzgestielten Blüthen bestehen aus einem etwa 5 mm_{Beschaffenheit.} langen walzig-glockigen Kelche von stahlblauer bis bräunlicher Farbe; derselbe ist durch weisse oder blaue Haare filzig. Von den fünf Zähnen des Kelchrandes sind vier sehr kurz, der fünfte ist stärker ausgebildet und von schwarzblauer Farbe. Der Kelch hat 10 bis 13 stark hervortretende Längsrippen. Die Blumenkrone ist von bräunlicher oder bläulicher Farbe und zweilippig; die Oberlippe ist gross und zweilappig; die Unterlippe viel kleiner und dreilappig. Die Blumenkronenröhre schliesst zwei längere und zwei kürzere Staubgefässe sowie den gynobasischen Griffel ein.

Lavendelblüthen besitzen einen eigenthümlichen angenehmen _{Bestandtheile.} gewürzhaften Geruch und schmecken bitter. Ihr hauptsächlicher Bestandtheil ist ätherisches Oel (bis $3\,^0/_0$).

Von Stengelresten und Blättern soll die zur arzneilichen An-_{Prüfung.} wendung gelangende Droge frei sein. Die Blüthen der einigermassen mit Lavendelblüthen zu verwechselnden Lavandula Spica *Chaix* zeichnen sich durch eine kleinere und hellere Blumenkrone aus.

Anwendung.   Lavendelblüthen sind ein Bestandtheil der Species aromaticae und dienen zur Bereitung des Spirit. Lavandulae.

Flores Malvae, Malvenblüthen, auch Pappelblüthen genannt, stammen von der Malvacee Malva silvestris *L.* Sie werden im Juli und August von dieser allenthalben wild wachsenden Pflanze gesammelt.

Beschaffenheit.   Die Blüthen besitzen einen 5 bis 8 mm hohen fünfspaltigen Kelch, welcher von einem Aussenkelch, bestehend aus drei lanzettlichen, längsgestreiften borstigen Hochblättern, umgeben ist. Die Blumenkrone besteht aus fünf 2 bis 2,5 cm langen, verkehrt eiför-

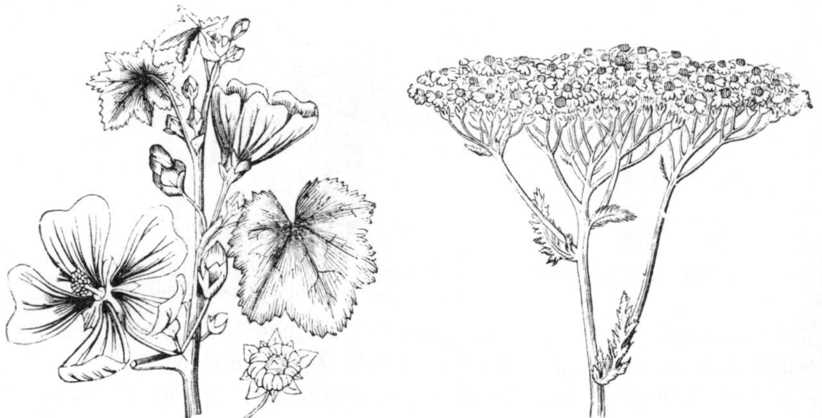

Abb. 31. Flores Malvae am blühenden Stock.
a entfaltete Blüthe, *f* Frucht.

Abb. 32. Flores Millefolii.

migen, vorn ausgerandeten und an der verschmälerten Basis beiderseits mit einer Haarleiste versehenen Kronenblättern, welche am Grunde mit der langen, bläulich gefärbten, den Fruchtknoten umhüllenden und 45 gestielte Antheren tragenden Staubfadenröhre verwachsen sind. Der Fruchtknoten ist zehnfächerig und trägt einen säulenförmigen, sich oben in zehn violette Narbenschenkel theilenden Griffel. (Fig. 31.) Die zartblaue Farbe der Blumenblätter geht beim Befeuchten mit Säuren in Roth, mit Ammoniak in Grün über.

Prüfung.   Die Blüthen von Malva neglecta *Wallr.* und Malva rotundifolia *L.* unterscheiden sich dadurch von der Droge, dass ihre Blumenblätter

kleiner und nur so lang oder höchstens doppelt so lang sind als
der Kelch.

Die Malvenblüthen verdanken dem Schleimgehalte ihre An-Anwendung.
wendung in der Pharmacie als schleimiges, einhüllendes Mittel.

Flores Malvae arboreae, Stockrosen, sind die getrockneten
Blüthen der in Gärten häufig kultivirten Malvacee Althaea rosea *Cavanilles*
und zwar der Form mit dunkelviolettrothen Blüthen. Sie werden einerseits gegen
Husten in der Volksmedicin angewendet, anderseits dient ihr Auszug als unschädliches vegetabilisches Färbemittel, welches der Farbe des Rothweines sehr
ähnlich ist.

Flores Meliloti, Steinkleeblüthen, sind die Blüthen der Papilionaceen Melilotus officinalis *Desrousseaux* und Melilotus altissimus
Thuiller. Sie sind cumarinhaltig und werden zu Kräuterkissen verwendet.

Flores Millefolii, Schafgarbenblüthen (Abb. 32), stammen von
der in Deutschland sehr verbreiteten Composite Achillea Millefolium *L.* Sie
enthalten ätherisches Oel, Gerbstoffe, Achilleïn und Achilleasäure und finden als
Blutreinigungsmittel in der Volksheilkunde Anwendung.

Flores Paeoniae, Paeonienblüthen, Pfingstrosen oder
Bauernrosen, sind die grossen rothen, getrocknet dunkelbraunen Blumenblätter
der gefüllten Gartenform von Paeonia peregrina *Miller,* zur Familie der
Rananculaceae gehörig. Sie sind gerbstoffhaltig und werden in der Volksmedicin
gegen Epilepsie gebraucht.

Flores Primulae, Himmelschlüssel, sind die gelben Blüthen
der allbekannten, zu den Primulaceen gehörigen Frühlingsblume Primula officinalis *Jacquin,* welche gegen Brust- und Nervenkrankheiten noch hier und da
Anwendung finden.

Flores Pyrethri Dalmatini oder Flores Chrysanthemi
Dalmatini sind die vor dem Oeffnen gesammelten und rasch getrockneten
Blüthenkörbchen der in Dalmatien heimischen Composite Pyrethrum cine-
rariaefolium *Treviranus.* (Syn.: Chrysanthemum cinerariaefolium *Bentham* u.
Hooker.) Sie enthalten ätherisches Oel, Harze, Chrysanthemin, Pyrethrosin und
Pyrethrosinsäure; ihr Pulver dient zum Vertreiben von Insekten.

Flores Pyrethri Persici oder Flores Chrysanthemi Cau-
casici (Abb. 33) sind die ebenfalls vor dem völligen Erschliessen geernteten
Blüthenkörbchen der in Kaukasien heimischen Compositen Pyrethrum roseum
Bieberstein und der kaum davon verschiedenen Form Pyrethrum carneum
Bieberstein (Syn.: Chrysanthemum roseum *Weber* u. *Mohr*). Bestandtheile und
Verwendung wie beim vorigen. Verfälscht werden beide Insektenpulver mit
Quillayapulver und Euphorbiumpulver, gefärbt mit Curcumapulver.

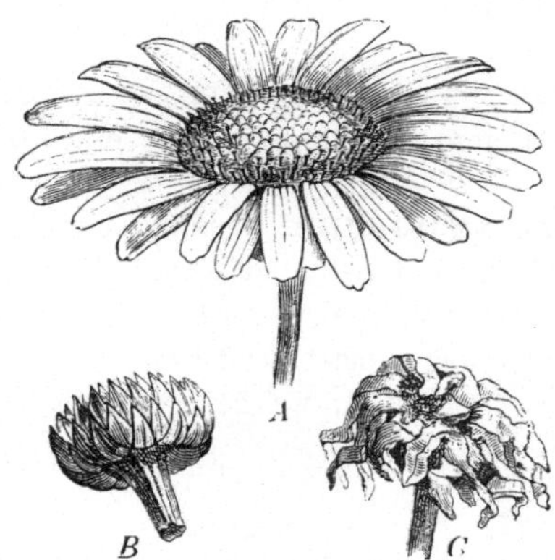

Abb. 33. Flores Pyrethri Persici. *A* Geöffnetes Blüthenkörbchen.
B Hüllkelch von unten gesehen. *C* Geöffnetes Blüthenkörbchen getrocknet.

Flores Rhoeados, Klatschrosen, Feuerblumen, sind die getrockneten Blüthen der Papaveracee Papaver Rhoeas *L.*, welche ein häufiges Unkraut ist. Sie enthalten Rhoeadin, Rhoeadinsäure und Schleim und sollen ein beruhigendes Mittel für kleine Kinder sein. Sie werden hauptsächlich in Form von Sirupus Rhoeados gegeben.

Flores Rosae, Rosenblätter oder Centifolienblätter, sind die blassröthlichen, wohlriechenden Blumenblätter von Rosa centifolia *L.* (Rosaceae), einer gefüllten Spielart der Rosa Gallica, welche in Gärten allenthalben als Ziergewächs gezogen wird. Die Blumenblätter werden im Juni vor der völligen Entfaltung der Blüthen gesammelt und vorsichtig getrocknet. Sie sind mit Ausnahme der fünf äussersten Blätter an der Blüthe durch Umbildung aus Staubblättern hervorgegangen.

Getrocknete Rosenblätter enthalten kaum mehr Spuren von ätherischem Oele und verdanken ihre Anwendung zur Bereitung von Mel rosatum wesentlich einem geringen Gerbstoffgehalt.

Flores Sambuci, Flieder- oder Holunderblüthen (Abb. 34), stammen von Sambucus nigra *L.*, einem zu den Caprifoliaceae gehörigen Strauche, welcher über ganz Europa verbreitet ist. Man sammelt die Blüthenrispen im Mai, Juni oder Juli zu Beginn der Blüthezeit, trocknet sie mit den Stielen und befreit sie später von diesen, indem man sie durch ein Speciessieb reibt.

Die stielfreien Blüthen bestehen aus dem unterständigen, meist dreifächerigen Fruchtknoten und je fünf Staubgefässen, Kronlappen

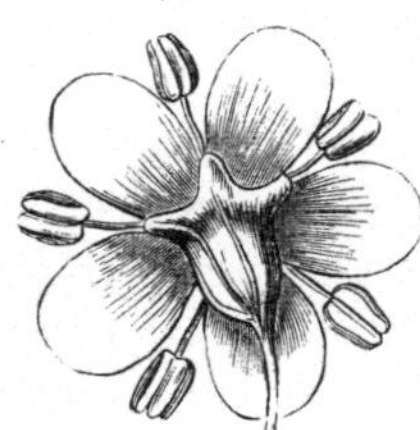

Beschaffen-
heit.

Abb. 34. Flos Sambuci, von
unten gesehen, vergrössert.

und Kelchzähnen. Die gelblichweisse Blumenkrone ist radförmig; die breiten und stumpfeiförmigen, im trockenen Zustande stark eingeschrumpften Kronenlappen wechseln mit den kleinen dreieckigen Kelchzähnen ab. Die fünf Staubgefässe stehen auf der Blumenkrone; ihre mit zwei Längsspalten sich öffnenden Antheren sind oben und unten ausgerandet. Der Griffel ist kurz und dick und besitzt drei über den Fruchtknotenfächern stehende Narben.

Fliederblüthen besitzen einen eigenthümlichen Geruch und enthalten Spuren eines ätherischen Oeles sowie etwas Gerbstoff und Harz. Durch langes Lagern oder durch unzweckmässiges Trocknen braun gewordene Blüthen sollen nicht pharmaceutisch verwendet werden. *Bestandtheile.*

Fliederblüthen sind ein beliebtes Volksmittel, welches schweisstreibend wirkt; sie bilden einen Bestandtheil der Species laxantes. *Anwendung.*

Flores Spilanthis, Parakressenblüthen, stammen von der in Südamerika heimischen, bei uns zuweilen angebauten Composite Spilanthes oleracea *Jacquin.* Sie enthalten ätherisches Oel, Harz und Spilanthin und werden gegen Zahnweh und Rheumatismus angewendet.

Flores Stoechados citrin., Katzenpfötchen, Immortellen, sind die Blüthenköpfchen von Helichrysum arenarium *De Candolle.* Sie enthalten ätherisches Oel, Bitterstoffe, Gerbstoff, Helichrysin und finden besonders gegen Nieren- und Blasenleiden Anwendung.

Flores Tanaceti, Rainfarnblüthen (Abb. 35), sind die gelben Blüthenköpfchen der als Unkraut häufigen Composite Tanacetum vulgare *L.* Sie enthalten ätherisches Oel, Tanacetin und Tanacetgerbsäure und wirken wurmtreibend.

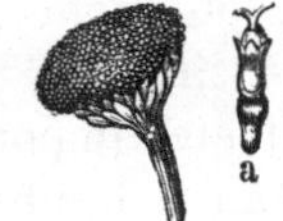

Abb. 35. Flores Tanaceti, *a* Einzelblüthe.

Flores Tiliae, Lindenblüthen (Abb. 36), stammen von den beiden als Alleebäume in fast ganz Europa angepflanzten Lindenbäumen, der Winterlinde, Tilia parvifolia *Ehrhart* und der durchschnittlich 14 Tage später blühenden Sommerlinde, Tilia grandifolia *Ehrhart,* zur Familie der Tiliaceae gehörig. Von beiden werden die ganzen, voll entwickelten Blüthenstände mit den Hochblättern (Bracteen) im Juni und Juli gesammelt.

Den Trugdolden beider Arten ist ein gelblichgrünes, dem gemeinsamen Blüthenstiele bis zur Hälfte angewachsenes, papierdünnes und deutlich durchscheinendes Hochblatt gemeinsam (Abb. 36 c). Die Blüthenstände der *Beschaffenheit.*

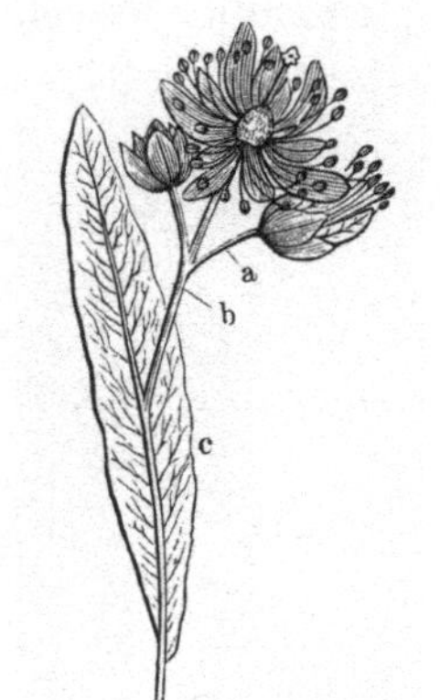

Abb. 36. Flores Tiliae.

Winterlinde setzen sich aus 3 bis 7, die der Sommerlinde aus zahlreicheren, bis 15 Blüthen zusammen. Die Blüthen der Winterlinde sind weissgelb, die der Sommerlinde gelblichbraun. Der Kelch besteht bei beiden aus fünf leicht abfallenden, innen und am Rande filzig behaarten Kelchblättern; mit diesen alterniren die fünf spatelförmigen, kahlen Kronenblätter, welche mit Honigdrüsen versehen sind. Das Androeceum besteht aus 30 bis 40 in fünf Gruppen angeordneten Staubgefässen mit langen Staubfäden und der Länge nach aufspringenden Antheren, das Gynaeceum aus einem oberständigen, kugeligen, meist fünffächerigen, dicht behaarten Fruchtknoten.

Bestand-theile.   Trockene Lindenblüthen besitzen einen eigenthümlichen, aber mit dem Aroma der frischen Blüthen nicht mehr identischen Geruch, welcher von Spuren ätherischen Oeles herrührt. Sie enthalten ausserdem viel Schleim und dienen als Volksheilmittel.

Prüfung.   Die Blüthen der Silberlinde, Tilia tomentosa *Moench* (Syn.: Tilia argentea *Desfontaines*), welche aus Oesterreich zuweilen eingeführt werden, sollen nicht pharmaceutisch verwendet werden. Sie besitzen ausser den fünf Blumenblättern noch fünf blumenblattartige Staminodien und zeichnen sich ausserdem durch eine abweichende Form des Hochblattes aus. Dasselbe ist vorn am breitesten, oft mehr als 2 cm breit und unterseits meist sternhaarig. Ebenso sind die Blüthen anderer Linden, welche zuweilen aus der Türkei etc. importirt werden, nicht zu verwenden.

Anwendung.   Man schreibt den Lindenblüthen eine schweisstreibende blutreinigende Wirkung zu.

Flores Trifolii albi, weisse Kleeblüthen, sind die Blüthen der Papilionacee Trifolium repens *L.* Sie sind gerbstoffhaltig und dienen in der Volksmedicin gegen Gicht.

Flores Verbasci, Wollblumen oder Königskerzenblüthen (Abb. 37), sind die von Stiel und Kelch befreiten Blumenkronen von Verbascum phlomoïdes *L.* und Verbascum thapsiforme *Schrader*, zwei sehr nahe verwandten und in fast ganz Europa wildwachsenden Verbascumarten, der Familie der Scrofulariaceae angehörig. Sie werden im Juli und August an trockenen Tagen frühmorgens bei Sonnenaufgang gesammelt und sehr sorgfältig getrocknet.

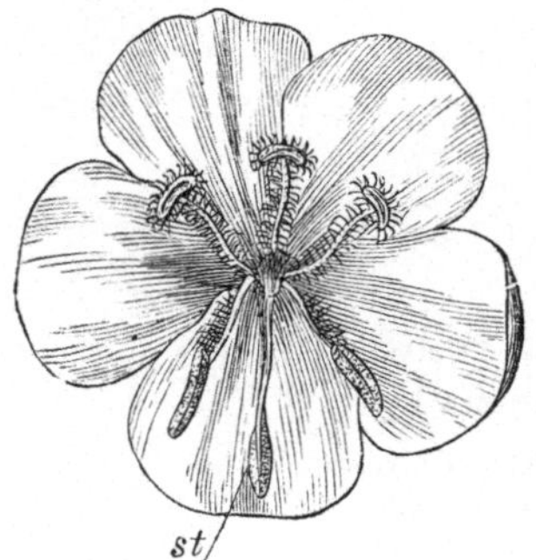

Abb. 37. Flos Verbasci, vergrössert. *st* Pistill.

Die Droge besteht nur aus den Blumenkronen sammt den Staubgefässen. Die sehr kurze und nur 2 mm weite Blumenkronenröhre geht in einen breiten gelben tief-fünflappigen Saum über. Die Blumenkronenzipfel sind bis gegen 1,5 cm lang, aussen sternhaarig, innen kahl und von breit-gerundetem Umrisse. Die fünf Staubgefässe sitzen der kurzen Blumenkronenröhre auf und wechseln mit den Kronzipfeln ab. Dem grössten (untersten) Zipfel stehen die zwei vorderen Staubgefässe zur Seite, welche im Gegensatz zu den übrigen kahl, nach unten gebogen und etwas länger sind; die drei hinteren Staubgefässe sind bärtig behaart und tragen quer gestellte Antheren.

Die Wollblumen besitzen einen eigenthümlichen Geruch, welcher von Spuren ätherischen Oeles herrührt. Sie enthalten ausserdem Zucker und bis 5 % Asche. Durch unachtsames Trocknen oder schlechte Aufbewahrung braun und unansehnlich gewordene Wollblumen sind pharmaceutisch nicht zu verwenden.

Sie werden gegen Husten in der Volksmedicin gebraucht und sind ein Bestandtheil des Brustthees.

Flores Violae odoratae, Veilchenblüthen, von Viola odorata *L.* stammend, enthalten ätherisches Oel, Violin und Anthocyan und dienen zur Bereitung von Sirupus Violarum.

Flores Violae tricoloris, Stiefmütterchen, sind die Blüthen der Viola tricolor *L.* Sie enthalten Violin, Violaquercitrin und Salicylsäure und werden als Volksheilmittel wie Herba Violae tricoloris gebraucht. Die Sorte mit grösseren dunkelblauen bez. dreifarbigen Blüthen wird vorgezogen.

Folia Althaeae, Eibischblätter (Abb. 38), stammen von Althaea officinalis *L.*, einer in ganz Europa verbreiteten, in Bayern um Nürnberg, Bamberg und Schweinfurt in grösserem Maassstabe kultivirten Malvacee.

Die Eibischblätter besitzen einen kürzeren oder längeren, am Grunde rinnigen Stiel, der jedoch stets kürzer ist als die Blattspreite, meist nur halb so lang. Die Blattspreite ist stets ein wenig länger als breit und von verschiedener Gestalt. Junge Blätter sind nahezu eiförmig, ältere gehen in die herzförmige Gestalt über und sind undeutlich dreilappig bis fünflappig mit vorgezogenem Endlappen. Der Rand ist grob gekerbt bis gesägt; die Blattfläche ist durch dichtstehende Sternhaare sammetfilzig. Die trockenen Eibischblätter sind graugrün, unregelmässig zusammengerollt und von derber brüchiger Beschaffenheit.

Sie sind wegen ihres Schleimgehaltes ein gegen Husten angewendetes Volksheilmittel.

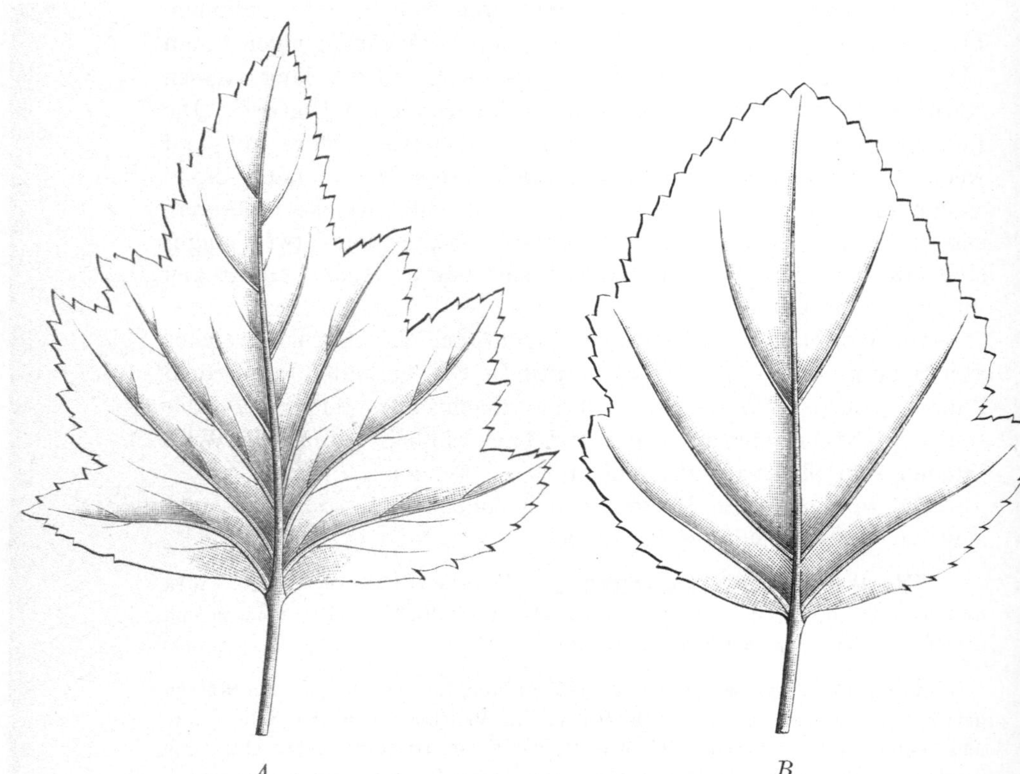

A   B

Abb. 38. Folia Althaeae. *A* Aelteres, *B* jüngeres Blatt.

Folia Aurantii, Pomeranzenblätter (Abb. 39), stammen von Citrus vulgaris *Risso*, einem in vielen Landstrichen der warmen gemässigten Zone kultivirten Baum aus der Familie der Rutaceae (Aurantiaceae). Sie sind mit dem geflügelten Blattstiel auffälligerweise durch ein Gelenk verbunden, sind eiförmig, ganzrandig oder entfernt gekerbt, steif und zähe, glänzend, oberseits dunkelgrün, unterseits blasser und durchscheinend drüsig punktirt. Sie enthalten ätherisches Oel und dienen als aromatisches Bittermittel.

Folia Belladonnae, Tollkirschenblätter (Abb. 40), stammen von der Solanacee Atropa Belladonna *L.*, von deren in Europa wildwachsenden Exemplaren sie zur Blüthezeit im Juni und Juli gesammelt werden; dass die Blätter in der Kultur nicht an Wirksamkeit zurückstehen ist neuerdings mehrfach bewiesen worden.

Beschaffenheit. Die Blätter sind spitz-eiförmig, die grössten bis 20 cm lang und 10 cm breit. Die Blattspreite ist dünn, ganzrandig und fast kahl, nur am Blattstiele und den Nerven auf der Unterseite schwach behaart, in den weniger als halb so langen Blattstiel verschmälert. Tollkirschenblätter sind im trockenen Zustande brüchig, oberseits bräunlichgrün, unterseits graugrün. Mit der Lupe erkennt man an den trockenen Blättern, hauptsächlich auf der Unterseite die im

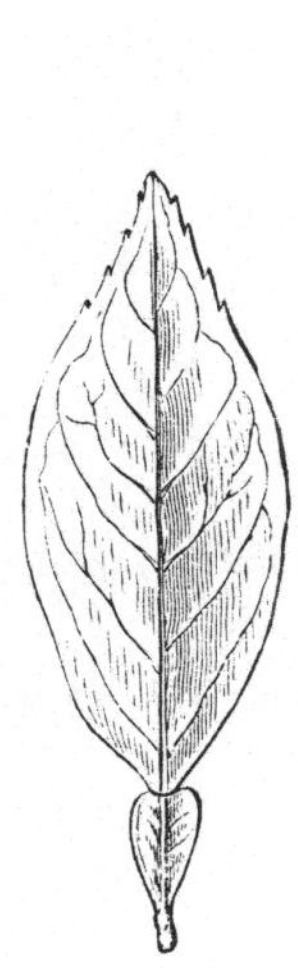

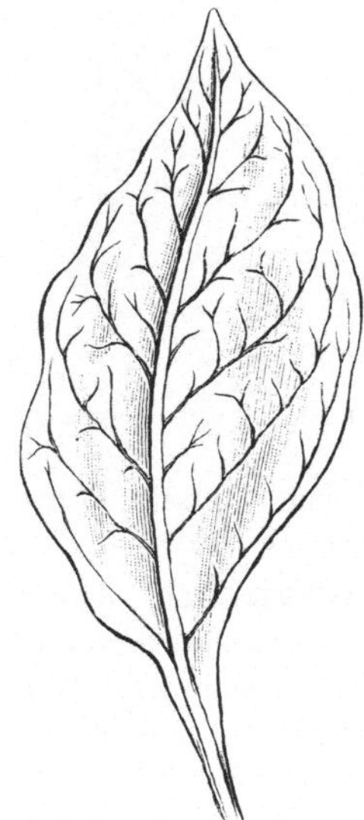

Fig. 39. Folium Aurantii.　　　Fig. 40. Folium Belladonnae.

Gewebe enthaltenen Kalkoxalatzellen als kleine weisse, glänzende Punkte. Durch diese unterscheiden sich die Belladonna-Blätter von denen anderer Solanaceen-Blätter. Unter dem Mikroskop erscheinen die Zellen sandartig mit kleinen Kalkoxalatkrystallen angefüllt. Für die Untersuchung des Pulvers sind diese charakteristisch.

Tollkirschenblätter schmecken etwas widerlich und schwach bitter; sie enthalten zwei Alkaloide: Atropin und Hyoscyamin; sie sind deshalb giftig und müssen vorsichtig aufbewahrt werden. Die grösste Einzelgabe ist 0,2 g; die grösste Tagesgabe 1,0 g. — Extractum Belladonnae wird nicht aus getrockneten, sondern aus frischen Tollkirschenblättern sammt den ganzen oberirdischen Theilen der Pflanze hergestellt. Bestand-
theile.

Folia Boldo, Boldoblätter, stammen von Boldoa fragrans *Gay*, einer in Chile kultivirten Monimiacee. Ihre Bestandtheile [sind ätherisches Oel, Boldin und ein Glycosid.

Folia Bucco, Buchublätter (Abb. 41), sind die Blättchen der südafrikanischen Rutaceen: Barosma betulina *Bartling*, B. crenata *Kunze*, B. crenulata *Hooker*, B. serratifolia *Willdenow* und Empleurum serrulatum

Aïton. Erstere drei liefern die breiten, letztere zwei die schmalen Buchublätter, welche neuerdings alle untermischt im Handel vorkommen. Sie sind eirund bis lanzettlich und verschieden gerandet, gesägt, gezähnt oder gekerbt, gelbgrün,

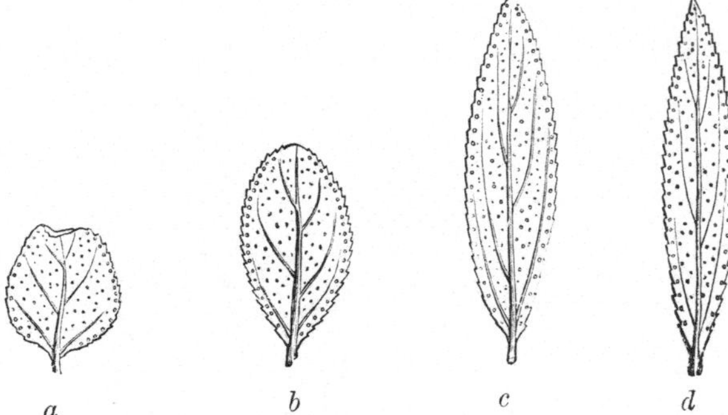

Abb. 41. Folia Bucco. *a* von Barosma betulina, *b* von B. crenata, *c* von B. crenulata, *d* von B. serratifolia.

oberseits glänzend und unterseits drüsig punktirt; sie enthalten ätherisches Oel, und dienen besonders als schweisstreibendes Mittel.

Folia Castaneae, Kastanienblätter, sind die im Herbst gesammelten Blätter des kultivirten Kastanienbaumes, Castanea vesca *Gärtner*, aus der Familie der Cupuliferen. Wirksame Bestandtheile dieser Droge sind ausser Gerbstoffen nicht bekannt, doch wird ihr Extrakt gegen Keuchhusten angewendet.

Folia Cheken sind die Blätter von Eugenia Cheken *Molina*, einer in Chile heimischen Myrtacee. Sie enthalten ätherisches Oel, ein Alkaloid. Gerbsäure und einen Bitterstoff.

Folia Coca, Cocablätter (Abb. 42), stammen von Erythroxylon Coca *Lamarck* und anderen Erythroxylon-Arten aus der Familie der Erythroxy-

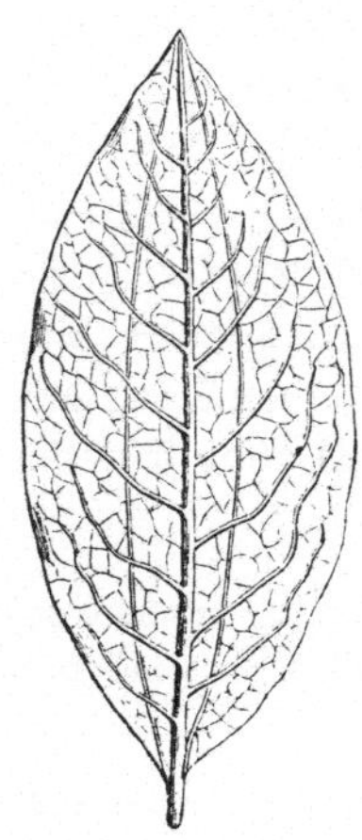

Fig. 42. Folium Coca.

laceae, welche in Peru und Bolivia sowie auf Java ihrer Blätter wegen kultivirt werden. Sie sind kurz gestielt und von spitzeiförmigem bis länglichem Umrisse, grünlicher Farbe und meist mit je einer feinen Gewebefalte zu beiden Seiten des Mittelnerves versehen; sie enthalten eine Anzahl Alkaloide, darunter Cocaïn und Hygrin sowie ätherisches Oel. Im Handel unterscheidet man mehrere Sorten, so die breiten hellgrünen, am meisten geschätzten Bolivia-Cocablätter von E. Bolivianum, die Peru-Cocablätter von E. Coca var. novo-granatense und die schmalen dunkelgrünen Java-Cocablätter von E. Coca var. Spruceanum. Letztere zeichnen sich durch ihren Gehalt an Benzoylpseudotropin aus, welches den übrigen Sorten fehlt. Die ursprünglich wilde Form der Coca ist nicht sicher bekannt, ihre Kultur reicht vielmehr bis in die älteste Zeit zurück. Grössere Cocapflanzungen, Cocales genannt, liegen besonders in der Provinz La Paz. Verwendung finden die Cocablätter als anregendes Mittel.

Folia Damianae sind die Blätter der in Californien heimischen Turneracee Turnera diffusa *Willdenow* var. aphrodisiaca *Urban*. Sie enthalten ätherisches Oel und Harz und werden von Amerika aus gegen Geschlechtsleiden empfohlen.

Folia Digitalis, Fingerhutblätter, stammen von Digitalis purpurea *L.*, einer in Gebirgswäldern Westeuropas, in Deutschland hauptsächlich im Thüringer Walde, dem Harz, Schwarzwalde und den Vogesen gedeihenden Scrofulariacee. Nur von wildwachsenden Exemplaren sind die Blätter zur Blüthezeit im August und September zu sammeln.

Die mit einem meist kurzen Stiel versehenen, nur in jugend- Beschaffen-
heit. lichem Zustande stiellosen Blätter werden bis 30 cm lang und bis 15 cm breit. Die Blattspreite ist länglich-eiförmig, dünn, unregelmässig gekerbt, am Blattstiele mehr oder weniger weit herablaufend. Die Unterseite ist meist dicht sammetartig behaart, zuweilen auch die Oberseite. Auf der Unterseite tritt das reich verzweigte Adernnetz sehr stark und rippenförmig hervor. In den Maschen dieses Netzwerkes sind die feineren Nervenzweige nur in durchscheinendem Lichte als zartes, helles Netz zu erkennen (Abb. 43).

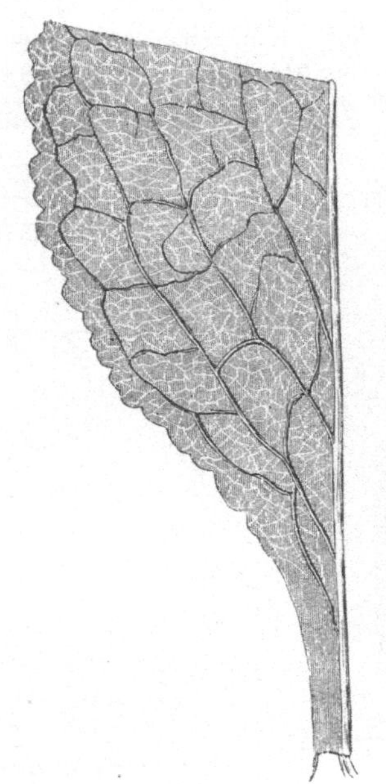

Abb. 43. Folium Digitalis. Ein Stück der Blattspreite von unten gesehen.

Die Fingerhutblätter enthalten eine Bestand-
theile. Anzahl Glycoside: Digitoxin, Digitophyllin, Digitonin und Digitalin, sowie $10\,^0/_0$ Asche. Dieses Alkaloid und die Prüfung. Spaltungsprodukte der Glycoside verbinden sich mit Gerbsäure, so dass bei Zusatz von Gerbsäure zu einem Digitalisinfus sich durch einen in überschüssiger Gerbsäurelösung schwer löslichen Niederschlag die Anwesenheit solcher Stoffe anzeigt. Mit Eisenchloridlösung färbt sich das bräunliche, widerlich bittere und charakteristisch riechende Infus zunächst ohne Trübung dunkel, um später einen braunen Absatz zu bilden. — Durch Zufall oder Versehen können hin und wieder Verbascumblätter, wenn sie an gleichem

Standort vorkommen, in die Droge gelangen. Diese geben genannte Reaktionen nicht. Desgleichen nicht die sehr ähnlichen jungen Blätter von Inula Conyza *L.* Die Blätter der anderen Digitalisarten, welche nicht verwendet werden dürfen (D. ambigua, lutea und parviflora) sind stiellos, schmäler und weit weniger behaart; auch tritt das Adernetz an ihnen weit weniger deutlich hervor. Die Blätter der Verbascum-Arten sind dicker und sternhaarfilzig, die von Inula Conyza lebhafter grün, oberseits weichhaarig, unterseits dünnfilzig und gesägt oder ganzrandig; die Blätter von Symphytum officinale rauhhaarig und ganzrandig.

Anwendung. Folia Digitalis, die nicht über ein Jahr lang aufbewahrt werden dürfen, dienen als ein sehr wirksames Herzmittel und sind wegen ihrer Giftigkeit vorsichtig zu handhaben. Grösste Einzelgabe 0,2 g, grösste Tagesgabe 1,0 g.

Folia Eucalypti (Abb. 44) sind die isolateralen Blätter der in Australien heimischen, in den Mittelmeerländern kultivirten Myrtacee Eucalyptus globulus *Labillardière.* Die älteren, gestielten Blätter sind spitz, sichel-

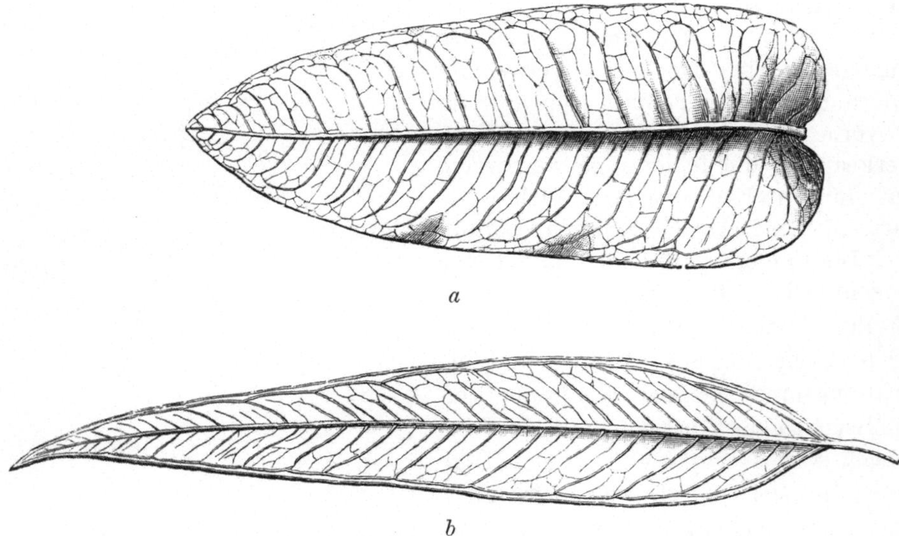

a

b

Abb. 44. Folia Eucalypti. *a* Blatt von einem jüngeren, *b* von einem älteren Zweige.

förmig, ganzrandig, matt-graugrün und beiderseits dichtkleinwarzig punktirt, mit wellenförmigen Randnerven versehen; die jungen, ungestielten Blätter hingegen sind eiförmig, am Grunde herzförmig und dünner als jene. Sie enthalten ätherisches Oel, Gerbstoffe und Harz und sollen ein Mittel gegen Wechselfieber sein.

Folia Farfarae, Huflattigblätter (Abb. 45), werden von der in Deutschland an Bachufern häufig wildwachsenden Composite Tussilago Farfara *L.* im Juni und Juli gesammelt.

Dieselben sind langgestielt; der Blattstiel ist bis 10 cm lang, häufig violett gefärbt und auf der Oberfläche rinnig vertieft. Die Spreite des Blattes wird ebenfalls bis 10 cm lang; dieselbe ist rundlich-herzförmig, flach gebuchtet und in den Buchten wiederum kleinbuchtig gezähnt, mit tiefem Einschnitt an dem herzförmigen Grunde. Die Oberseite der Blätter ist dunkelgrün; auf der Unter-

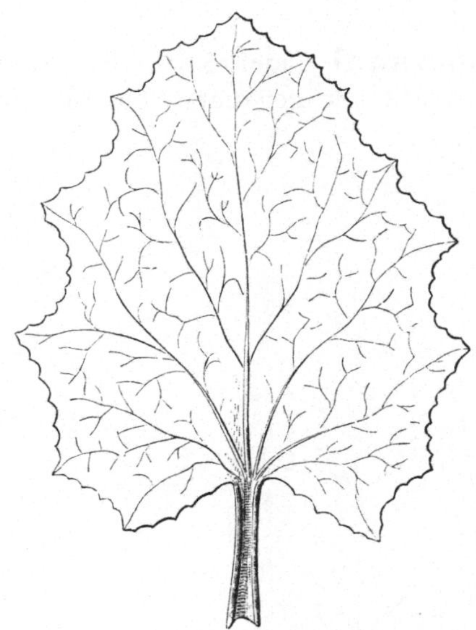

Abb. 45. Folium Farfarae.

seite sind sie mit einem dichten, leicht ablösbaren weissen Haarfilz bedeckt. Derselbe wird durch sehr dünne, nicht verzweigte Haare gebildet.

Vor Verwechslungen mit den Blättern verschiedener Petasites-Arten, welche mit Tussilago sehr nahe verwandt sind, muss man sich hüten, da dieselben aus dem bayerischen Hochgebirge und anderweit als Huflattigblätter in den Handel gebracht werden. Die officinellen Blätter zeichnen sich durch eine grobe Nervatur aus, welche auch in den feinsten Verzweigungen noch durch Einsenkungen der Oberfläche erkennbar ist und dadurch diese lederartig narbt. Ausserdem geben Buchtung und Grundausschnitt gute Merkmale ab. Die Blätter von Petasites officinalis *Mönch* sind rundlich-nierenförmig und viel grösser, die von Petasites tomentosus *D. C.* nieren-

Prüfung.

förmig und unterseits schneeweissfilzig. Die Blätter von Lappa-Arten zeichnen sich durch stark hervortretende Nervatur an der unteren Blattfläche aus.

Bestand-theile. Die Bestandtheile der Huflattigblätter sind Schleim, Gallus-säure, Eiweissstoffe, Bitterstoffe und $17\,^0/_0$ Asche.

Anwendung. Sie dienen wegen ihres Schleimgehaltes als Hustenmittel und bilden einen Bestandtheil der Species pectorales.

Folia Hamamelidis sind die Blätter der nordamerikanischen Hamamelidacee Hamamelis Virginica *L.* Sie werden wegen ihres Gerbstoff-gehaltes als adstringirendes Mittel bei Hämorrhoidalleiden empfohlen.

Folia Jaborandi, auch Folia Pilocarpi oder Pernam-buco-Jaborandiblätter genannt (Abb. 46), sind die Blätter von

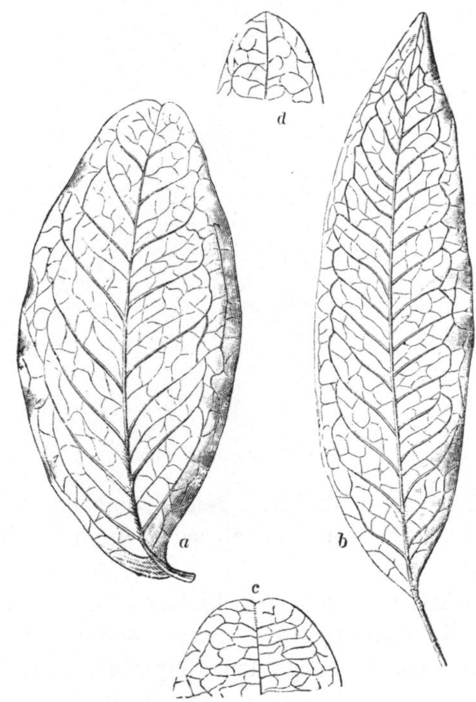

Abb. 46. Folia Jaborandi. Verschieden geformte Fiederblättchen desselben Blattes.
a u. *c* ausgerandet, *b* u. *d* stumpf.

Pilocarpus Jaborandi *Holmes,* P. pennatifolius *Lem.,* P. trachy-lophus *Holmes,* P. microphyllus *Stapf,* S. spicatus *St. Hil.,* und Swartzia decipiens *Holmes,* sämmtlich zu den Rutaceae gehörige hohe

Sträucher, deren Heimath die östlichen Provinzen Brasiliens sind. Auch die Blätter anderer Arten wie P. pauciflorus *St. Hilaire*, P. Selloanus *Engler* und P. officinalis *Poehl* kommen in der Droge vor.

Im Handel sind meist nicht die ganzen Blätter, sondern nur die Fiederblätter, deren jedes Blatt zwei bis fünf Paare neben einem länger gestielten Endfiederblättchen besitzt. Die Fiederblättchen sind eiförmig bis lanzettlich, gegen 17 cm lang und 4 bis 7 cm breit, ganzrandig und an der Spitze stumpf (Abb. 46 *b* und *d*) oder meist ausgerandet (*a* und *c*). Im übrigen sind die Formen der Blätter sehr wechselnd und es gehören auch einfache ungefiederte Blätter dazu. Der Rand der Fiederblätter ist umgeschlagen, ihre Konsistenz derb. Die Blattfläche ist kahl, selten unterseits sammethaarig, oberseits dunkelgrün, unterseits heller. Der bräunliche Hauptnerv tritt auf der Unterseite stark hervor und die Seitennerven bilden deutliche Rippen. Auch erkennt man auf der Unterseite mit der Lupe die Oelbehälter als erhabene Punkte, welche im durchfallenden Lichte das Blatt wie fein durchstochen erscheinen lassen. Beschaffen-
heit.

Zu pharmaceutischer Verwendung sind nur die im Handel als Pernambuco-Jaborandi bezeichneten Blätter geeignet. Die Blätter anderer Jaborandi-Sorten sind auf Grund obiger Beschreibung leicht davon zu unterscheiden. Den Blättern von Serronia Jaborandi fehlen die durchscheinenden Oelräume vollständig. Prüfung.

Jaborandiblätter enthalten ein ätherisches Oel, welches ihnen einen scharfen Geschmack verleiht, sowie das Alkaloid Pilocarpin neben anderen Alkaloiden. Bestand-
theile.

Jaborandiblätter werden als schweisstreibendes Mittel angewendet. Anwendung.

Folia Juglandis, Wallnussblätter (Abb. 47), stammen von dem in ganz Europa kultivirten Wallnussbaum, Juglans regia *L.* (Juglandaceae), von welchem sie vor dem völligen Ausgewachsensein im Juni gesammelt werden.

Die Blätter sind unpaarig gefiedert und tragen an einer bis 30 cm langen rinnigen Blattspindel zwei bis vier Paare meist nicht genau sich gegenüber stehender Fiederblättchen und ein gewöhnlich etwas grösseres Endblatt. Die Fiederblättchen sind 6 bis 15 cm lang und ca. 5 cm breit, ganzrandig, länglich-eiförmig, kahl, zugespitzt und fast sitzend. Von dem Mittelnerv der Fiederblättchen zweigen sich meist 12 deutlich hervortretende Seitennerven ab. In den Nervenwinkeln stehen bei jungen Blättern kleine Haarbüschel. Beschaffen-
heit.

Getrocknete **Wallnussblätter** haben nicht den aromatischen Geruch der frischen; sie schmecken etwas kratzend. Ein leicht veränderliches Alkaloid Juglandin, Inosit und Spuren ätherischen Oeles wurden darin gefunden, ferner 5 $^0/_0$ Asche.

Sie dienen besonders als blutreinigendes Mittel. Durch unachtsames Trocknen braun gewordene Wallnussblätter sollen pharmaceutisch nicht verwendet werden.

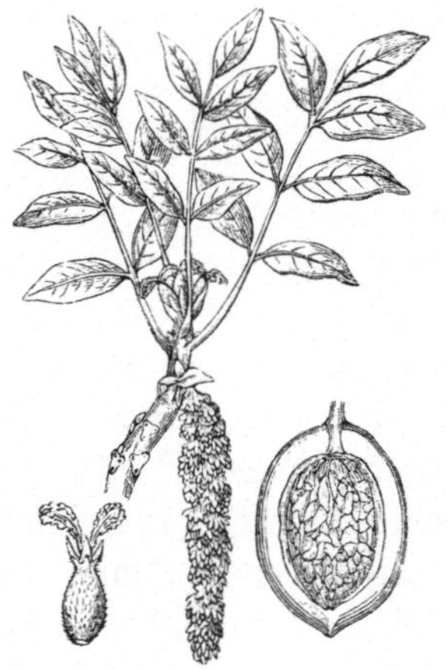

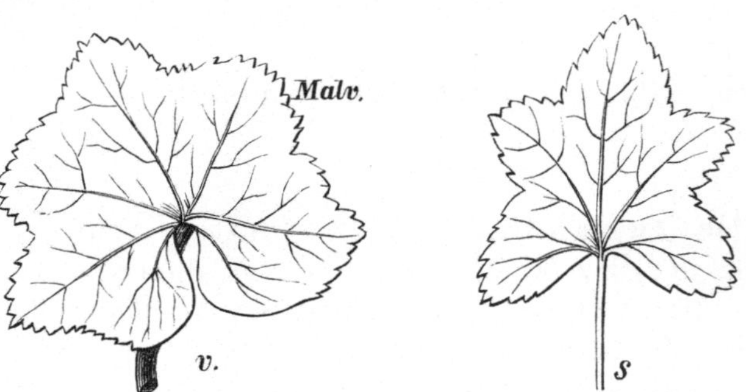

Abb. 47. Folia Juglandis am Zweig nebst Blüthe und Frucht.

Folia Lauri, Lorbeerblätter, sind die Blätter des aus dem Oriente stammenden, in allen Mittelmeerländern kultivirten Lorbeerbaumes, Laurus nobilis *L.* (Lauraceae). Sie finden wegen ihres gewürzhaften Geruches und Geschmackes mehr Anwendung im Küchengebrauch als in der Arzneikunde.

Folia Laurocerasi, Kirschlorbeerblätter, sind die Blätter der kultivirten Rosacee Prunus Laurocerasus *L.* Sie entwickeln im frischen Zustande beim Zerreiben mit Wasser Blausäure und Benzaldehyd und dienen zur Bereitung des dem Bittermandelwasser gleichwerthigen Kirschlorbeerwassers, Aq. Laurocerasi.

Abb. 48. Folia Malvae. *v* von Malva vulgaris, *s* von Malva silvestris.

Folia Malvae, Malvenblätter (Abb. 48), auch Pappelblätter genannt, sind von Malva vulgaris *Fries* und Malva silvestris *L.*, zwei in ganz Europa wildwachsenden Malvaceen, während der Blüthezeit im Juli und August zu sammeln. Sie werden in Belgien und Ungarn, in kleinen Mengen auch in Bayern und Thüringen geerntet.

Die langgestielten Blätter von Malva vulgaris sind im Umrisse Beschaffenheit.
annähernd kreisrund, d. h. nur stumpfe Lappen bildend, am Grunde
mit tiefem und schmalem nierenförmigen Einschnitt (Abb. 48 *v*).

Die Blätter von Malva silvestris hingegen sind am Grunde
nicht nierenförmig, sondern flach herzförmig ausgeschnitten und
die drei oder fünf Lappen sind schärfer eingeschnitten als bei der
erstgenannten Art (Abb. 48 *s*).

Der Blattrand ist bei beiden unregelmässig .kerbig gesägt;
die Nervatur handförmig. Die Blätter der letzteren Art sind meist
grösser.

Der Geschmack der Malvenblätter ist schleimig; dem Schleim- Anwendung
gehalt verdanken sie ihre pharmaceutische Verwendung als reiz-
linderndes und erweichendes Mittel.

Folia Matico, Maticoblätter (Abb. 49), sind die Blätter von Arthante
elongata *Miquel* (Syn.: Piper angustifolium *Ruiz et Pavon*), einer in den südamerikanischen Wäldern wachsenden strauchartigen Piperacee. Sie kommen mit
Stielstücken und Blüthenkolben gemischt in Ballen gepresst über Panama in

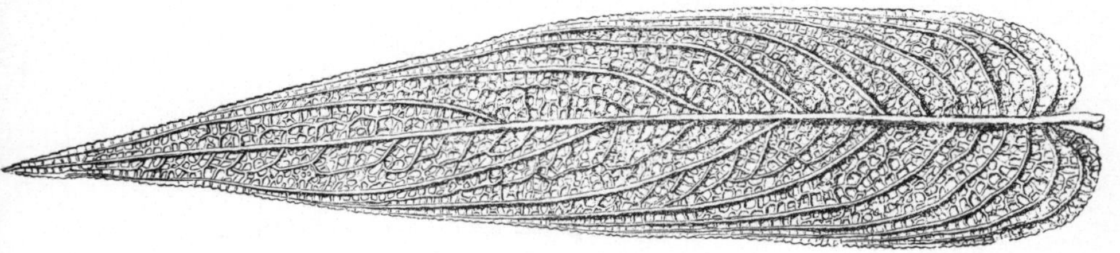

Abb. 49. Folium Matico.

den Handel, enthalten ätherisches Oel, Maticin und Gerbstoff und werden gegen
Gonorrhöe angewendet. Die anderen, in Brasilien zum Theil arzneilich verwendeten, gelegentlich auch nach Europa gelangenden Maticosorten, beispiels-
weise die Blätter von Arthante adunca *Miquel* (Piper aduncum *L.*), sind ab-
weichend gestaltet.

Folia Melissae, Melissenblätter (Abb. 50), werden von
der in der Umgebung von Cölleda, Jena, Erfurt und Quedlinburg
kultivirten Melissa officinalis *L.* gesammelt.

Die Blätter sind mit langem, rinnenförmigem, oben meist zottig Beschaffenheit.
behaartem Stiel versehen; die Blattspreite ist breit-eiförmig oder
herzförmig, dünn und oberseits nur an der Spitze, unterseits an
den Nerven vereinzelt flaumig behaart. Mit der Lupe erkennt
man auf der Unterseite die kleinen Oeldrüsen. Die Länge beträgt
bis 4 cm; die Breite bis 3 cm; der Umriss ist stumpf gezähnt.

Man darf Folia Melissae nicht mit den beiderseits weichhaarigen Prüfung.

Blättern von Nepeta Cataria var. citriodora *L.* und mit den weit grösseren, zottig behaarten Blättern von Melissa officinalis var. hirsuta *Bentham* verwechseln.

Bestand-
theile.   Melissenblätter riechen angenehm gewürzig nach dem in geringen Mengen darin enthaltenen ätherischen Oele.

Anwendung.   Sie dienen zur Bereitung von Spiritus Melissae compositus.

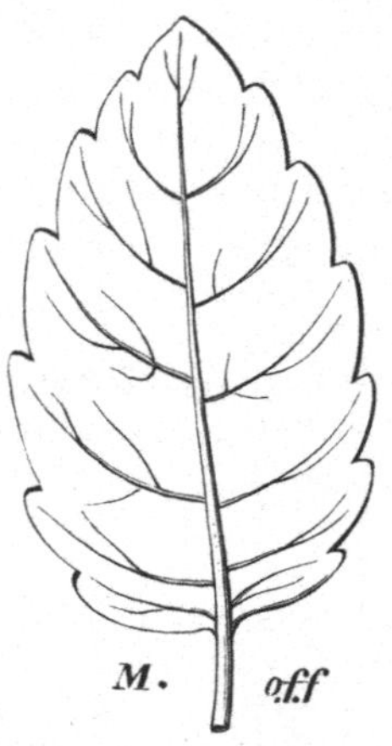

Abb. 50. Folium Melissae.

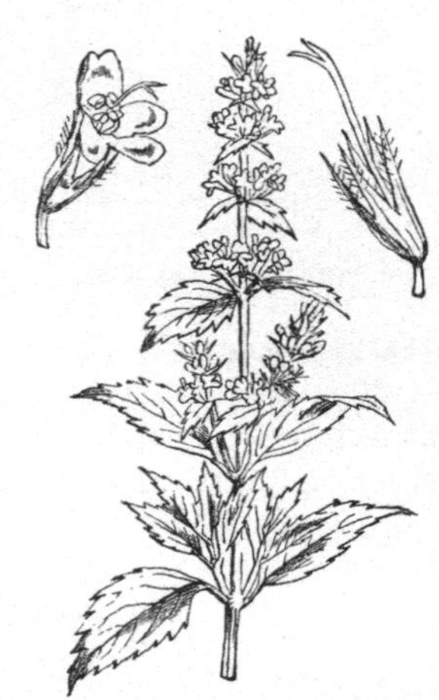

Abb. 51. Folia Menthae piperitae am Stengel (Zweigspitze und Blüthen), stark verkleinert.

Folia Menthae crispae, Krauseminzblätter, sind die krausen Blätter mehrerer zu den Labiaten gehörigen Menthaarten, insbesondere von M. aquatica *L.* (die deutsche Krauseminze) und M. silvestris *L.* (M. viridis *L.*, die englische Krauseminze, Spearmint); M. crispa *L.* wird gegenwärtig vielfach zu M. aquatica gezogen. Die Krauseminzblätter sind kurz gestielt oder sitzend, eiförmig oder am Grunde herzförmig, zugespitzt und an dem krausverbogenen Rande scharf gezähnt. Sie werden, wie Pfefferminzblätter, in Aufgüssen gegen Magenleiden angewendet, ferner zu Aq. Menth. crisp., Aq. carminativ. etc.

Folia Menthae piperitae, Pfefferminzblätter (Abb. 51), stammen von der Labiate Mentha piperita *L.* Dieselbe wird bald für eine eigene Art, bald für eine Form von M. aquatica *L.* (nach Bentham M. hirsuta *L.*), oder M. silvestris *L.* (nach Flückiger M. viridis *L.*) oder selbst M. arvensis *L.* gehalten, bald findet man die Meinung vertreten, dass verschiedene Arten bezw. Varietäten durch besondere Umstände in die mentholreiche Kulturform M. piperita überzugehen vermögen, zumal dieselbe in den Kulturen der verschiedenen Länder einen deutlich abweichenden Habitus zeigt. Pfefferminze wird in Deutschland hauptsächlich in der Umgegend

von Cölleda in Thüringen, sowie bei Erfurt, Jena, Quedlinburg,
Ballenstedt, Gernrode, Rieden und Westerhausen am Harz, ausser-
dem in Frankreich, England (Mitcham), Russland, Indien, China,
Japan und Nordamerika kultivirt.

Die Pfefferminzblätter sind mit einem bis 1 cm langen Stiele Beschaffenheit.
versehen; ihre Blattspreite ist bis 7 cm lang, eilanzettlich, besonders
gegen die Spitze hin scharf gesägt und von einem starken Mittelnerv durchzogen. Die Blattfläche ist meist kahl, oder an den
Nerven auf der Blattunterseite schwach behaart. Mit der Lupe
lassen sich auf der Oberseite sowohl wie auf der Unterseite Oeldrüsen erkennen, welche im durchfallenden Lichte als helle Punkte
erscheinen.

Verwechslungen der Pfefferminzblätter kommen, da dieselben Prüfung.
aus Kulturen gewonnen werden, nicht vor und Verfälschungen
würden nicht lohnend, am Geruch auch leicht zu erkennen sein.
Doch wurden neuerdings aus Russland Blätter von Mentha aquatica
als Pfefferminzblätter in den Handel zu bringen versucht. Die
Blätter von Mentha viridis sind ungestielt. Die von Mentha crispa
wellenförmig, am Rande kraus.

Pfefferminzblätter schmecken und riechen kräftig nach dem Bestandtheile.
darin zu 1 bis $1,2\,^0/_0$ enthaltenen ätherischen Oele.

Sie finden in Theeaufgüssen als Magenmittel Verwendung und Anwendung.
dienen zur Bereitung von Ol. Menthae pip., Aq. Menthae pip. und
Sirupus Menthae pip.

Folia Myrtilli, Heidelbeerblätter (Abb. 52), sind die Blätter der
in deutschen Wäldern häufigen, zu den Ericaceen gehörigen Heidelbeere, Vaccinium Myrtillus *L.* Sie enthalten Arbutin und sind neuerdings als Mittel
gegen Diabetes in Aufnahme gekommen.

Folia Nicotianae, Tabakblätter (Abb. 53), stammen von
Nicotiana Tabacum *L.*, jener bekannten Solanacee, welche, im
tropischen Amerika heimisch, dort und in vielen anderen Ländern
der ganzen Welt kultivirt wird. Die Droge wird von den in Deutsch- Gewinnung.
land, hauptsächlich in der Pfalz, behufs Gewinnung von Rauch-
tabak kultivirten Exemplaren gesammelt. Die Blätter der ihrer
Blüthentriebe beraubten Pflanzen werden dort, auf Schnüre gereiht,
getrocknet und müssen so (als nicht durch nachträgliche Fermen-
tirung und Beizung zu Rauchzwecken vorbereitet) zur pharmaceutischen Verwendung gelangen.

Die Blätter sind von lebhaft brauner Farbe, spitz-lanzett- Beschaffenheit.
lich oder elliptisch, bis 60 cm lang und wenig behaart; die Blatt-

spreite ist ganzrandig und läuft am Blattstiele herab, sofern die
Blätter überhaupt gestielt und nicht sitzend sind.

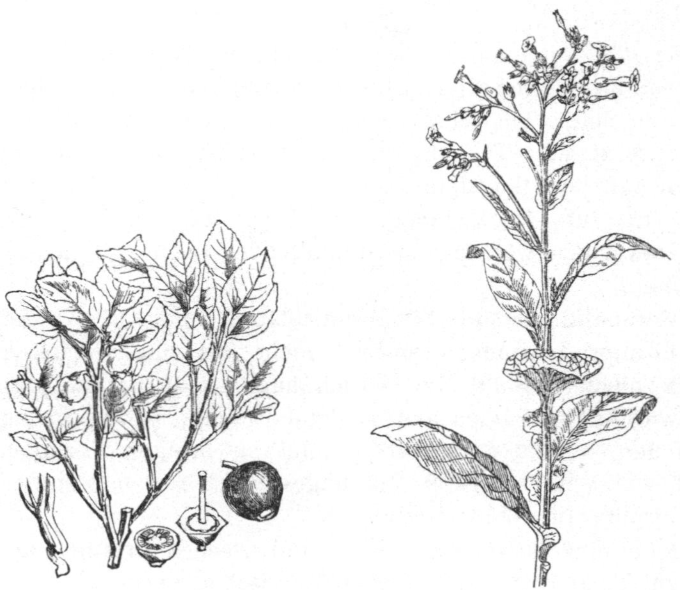

Abb. 52. Folia Myrtilli am Stock nebst
Blüthen und Früchten, stark verkleinert.

Abb. 53. Folia Nicotianae am Stock
mit Blüthen, stark verkleinert.

Prüfung.   Mit den kleineren stumpfeiförmigen Blättern des Bauerntabak,
Nicotiana rustica *L.* und den viel breiteren Blättern des Maryland-
tabak, Nicotiana macrophylla *Sprengel* sollen die Folia Nicotianae
nicht verwechselt werden.

Bestand-
theile.   Tabakblätter sind von widerlich scharfem Geschmack und
eigenartigem Geruch. Sie enthalten Nicotin, ein flüssiges Alkaloid,
in beträchtlichen Mengen.

Anwendung.   Sie finden in der Thierheilkunde äusserliche Anwendung und
dienen auch wohl gepulvert als Insektenvertilgungsmittel.

Folia Rosmarini, auch Folia Anthos genannt, Rosmarin-
blätter, stammen von Rosmarinus officinalis *L.*, einer in den Mittelmeerländern heimischen, bei uns kultivirten Labiate. Sie sind ungestielt, lineal, am
Rande stark umgerollt, an der oberen Fläche gewölbt, steif und oberseits glänzend graugrün, unterseits weiss- oder graufilzig. Sie enthalten ätherisches Oel
und Gerbstoffe und sind ein Volksheilmittel.

Folia Rutae, Rautenblätter, sind die Blätter der kultivirten
Rutacee Ruta graveolens *L.* Dieselben sind mehrfach gefiedert, mit spate-
ligen Abschnitten, und auf der graugrünen Blattfläche drüsig punktirt. Sie
enthalten ätherisches Oel.

Folia Salviae, Salbeiblätter (Abb. 54), werden von der kultivirten und der wildwachsenden Salvia officinalis *L.*, einer Labiate gesammelt. Von kultivirten Pflanzen wird die Droge namentlich in Thüringen geerntet, von wildwachsenden in Italien.

Salbeiblätter sind je nach dem Standort grünlich bis silber-grau, 2 bis 8 cm lang und 1 bis 4 cm breit, von meist eiförmigem Umriss, am Grunde in den Blattstiel ver-schmälert, bisweilen auch geöhrt. Der Rand ist fein gekerbt. Das sehr verzweigte runze-lige, engmaschige Adernetz, zwischen welchem die Blattfläche nach oben gewölbt ist, ist grau-filzig behaart, während bei jüngeren Blättern sich der Haarflaum über die ganze Blattfläche ausbreitet.

Die Blätter von Salvia pratensis, welche nicht darunter sein dürfen, zeichnen sich durch eine lebhaftere grüne Farbe aus und sind am Grunde herzförmig.

Salbeiblätter sind von bitterlichem, aro-matischem Geschmack und charakteristischem Geruch, welcher von dem Gehalt an äthe-rischem Oele herrührt.

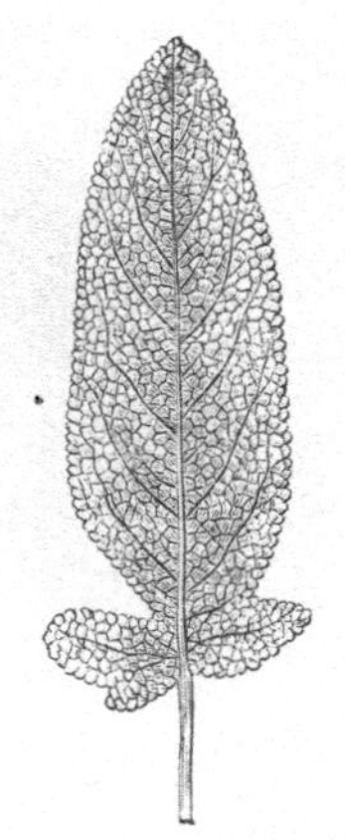

Abb. 54. Folium Salviae.

Anwendung finden Fol. Salviae als Hausmittel namentlich zu Gurgelwässern.

Folia Sennae, Sennesblätter, sind die Fiederblättchen mehrerer Cassia-Arten (Caesalpiniaceae). Unter diesen kommt

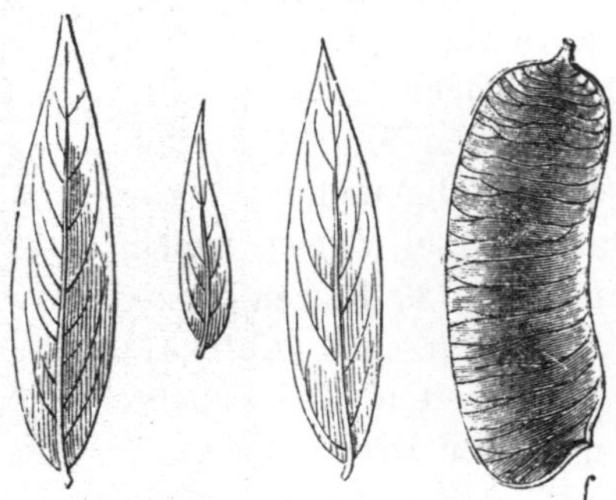

Abb. 55. Folia Sennae Tinnevelly von Cassia angustifolia (*f* Frucht).

hauptsächlich in Betracht Cassia angustifolia *Vahl*, von welcher eine bestimmte Varietät in Vorderindien angebaut ist, deren Blättchen im Juni bis December gesammelt werden; sie kommen unter der Bezeichnung Folia Sennae Tinnevelly (Abb. 55) aus dem

Hafen Tuticorin zur Verschiffung und über England in den Handel. Die ursprüngliche Heimath dieser Cassia-Art ist ebenso wie die der folgenden Afrika. Die unter der Bezeichnung Folia Sennae Alexandrina im Handel befindliche Droge (Abb. 56) wird im Nilgebiet und zwar fast nur von Cassia acutifolia *Delile* gesammelt. Die Ernte geschieht zweimal im Jahre; die hauptsächlichste im August und September, die zweite im März. Sie werden über Alexandrien, Suakin oder Massauah verschifft.

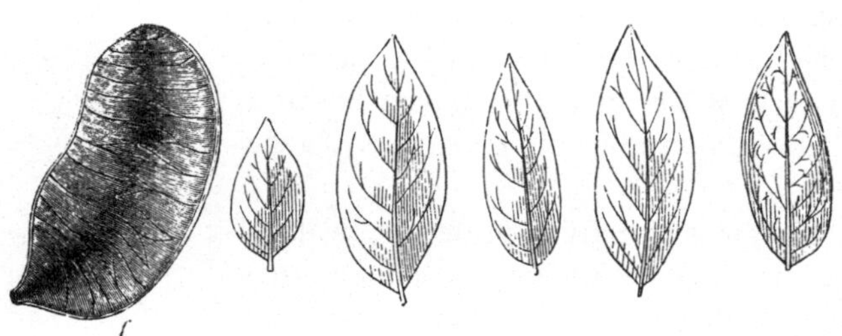

Abb. 56. Folia Sennae Alexandrina von Cassia acutifolia (*f* Frucht).

Folia Sennae Tinnevelly, Indische Sennesblätter, sind 2,5 bis 6 cm lang und bis 2 cm breit, eilanzettlich bis lineallanzettlich zugespitzt, kahl oder wenig behaart und schwach gelblichgrün; die Nerven treten auf beiden Seiten hervor.

Folia Sennae Alexandrina, Aegyptische Sennesblätter, sind bis 3 cm lang und bis 1,3 cm breit, eiförmig bis eilanzettlich, stachelspitzig, weichflaumig behaart und von bleicher, fast bläulichgrüner Farbe. Beigemischt sind ihnen infolge der herrschenden Handelsgebräuche mehr oder weniger die steiflederigen verbogenen und höckerigen Blättchen der Asclepiadee Cynanchum Arghel *L.* (Syn. Solenostemma Arghel *Hayne*), welche durch ihre graugrüne Farbe und ihren kurzen steifen Haarbesatz kenntlich sind (Abb. 57). Auch finden sich nicht selten die Früchte anderer Cassia-Arten in der Droge.

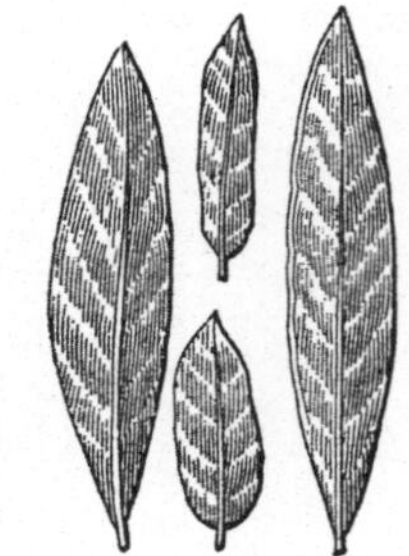

Abb. 57. Folia Arghel.

Alle Sennesblätter, auch die der zuweilen zwischen den Alexandrinischen vorkommenden Fiederblättchen von Cassia obovata *Colladon*, zeichnen sich dadurch aus, dass die Blattfläche am Grunde nicht symmetrisch ist, d. h. nicht an beiden Seiten auf gleicher Höhe am Blattstiele ansitzt.

Die bläulichgrüne Farbe der Sennesblätter darf nicht in gelblich oder bräunlich übergegangen sein. Solche Sorte ist zu pharmaceutischem Gebrauch zu alt.

Sennesblätter enthalten Cathartinsäure und Chrysophansäure, ferner Aepfelsäure und Weinsäure, Cathartomannit und ca. $10\,^0/_0$ Asche. Bestand-
theile.

Sie werden als Abführmittel gebraucht und finden Anwendung zur Bereitung von Electuarium e Senna, Infusum Sennae comp., Pulvis Liquiritae comp., Sirup. Sennae und Species laxantes. Durch Spiritus wird den Sennesblättern der Leibschmerzen erregende Stoff entzogen, unbeschadet ihrer Wirkung als Abführmittel. Anwendung.

Folia Stramonii, Stechapfelblätter, werden von der als Unkraut, namentlich auf Schutthaufen gedeihenden, in ganz

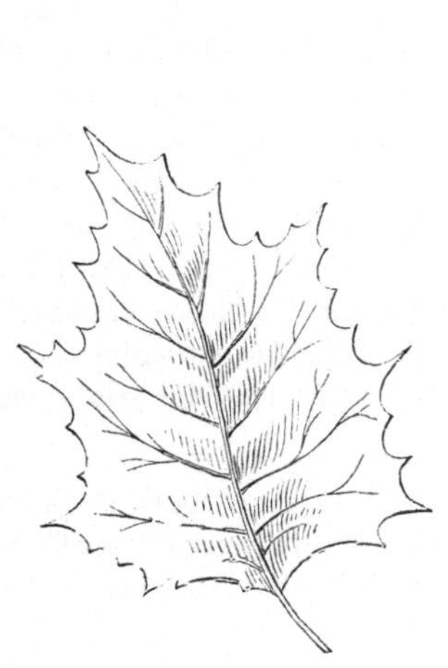
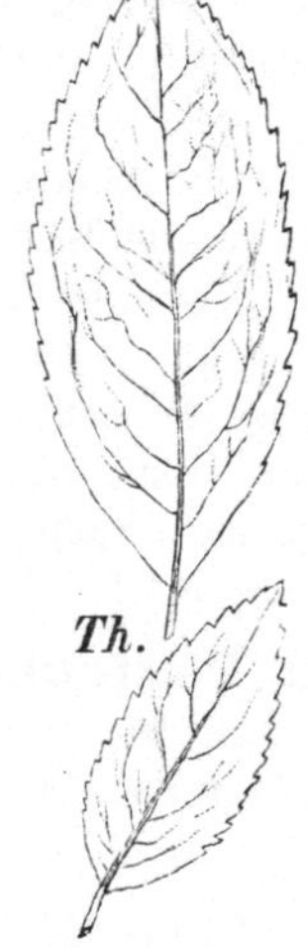

Abb. 58. Folium Stramonii, dreifach verkleinert.   Abb. 59. Folia Theae.

Europa verbreiteten Solanacee Datura Stramonium *L.* während der Blüthezeit, im Juni bis September, gesammelt.

Die Blätter sind mit einem bis 10 cm langen Stiele versehen; ihre Blattspreite erreicht eine Länge von 20 cm und eine Breite von 15 cm. Die Gestalt der Spreite (Abb. 58) ist zugespitzt-eiförmig, am Grunde herzförmig oder keilförmig und herablaufend, der Rand ist ungleich buchtig gezähnt, mit spitzen Lappen, deren Buchten wiederum mit je 1 bis 3 Zähnen versehen sind. Die Blätter sind oberseits dunkelgrün, dünn und fast kahl, nur in der Nähe der Nerven mit einzelnen zerstreut stehenden Haaren besetzt. Beschaffen-
heit.

Prüfung.

Andere Blätter, die den Stramoniumblättern untergeschoben werden können, sind die von Chenopodium hybridum, doch sind dieselben ganz kahl, fast dreieckig, und in eine lange Spitze ausgezogen, mit oberseits rinnigem Stiel. Die Blätter von Solanum nigrum sind kleiner und ganzrandig oder stumpf gezähnt. Für die mikroskopische Untersuchung sind die Calciumoxalatrosetten dieser Droge charakteristisch.

Bestand-
theile.

Der Geschmack der Stechapfelblätter ist unangenehm bitter und salzig; sie enthalten zwei Alkaloide Hyoscyamin und Atropin (Daturin), sowie $17\,^0/_0$ Asche.

Anwendung.

Wegen ihres Gehaltes an stark giftigen Alkaloiden sind sie vorsichtig aufzubewahren. Grösste Einzelgabe 0,2 g, grösste Tagesgabe 1,0 g. Sie dienen hauptsächlich zu Räucherzwecken gegen Asthma.

Folia Theae, Chinesischer Thee (Abb. 59), sind die auf eigenthümliche Weise zubereiteten Blätter von Camellia Thea *Linck* (Thea Chinensis *L.*) u. a., einem ursprünglich in Assam und den benachbarten Gebieten heimischen, seit Jahrhunderten in China und Japan, seit einigen Jahrzehnten auch auf Java, Ceylon und Réunion, sowie in Indien, Afrika und in Brasilien kultivirten Strauche aus der Familie Camelliaceae (Ternstroemiaceae). Die Blätter werden nicht ohne weiteres getrocknet, sondern nach dem Pflücken einem Gährungsprocess (Fermentation) unterworfen, durch welchen das charakteristische und geschätzte Aroma erst hervorgerufen wird. Sie enthalten ca. $3\,^0/_0$ Coffeïn und Gerbstoff, auch Spuren ätherischen Oeles und sind ein sehr verbreitetes anregendes Genussmittel.

Folia Toxicodendri, Giftsumachblätter, stammen von Rhus Toxicodendron *Michaux*, einem in Nordamerika heimischen Strauche aus der Familie der Anacardiaceae. Sie enthalten Toxicodendronsäure und Cardol und fanden früher mehr als jetzt Anwendung gegen Hautkrankheiten.

Folia Trifolii fibirini, Bitterkleeblätter oder Fieberkleeblätter, stammen von Menyanthes trifoliata *L.*, einer Gentianee, welche an sumpfigen Orten in ganz Europa verbreitet ist. Sie müssen während der Blüthezeit, im Mai und Juni, gesammelt werden, weil im Sommer die Blätter dieser Pflanze vertrocknen und absterben.

Beschaffen-
heit.

Die dreizähligen Blätter sind mit einem bis 10 cm langen, stark runzelig eingetrockneten, am Grunde breiten Stiele versehen. Die drei Fiederblättchen sind 5 bis 8 cm lang und 2 bis 5 cm breit, fast sitzend, rundlich-eiförmig, fiedernervig, ganzrandig oder grob wellig gekerbt, kahl und unterseits graugrün. Auf Querschnitten des Blattstieles lässt sich schon mit der Lupe das grosslückige Parenchym erkennen.

Der Geschmack ist stark bitter, von dem Gehalt an Menyan- Bestand-theile.
thin, einem Bitterstoff, herrührend.

Die Blätter dienen als Magenmittel in der Volksmedicin; aus Anwendung.
ihnen wird Extr. Trifolii fibrini bereitet.

Folia Uvae Ursi, Bärentraubenblätter (Abb. 60),
werden von der in Haide- und Gebirgsgegenden wildwachsenden
Ericacee Arctostaphylos Uva Ursi *Sprengel* im April, Mai und
Juni gesammelt.

Die kurzgestielten kleinen Blätter sind lederig, steif und brüchig, Beschaffen-heit.
höchstens 2 cm lang und 8 mm breit, länglich-eiförmig, am Grunde

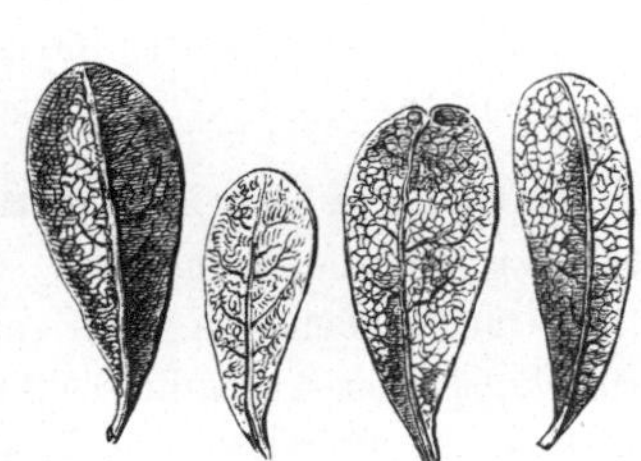

Abb. 60. Folia Uvae Ursi.

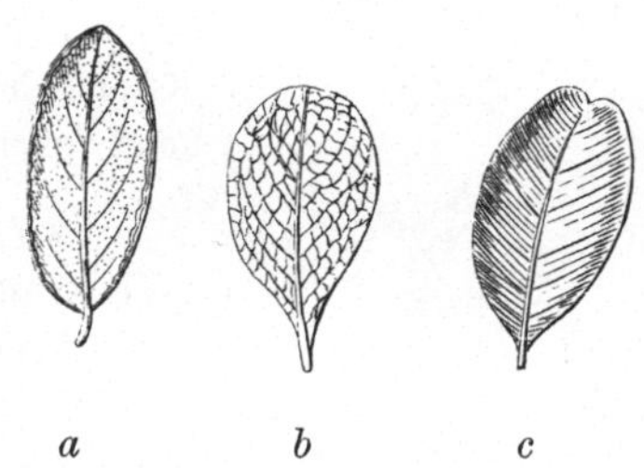

Abb. 61. Blätter, welche mit Folia Uvae Ursi verwechselt werden können, *a* von Vaccinium Vitis
Idaea, *b* von Vaccinium uliginosum, *c* von Buxus
sempervirens.

keilförmig in den Blattstiel verschmälert, oberseits abgerundet und
zuweilen durch Zurückbiegen der abgestumpften Spitze ausgerandet
erscheinend, im übrigen ganzrandig. Die Oberseite ist glänzend
dunkelgrün, kahl, vertieft netzartig, die Unterseite weniger glänzend,
blassgrün und mit schwach erhabener, blassdunkler Nervatur.

Die als Verwechslungen in Betracht kommenden Preisselbeer- Prüfung.
blätter von Vaccinium Vitis Idaea *L.* (Abb. 61*a*) sind unterseits
braun punktirt, am Rande umgerollt und nicht vertieft netzartig,
diejenigen von Vaccinium uliginosum *L.* (*b*) nicht lederig und
unterseits graugrün, die des Buxbaumes, Buxus sempervirens *L.* (*c*),
ausgerandet, nicht vertieft netzartig und leicht parallel der Oberfläche spaltbar, die Blätter von Arctostaphylos alpinus *Sprengel* hell-
grün und schwach gesägt, diejenigen von Gaultheria procumbens *L.*
blassgrün und deutlich gesägt.

Bärentraubenblätter schmecken sehr herbe und bitter, hinten- Bestand-theile.
nach etwas süsslich. Sie enthalten zwei Glycoside: Arbutin und
Ericolin, ferner Urson, Gerbsäure, Gallussäure und $3\,^0/_0$ Asche. Ein
wässriger Auszug der Blätter wird durch Schütteln mit einem

Körnchen Ferrosulfat roth, später violett und scheidet nach kurzem Stehen einen dunkelvioletten Niederschlag ab.

Anwendung.

Bärentraubenblätter finden gegen Leiden der Harnorgane Anwendung.

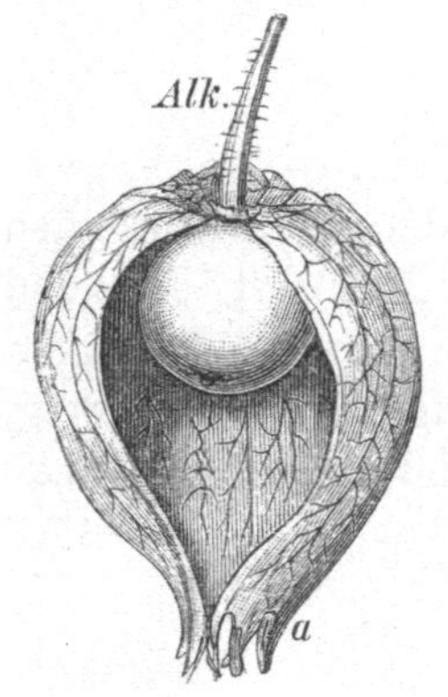

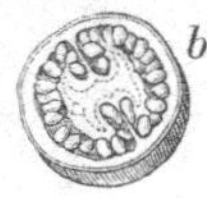

Abb. 62. Fructus Alkekengi *a* der die Frucht umgebende aufgeblasene Kelch, *b* die Frucht im Querschnitt.

Folliculi Sennae, Sennesbälge (Abb. 55 und 56*f*), sind die Früchte der die Sennesblätter (s. diese S. 231) liefernden Cassia-Arten. Sie werden mit den Sennesblättern vom Stocke gestreift und dann beim Sortiren ausgelesen. Nur in der Volksmedicin wird ihnen noch ein Heilwerth beigemessen.

Fructus Alkekengi, Judenkirschen (Abb. 62), sind die getrockneten rothen Beeren der Solanacee Physalis Alkekengi *L.*, welche in Gärten öfter kultivirt zu werden pflegt. Sie enthalten Physalin und sollen harntreibend wirken.

Fructus Anacardii occidental., Westindische Elephantenläuse (Abb. 63), sind die Früchte der in Mittel- und Südamerika, sowie auch in Ostindien und Afrika kultivirten Anacardiacee Anacardium occidentale *L.* Sie enthalten Cardol, Anacardsäure, Harz und Gerbstoffe und dienen als Hautreizmittel, sowie als Färbemittel.

Fructus Anacardii oriental., Ostindische Elephantenläuse (Abb. 64), sind die Früchte der in Ostindien heimischen Anacardiacee Semecarpus Anacardium *L.* Bestandtheile und Verwendung derselben sind die gleichen wie bei den westindischen Elephantenläusen.

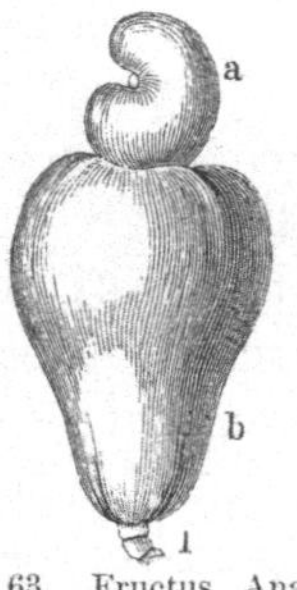

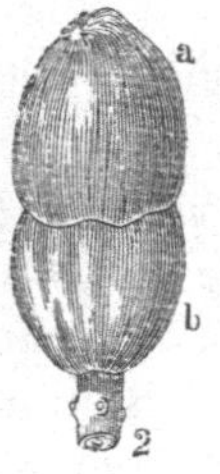

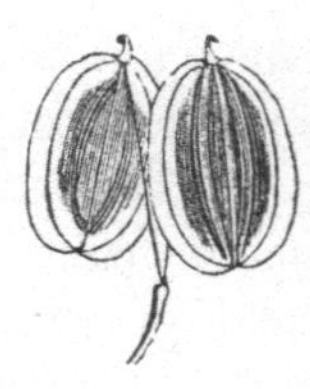

Abb. 63. Fructus Anacardii occidental., 4 fach verkleinert. *a* Frucht, *b* verdickter Fruchtstiel.

Abb. 64. Fructus Anacardii oriental., 2 fach verkleinert. *a* Frucht, *b* verdickter Fruchtstiel.

Abb. 65. Fructus Anethi.

Fructus Anethi, Dillfrüchte (Abb. 65), sind die getrockneten Spaltfrüchte des zu den Umbelliferen gehörigen Küchengewächses Anethum graveolens *L.* Sie enthalten ätherisches Oel und sollen eine milchtreibende Wirkung besitzen.

Fructus Anisi, Anis (Abb. 66), stammt von der Umbellifere Pimpinella Anisum *L.*, welche in Thüringen, Sachsen und Nordbayern, sowie ausser Deutschland hauptsächlich in Russland, ferner aber auch in Spanien, Frankreich, Griechenland und der Türkei sowie in Ostindien zur Fruchtgewinnung angebaut wird.

Die Anisfrüchte sind in der Handelswaare meist mit den Stielchen versehen und ihre Theilfrüchtchen hängen auch im getrockneten Zustande grösstentheils fest zusammen. Die ganzen Früchtchen erreichen eine Länge von 5 mm und eine Breite von 3 mm, sind jedoch meist kleiner als diese Maasse. Sie sind birnenförmig, unten breit, nach oben zugespitzt und mit dem Rest des Griffels versehen. Auf der matt-grünlichgrauen Oberfläche heben sich 10 helle, glatte, gerade oder schwach wellig verbogene Rippen

Beschaffenheit.

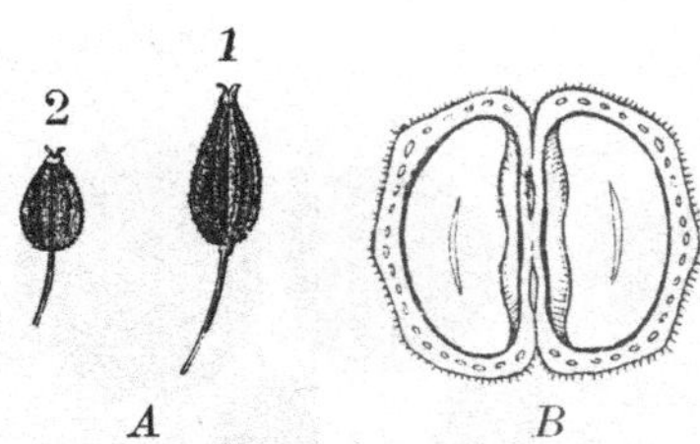
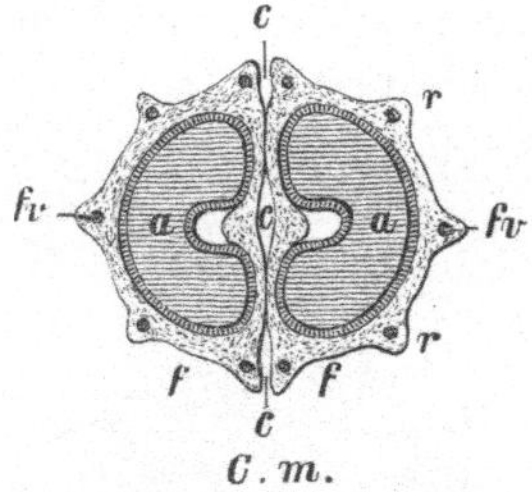

Abb. 66. Fructus Anisi. *A 1* Spanischer bez. Italienischer, *2* Deutscher bez. Russischer Anis. *B* Querschnitt, vergrössert.

Abb. 67. Querschnitt durch die Frucht von Conium maculatum. *a* Einbuchtungsstelle des Endosperms.

ab. Im übrigen ist die Frucht mit kleinen, aufwärts gerichteten gelblichen Härchen besetzt. Auf der Trennungsfläche zwischen beiden Theilfrüchtchen erblickt man in der Mitte den hellen fadenförmigen Fruchtträger, nach dessen Entfernung die Fugenseite eine helle Mittellinie und zu beiden Seiten zwei breite dunkle Oelstriemen zeigt. Das Endosperm ist auf der Fugenseite nicht ausgehöhlt.

Als Verwechselung oder Verunreinigung der Anisfrüchte kommen häufig die Früchte von Conium maculatum *L.* vor. Dieselben sind jedoch nahezu rund, kahl und haben deutlich wellig gekerbte Rippen. Auf dem Querschnitt zeigt das Endosperm an der Fugenseite eine tiefe Einbuchtung in der Mitte (Abb. 67). Beim Befeuchten mit Kalilauge entwickeln dieselben einen scharfen mäuseharnartigen Geruch. Auch die Früchte der Borstenhirse, Setaria glauca, und die Spelzfrüchte des Stachelgrases, Echinochloa crus galli, sowie verschiedene Unkrautsamen finden sich häufig unter den Anisfrüchten.

Prüfung.

Anisfrüchte enthalten je nach der Qualität 1,5 bis $3^0/_0$ ätherisches Oel von specifischem Geruch, dessen hauptsächlicher, das Aroma bedingender Bestandttheil Anethol ist, und 6 bis $7^0/_0$ Asche. Ungehörig grosser Sandgehalt, an der Erhöhung des Aschengehaltes nachweisbar, ist durch Absieben zu beseitigen.

Anis dient hauptsächlich als Geschmackverbesserungsmittel und Gewürz.

Fructus Anisi stellati, Sternanis oder Badian (Abb. 68), sind die getrockneten rosettenförmigen Sammelfrüchte von Illicium verum *Hooker*, einem in den Gebirgen des südlichen und südwestlichen China, namentlich in der Provinz Kwangtsi, sowie in Tonkin wachsenden Baume aus der Familie der Magnoliaceae. Die Früchte bestehen je aus etwa acht rosettenförmig an einem Mittelsäulchen angewachsenen steinfruchtartigen graubraunen Carpellen von seitlich zusammengedrückter kahnförmiger Gestalt, welche an der obenliegenden Bauchnaht meist geöffnet sind und je einen rothbraunen, stark zusammengedrückten, mit einem warzenförmigen Nabelwulst versehenen Samen

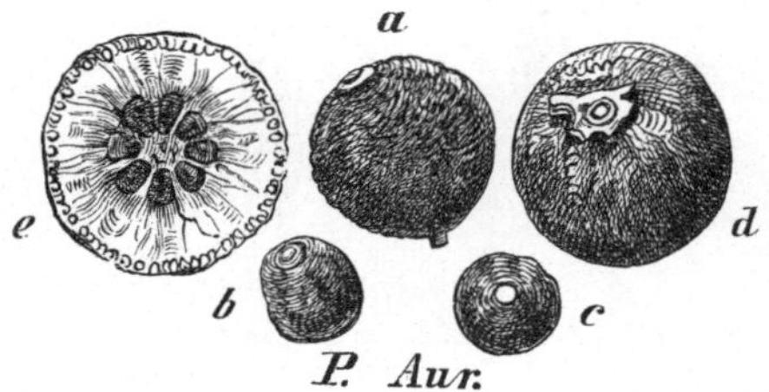

Abb. 68. Fructus Anisi stellati.

Abb. 69. Fructus Aurantii. *a* u. *b* von der Seite, *c* u. *d* von unten gesehen, *e* im Querschnitt.

einschliessen. Sie enthalten reichlich ätherisches Oel (Anethol) und dienen meist zur Aromatisirung von Species, Sirupen und Likören.

Sie dürfen nicht verwechselt werden mit dem Japanischen Sternanis, den Sikimmifrüchten von Illicium religiosum *Siebold* (Syn.: Illicium anisatum *Loureiro*), welcher giftig ist und kein Anethol enthält. Derselbe ist etwas kleiner, leichter und runzliger, die Einzelfrüchtchen bauchiger, mehr klaffend und ihre Schnäbel spitzer, zugleich etwas grösser und mehr gebogen. Die Samen der Sikimmifrüchte sind gerundeter, weniger zusammengedrückt als die des echten Sternanis und besitzen gegenüber dem warzenförmigen Nabelwulst meist einen kleinen knopfförmigen Vorsprung. Mit verdünnter Kalilauge gekocht, giebt Sternanis eine blutrothe, die Sikimmifrucht eine orangebräunliche Flüssigkeit.

Fructus Aurantii immaturi, Unreife Pomeranzen (Abb. 69), sind die vor der Reife von selbst abgefallenen Früchte des Pomeranzenbaumes, Citrus vulgaris *Risso*, einer in den heissen und warmen gemässigten Zonen gedeihenden, namentlich im Mittelmeergebiet angebauten Rutacee (Aurantiacee). Die nach Deutschland eingeführten unreifen Pomeranzen stammen grösstentheils aus Süd-frankreich und Süditalien.

Dieselben sind nahezu kugelig, 5 bis 15 mm im Durchmesser, von dunkel-graugrüner bis bräunlicher Farbe; ihre Oberfläche ist durch die beim Trocknen eingesunkenen Sekretbehälter vertieft punktirt. Schlägt man die sehr harten Früchte in der unteren Hälfte, welche sich durch die helle Ansatzstelle des Stieles kenn-zeichnet, quer durch, so sieht man die acht Fruchtknotenfächer (selten mehr), welche sich rings um die Mittelsäule gruppiren und je mehrere junge Samen enthalten (Abb. 69 e). Mit der Lupe erkennt man an der Peripherie der Frucht die angeschnittenen Sekretbehälter. *(Beschaffen-heit.)*

Etwa beigemengte unreife Citronen sind länglich und oben mit einer kurzen Spitze versehen. *(Prüfung.)*

Die Früchte riechen und schmecken eigenthümlich aromatisch, die äussere Schicht ist bitter. Sie enthalten ätherisches Oel (Essence de Petitgrain, wozu jedoch auch Blätter und junge Triebe genommen werden) und das Glycosid Hesperidin, ferner Gerbsäure und $20\,^0/_0$ Asche. Den bitteren Geschmack bedingt das Glycosid Aurantiamarin. *(Bestand-theile.)*

Unreife Pomeranzen sind ein kräftiges Magenmittel und bilden einen Bestandtheil der Tinct. amara. *(Anwendung.)*

Fructus Cannabis, Hanffrüchte, sind die getrockneten reifen, nüsschenartigen Schliessfrüchte der in Indien und Persien heimischen, aber auch in Deutschland kultivirten Urticacee Cannabis sativa *L.* Sie sind graugrün, glatt, von breit eiförmiger Gestalt und schliessen je einen einzigen ölreichen Samen ein. Sie enthalten Harz und fettes Oel und werden in Emulsionen gegen Erkrankungen der Harnwege gebraucht.

Fructus Capsici, auch Piper hispanicum genannt, Spa-nischer, Ungarischer oder Türkischer Pfeffer, besteht aus den Früchten von Capsicum annuum *L.* und dessen Spielart C. longum *Fingerhut.* Die in Deutschland officinelle Kulturform dieser Sola-nacee wird in Ungarn, Spanien, Südfrankreich, Italien, in der Türkei, Nordafrika, Ostindien etc. gebaut.

Die Capsicumfrüchte sind kegelförmige, 5 bis 10 cm lange, am Grunde bis etwa 4 cm dicke dünnwandige Beerenkapseln (Abb. 70) mit rother, gelbrother oder braunrother glatter glänzender Ober-fläche. Sie werden von einem derben grünen Stiele und einem ebensolchen Kelch gestützt. Im Innern sitzen an zwei oder drei unvollkommenen Scheidewänden, welche von hellerer Farbe sind, zahlreiche scheibenförmige gelbliche Samen von ungefähr 5 mm Durchmesser (Abb. 70 A). Auf Querschnitten der Fruchtwand und der Scheidewände kann man mit der Lupe zuweilen Tröpfchen eines rothen scharfen Sekretes erkennen. *(Beschaffen-heit.)*

Spanischer Pfeffer schmeckt sehr scharf und brennend infolge seines Gehaltes an Capsaicin. Dasselbe ist nur in der Fruchtwand, nicht in den Samen enthalten.

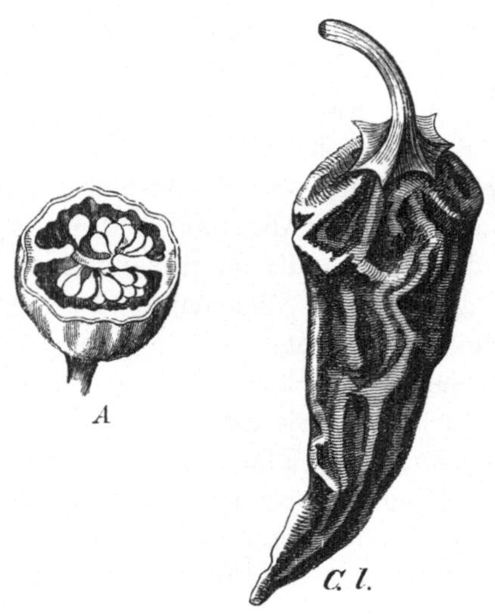

Abb. 70. Fructus Capsici. *A* Querschnitt.

Man benutzt die Droge äusserlich als hautreizendes Mittel in Form von Tinct. Capsici und Capsicumpflaster. Auch Russischer Spiritus und Painexpeller enthalten den scharfen Stoff des Spanischen Pfeffers. Ausserdem dient derselbe als Gewürz.

Fructus Cardamomi, Cardamomen (Abb. 71), sind die Früchte von Elettaria Cardamomum *White* u. *Maton*, einer in feuchten Bergwäldern Indiens heimischen, und dort sowohl wie auf Ceylon, dem malayischen Archipel und in Westindien angebauten Zingiberacee. Die Fruchtstände werden im Oktober bis December vor völliger Reife gesammelt, damit die Samen beim Sammeln nicht ausfallen, und nach vollendeter Nachreife an der Sonne oder in Trockenkammern getrocknet. Die Droge kommt hauptsächlich über Bombay nach London und von da in den europäischen Handel (Malabar-Cardamomen). Geringere Sorten werden aus Mangalore, Travancore, Calicut, Aleppi und Madras verschifft.

Die Früchte (Abb. 71) sind von sehr verschiedener Grösse. Nach dem Deutschen Arzneibuch sollen diejenigen von 1 bis 2 cm Länge und ungefähr 1 cm Dicke ausgewählt werden. Die Cardamomen sind dreikantig-ovale, dreifächerige, dreiklappige Kapseln, welche sich fachspaltig öffnen. Die Kapselwand ist kahl, hellgelblichgrau bis hellbräunlichgrau. Die Aussenseite jeder Klappe ist durch zahlreiche feine, erhabene Längsstreifen gezeichnet; an der Spitze der Frucht befindet sich häufig ein kleines, 1 bis 2 mm langes röhriges Schnäbelchen oder die deutliche Narbe der abgefallenen Blüthenorgane. Am Grunde der Frucht sieht man oft noch einen kleineren Stielrest oder eine deutliche Narbe desselben. Im Innern liegen in drei doppelten, durch blasse zarte dünnhäutige Scheidewände getrennten Reihen (Abb. 71*d*) etwa 20 braune unregel-

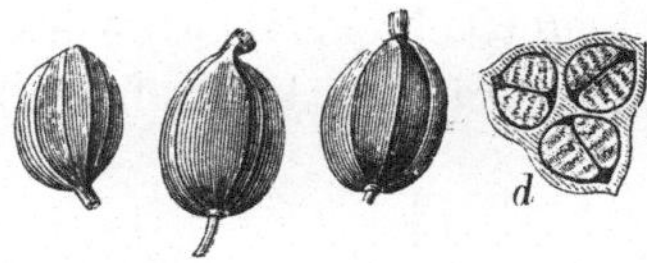

Abb. 71. Fructus Cardamomi. *d* Querschnitt.

mässig-kantige runzelige Samen, welche allein der Sitz des überaus gewürzigen kräftigen und milde kampherartigen Geruches und Geschmackes sind.

Derselbe rührt von dem Gehalt an ätherischem Oel her; ausserdem sind darin fettes Oel, Harz und Asche (darunter Mangan) enthalten. Bestandtheile.

Verwechslungen und Verfälschungen der zu arzneilichem Gebrauch zulässigen Cardamomen sind die von einer auf Ceylon wild wachsenden Spielart (Elettaria major *Smith*) stammenden Ceylon-Cardamomen, ferner die Siam-Cardamomen von Amomum verum, A. rotundum und A. Cardamomum *L.* und die wilden oder Bastard-Cardamomen von Amomum xanthioïdes *Wallich*. Sie alle unterscheiden sich durch die Grösse und Farbe der Kapseln, sowie die Zahl der Längsstreifen auf den Klappen deutlich von den Malabar-Cardamomen. Durch Chemikalien gebleichte Cardamomen sollten keine pharmaceutische Verwendung finden. Prüfung.

Cardamomen dienen als kräftiges Gewürz und bilden einen Bestandtheil der Tinct. aromatica und Tinct. Rhei vinosa. Anwendung.

Fructus Carvi, Kümmel, ist die Frucht der Umbellifere Carum Carvi *L.*, welche Pflanze in Deutschland (Thüringen, Sachsen und Ostpreussen), hauptsächlich aber in Russland und Holland angebaut wird.

Im trockenen Zustande sind die Theilfrüchtchen fast stets von einander getrennt und hängen nur selten noch lose an den beiden Schenkeln des Fruchtträgers. Dieselben sind etwa 5 mm lang und 1 mm dick, sichelförmig gekrümmt, oben und unten zugespitzt. Auf Beschaffenheit.

der braunen Aussenfläche befinden sich fünf gleichstarke schmale, aber scharf hervortretende helle Rippen. Die Thälchen zwischen denselben sind dunkelbraun und lassen in ihrer Mitte eine wenig erhabene Oelstrieme erkennen. Auf der Fugenfläche der Theilfrüchtchen befinden sich ebenfalls zwei Oelstriemen und zwischen denselben ein hellerer, etwas erhabener Streifen (Abb. 72).

Bestandtheile. Geruch und Geschmack des Kümmels sind charakteristisch aromatisch, herrührend von einem Gehalt an 3 bis 6 $^0/_0$ ätherischem Oele, dessen aromatischer Bestandtheil das Carvol ist.

Anwendung. Kümmel findet hauptsächlich als Gewürz Verwendung, ausserdem in der Veterinärmedicin als krampfstillendes Kolikmittel.

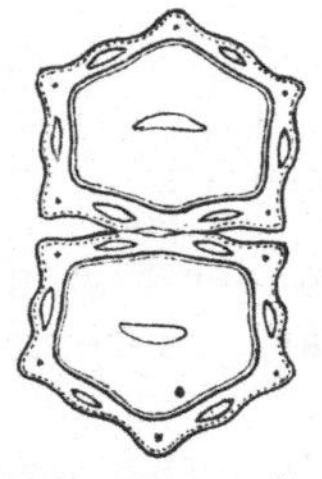

Abb. 72. Fructus Carvi,
Querschnitt, vergrössert.

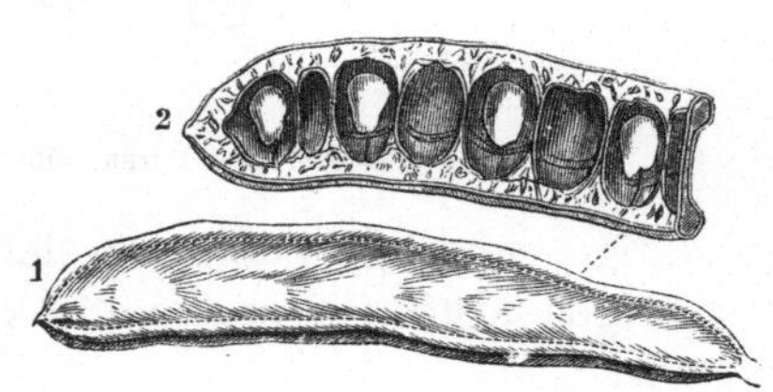

Abb. 73. Fructus Ceratoniae, verkleinert.
2 Längsschnitt.

Fructus Ceratoniae, Johannisbrot, auch Siliqua dulcis genannt (Abb. 73), ist die getrocknete Frucht von Ceratonia Siliqua *L.*, einem zur Familie der Caesalpiniaceen gehörigen Baume des Mittelmeergebietes. Die Früchte enthalten ein Kohlehydrat Carubin, Zucker, Buttersäure und werden als Hustenmittel genossen.

Fructus Colocynthidis, Koloquinthen, sind die geschälten kugeligen Früchte der in Wüstengegenden Nordafrikas, Südarabiens und Vorderasiens heimischen, in Südspanien und auf Cypern angebauten Cucurbitacee Citrullus Colocynthis *Schrader*. Die Droge des Handels stammt aus Spanien, Marokko und Syrien.

Beschaffenheit. Die von der gelben, lederartigen Haut befreiten Früchte bilden mürbe, äusserst leichte, weisse, lockere und schwammige Kugeln, welche leicht der Länge nach in drei Theile sich spalten lassen. Jeder Spalt ist eine Trennungslinie zwischen den beiden zu demselben Fruchtblatte gehörigen Fruchtträgern, durch deren starke Zurückkrümmung die zahlreichen Samen scheinbar auf 6 Fächer vertheilt erscheinen. Diese Verhältnisse erhellen leicht aus einem Querschnitte der Frucht (Abb. 74).

Bestandtheile. Koloquinthen schmecken äusserst bitter; sie enthalten den Bitterstoff Colocynthin, doch befindet sich derselbe nur im Fruchtfleische, nicht in den Samen.

Sie sind wegen der Giftigkeit des Colocynthins vorsichtig auf-Anwendung. zubewahren und zählen zu den Separanden, grösste Einzelgabe 0,5 g, grösste Tagesgabe 1,5 g. Neben ihrer Verwendung als Abführmittel werden die Koloquinthen auch gegen Ungeziefer gebraucht.

A

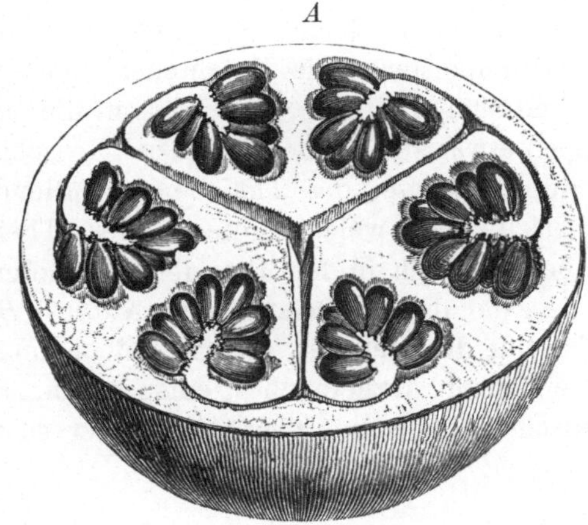

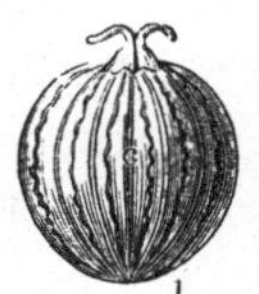

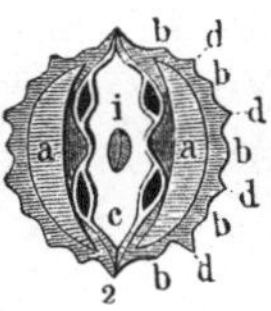

Abb. 74. Fructus Colocynthidis (mit der Fruchtschale). A Verwachsungsstelle zweier Fruchtblätter.

Abb. 75. Fructus Coriandri, vergrössert. 2 Querschnitt. a Endosperm, d Hauptrippen, b Nebenrippen, i Fruchtträger.

Fructus Coriandri, Koriander (Abb. 75), besteht aus den getrockneten Spaltfrüchten der im Mittelmeergebiete heimischen Umbellifere Coriandrum sativum L. Sie sind kugelig, hellbraun oder gelbröthlich, kahl und mit zehn geschlängelten Hauptrippen und ebenso vielen Nebenrippen versehen. Jedes Theilfrüchtchen ist an der Berührungsfläche vertieft, so dass jeder der beiden Samen sowohl auf Quer-, sowie auf Längsschnitten halbmondförmig erscheint. Die Früchte enthalten ätherisches Oel und dienen als Gewürz und Geschmackverbesserungsmittel.

Fructus Cumini, Mutterkümmel, Kreuzkümmel oder Römischer Kümmel (Abb. 76), besteht aus den getrockneten Spaltfrüchten der in den Mittelmeerländern kultivirten Umbellifere Cuminum Cyminum L. Die Droge enthält ätherisches Oel und findet gegen Unterleibsleiden in der Volksmedicin Anwendung.

Fructus Cynosbati, Hagebutten (Abb. 77), sind die Früchte der wildwachsenden Hundsrose, Rosa canina L. Sie enthalten Gerbstoff. Als Arzneimittel wird ihnen kaum mehr Werth beigelegt.

Fructus Foeniculi, Fenchel (Abb. 78), bildet die Früchte der Umbellifere Foeniculum capillaceum *Gilibert,* welche in Deutschland (Sachsen, Württemberg und Nordbayern), sowie in Italien, Frankreich, Galizien, den Balkanstaaten und im südlichen Asien kultivirt wird.

16*

Beschaffen-
heit.

　　Die beiden Theilfrüchtchen der Fenchelfrüchte hängen in der getrockneten Waare theilweise noch zusammen, theilweise sind sie auseinander gefallen. Die ganzen Früchte sind 2 bis 3 mm dick und 5 bis 8 mm lang, oft noch mit dem bis 1 cm langen Stiele versehen. Sie sind bräunlichgrün, annähernd cylindrisch, oben und unten etwas zugespitzt und häufig leicht gekrümmt; an der Spitze tragen sie die zwei Griffelpolster. Die Früchtchen besitzen im ganzen Umkreis zehn hellfarbige Rippen, von denen die aneinanderstossenden Randrippen etwas stärker hervortreten. Zwischen je zwei Rippen liegt eine dunkle breite, das Thälchen ausfüllende Oelstrieme. Auf der Fugenseite, an welcher die beiden Theil-früchtchen sich berühren, befindet sich in der Mitte der helle faden-förmige Fruchtträger und je zwei dunkle Oelstriemen (Abb. 78 *B*).

Prüfung.

　　Von weiteren Fenchelsorten des Handels, welche jedoch nicht den Anforderungen des Deutschen Arzneibuches entsprechen, ist der bis 12 mm lange Kretische, Römische, Florentiner oder süsse

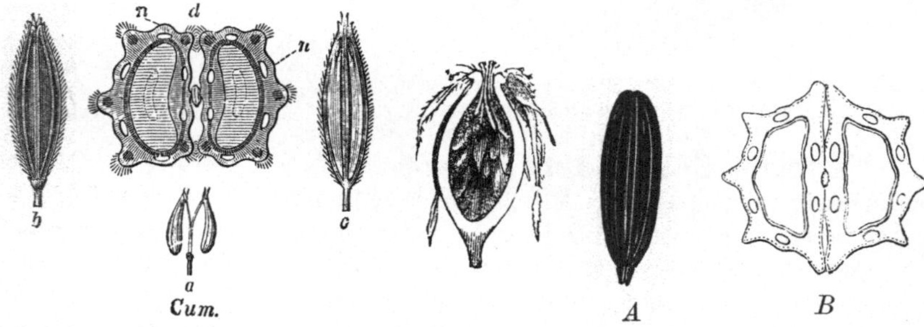

Abb. 76. Fructus Cumini. *a* natürliche Grösse, *b* vom Rücken gesehen, *c* von der Bauchseite gesehen, *d* Querschnitt, letz-tere sämmtl. vergrössert, *n* Nebenrippen.　Abb. 77. Fructus Cynosbati.　Abb. 78. Fructus Foeniculi. *B* Querschnitt, vergrössert.

Fenchel, Fruct. Foeniculi Cretici, zu erwähnen, welcher von der Kulturform Foeniculum dulce *De Candolle* stammt; derselbe ist von heller Farbe. Die Früchte von Sium latifolium sind nur bis 6 mm lang, von der Seite zusammengedrückt und mit gleich-mässig entwickelten Rippen. Ihr Geschmack ist von anderem Aroma und nicht süss.

　　Den Anforderungen des Deutschen Arzneibuches in Bezug auf die Grösse der Fenchelfrucht entspricht nur der deutsche und die besten Sorten des französischen Fenchels. Galizischer, Russischer, Rumänischer, Sicilianischer, Persischer, Indischer sind kleiner, Japa-nischer Fenchel sogar um das Doppelte bis Dreifache kleiner.

Bestand-
theile.

　　Der Geruch der Fenchelfrüchte ist süsslich-gewürzhaft; sie ent-halten 3 bis 7 $^0/_0$ ätherisches Oel, aus Anethol und Rechts-Phellandren bestehend, und 7 $^0/_0$ Asche.

Sie sind ein schwach krampfstillendes Mittel und dienen auch Anwendung. als Aromaticum. Aus ihnen wird Aq. Foeniculi und Sirupus Foeniculi bereitet. In Theemischungen dient Fenchel als Geschmackscorrigens.

Fructus Juniperi, Wacholderbeeren (Abb. 79), sind die Beerenzapfen der Conifere Juniperus communis *L.*, welche über fast alle Gebiete der gemässigten und kalten Zonen verbreitet ist; sie werden in Deutschland (Lüneburger Haide und Ostpreussen), sowie in Ungarn, Italien und Südfrankreich im Herbste des zweiten Jahres ihrer Entwickelung gesammelt.

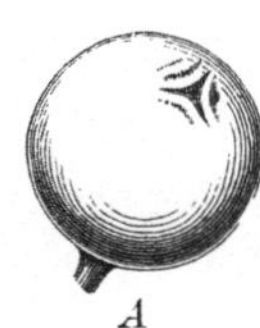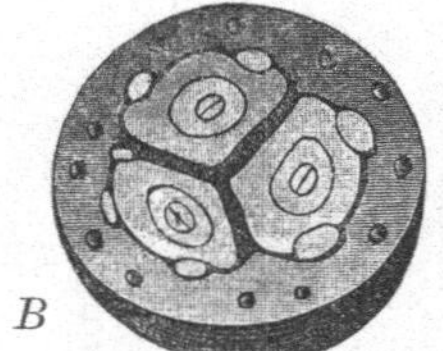

Abb. 79. Fructus Juniperi, vergrössert. *B* Querschnitt.

Die sogenannten Wacholderbeeren sind streng genommen Beschaffenheit. Samenstände, welche aus dem nackten Samen und den fleischig gewordenen Deckschuppen derselben hervorgegangen sind. Sie sind kugelig, bis 9 mm im Durchmesser, im frischen Zustande durch eine zarte Wachsschicht blau bereift erscheinend, nach Abreiben derselben aber dunkelbraun bis schwarzbraun und glänzend, am Grunde noch mit dem kurzen, schuppenförmig beblätterten Stielchen versehen. Die Spitze der Wacholderbeeren wird von drei kleinen Erhöhungen, den Spitzen der drei fleischig gewordenen Deckschuppen gekrönt; dazwischen liegt eine dreistrahlige flache Vertiefung. Im Innern befinden sich drei harte kantige Samen, welche an ihrer Aussenfläche eiförmige Sekretbehälter mit klebrig-harzigem Inhalte tragen, nach deren Entfernung eine Vertiefung in der Samenschale zurückbleibt (Abb. 79 *B*).

Die kaum damit zu verwechselnden Beeren von Juniperus Prüfung. Oxycedrus *L.* sind viel grösser und braunroth.

Wacholderbeeren schmecken stark gewürzig und etwas süss; Bestandtheile. sie enthalten 0,5 bis 1,2 $^0/_0$ ätherisches Oel, aus Terpenen und Pinen bestehend, ferner beträchtliche Mengen Zucker und ca. 4 $^0/_0$ Asche.

Die Wirkung der Droge ist harntreibend. Anwendung.

Fructus Lauri, Lorbeeren (Abb. 80), sind die Steinfrüchte des im ganzen Mittelmeergebiete kultivirten Lorbeerbaumes, Laurus nobilis *L.* (Lauraceae).

Dieselben sind länglichrund oder kugelig und bis 15 mm im Durchmesser. Sie zeigen am Grunde die breite helle Narbe des Stieles und an der Spitze den Rest des Griffels in Gestalt eines Spitzchens. Das Fruchtgehäuse ist kaum 0,5 mm stark, aussen braunschwarz, innen braun. Auf dem Querschnitt desselben lässt sich mit der Lupe die äussere dunkle Fleischschicht und die Hautschicht der Fruchtwand erkennen. Innerhalb dieser liegt die mit der innersten Schicht der Fruchtschale verwachsene Samenschale. Da der Same von Endosperm frei ist, so besteht derselbe nur aus dem Keimling mit seinen beiden bräunlichen dickfleischigen Keimblättern (Abb. 80 *B*).

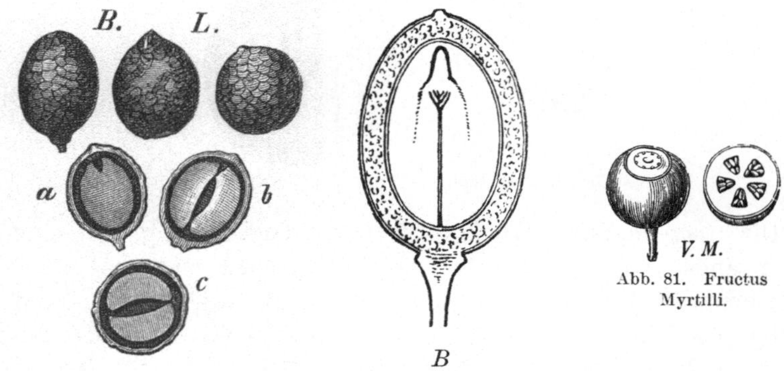

Abb. 81. Fructus Myrtilli.

Abb. 80. Fructus Lauri, *a* u. *b* Längsschnitte, *c* Querschnitt *B* Längsschnitt, vergrössert, die Lage des Keimlings zeigend.

Bestandtheile.   Lorbeeren sind sehr aromatisch, mit bitterem, etwas herbem Beigeschmacke; sie enthalten ca. $25\,^0/_0$ Fett, welches hauptsächlich aus Laurostearin besteht, ferner ca $1\,^0/_0$ ätherisches Oel, aus drei Terpenen bestehend, und Laurin.

Anwendung.   Lorbeeren sind ein Volksheilmittel und finden ausserdem in der Thierheilkunde Anwendung.

Fructus Myrtilli, Heidelbeeren (Abb. 81), sind die getrockneten Früchte des bekannten, in deutschen Wäldern heimischen kleinen Halbstrauches Vaccinium Myrtillus *L.* aus der Familie der Ericaceae. Sie bilden blauschwarze gerunzelte Trockenbeeren von Pfefferkorngrösse mit röthlichem Fleische und zahlreichen Samen. Sie enthalten Gerbstoff und Ericolin, schmecken süss-säuerlich und zugleich etwas herbe und finden gegen Diarrhöe Anwendung.

Fructus Papaveris immaturi, Mohnkapseln oder Mohnköpfe (Abb. 82), sind die vor der Reife möglichst bald nach dem Abfallen der Blumenblätter gesammelten Früchte der Papaveracee Papaver somniferum *L.*; diese Pflanze gedeiht, in

Kultur genommen, in fast allen Gegenden der warmen und gemässigten Zonen.

Die unreifen Mohnkapseln sind von graugrüner Farbe und annähernd kugeliger oder nur wenig länglicher Gestalt; sie sollen 3 bis 3,5 cm im Durchmesser haben und ohne die Samen, welche zu arzneilicher Verwendung untauglich sind, 3 bis 4,0 g wiegen. Am Grunde befindet sich eine ringförmige Anschwellung des Blüthenstieles mit den Narben der abgefallenen Blüthentheile, und darüber eine zweite, grössere und zum Fruchtknoten gehörige Anschwellung. Auf dem Querschnitt zeigt die einfächerige Kapsel innen 7 bis 15 Leisten, d. h. unvollkommene Scheidewände (Abb. 82 *C*), an denen die Samen ansitzen. Gekrönt wird die Kapsel von der grossen flachen Narbe (Abb. 82 *B*), welche so viele Narbenlappen besitzt, wie die Zahl der unvollkommenen Scheidewände, also die Zahl der

Beschaffenheit.

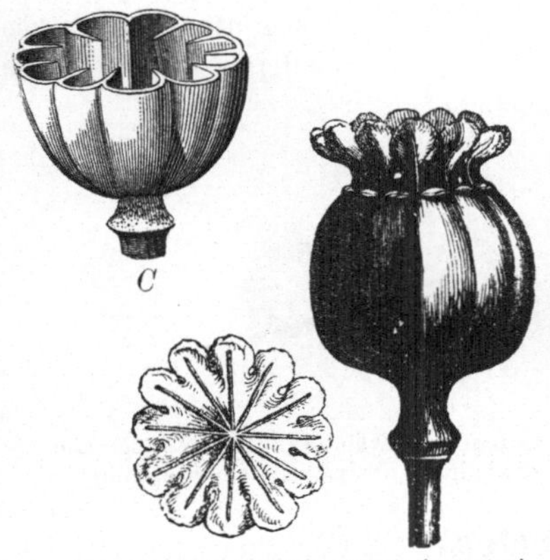

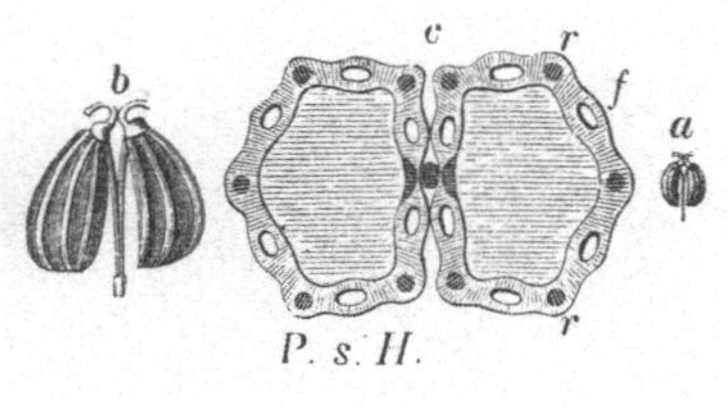

Abb. 82. *A* Fructus Papaveris immaturi. *B* Narbe von oben gesehen. *C* Querschnitt durch die Kapsel.

Abb. 83. Fructus Petroselini. *a* natürliche Grösse, *b* vierfach vergrössert, *c* Querschnitt vergrössert, *r* Rippen, *f* Oelstriemen.

Fruchtblätter, aus deren Verwachsung der Fruchtknoten hervorgegangen ist, beträgt.

Unreife Mohnkapseln schmecken etwas bitter und enthalten die Opiumalkaloide in sehr geringen Mengen, sowie bis $14^0/_0$ Asche.

Bestandtheile.

Zu hüten hat man sich vor der Unterschiebung **reifer** Kapseln, welche zur Samengewinnung gezogen werden, und aus denen die Samen durch die unterhalb der Narbe sich öffnenden Poren herausgeschüttelt sind. Dieselben sind werthlos. Ihr völliger Mangel an eingetrocknetem Milchsaft kennzeichnet sich dadurch, dass die Stengelschnittfläche keine Spuren eingetrockneten Milchsaftes zeigt. Ein bräunlich glänzender Ueberzug auf der Abtrennungsstelle ist das sicherste Merkmal für die zur rechten Zeit erfolgte Einsammlung.

Prüfung.

Anwendung.   Unreife Mohnkapseln dienen als Beruhigungsmittel; aus ihnen wird Sirupus Papaveris bereitet.

Fructus Petroselini, Petersilienfrüchte, sind die getrockneten Spaltfrüchte der als Gemüsepflanze in Gärten kultivirten Umbellifere Petroselinum sativum *Hoffmann.* Sie sind bis 2 mm lang, kurz-eiförmig, graugrün, meist in ihre Theilfrüchtchen zerfallen, von denen jedes fünf fädliche strohgelbe Rippen und zwischen diesen je eine dicke braune Oelstrieme trägt. (Abb. 83.) Sie enthalten ätherisches und fettes Oel, Apiin und Apiol, und dienen als Volksheilmittel gegen Wassersucht.

Fructus Phellandrii, Wasserfenchel oder Rossfenchel, sind die getrockneten Spaltfrüchte der an Sümpfen wildwachsenden Umbellifere Oenanthe Phellandrium *Lamarck.* Sie sind 4 bis 5 mm lang, eiförmig, fast stielrund, oft in ihre Theilfrüchtchen zerfallen, deren jedes fünf breite, wenig hervortretende Rippen mit röthlichen einstriemigen Thälchen trägt, von denen die zwei randständigen gekielt sind (Abb. 84). Sie schmecken bitter und riechen unangenehm gewürzig, enthalten ätherisches Oel, Harz und fettes Oel und finden in der Thierheilkunde gegen Husten Anwendung.

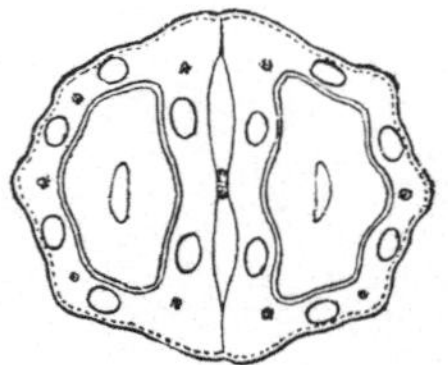
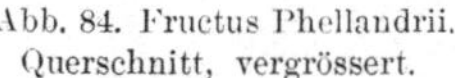

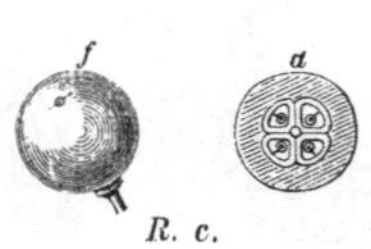

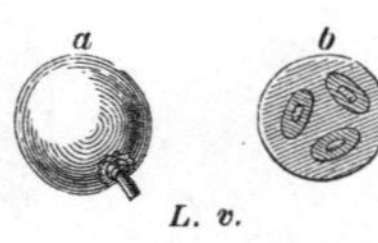

Abb. 84. Fructus Phellandrii. Querschnitt, vergrössert.

Abb. 85. Fructus Rhamni catharticae. *a* Querschnitt.

Abb. 86. Frucht von Ligustrum vulgare. *b* Querschnitt.

Fructus Rhamni catharticae, Kreuzdornbeeren, Kreuzbeeren oder Gelbbeeren auch Baccae Spinae cervinae genannt, sind die Früchte der Rhamnacee Rhamnus cathartica *L.*, einem fast in ganz Europa verbreiteten Strauche. Sie werden zur Reifezeit, im September und Oktober, hauptsächlich in Ungarn, gesammelt und kommen von da über Pest in den Handel.

Beschaffenheit.   Sie bilden annähernd kugelige Früchtchen von 0,5 bis 1 cm im Durchmesser (Abb. 85). Am Grunde haftet die bis 3 mm im Durchmesser erreichende achtstrahlige Kelchscheibe mit dem Stiel fest an, an der Spitze befindet sich die Narbe des Griffels. Vier deutliche an der Spitze sich rechtwinklig kreuzende Furchen kennzeichnen schon äusserlich die vier Fachwände, welche die Frucht in ebenso viele regelmässige Fächer mit je einem Samen theilen.

Bestandtheile.   Kreuzdornbeeren schmecken süsslich und später widerlich bitter; neben dem Bitterstoff, Rhamnocathartin, ist ein gelber Farbstoff (Rhamnin) darin enthalten, sowie ca. $3\,^0/_0$ Asche.

Verwechslungen mit den Früchten von Rhamnus Frangula *L.*, Prüfung. welche nur 2 bis 3 flache Steinkerne besitzen, oder mit den Früchten von Ligustrum vulgare *L.* (Abb. 86), die sich durch roth-violettes Fruchtfleisch mit violettem Farbstoff auszeichnen, sind leicht zu erkennen.

Kreuzdornbeeren sind ein Abführmittel. Sirupus Rhamni ca- Anwendung. tharticae wird jedoch nicht aus trocknen, sondern aus frischen Früchten und zwar im Grossen hauptsächlich in der Provinz Sachsen und in der Rheinprovinz gewonnen.

Fructus Sambuci, Holunderbeeren oder Fliederbeeren (Abb. 87), sind die reifen getrockneten Steinbeeren des zu den Caprifoliaceen gehörigen Strauches Sambucus nigra *L.* Sie enthalten Weinsäure und Aepfelsäure, Gerbstoff und Bitterstoff und dienen als Volksheilmittel. Succus Sambuci wird aus den frischen Holunderbeeren gewonnen.

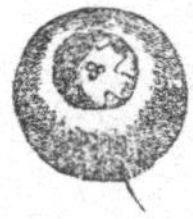

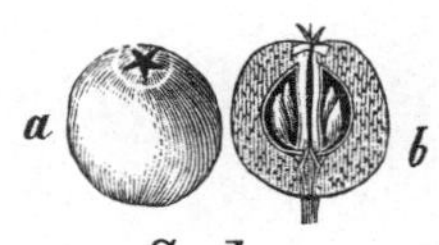

Abb. 87. Fructus Sambuci.   Abb. 88. Fructus Sorbi. *b* Längsschnitt.

Fructus Sorbi, Vogelbeeren, Ebereschenbeeren (Abb. 88), sind die getrockneten rothen Früchte des zu den Rosaceen gehörigen Baumes Sorbus aucuparia *L.* Sie enthalten Aepfelsäure, Sorbin, Sorbinsäure, Gerbstoff, Sorbit und ätherisches Oel. Ihre Anwendung ist eine sehr beschränkte.

Fructus Vanillae, Vanille, ist die nicht ausgereifte Frucht der Orchidee Vanilla planifolia *Andrews*. Diese Pflanze, in Mejiko heimisch, wird ausser in Centralamerika auf Mauritius und Bourbon (Réunion), ferner in Ostafrika (Bagamoyo, Pangani, Tanga), sowie in Kamerun, auf den Seychellen, Ceylon, Java, Tahiti, Guadelupe und Madagaskar angebaut. Nur kultivirte Pflanzen liefern eine Handel. gut bewerthete Droge, und unter dieser ist es diejenige von Mauritius und von Bourbon (Réunion), welche fast ausschliesslich in den deutschen Handel kommt. Die Befruchtung der nur etwa Gewinnung. einen halben Tag lang geöffneten Blüthen muss in den Vanille-kulturen künstlich durch Uebertragung des Pollens mit Menschenhand geschehen. Die Früchte werden, wenn sie noch gelb sind, gesammelt und einem Gährungsprocess unterworfen, durch welchen unter Mitwirkung des darauf folgenden Trockenprocesses der werthvolle Bestandtheil, das Vanillin erst entsteht, und mithin das charakteristische Aroma erst hervorgerufen wird.

Die Vanillefrüchte des Handels dürfen nicht geöffnet und nicht Beschaffen-heit.

schimmelig sein; sie sind glänzend schwarzbraun, 20 bis 30 cm lang und höchstens 1 cm dick, sind mit zahlreichen, durch das Trocknen entstandenen Längsrunzeln versehen, und tragen an dem dünneren Stilende eine vom Stiele herrührende Narbe, sowie an der Spitze die dreiseitige abgeschrägte Narbe der abgefallenen Blüthentheile. Beim Aufweichen in verdünnter Kalilauge erkennt man unterhalb der Spitze zwei Linien, in denen das Aufspringen der — gleichwohl aus drei Fruchtblättern hervorgegangenen — Frucht erfolgen würde. Auf dem Querschnitt (Abb. 89) sieht man in die

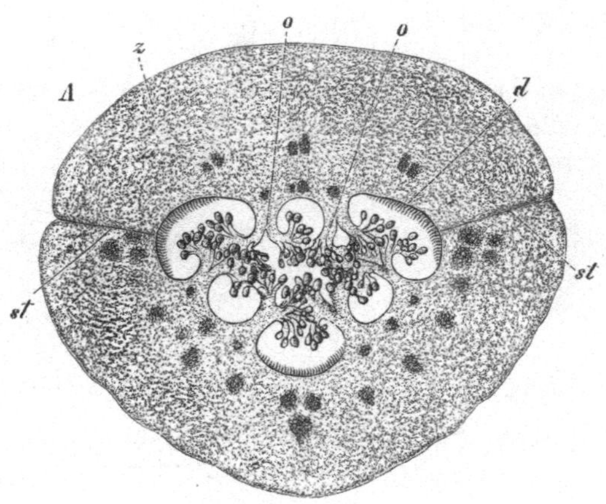

Abb. 89. Fructus Vanillae: Querschnitt, vergrössert. *z* Fruchtfleisch, *st* Aufspringstellen, *o* Samenträger, *d* Papillen.

einfächerige Fruchthöhlung sechs Samenträger — von jedem Fruchtblatt zwei — hineinragen. Die breiten Flächen zwischen den Samenleisten sind mit Papillen besetzt. Die zahlreichen, glänzend schwarzen, höchstens 0,25 mm im Durchmesser betragenden Samen sind in der trocknen Frucht von den Samenleisten abgelöst, und erscheinen von einer braunen, balsamartigen Materie bedeckt, vermittelst welcher sie an einander haften.

Prüfung.   Verwechslungen bez. Unterschiebungen können mit der sogen. Vanillon, der Frucht von Vanilla Pompona *Schiede*, welche jedoch bis 2 cm breit und flach ist und nur 15 cm Länge erreicht, oder mit den Früchten von Vanilla palmarum *Lindley* oder Vanilla Guianensis *Splitgerber* versucht werden, welche des Vanillearomas fast völlig entbehren, oder endlich mit extrahirten Vanillefrüchten, denen mit Oel oder Perubalsam, auch Bestreuen mit Benzoësäure um auskrystallisirtes Vanillin vorzutäuschen, ein der guten Vanille ähnliches Ansehen zu geben versucht worden ist.

Vanille enthält 1,5 bis 2,75°/₀ Vanillin, welches häufig an der Oberfläche der Früchte in weissen glänzenden Nadeln auskrystallisirt. Bestand-
theile.

Vanille dient hauptsächlich als feines Aromatisirungsmittel; aus ihr wird Tinct. Vanillae bereitet, welche auch als Heilmittel gegen Hysterie Anwendung findet. Anwendung.

Fucus vesiculosus, Blasentang, ist die an allen felsigen Meeresküsten häufige, zu den Phaeophyceae gehörige Alge Fucus vesiculosus *L.*, im getrockneten Zustande. Sie enthält ausser Schleim Jod- und Bromsalze, und wurde deshalb früher zu denselben Zwecken angewendet, wo jetzt die letzteren gegeben werden.

Fungus cervinus, Hirschbrunst, Hirschtrüffel, auch Boletus cervinus genannt, ist der getrocknete Fruchtkörper des zu den Ascomyceten gehörigen Pilzes Elaphomyces granulatus *Fries*. Er enthält Bitterstoff, und es wird ihm eine den Geschlechtstrieb erregende Wirkung zugeschrieben, zu welchem Zwecke die Droge noch zuweilen bei Thieren Anwendung findet.

Fungus Chirurgorum, Wundschwamm, auch Feuerschwamm genannt, ist der mittlere, weiche Theil des Fruchtkörpers von Polyporus fomentarius *Fries*, einem Hutpilze aus der Gruppe der Basidiomyceten, welcher an Laubholzstämmen, besonders Buchen wächst, und in fast ganz Europa verbreitet ist. Er wird hauptsächlich in Siebenbürgen, sowie auch in Thüringen, Ungarn und Schweden gewonnen, indem man von dem stiellosen Pilzhute die obere, concentrisch gerippte harte Schicht, sowie die untere, röhrige Schicht, das Hymenium, abschneidet, und so die innere weiche Gewebeschicht als einen zusammenhängenden, braunen Lappen herausschält. Durch Klopfen mit hölzernen Hämmern wird er dann weich und locker gemacht.

Die Droge bildet gelbbraune, weiche, dehnbare Lappen und besteht aus einem dichten Geflecht zarter brauner Pilzhyphen; dieselben saugen das doppelte Gewicht Wasser rasch und leicht auf. Beschaffen-
heit.

Da dieselbe Substanz mit Salpeterlösung getränkt als Feuerschwamm technische Verwendung findet, so muss das von dem Schwamm aufgesaugte und wieder ausgepresste Wasser durch Eindampfen geprüft werden, ob es einen merkbaren Rückstand hinterlässt, was bei dem nicht präparirten Wundschwamm nicht der Fall sein darf. Der nahe verwandte Pilz Polyporus igniarius *Fries* ist viel härter und kann deshalb zu obigem Zwecke keine Verwendung finden. Prüfung.

Wundschwamm dient, auf frische Wunden gelegt, als Blutstillungsmittel. Anwendung.

Fungus Sambuci, Holunderschwamm, Judasohr, ist der getrocknete Fruchtkörper des zur Reihe der Ascomyceten gehörigen Pilzes Exidia Auricula Judae *Fries*, welcher an alten Baumstämmen gedeiht. Er dient, in Wasser aufgequollen, zu Augenumschlägen in der Volksheilkunde.

Galbanum, auch Mutterharz genannt, wird von einigen in Nordpersien heimischen Umbelliferen der Gattung Ferula (Peucedanum) geliefert, darunter hauptsächlich Ferula galbaniflua *Boissier* u. *Buhse*, und Ferula rubricaulis *Boissier*. Es ist das aus dem freiwillig austretenden oder durch fortschreitendes Wegschneiden des Stengels dicht oberhalb der Wurzel der geköpften Pflanze gesammelten Milchsaft durch Eintrocknen gewonnene Gummiharz. Es wird heute kaum mehr auf dem Landwege durch Russland, sondern vielmehr nach Bombay und von da auf dem Seewege über London in den europäischen Handel gebracht.

Beschaffenheit. Galbanum kommt, wie Asa foetida, sowohl in unregelmässig rundlichen, durchscheinenden bräunlichgelben bis grünlichgelben, im Innern blassgelben häufig verklebten Körnern in den Handel (Galbanum in granis), oder aber in formlosen grünlichbraunen, leicht erweichenden Massen, welche häufig Körner obengenannter Art, sowie Fragmente der Stammpflanze einschliessen (Galbanum in massis). Die Pflanzenreste sind bei der zu arzneilichem Gebrauche bestimmten Droge vorher zu beseitigen.

Bestandtheile. Der Geruch des Galbanum ist eigenthümlich aromatisch, der Geschmack zugleich bitter, aber nicht scharf. Bestandtheile sind ätherisches Oel, Harz, Umbellsäure und Umbelliferon, Gummi und 2 bis $4\,^0/_0$ Asche.

Prüfung. 1 Theil Galbanum giebt mit 3 Theilen Wasser eine Flüssigkeit, welche nach Zusatz von einem Tropfen Ammoniakflüssigkeit bläulich fluorescirt. Salzsäure, eine Stunde lang mit Galbanum macerirt, nimmt eine schön rothe Farbe an, welche bei allmählichem Zusatze von Weingeist und Erwärmen auf 60^0 vorübergehend dunkelviolett wird. Asa foetida und Ammoniacum geben diese Färbung nicht. Jedoch giebt es auch Galbanumarten, bei welchen die Reaktion ausbleibt.

Anwendung. Galbanum findet innerlich als Menstruationsmittel Verwendung; zu äusserlicher Anwendung gelangt es als Bestandtheil einiger Pflaster, z. B. Empl. Lithargyri comp.

Gallae, Galläpfel (Abb. 90), sind krankhafte Wucherungen der jungen Zweige der Cupulifere Quercus lusitanica *Webb* var. infectoria, welche durch den Stich der Gallwespe: Cynips Gallae tinctoriae *Olivier*, die ihre Eier in die Rinde legt, verursacht werden.

Galläpfel sind von kugeliger bis birnförmiger Gestalt, bis ^{Beschaffen-heit.} 2,5 cm im Durchmesser, und von dunkelgraugrüner bis hellgelblich- grauer Farbe. Die obere Hälfte der Kugelfläche ist höckerig und faltig, während die untere häufiger glatt, etwas glänzend und in den kurzen Stiel verschmälert ist. Ist das Insekt, dessen Ei die Veranlassung zu der abnormen Gallenbildung gegeben hat, schon ausgekrochen, so befindet sich ein kreisrundes, etwa 3 mm weites Flugloch in der unteren Hälfte der Kugelfläche. Solche Gallen sind meist etwas leichter und von mehr gelblichgrauem Farbenton, während die Gallen ohne Flugloch, welche überdies etwas höher geschätzt werden, schwerer sind und vorwiegend die dunkelgrau- grüne Farbe zeigen. Die Gallen sind äusserst hart und zeigen beim Zerschlagen einen wachsglänzenden körnigen oder strahligen Bruch. Auf Querschnitten zeigt sich eine 5 bis 7 mm weite central

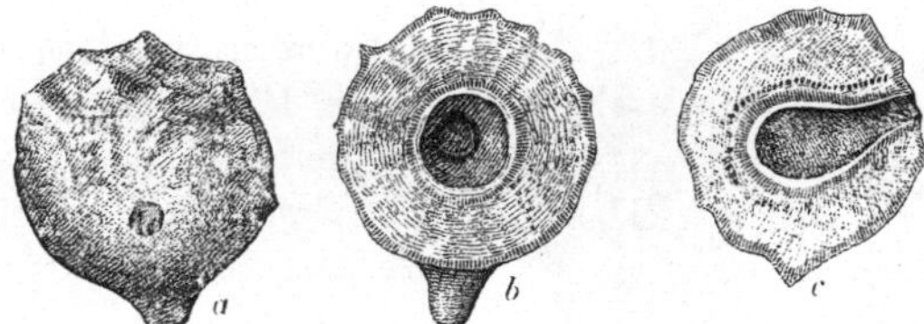

Abb. 90. Gallae. *a* von aussen, mit Flugloch, *b* Durchschnitt einer Galle ohne Flugloch, *c* mit Flugloch.

gelegene runde oder ovale Grube, in welcher das Thier sich ent- wickelt hat und in welcher es bei Gallen ohne Flugloch auch noch vorzufinden ist. Die Larvenkammer wird von einer schmalen, durch ihre Härte und ihre Färbung vor der Umgebung sich aus- zeichnende Schicht begrenzt. An diese reiht sich nach aussen hin ein bräunliches bis hellgelbes, gegen den Umkreis hin dichter werdendes Parenchym an.

Die hier beschriebenen Gallen werden im Handel unter dem Handel. Namen Aleppische, Türkische oder Levantische Gallen verstanden. Diese gelangen von Aleppo in Kleinasien über die levantischen Häfen Trapezunt oder Alexandretta nach den euro- päischen Stapelplätzen Liverpool, Marseille, Triest und Genua. Auch gelangt die Gallensorte von Aleppo nach Abuschir, an der Ostküste des persischen Meerbusens, um von da über Bombay als Indische Gallen exportirt zu werden. — Andere Gallen, deren es noch eine grosse Anzahl technischer Handelssorten giebt, weichen von der oben gegebenen Beschreibung ab; sie sind theilweise viel kleiner, theilweise heller und leichter, und sind nicht mit Aleppischen zu verwechseln.

Mit Eisenchloridlösung betupft, färbt sich die Bruchfläche der Gallen grünschwarz infolge des Gehaltes an **Gallusgerbsäure**, welcher denselben auch ihren herben, zusammenziehenden Geschmack ertheilt. Weitere Bestandtheile sind Gallussäure, Ellagsäure, Zucker, Harz und 1 bis $2^0/_0$ Asche.

Gallen finden fast keine andere als technische Verwendung und sind allein wegen ihres Gerbsäuregehaltes geschätzt.

Gallae Chinenses et Japonicae, Chinesische und Japanische Gallen, sind blasige Auswüchse, welche durch eine Blattlaus, Aphis Chinensis *J. Bell* (auch Schlechtendalia Chinensis *Lichtenstein* genannt) an den Zweigspitzen und Blattstielen von Rhus semialata *Murray*, einer im nördlichen und nordwestlichen Indien und in China in der Form Rhus Roxburghii *De Candolle*, sowie in Japan in der Form Rhus Osbeckii *De Candolle* einheimischen baumartigen Anacardiacee verursacht werden. Dieselben sind hohle blasenförmige, leichte, 2 bis 8 cm lange und bis 4 cm breite Gebilde von äusserst mannigfacher Gestalt (Abb. 91), mit vielen hohlen Fortsätzen und Höckern versehen, und — weil vor dem Trocknen abgebrüht — von spröder hornartiger Konsistenz. Sie enthalten Gerbsäure in grosser Menge, sowie Gallussäure, Fette, Harz und Asche.

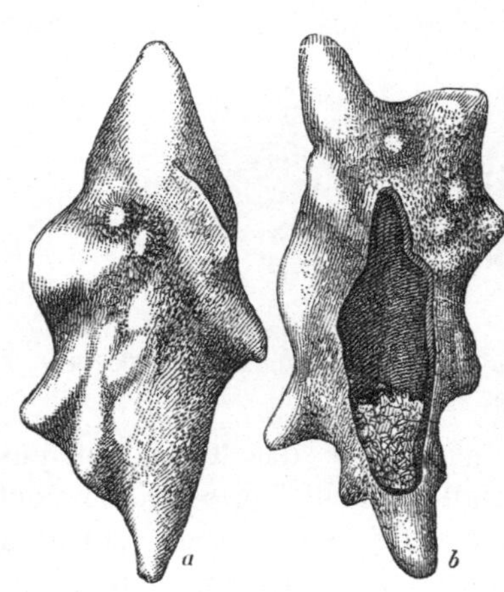

Abb. 91. Gallae Chinenses. *a* von aussen *b* geöffnet.

Gemmae Populi, Pappelknospen, sind die getrockneten Laubknospen von Populus nigra *L.*, P. balsamifera *L.* und anderen heimischen und angepflanzten Pappelarten aus der Familie der Salicaceae. Sie sind spitz kegelförmig, bis 2 cm lang mit glänzend braunen, harzreichen, dachziegelförmig angeordneten Deckschuppen versehen. Sie enthalten ätherisches Oel, Fett, Harz, Salicin, Gerbstoff und Chrysinsäure, und sind ein Volksheilmittel. Im frischen Zustande wird daraus Ungt. Populi bereitet.

Glandulae Lupuli, Hopfendrüsen, Lupulin, sind die an den einzelnen Theilen des Fruchtstandes der zur Bierbereitung vielfach kultivirten, zur Familie der Urticaceae gehörigen Schlingpflanze Humulus Lupulus *L.*, besonders reichlich an dem ausgewachsenen Perigon und den Deckblättchen locker aufsitzenden gelben Drüsen, welche durch Absieben der getrockneten Hopfenzapfen gewonnen werden. Sie stellen frisch ein grüngelbes, später gold- oder orangegelbes gröbliches Pulver von eigenthümlichem durchdringendem, angenehm aromatischem Geruche und gewürzhaft bitterem Geschmacke dar, und zeigen unter dem Mikroskop eine kreiselförmige oder hutpilzartige Gestalt (Abb. 92). Der untere Theil zeigt ein Gewebe aus kleinen polygonalen reihenförmig gestellten Tafelzellen, während der obere Theil aus der durch die Absonderung ätherischen Oeles emporgehobenen Cuticula gebildet wird. Der Aschengehalt soll weniger als $10\,^0/_0$, und der Gehalt an ätherlöslichen Substanzen (Harz und ätherisches Oel)

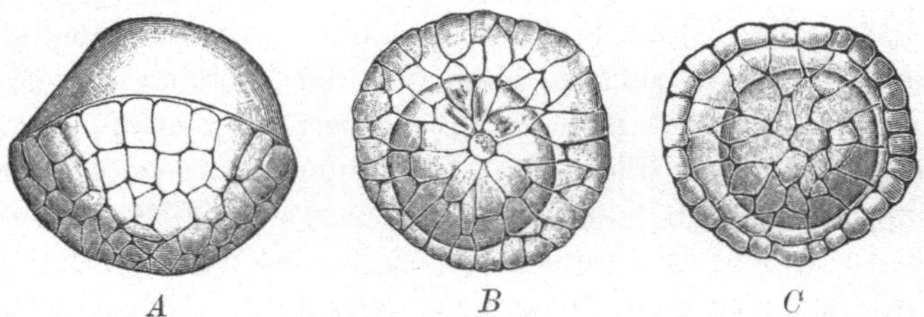

Abb. 92. Glandulae Lupuli, 300 fach vergrössert. *A* von der Seite, *B* von unten, *C* von oben gesehen.

nicht unter $70\,^0/_0$ betragen. Wenn Hopfendrüsen schlecht aufbewahrt werden oder sehr alt sind, riechen sie käseartig, infolge Bildung von Baldriansäure aus dem im ätherischen Oele enthaltenen Valerol. Sie sind deshalb vor Licht geschützt und nicht über ein Jahr lang aufzubewahren. Sie finden gegen Blasenleiden Anwendung.

Gossypium depuratum, Gereinigte Baumwolle oder Verbandwatte, besteht aus den durch mechanische und chemische Reinigung fettfrei und rein weiss erhaltenen Haaren der Samenschale von Gossypium herbaceum *L.*, G. arboreum *L.*, G. Barbadense *L.*, G. hirsutum *L.* und anderen Arten der Malvaceen-Gattung Gossypium, welche in allen Ländern der tropischen und subtropischen Zone, hauptsächlich in Indien und Amerika kultivirt werden.

Zum Zwecke ihrer Gewinnung werden die wollig behaarten Samen der Gossypium-Arten nach der Entfernung aus der Kapsel auf Egrainiermaschinen von ihrem Wollschopfe durch Abreissen befreit. Die so gewonnene rohe Baumwolle kommt in Ballen gepresst nach Europa, und wird durch Kämmen, Auswaschen mit verdünnter Natronlauge, Bleichen u. s. w. gereinigt.

Unter dem Mikroskop erscheint die Wand der Baumwollsamenhaare zusammengefallen, so dass diese breitgedrückte, flache, oft gedrehte Bänder bilden (Abb. 93). In Kupferoxydammoniak quellen die Haare auf und die Zellwand wölbt sich, von der gesprengten

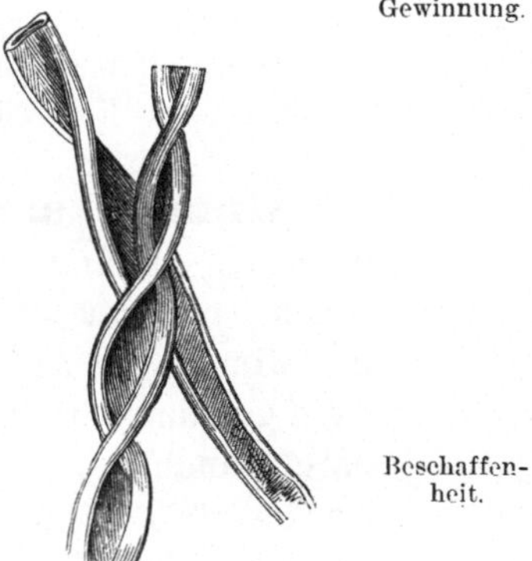

Gewinnung.

Beschaffenheit.

Abb. 93. Gossypium depuratum, Baumwollfaser, 250 fach vergrössert.

Cuticula hier und da eingeschnürt, blasenförmig an den gesprengten Stellen auf. Mit Jodjodkaliumlösung färbt sich ganz reine Baumwolle röthlichbraun, bei nachherigem Zusatz von Schwefelsäure rein blau; Chlorzinkjodlösung färbt sie braunroth oder violett bis blau.

Bestandtheile.   Die Bestandtheile der rohen Baumwolle sind 91 bis $92^0/_0$ reine Cellulose, $0{,}4^0/_0$ Fett und etwas Asche. Ausser den natürlichen Verunreinigungen kommen aber bei der gereinigten Baumwolle noch die vom Entfettungs- und Bleichverfahren etwa herrührenden *Prüfung.* Verunreinigungen in Betracht. Vor allem muss gereinigte Baumwolle vom Fettgehalt so befreit sein, dass sie, auf Wasser geworfen, sich sofort benetzt und untersinkt; siedendes Wasser darf ihr keine Lackmus verändernden Substanzen entziehen. (Alkalien aus dem Entfettungs- oder Säuren aus dem Bleichprocess.) Der Aschegehalt darf nicht über $0{,}3^0/_0$ betragen. Da der gereinigten Baumwolle zuweilen zur Erzielung grösserer Weisse und eines knirschenden Griffes Stearinsäure zugesetzt wird, so dürfen 20,0 g davon, mit Aether extrahirt, nicht mehr als 0,03 g bei 80^0 getrockneten Rückstand hinterlassen.

Anwendung.   Gereinigte Baumwolle findet in der Verbandstoff-Technik ausgedehnte Verwendung.

Guarana, auch Pasta Guarana genannt, ist die aus den zerquetschten reifen, nach dem Enthülsen schwach gerösteten Samen der brasilianischen Sapindacee Paullinia sorbilis *Martius* durch Zusammenkneten mit Wasser bereitete Masse, welche nach dem Trocknen meist in walzenrunden Stangen in den Handel kommt. Die Stücke sind schwer und fast steinhart, rothbraun, etwas glänzend und zeigen muscheligen, mit eingesprengten matt-weisslichgrauen Körnern durchsetzten Bruch. Der bitterliche und zugleich schwach zusammenziehende Geschmack rührt von Gerbstoffen, Harz und Coffeïn her. Von letzterem soll der Gehalt nicht unter $3^0/_0$ betragen. Die Droge findet wegen ihres Coffeïngehaltes gegen Kopfweh Anwendung.

Gummi arabicum, Acaciengummi oder Mimosengummi, stammt von mehreren in Afrika heimischen Acacia-Arten aus der Familie der Mimosaceen. Hauptsächlich ist es Acacia Senegal *Willdenow* (auch Acacia Verek *Guillemin* u. *Perrottet* genannt), welche das zu pharmaceutischer Verwendung brauchbare Gummi liefert. Dieser bis 6 m hohe Baum wächst sowohl in Nordostafrika, im südlichen Nubien und Kordofan, als auch in Nordwestafrika, und zwar in Senegambien, in Arabien bei Jeddah, Mekka und Medina.

Gewinnung.   Aus diesem Baume fliesst das Gummi während der Blüthezeit im Januar bis April freiwillig durch Risse der Rinde, seltener durch künstliche Einschnitte aus. Die erstarrten Gummiklumpen werden losgelöst, vom Winde herabgeworfenes Gummi aufgesammelt und diese Ernte meist unsortirt zur Ausfuhr gebracht.

Das Kordofangummi wird über Suakin und Massauah am rothen Meere, oder über Dschidda in Arabien nach Kairo gebracht und von da nach Europa besonders nach Triest; das in Senegambien gesammelte Gummi gelangt über die Ausfuhrhäfen St. Louis und Gorée nach Bordeaux und von da in den europäischen Handel. Die Sortirung der Gummistücke nach der Reinheit ihrer Farbe geschieht meist erst in den Einfuhrhäfen, bei dem Senegambischen Gummi auch schon in den Ausfuhrhäfen, nie aber am Orte der Gewinnung. Handel.

Zu pharmaceutischem Gebrauche eignet sich nur das helle ausgesuchte Gummi. Dasselbe besteht aus verschieden grossen abgerundeten harten und brüchigen, undurchsichtigen und meist mit zahllosen kleinen Rissen durchsetzten Stücken, welche leicht in ungleiche, scharfkantige, an ihrem muscheligen Bruch glasglänzende Stückchen zerfallen. Dem Kordofangummi ist das rissige Aeussere und das leichte Zerbrechen in höherem Maasse eigen als dem Senegal-Gummi; ersteres ist vorzuziehen. In seinem doppelten Gewicht Wasser löst sich Gummi arabicum von guter Beschaffenheit zwar langsam aber vollständig, höchstens bis auf einige wenige Pflanzentrümmer klar auf, und bildet dann einen geruchlosen, schwach gelblichen Schleim von fadem Geschmack. Beschaffenheit.

Gummi arabicum besteht aus dem sauren Kalksalze der Arabinsäure neben etwas Kali und Magnesia und enthält 3 bis 4% Asche. Gummilösung $1 + 2$ ist mit Bleiacetatlösung in jedem Verhältnisse ohne Trübung mischbar, wird mit Bleiessig aber gefällt und selbst in Verdünnung $1 : 50000$ deutlich getrübt. Concentrirte Gummilösungen werden auch durch Weingeist gefällt, und werden durch Eisenchloridlösungen oder Borax zu einer steifen Gallerte verdickt. Bestandtheile.

Andere Handelssorten werden durch diese Prüfungen, insonderheit auch schon durch das äussere Ansehen und die Löslichkeit ausgeschlossen. Solche Sorten sind Ghezirehgummi, Mogadorgummi, Kapgummi, Australisches Gummi, Amradgummi und andere Sorten Indisches Gummi. Auch Kirschgummi, von Kirschbäumen gewonnen, ist in Wasser nur theilweise löslich, wie alle hiergenannten Sorten. Hingegen ist ein Gummi aus deutschen Kolonien im Handel, welches über Angra Pequena ausgeführt wird und von Acacia horrida *Willdenow* stammt. Dieses ist dem Kordofan-Gummi fast gleichwerthig. Prüfung.

Anwendung. Verwendung findet Gummi arabicum in der Pharmacie als reizmilderndes schleimiges Arzneimittel sowie zur Bereitung von Emulsionen und Pillen. Man bereitet daraus Mucilago Gummi arabici.

Gutta Percha ist der eingetrocknete Milchsaft verschiedener Bäume aus der Familie der Sapotaceae, welche sämmtlich in Ostindien, namentlich auf der Malayischen Halbinsel und den Sunda-Inseln, im Innern von Borneo und Sumatra heimisch sind. Die hauptsächlich zur Gewinnung benutzten Bäume sind Dichopsis Gutta *Bentham* u. *Hooker* (Syn. Isonandra Gutta *Hooker* oder Palaquium Gutta *Burck*), ferner Palaquium oblongifolium *Burck*, P. Borneense *Burck* u. a. Andere Kautschukbäume (Manihot Glaziovii und Kikxia africana) werden mit bestem Erfolg auch in der deutschen Kolonie Togo in Westafrika angebaut.

Gewinnung. Früher geschah die Gewinnung des Milchsaftes, welcher durch Eintrocknen in flachen Schalen oder beim Aufgiessen auf rotirende Stäbe über freiem Feuer Guttapercha bildet, durch schonungsloses Fällen der Bäume; jetzt aber bewirkt man das Ausfliessen am lebenden Baume durch Einschnitte in die Rinde oder Anbohren derselben, ein Verfahren, welches sich an einem und demselben
Handel. Baume viele Jahre hindurch fortsetzen lässt. Der schnell erstarrende Milchsaft wird unter Wasser zu Blöcken von 10 bis 20 Kilo Gewicht zusammengeknetet, welche von Singapur über London in den europäischen Handel kommen. In Singapur pflegen die oft sehr verschieden ausfallenden Sorten durch Zusammenkneten gemischt zu werden.

Beschaffen-
heit. Die Masse dieser Blöcke ist röthlichweiss bis dunkelbraun, hart, oft marmorirt und fühlt sich fettig an. Sie wird in Europa durch Auskneten und Walzen der in Wasser erwärmten Masse oder durch Auflösen in Schwefelkohlenstoff gereinigt und bildet dann eine gleichmässig dunkelbraune, über 50^0 C. erweichende und später knetbare, nach dem Erkalten aber wieder erhärtende Masse, welche in erwärmtem Chloroform bis auf einen geringen Rückstand löslich ist.

Bestand-
theile. Guttapercha besteht aus 80 bis $85^0/_0$ eines Kohlenwasserstoffes, Gutta genannt, sowie aus zwei Oxydationsprodukten desselben, Alban und Fluavil, und enthält 3 bis $4^0/_0$ Asche.

Anwendung. Guttapercha findet, zu sehr dünnen Platten ausgewalzt als Guttaperchapapier, sowie gebleicht und in Stangen gepresst als Zahnkitt, in Chloroform gelöst als Traumaticin (eine häutchenbildende collodiumähnliche Flüssigkeit) pharmaceutische Verwendung.

Gutti, Gummigutt, ist das Gummiharz des zur Familie der Clusiaceae gehörigen Baumes Garcinia Morella *Desrousseaux*, (nach neueren Angaben von Garcinia Hanburyi *Hooker*, Syn.: Garcinia Morella var. pedicellata Hanbury), welcher in Siam, Cambodja und im Süden von Anam heimisch ist.

Um das Harz, welches in der Rinde enthalten ist, zu ge- Gewinnung. winnen, werden spiralförmige Einschnitte um den halben Stamm der Bäume angelegt und in die Wunden Bambusrohre von 3 bis 7 cm Weite eingeschoben, in denen sich das Harz ansammelt und theils von selbst, theils durch Erwärmen über freiem Feuer eintrocknet, um später aus den Röhren herausgestossen zu werden. Infolgedessen kommt Gutti meist in walzenförmigen Stücken von genannter Dicke und nur selten in verbogenen und zusammengeflossenen Klumpen in den Handel.

Gummigutt wird aus Cambodja über Bangkok und Saigun Handel. nach Singapur gebracht und von da nach Europa verschifft.

Die Oberfläche ist rothgelb bis grünlichgelb, bei den walzen- Beschaffenheit. förmigen Stücken von den Abdrücken der Innenfläche des Bambusrohres längsgestreift. Die Stücke zerbrechen leicht in flachmuschelige undurchsichtige Splitter von rothgelber bis orangerother Farbe.

Gutti besteht aus 15 bis $20\,^0/_0$ Gummi und 70 bis $80\,^0/_0$ Harz, Bestandtheile. welches wegen seines sauren Charakters Cambogiasäure genannt wird. Gutti giebt mit dem doppelten Gewicht Wasser eine schöne gelbe Emulsion von brennendem Geschmack, welche auf Zusatz von Ammoniak sich klärt und zuerst eine feurigrothe, dann eine braune Farbe annimmt; beim Neutralisiren des Ammoniak scheidet sich unter Entfärbung der Flüssigkeit das Harz wiederum in gelben Flocken ab.

Es ist ein drastisches Purgirmittel und gehört zu den vorsichtig Anwendung. aufzubewahrenden Stoffen; höchste Einzelgabe 0,5 g, höchste Tagesgabe 1,0 g. Ausserdem findet es in der Aquarellmalerei Verwendung.

Helminthochorton, Wurmtang, ist ein von den Mittelmeerküsten eingeführtes Gemenge getrockneter Algen aus der Gruppe der Rhodophyceae, darunter Alsidium Helminthochorton *Kützing*. Die Droge soll wurmtreibend wirken.

Herba Abrotani, Eberraute, besteht aus den Blättern der angebauten Composite Artemisia Abrotanum *L.;* dieselben sind doppelt-fiederschnittig mit schmal-linienförmigen, fast haarförmigen Abschnitten. Sie enthalten ätherisches Oel, Bitterstoff und Abrotanin und finden zu Bädern, sowie als Gewürz Anwendung.

Herba Absinthii, Wermut oder bitterer Beifuss (Abb. 94), auch Alsei genannt, stammt von Artemisia Absinthium *L.*, einer in ganz Europa verbreiteten Composite, welche in Deutschland in der Umgebung von Cölleda in der Provinz Sachsen, sowie von Quedlinburg am Harz zur Gewinnung des Krautes angebaut wird. Die zu sammelnden Antheile sind die Blätter und die krautigen Zweigspitzen mit den Blüthen. Die Sammelzeit ist Juli und August.

Beschaffenheit.

Die in der Droge vorkommenden Blätter sind dreifach verschieden; die grundständigen langgestielt und dreifach fiedertheilig, die Stengelblätter nur zweifach bis einfach fiedertheilig und allmählich kürzer gestielt, die in der Blüthenregion stehenden endlich ungestielt und lanzettförmig. Alle sind dicht behaart (bei kultivirten Pflanzen in etwas geringerem Maasse) und oberseits graugrün, unterseits weisslich. Die Haare erscheinen unter dem Mikroskop T-förmig und mehrzellig; daneben finden sich sowohl an den Blättern, wie auch an den krautigen Stengeltheilen und den Blüthen tief in das Gewebe eingesenkte, mehrzellige, köpfchenförmige Drüsenhaare.

Der rispig-traubige Blüthenstand wird von nahezu kugeligen gestielten nickenden Blüthenköpfchen von etwa 3 mm Durchmesser gebildet, welche, von einem glockigen Hüllkelch umschlossen, röhrenförmige gelbe Rand- und Scheibenblüthen tragen.

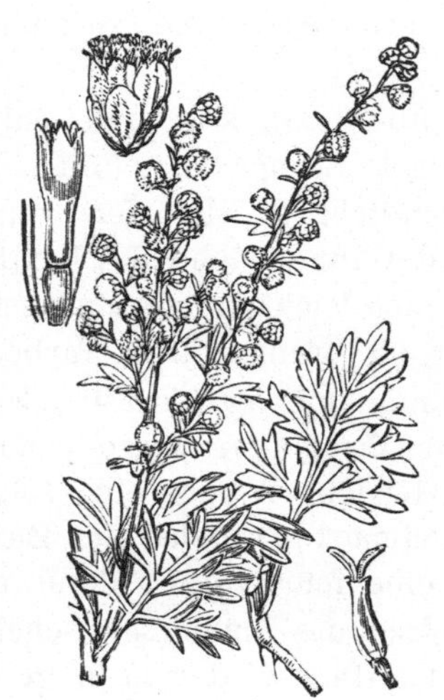

Abb. 94. Herba Absinthii nebst Blüthenköpfchen und Einzelblüthe.

Prüfung.

Verwechslungen und Verfälschungen des Krautes mit anderen Artemisia-Arten lassen sich durch das Kriterium des bitteren Geschmackes leicht vermeiden bez. erkennen, kommen aber kaum mehr vor, seitdem das Kraut nur noch von kultivirten Exemplaren geerntet wird.

Bestandtheile.

Wermut riecht aromatisch und schmeckt stark bitter; Bestandtheile sind 0,5 % ätherisches Oel und ein Bitterstoff, Absinthin genannt, ferner Gerbstoff, Aepfelsäure und Bernsteinsäure, sowie ca. 7 % Asche.

Anwendung.

Er findet Anwendung gegen Verdauungsbeschwerden und zu

Likören. Extractum und Tinctura Absinthii werden daraus bereitet.

Herba Aconiti stammt von der Ranunculacee Aconitum Napellus *L.*, welche in Gebirgsgegenden Europas verbreitet ist. Die Blätter sind 5 bis 9-theilig und tief lineal-fiederspaltig (Abb. 95). Das Kraut enthält Aconitin, daneben Aconitsäure und Gerbstoffe, ist giftig und dient als narkotisches Mittel.

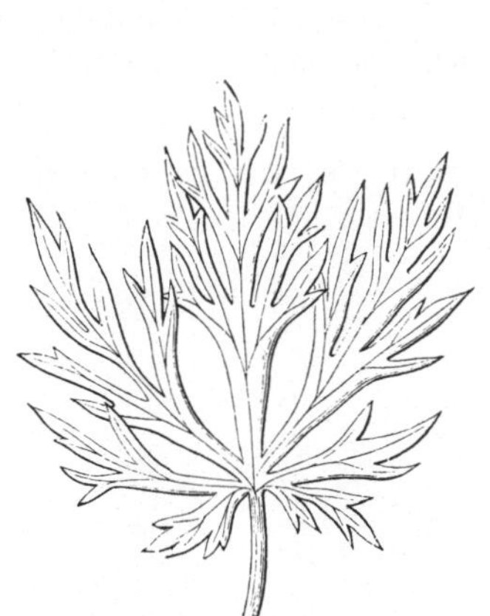

Abb. 95. Herba Aconiti, Blatt.

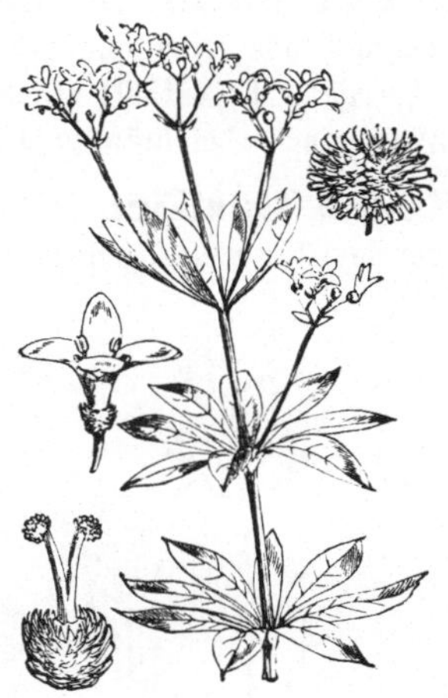

Abb. 96. Herba Asperulae nebst Blüthe, Gynaeceum und Frucht.

Herba Adianti aureï, Goldener Widerton, ist das allenthalben verbreitete Moos Polytrichum commune *L.* Es enthält Harz, Gerbstoffe und Fett und wird in der Volksmedicin gegen Drüsenkrankheiten angewendet.

Herba Adonidis, Frühlings-Adoniskraut, ist das meist zu Bündeln gebunden im Handel vorkommende getrocknete Kraut der einheimischen Ranunculacee Adonis vernalis *L.*, sammt den ansehnlichen und citronengelben Blüthen. Die Blätter sind drei- bis mehrfach fiederschnittig mit linealen ganzrandigen Zipfeln. Das Kraut enthält Adonidin und wird gegen Wassersucht angewendet. Es ist vorsichtig zu handhaben.

Herba Agrimoniae, Odermennig, ist das kurz vor der Entfaltung der Blüthe gesammelte und getrocknete Kraut der einheimischen Rosacee Agrimonia Eupatoria *L.* Es enthält ätherisches Oel, Bitterstoff und Gerbstoff und soll gegen Leberleiden wirksam sein.

Herba Artemisiae, Beifuss, besteht aus den kurz vor der Entfaltung der Blüthen gesammelten und getrockneten Blättern und Stengelspitzen der Composite Artemisia vulgaris *L.* Die Blätter sind oberseits dunkelgrün, unterseits weissfilzig, die unteren doppelt fiederschnittig mit lanzettförmigen spitzen Endzipfeln. Die eiförmigen Blüthenkörbchen stehen aufrecht zu einer

Rispe vereinigt. Die Droge schmeckt nicht bitter und enthält ätherisches Oel und Gerbstoffe; sie ist ein Volksheilmittel und zugleich Gewürz.

Herba Asperulae, Waldmeister, auch Herba Matrisylvae genannt (Abb. 96), ist das Kraut der einheimischen Rubiacee Asperula odorata *L.* Dasselbe enthält Cumarin und dient als aromatisirender Zusatz zu Theemischungen.

Herba Ballotae lanatae, Wolfstrappkraut, ist das getrocknete blühende Kraut der in Sibirien heimischen Labiate Leonurus lanatus *Sprengel.* Es enthält ätherisches Oel, Bitterstoff und Gerbstoff und findet gegen Wassersucht beschränkte Anwendung.

Herba Basilici, Basilienkraut, ist das getrocknete blühende Kraut der in Gärten gezogenen Labiate Ocimum basilicum *L.*

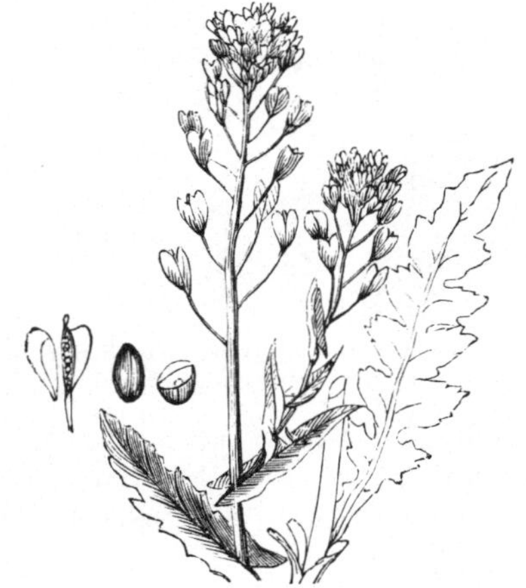

Abb. 97. Herba Bursae pastoris nebst Frucht und Samen.

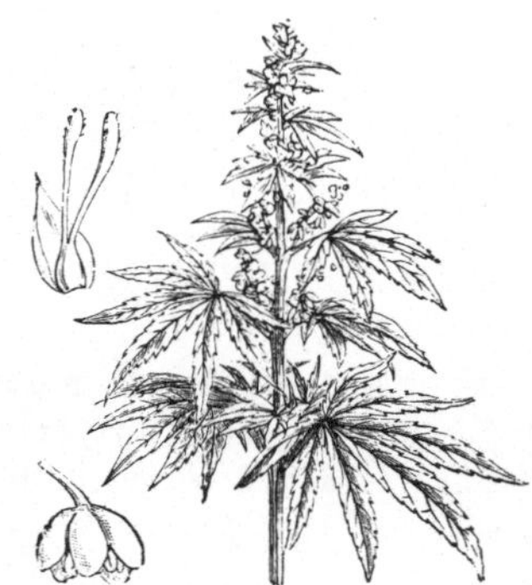

Abb. 98. Herba Cannabis Indicae nebst männlicher und weiblicher Blüthe.

Herba Betonicae, Zehrkraut, ist das getrocknete Kraut der wildwachsenden Labiate Betonica officinalis *L.*

Herba Boraginis, Boretsch, ist das getrocknete blühende Kraut der in Gärten gezogenen Asperifoliacee Borago officinalis *L.*

Herba Bursae pastoris, Hirtentäschel (Abb. 97), ist das getrocknete blühende und zum Theil fruchttragende Kraut der einheimischen, wildwachsenden Crucifere Capsella Bursa pastoris *Moench.* Es findet gegen Wassersucht Anwendung.

Herba Cannabis Indicae, Indischer Hanf (Abb. 98), besteht aus den getrockneten, stets Blüthen und zuweilen auch Früchte tragenden Stengel- und Zweigspitzen der in Ostindien gewachsenen, dort harzreichen, weiblichen Hanfpflanze, Cannabis sativa *L.*, aus der Familie der Urticaceae. Die grünen lanzettlichen, gesägten Abschnitte der fiederschnittigen Blätter sind meist mit den Blüthenähren durch Harzabsonderungen verklebt. [Die Droge enthält ätherisches Oel, Cannabin, Cannabinin und Harze und wirkt zugleich harntreibend und schlafmachend. Sie ist vorsichtig zu handhaben.

Herba Capilli Veneris, Venushaar oder Frauenhaar, besteht aus den getrockneten Wedeln des zu den Polypodiaceen gehörigen, in wärmeren Gegenden wildwachsenden Farnkrautes Adiantum Capillus Veneris *L.* Dieselben sind doppelt fiederschnittig, mit grünen kurzgestielten, keilförmigen Fiederschnitten an den glänzend braunschwarzen Stielen. Die Droge riecht nur beim Zerreiben oder Uebergiessen mit heissem Wasser schwach aromatisch, enthält Bitterstoff und Gerbstoffe und ist ein Volksheilmittel gegen Husten.

Herba Cardui benedicti, stammt von Cnicus benedictus *L.* *Bentham* u. *Hooker*), einer in ganz Europa verbreiteten Composite von distelförmigem Habitus, welche zur Gewinnung des Krautes für pharmaceutische Zwecke in der Umgebung von Cölleda (Provinz Sachsen) kultivirt wird. Die zu sammelnden Antheile sind die Blätter der Pflanze (Abb. 99) und die krautigen Zweigspitzen mit den Blüthen. Die Sammelzeit ist Juli und August.

Die bodenständigen Blätter sind 15 bis 30 cm lang, mit buchtigfiedertheiligem Rande, nach unten in den dicken, rinnig dreikantigen Blattstiel verschmälert. Die Fiederlappen sind breiteilänglich und buchtig abgestumpft, mit einer Stachelspitze versehen und zottig behaart. Die zerstreut stehenden Stengelblätter (Abb. 99) nehmen nach oben an Länge ab; die oberen sind sitzend, am Stengel herablaufend, buchtig stachelspitzig gezähnt. Die Deckblätter der Blüthen endlich sind breiteiförmig, scharf zugespitzt und spinnewebartig behaart.

Cardobenediktenkraut, (Syn.: Carbenia benedicta

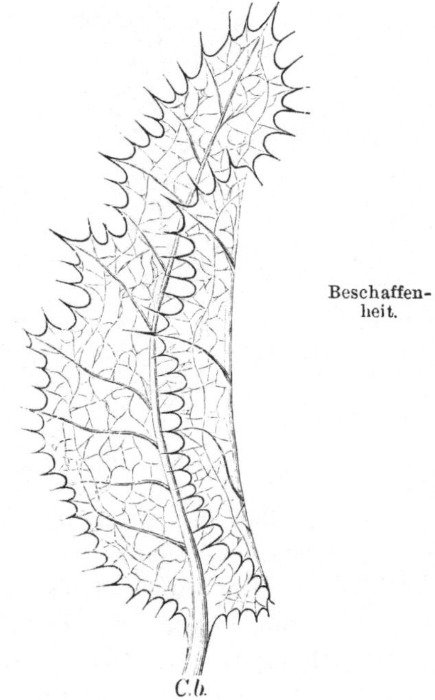

Abb. 99. Herba Cardui benedicti, Blatt.

Die Blüthenköpfchen sind einzeln, endständig, eiförmig, bis 3 cm lang und 1,5 cm dick, von einem derb stacheligen Hüllkelch eingeschlossen und enthalten gelbe röhrenförmige Rand- und Scheibenblüthen; letztere sind zwitterig.

Prüfung. Bei genauer Nachachtung der oben angegebenen Merkmale sind Verwechselungen ausgeschlossen. Die Blätter von Cirsium oleraceum sind zerstreut behaart, stachelig bewimpert und nicht bitter.

Bestandtheile. Cardobenediktenkraut ist von bitterem Geschmacke, welcher von dem Gehalte an ca. 0,2°/₀ eines Bitterstoffes, Cnicin genannt, herrührt; es enthält ausserdem Harz, ätherisches Oel und reichlich Salze organischer Säuren.

Anwendung. Es dient als verdauungbeförderndes Mittel. Extractum Cardui benedicti wird daraus bereitet.

Herba Centaurii, Tausendguldenkraut (Abb. 100), stammt von Erythraea Centaurium *Persoon*, einer in Europa verbreiteten Gentianee, und besteht aus den gesammten oberirdischen

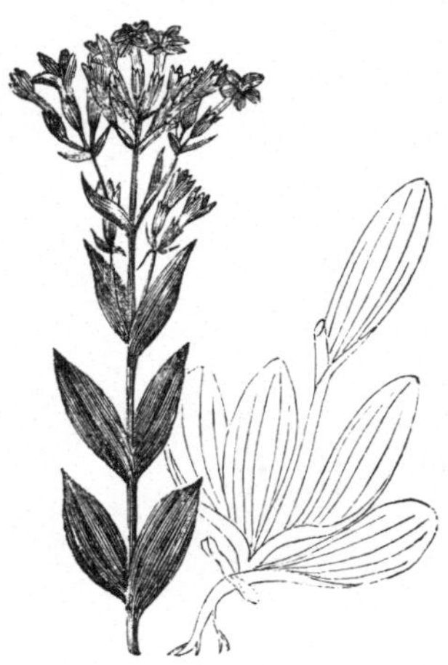

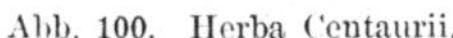

Abb. 100. Herba Centaurii.

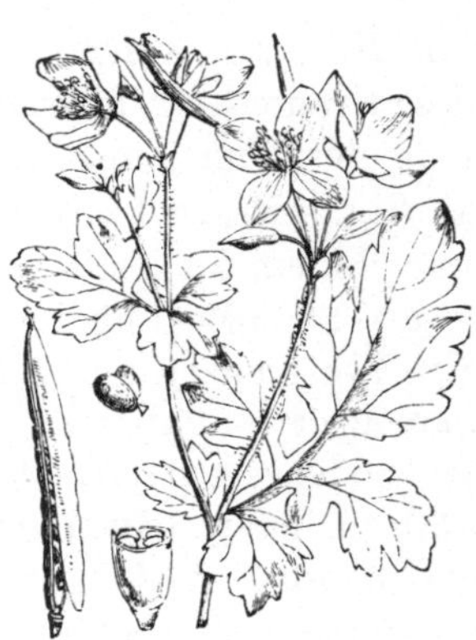

Abb. 101. Herba Chelidonii nebst Frucht und Samen.

Theilen dieser Pflanze, welche zur Blüthezeit im Juli bis September gesammelt wird.

Beschaffenheit. Der einfache bis 40 cm hohe und bis 2 mm dicke vierkantige hohle Stengel, welcher sich trugdoldig (cymös) verzweigt, trägt am Stengelgrunde 4 cm lange und 2 cm breite eiförmige Blätter, rosettenartig gehäuft. Weiter nach oben am Stengel werden sie allmählich kleiner und spitzer und bilden gegenständige Paare; sie sind sitzend, drei- bis fünfnervig, ganzrandig und kahl wie die ganze Pflanze.

Der Blüthenstand ist eine endständige Trugdolde mit rosarothen Blüthen, deren fünflappiger Blumenkronensaum sammt der in der Knospenlage gedrehten blassfarbenen Blumenkronenröhre den fünfspaltigen Kelchsaum fast um die Hälfte der Röhrenlänge überragt.

Durch das Trocknen schliessen sich die Zipfel des Blumenkronensaumes stets zusammen. Die Antheren der fünf Staubgefässe sind nach dem Verblühen schraubig gedreht.

Verwechslungen mit anderen Erythraea-Arten, wie E. pulchella und E. linariaefolia *Persoon*, sind nicht ausgeschlossen, aber auch nicht von grossem Nachtheil, da dieselben in Geschmack und Wirkung dem Tausendguldenkraut gleichkommen. Der ersteren fehlt die Blattrosette, die Blätter der zweiten sind lineal. Hingegen darf das Kraut von Silene armeria *L.* nicht damit verwechselt werden, welches einen runden, klebrigen und nebst den Blättern bläulichbereiften Stengel besitzt. Ihnen fehlt der bittere Geschmack vollständig. *Prüfung.*

Tausendguldenkraut ist ohne besonderen Geruch und schmeckt bitter. Es enthält einen geschmacklosen Körper, Erythrocentaurin, ferner Bitterstoff, Harz und etwa $6\,^0/_0$ Asche. *Bestandtheile.*

Es findet als magenstärkendes Mittel Anwendung und dient zur Bereitung von Tinct. amara. *Anwendung.*

Herba Chelidonii, Schöllkraut (Abb. 101), ist das vor dem Aufblühen sammt der Wurzel gesammelte Kraut der einheimischen wildwachsenden Papaveracee Chelidonium majus *L.* Es enthält eine Anzahl Alkaloide neben Chelidonsäure und wirkt sowohl abführend wie harntreibend.

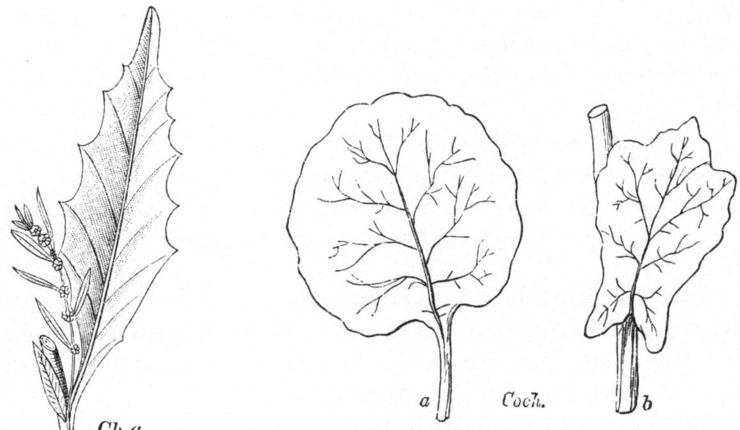

Abb. 102. Herba Chenopodii.

Abb. 103. Herba Cochleariae. *a* grundständiges Blatt, *b* Stengelblatt.

Herba Chenopodii, Jesuitenthee, Mejikanisches Traubenkraut (Abb. 102), ist das zur Blüthezeit gesammelte Kraut der in Amerika heimischen, in wärmeren Gegenden des europäischen Kontinentes eingebürgerten Chenopodiacee Chenopodium ambrosioides *L.* Die Blätter sind länglich lanzettförmig, fast ganzrandig oder entfernt-gezähnt, am Ende des Stengels mit den Blüthen zu beblätterten Blüthenschwänzen vereinigt. Das Kraut enthält ätherisches Oel und Harz und ist ein Nervenmittel.

Herba Chirettae, Chirata, ist das blühende Kraut der Indischen Gentianacee Ophelia Chirata *Griesbach*. Dasselbe dient als Bittermittel.

Herba Cochleariae, Löffelkraut, stammt von der Crucifere Cochlearia officinalis *L.*, welche in Europa an den Ufern der Nord- und Ostsee häufig, im Binnenlande jedoch nur spärlich und zwar nur auf salzigem Boden (Umgebung von Soden und Aachen) gedeiht. Gesammelt werden entweder alle oberirdischen Theile der Pflanze zur Blüthezeit im Mai und Juni oder nur die grundständigen Blätter vor der Blüthezeit.

Beschaffenheit. Die grundständigen Blätter (Abb. 103*a*) sind von durchaus anderer Gestalt als die Stengelblätter. Sie sind lang gestielt, breiteiförmig, oben abgerundet, am Grunde schwach herzförmig, ganzrandig oder nur schwach ausgeschweift und 2 bis 3 cm breit. Die an dem kantigen hellgrünen Stengel ansitzenden Blätter hingegen sind schmäler (Abb. 103*b*), sitzend und mit tief herzförmigem Grunde stengelumfassend, im Umriss spitzeiförmig und mit wenigen stumpfen Sägezähnen versehen.

Der Blüthenstand ist eine reichblüthige Traube; die Blüthen besitzen vier Kelchblätter und vier doppelt so lange weisse Blumenkronenblätter, ferner vier lange und zwei kurze Staubgefässe und einen rundlich-eiförmigen Fruchtknoten, welcher bei der Reife ein aufgedunsenes Schötchen mit je einem bis vier Samen in jedem Fache bildet.

Bestandtheile. Getrocknetes Löffelkraut findet kaum noch Anwendung. Das frische Kraut enthält in sehr geringen Mengen ein schwefelhaltiges ätherisches Oel, dessen Hauptbestandtheil Butylisosulfocyanat ist; *Anwendung.* es dient zur Bereitung von Spiritus Cochleariae.

Herba Conii, Schierlingskraut, auch Herba Cicutae genannt, besteht aus den blätter- und blüthentragenden Zweigspitzen der Umbellifere Conium maculatum *L.*, welche in Europa verbreitet ist und im Juli uud August blüht.

Beschaffenheit. Die Pflanze ist im zweiten Jahre, wenn man das Kraut sammelt, bis über 2 m hoch und trägt am Grunde ihres runden gerillten, bis auf die Knoten hohlen bläulichgrünen, leicht bereiften und unten meist braunroth gefleckten Stengels 40 cm lange Blätter von breiteiförmigem Umriss. Dieselben besitzen einen langen runden röhrigen Stiel, sind dreifach gefiedert und zeigen an der runden, oberseits etwas kantigen Blattspindel bis acht Paare tief fiedertheiliger Blattabschnitte. Dieselben sind von ähnlichem Umrisse wie das ganze Blatt und sind vier- bis fünfpaarig gefiedert. Die Fiederabschnitte dritter Ordnung (Abb. 104 5) sind gesägt, abgerundet und in ein kurzes trockenhäutiges Spitzchen ausgezogen. Die Stengelblätter sind kürzer gestielt, abnehmend kleiner und je weiter nach oben desto weniger gefiedert, doch zeichnet auch diese Blätter das trockenhäutige Spitzchen der Sägezähne aus. Die Blätter sind mattgrün und kahl. Die Blüthen stehen in 10 bis 20strahligen

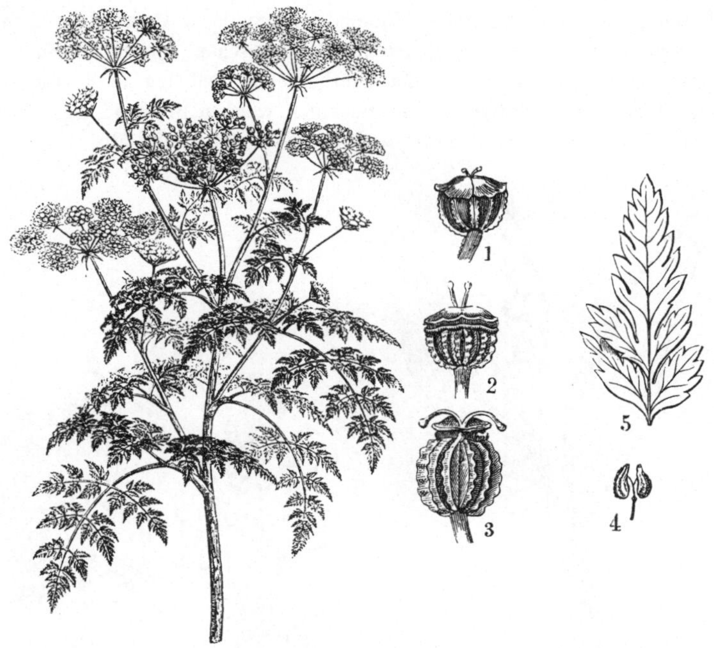

Abb. 104. Herba Conii. 1, 2, 3 Fruchtknoten in der Entwickelung begriffen, vergrössert, 4 reife Frucht, 5 Blattabschnitt.

Dolden und sind vom Bau der Umbelliferenblüthen. Der Fruchtknoten zeichnet sich durch die wellige Kerbung seiner zehn Längsrippen und durch einen, namentlich im unreifen Zustande breiten flachen Discus auf seiner Spitze aus (Abb. 104 1, 2, 3).

Häufig wird statt dieser Droge von den Sammlern das Kraut Prüfung. von Chaerophyllum bulbosum L. aureum L. und Ch. temulum L. untergeschoben, welche sich durch das Vorhandensein einer mehr oder weniger rauhen Behaarung auszeichnen. Auch bei den Blättern von Anthriscus silvestris Hoffmann sind die Blätter unterseits zerstreut behaart. Andere Blätter sind nicht so fein gefiedert.

Bestand-
theile.

Das Kraut riecht gerieben und mit Kalkwasser oder verdünnter Kalilauge getränkt widerlich, mäuseharnartig und schmeckt unangenehm bitter, scharf und salzig.

Es enthält die Alkaloide Coniin, Conydrin und Methylconiin, sowie ca. $12\,^0/_0$ Asche.

Anwendung.

Es ist ein starkes, hauptsächlich in der Thierheilkunde gebrauchtes narkotisches Mittel, welches vorsichtig aufzubewahren ist; grösste Einzelgabe 0,5 g, grösste Tagesgabe 2,0 g.

Herba Convallariae, Maiglöckchenkraut (Abb. 105) ist das zur Blüthezeit gesammelte Kraut der einheimischen Smilacee Convallaria majalis *L.*, bestehend aus je zwei langgestielten, elliptischen, ganzrandigen, faltigen Blättern nebst dem halbstielrunden Blüthenschaft und den an diesem zu einer lockeren Traube vereinigten kugelig-glockigen weissen Blüthen. Das Kraut enthält Convallarin und Convallamarin und wirkt wie Folia Digitalis.

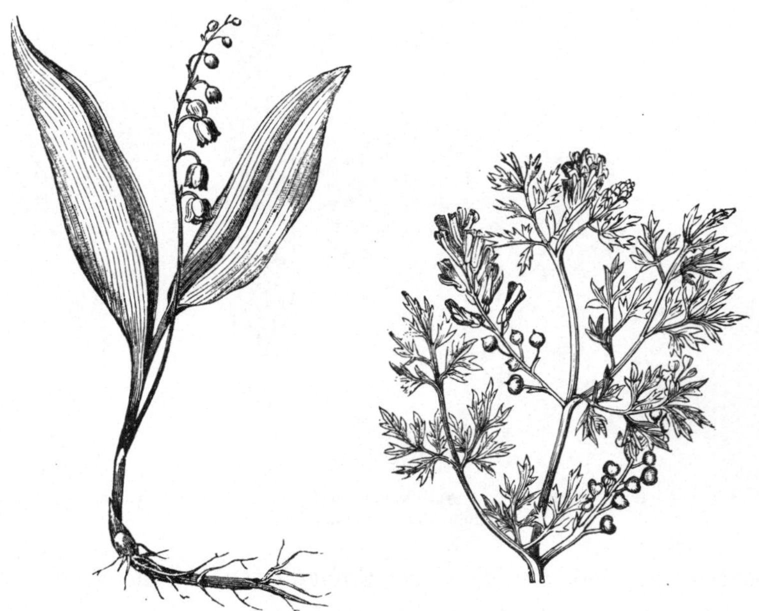

Abb. 105. Herba Convallariae.   Abb. 106. Herba Fumariae.

Herba Droserae, Sonnenthau, auch Herba Rorellae genannt, ist das Kraut der in Sumpfmooren gedeihenden Droseraceen Drosera rotundifolia *L.*, D. anglica *Hudson* und D. intermedia *Heyne*. Die langgestielten Blätter sind dicht mit purpurrothen Borsten besetzt. Sie sind ein Volksheilmittel.

Herba Euphrasiae, Augentrost, ist das Kraut der einheimischen Scrofulariacee Euphrasia officinalis *L.* Es wurde früher gegen Augen- und Leberkrankheiten angewendet.

Herba Fumariae, Erdrauch oder Grindkraut (Abb. 106) ist das zur Blüthezeit gesammelte Kraut der einheimischen Fumariacee Fumaria officinalis *L.* Der krautige, hohle Stengel trägt wechselständige, glatte, doppeltfiederspaltige, bläulichgrüne Blätter und hellgraugrüne kleine Blüthen in blattgegenständigen Trauben. Das Kraut enthält Fumarin und Fumarsäure und gilt in der Volksheilkunde als Blutreinigungsmittel.

Herba Galeopsidis, Hohlzahn, Lieber'sche Kräuter, Blankenheimer Thee, ist das zur Blüthezeit gesammelte Kraut der einheimischen Labiate Galeopsis ochroleuca *Lamarck.* Der flaumigbehaarte, vierkantige, an den Gelenken nicht verdickte Stengel trägt gegenständige, in den Blattstiel verschmälerte, eiförmige bis lanzettliche, grobgesägte und ebenfalls reichbehaarte Blätter sowie in Scheinquirlen vereinigt bleichgelbe Lippenblüthen, deren Unterlippe am Grunde mit einem schwefelgelben Fleck gezeichnet ist und den gezähnten Kelch um das Vierfache an Länge überragt. Die Droge enthält Bitterstoff, Harz und Gerbstoff und wird in der Volksheilkunde gegen Lungenleiden angewendet.

Herba Gratiolae, Gottesgnadenkraut, wilder Aurin, ist das zur Blüthezeit gesammelte Kraut der auf sumpfigen Wiesen in Mitteleuropa gedeihenden Scrofulariacee Gratiola officinalis *L.* Der unten stielrunde, oben vierkantige, im übrigen, wie die ganze Pflanze, kahle Stengel trägt lanzettförmige, halbstengelumfassende, an der Spitze entfernt gesägte drei- bis fünfnervige, unterseits drüsig punktirte Blätter und weisse oder röthliche, fast zweilippige, blattwinkelständige Blüthen. Das Kraut enthält zwei glycosidische Bitterstoffe, fettes Oel, Gerbstoffe und eine flüchtige Säure. Es war ehemals ein geschätztes Gichtheilmittel in der Volksmedicin, ist aber nur vorsichtig zu gebrauchen.

Herba Grindeliae, Grindelienkraut, ist das zur Blüthezeit gesammelte Kraut der nordamerikanischen Compositen Grindelia robusta *Nuttal* und Grindelia squarrosa *Dunal*, welches, von den unteren Theilen befreit, meist zu Bündeln vereinigt, im Handel ist. Der stielrunde, gestreifte, oben behaarte ästige Stengel trägt wechselständige, halbstengelumfassende, längliche oder breite, spatelförmige, herzförmige und scharf-sägezähnige, steife, zerbrechliche, matt-graugrüne und durchscheinend punktirte Blätter. Die einzelnstehenden Blüthenkörbchen sind mit einem halbkugeligen, von ausgeschiedenem Harze klebrigen Hüllkelch umschlossen und tragen zungenförmige Strahlenblüthen und röhrig-glockige Scheibenblüthen; beide von gelber Farbe. Die Droge besitzt einen eigenthümlich balsamischen Geruch und einen gewürzhaften, etwas bitteren Geschmack; sie enthält ätherisches Oel, Harz und Bitterstoff und wird von Amerika aus gegen Asthma empfohlen.

Herba Hederae terrestris, Gundermann, Gundelrebe, ist das zur Blüthezeit gesammelte Kraut der einheimischen Labiate Glechoma hederacea *L.* Der vierkantige Stengel trägt gegenständige, nieren- bis herzförmige, gekerbte und schwach behaarte Blätter und in den Achseln je 1 bis 3 blaue Lippenblüthen. Unter den Bestandtheilen: Harz, ätherisches Oel, Bitterstoff, Gerbstoff, ist keiner von hervorragender Wirkung; dennoch ist das Kraut ein vielgebrauchtes, unschuldiges Volksheilmittel.

Herba Hepaticae ist das blühende Kraut der Ranunculacee Hepatica triloba *L.* Es enthält nur Gerbstoffe und man schreibt ihm wohl mit Unrecht in der Volksheilkunde eine Wirkung gegen Leberleiden zu.

Herba Herniariae, Bruchkraut, Harnkraut, ist das zur Blüthe-zeit sammt der Wurzel gesammelte Kraut der einheimischen Caryophyllaceen Herniaria glabra *L.* und Herniaria hirsuta *L.* Die mehrköpfige Wurzel treibt zahlreiche ästige, flach ausgebreitete Stengel, welche kleinere, fast sitzende, eiförmige, ganzrandige und von häutigen weissen Nebenblättern begleitete, unten gegenständige, oben wechselständige Blätter tragen, in deren Achseln die sehr kleinen grünlich-gelben Blüthen knäuelförmig angeordnet sind. Das Kraut enthält Herniarin, Paronychin, Saponin und Gerbstoffe und steht in der Volksheilkunde als wassertreibendes Mittel in Ansehen.

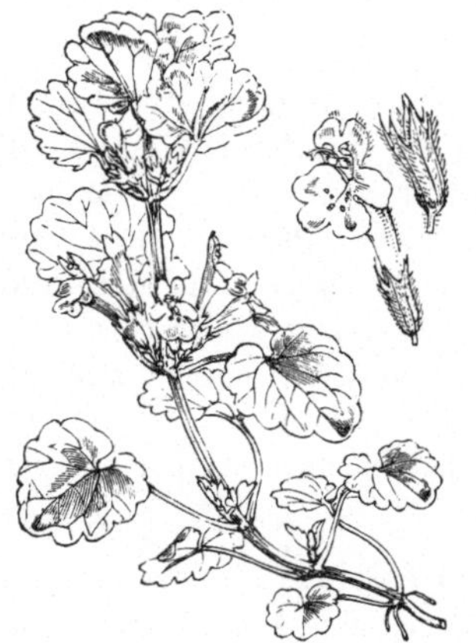

Abb. 107.   Herba Hederae terrestris nebst Blüthe und Kelch.

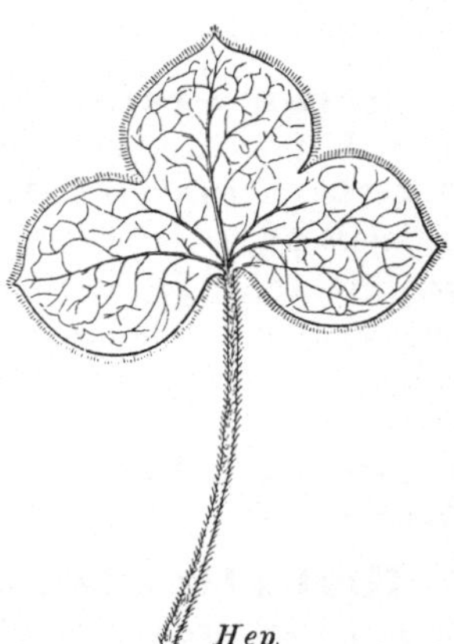

Abb. 108.   Herba Hepaticae, Blatt.

Herba Hyoscyami, Bilsenkraut (Abb. 109), besteht aus den Blättern und den krautigen Antheilen der Stengel sammt den Blüthen von Hyoscyamus niger *L.*, einer über fast ganz Europa verbreiteten Solanacee, welche auf Schutthaufen wild wächst und in Thüringen sowie in Nordbayern zur Krautgewinnung, die im Juli und August des zweiten Jahres geschieht, kultiviert wird.

Beschaffen-
heit.   Die grundständigen Blätter sind bis 30 cm lang und 10 cm breit, von länglich eiförmigem Umriss, oben zugespitzt, unten in den bis 5 cm langen Stiel auslaufend; der buchtige Rand zeigt auf jeder Hälfte 3 bis 6 grosse Kerbzähne. Die stengelständigen Blätter sind kleiner, sitzend und halbstengelumfassend, mit nach oben abnehmender Zahl von Kerbzähnen bis zu je einem an jeder Blatthälfte. Stengel und Blätter sind meist reichlich mit Drüsen-

haaren besetzt; doch ist bei den aus Kulturen stammenden Pflanzen die Behaarung, namentlich auf der Oberseite der Blätter eine geringere.

Die Blüthen, in einseitswendigen Aehren stehend, sind von einem krugförmigen, fünfzähnigen Kelch eingeschlossen und besitzen eine trichterförmige, blassgelbe, violettgeaderte, fünflappige Blumenkrone. Nach dem Verblühen wächst der Kelch zu einer Röhre aus, welche die bei der Reife sich mit einem Deckel öffnende Kapsel einschliesst.

Die Blätter von Hyoscyamus albus *L.*, welche der officinellen Prüfung. Droge beigemengt sein können, sind kaum weniger wirksam; sie

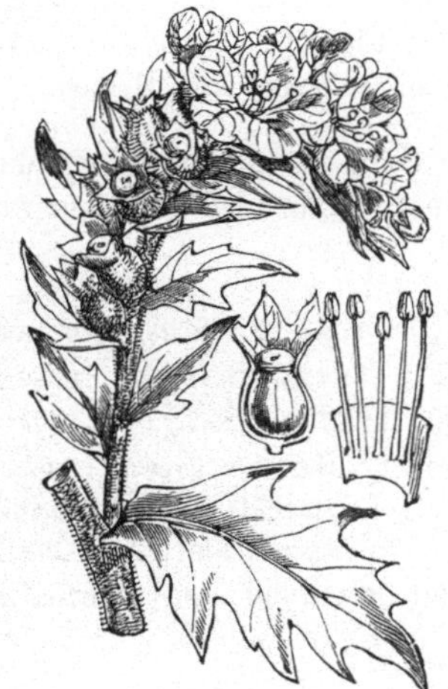

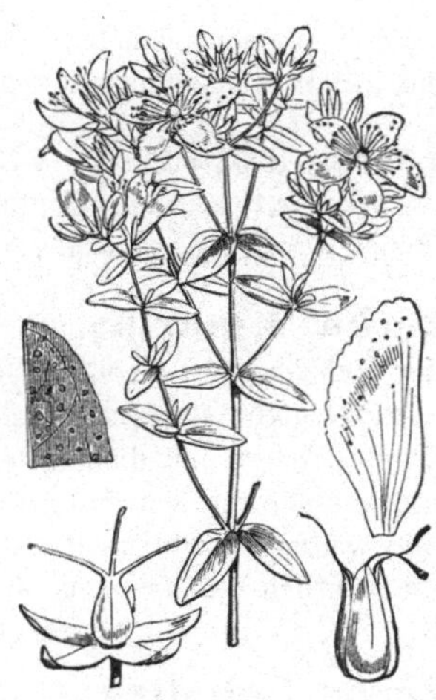

Abb. 109. Herba Hyoscyami nebst Theilen der Blüthe und Frucht.

Abb. 110. Herba Hyperici nebst Theilen der Blüthe, links ein Stück eines Laubblattes mit der drüsigen Punktirung.

sind sämmtlich gestielt. Für die mikroskopische Untersuchung des Pulvers sind die würfelförmigen Kalkoxalatkrystalle in den Zellen charakteristisch.

Das Kraut enthält bis $0{,}4\,^0/_0$ Hyoscymin und Hyoscin, Bestand-theile. letzteres identisch mit Scopolamin sowie eine Anzahl weiterer Alkaloide, ferner bis $2\,^0/_0$ Kaliumnitrat. Der unangenehme Geruch des frischen Krautes geht beim Trocknen verloren.

Trockenes Bilsenkraut findet nur sehr selten als Narcoticum Anwendung. Verwendung. Häufiger wird das aus dem frischen Kraute zu bereitende Extr. Hyoscyami angewendet. Herba Hyoscyami ist vorsichtig aufzubewahren. Grösste Einzelgabe 0,5 g, grösste Tagesgabe 1,5 g.

Herba Hyperici, Johanniskraut, Hartheu (Abb. 110), ist das blühende Kraut der einheimischen Hypericacee Hypericum perforatum *L.*, mit gerundet zweikantigem, nicht geflügeltem Stengel und gegenständigen, sitzenden, eiförmigen oder länglichen, ganzrandigen und durchscheinend drüsig punktirten Blättern sowie zu einer rispigen Trugdolde vereinigten gelben grossen Blüthen. Das Kraut enthält ätherisches Oel, Gerbstoffe und Farbstoff und wird als Volksheilmittel gegen Wunden gebraucht.

Herba Hyssopi, Ysopkraut, ist das blühende Kraut der einheimischen Labiate Hyssopus officinalis *L.*, mit aufrechtem, verzweigtem Stengel, sitzenden, lanzettförmigen, ganzrandigen und gleich dem Stengel nur sehr zerstreut behaarten Blättern und blauen Lippenblüthen, welche in reichblüthigen Scheinquirlen am Ende der Aeste zu einseitswendigen Blüthenschwänzen vereinigt sind. Die Droge hat einen gewürzhaften, kampherartigen Geruch und zusammenziehenden Geschmack, enthält ätherisches Oel und Gerbstoffe und gilt in der Volksheilkunde als Heilmittel gegen Brustleiden.

Herba Lactucae virosae, Giftlattig, ist das vor der Entfaltung der Blüthen gesammelte und getrocknete Kraut der zu Arzneizwecken kultivirten Composite Lactuca virosa *L.*

Herba Linariae, Leinkraut, ist das zur Blüthezeit gesammelte Kraut der einheimischen Scrofulariacee Linaria vulgaris *Miller*, mit kahlem Stengel, zerstreuten, ungestielten, linealischen, ganzrandigen, graugrünen und dreinervigen Blättern und dichten, endständigen Trauben zweilippiger, maskirter, am Grunde gespornter, schwefelgelber Blüthen. Es enthält Linarin, Linaracrin sowie eine weitere Anzahl nicht näher untersuchter Körper und ist ein Volksheilmittel, namentlich im frischen Zustande zur Bereitung von Ungt. Linariae dienend.

Herba Lobeliae, Lobelienkraut, besteht aus den zur Blüthezeit über der Wurzel abgeschnittenen oberirdischen Theilen der Lobelia inflata *L.*, einer einjährigen Lobeliacee des nordamerikanischen Florengebietes. Die Droge kommt in Backsteinform zusammengepresst aus Nordamerika, hauptsächlich aus New-Lebanon im Staate New-York in den Handel.

Beschaffenheit. Die Droge besteht aus Bruchstücken des Stengels und der Blätter, gemischt mit Blüthen und Früchten der Pflanze. Der Stengel ist kantig, an den Kanten behaart, markig oder oft hohl. Die Blätter, welche in der Droge zerknittert und zerbrochen vorhanden sind, sind ungestielt, am Rande ungleich kerbig gesägt und mit sehr kleinen, weisslichen Drüsenhaaren besetzt; die Blattspreite zeigt nur zerstreute Behaarung.

Blüthen sind in der Droge meist in geringerer Anzahl vorhanden als Früchte. Erstere an der lebenden Pflanze in einer Traube angeordnet, werden von einem spitzeiförmigen Vorblatte getragen, sind blassblau und zweilippig. Die Früchte bilden kugelige oder eiförmige, 5 mm dicke, mit zehn Streifen versehene, gelblichbraune, dünnwandige, zweifächerige Kapseln, welche von dem fünftheiligen Kelche gekrönt werden und zahlreiche braune, kaum 0,5 mm grosse Samen enthalten.

Das Kraut ist durch einen unangenehmen, scharfen und kratzen- den Geschmack ausgezeichnet, welcher hauptsächlich den Samen eigen ist und von dem darin enthaltenen Alkaloid Lobelin her- rühren dürfte. Ausserdem soll die Pflanze ein indifferentes Alkaloid Inflatin und ein Glycosid Lobelacrin enthalten. *Bestandtheile.*

Dem Lobelienkraut wird eine Einwirkung auf asthmatische Be- schwerden zugeschrieben. Es wird fast ausschliesslich zu Tinct. Lobeliae verbraucht. *Anwendung.*

Herba Majoranae, Mairan, ist das blühende Kraut von Origa- num Majorana *L.* und der Varietät Majoranoïdes, einer als Küchengewürz allenthalben kultivirten halbstrauchigen Labiate. Die dünnbehaarten ästigen Stengel tragen eirunde oder längliche, ganzrandige, graugrüne, kurzfilzige Blätter und weisse, zu fast kugeligen Aehren an den Spitzen der Aeste gehäufte, mit rundlichen Deckblättern versehene Blüthen. Geruch und Geschmack der Droge sind sehr gewürzhaft infolge des Gehaltes an ätherischem Oel. Die Verwendung geschieht hauptsächlich als Gewürz, sowie zu Ungt. Majoranae.

Herba Marrubii, weisser Andorn, ist das blühende Kraut der einheimischen Labiate Marrubium vulgare *L.* Der vierkantige, weissfilzige Stengel trägt gegenständige, runzelige, weichhaarige, unterseits grau- oder weiss- filzige Blätter, von denen die unteren rundlich eiförmig, ungleich grob gekerbt, dio oberen spitzeiförmig und kerbig gezähnt sind, sowie zu kugeligen Schein- quirlen vereinigte weisse Lippenblüthen, welche von einem drüsigen Kelche mit zehn hakig umgebogenen Zähnen umschlossen sind. Das Kraut enthält einen Bitterstoff: Marrubiin, ferner Gerbstoff und ätherisches Oel und ist ein Volks- heilmittel gegen Lungenleiden.

Herba Meliloti, Steinklee (Abb. 111), besteht aus den Blättern und blühenden Zweigen von Melilotus officinalis *Des- rousseaux* und Melilotus altissimus *Thuiller*, zwei Papilionaceen unserer heimischen Flora, welche auf Wiesen und an Gräben ge- deihen, in Thüringen und in Nordbayern angebaut werden und im Juli und August während der Blüthezeit gesammelt werden.

Die Blätter beider Arten sind dreizählig gefiedert und mit einem feinbehaarten, bis 1 cm langen, gemeinsamen Blattstiel ver- sehen; das Endblättchen ist zuweilen grösser und meist länger ge- stielt. Die Spreite der einzelnen bis gegen 4 cm langen Fieder- blättchen ist länglich, gestutzt und kahl, oder nur unterseits längs der Nerven behaart; der Rand ist scharf und spitz gezähnt. *Beschaffenheit.*

Die in einseitswendigen Trauben stehenden Blüthen sind gelb und von dem Bau der Schmetterlingsblüthen; sie stehen auf dünnen kurzen, seidenhaarigen Stielchen in der Achsel kleiner röthlich gewimperter Deckblättchen. Der feinbehaarte Kelch ist fünfzähnig und umgiebt auch nach dem Verblühen die kleinen, ein- bis dreisamigen zusammengedrückten, bei M. officinalis kahlen und braunen,

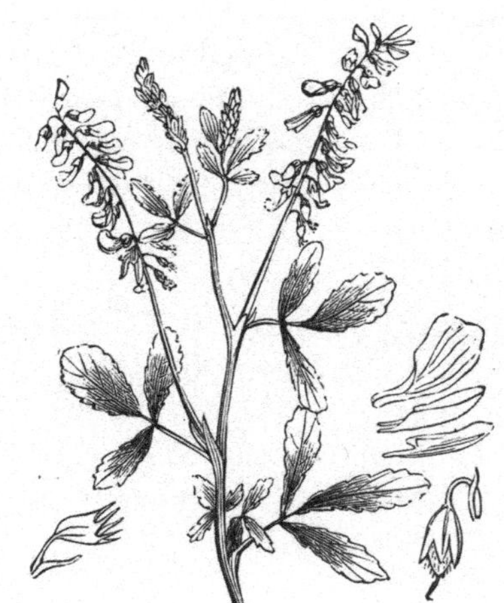

Abb. 111. Herba Meliloti nebst Theilen der Blüthe.

bei **M. altissimus** schwärzlich behaarten und deutlich zugespitzten kurzen Hülsenfrüchte.

Die Blüthen des möglicherweise beigemengten Melilotus albus *Desrousseaux* sind weiss. Die der anderen M.-Arten sind zwar ebenfalls gelb, ihr Kraut aber geruchlos.

Bestand-
theile.

Steinklee riecht stark tonkabohnenartig, infolge seines Gehaltes an Cumarin. Melilotsäure, Spuren eines ätherischen Oeles, Gerbstoff und Asche sind die sonstigen Bestandtheile des Krautes.

Anwendung.

Es findet zur Bereitung von Species emollientes Verwendung.

Herba Millefolii, Schafgarbe (Abb. 112), besteht aus den zur Blüthezeit gesammelten, aber vom Stengel befreiten Blättern der einheimischen Composite Achillea Millefolium *L.* Die Blätter sind im Umrisse länglich oder lineallanzettlich, zwei- bis dreifach fiederschnittig mit lanzettlichen, stachelspitzigen Zipfeln, zottig behaart und unterseits mit vertieften Oeldrüsen versehen. Bestandtheile sind Bitterstoffe, ätherisches Oel, Harze und Gerbstoffe. Das Kraut ist als Blutreinigungsmittel in der Volksheilkunde gebräuchlich.

Herba Origani, Dost, ist das blühende Kraut der einheimischen Labiate Origanum vulgare *L.* Der röthliche Stengel trägt gegenständige eiförmige, sehr kleine, ganzrandige, ausgeschweifte oder entfernt gezähnte, zerstreut behaarte Blätter, und von violetten Deckblättern begleitete röthliche zweilippige Blüthen, welche zu vierzeiligen Aehren vereinigt, am Ende des Stengels eine rispige Trugdolde bilden. Der eigenthümliche, angenehm aromatische Geruch rührt von dem Gehalt an ätherischem Oele her. In der Volksheilkunde findet das Kraut Anwendung zu Kräuterbädern gegen Skrofulose.

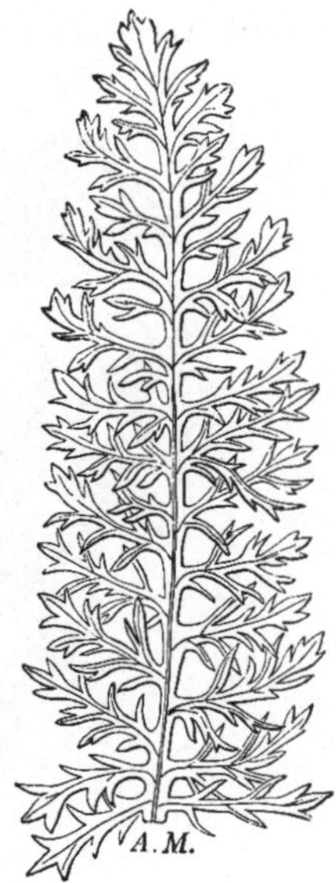

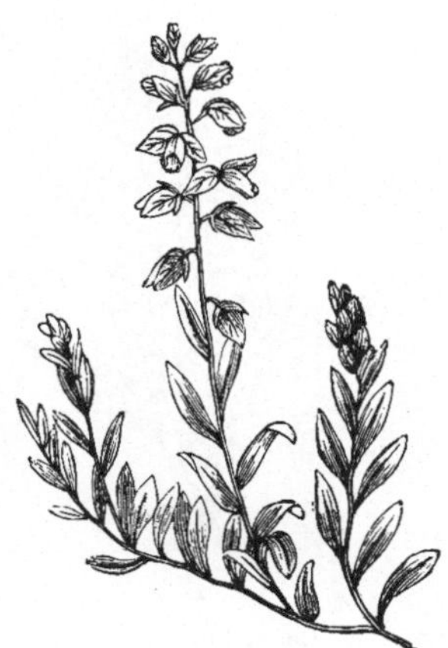

Abb. 112. Herba Millefolii, Blatt.   Abb. 113. Herba Polygalae.

Herba Polygalae, Kreuzblumenkraut (Abb. 113), ist das zur Blüthezeit gesammelte Kraut der einheimischen Polygalacee Polygala amara *L.* sammt der Wurzel. Die dünne ästige, hellbraune Wurzel treibt mehrere einfache beblätterte, mit einer Blüthentraube endende Stengel. Die unteren Blätter sind rosettenförmig gehäuft, spatelförmig oder verkehrt eiförmig, und stets weit grösser, als die wechselständigen lanzettlichen oder keilförmig-länglichen Stengelblätter. Die kleinen blauen oder weissen Blüthen der Blüthentraube sind mit den eigenthümlichen zwei flügelförmigen blumenblattartigen Kelchblättern versehen. Der stark bittere Geschmack der ganzen Pflanze rührt von dem Bitterstoff Polygamarin her; daneben sind ätherisches Oel, Saponin und Polygalasäure darin enthalten. Es ist ein Volksheilmittel gegen Lungenleiden und Magenbeschwerden.

Herba Pulmonariae, Lungenkraut, besteht aus den vom Stengel befreiten Blättern der einheimischen Boraginee (Asperifoliacee) Pulmonaria officinalis *L.* Die grundständigen Blätter sind langgestielt, eiförmig und in den Stiel plötzlich zusammengezogen oder herzförmig, die Stengelblätter sitzend etwas herablaufend und länglich, beide oberseits trübgrün, häufig weisslich gefleckt und durch zerstreute steife Haare rauh. Sie dienen infolge ihres Schleimgehaltes als Volksheilmittel gegen Lungenleiden.

18*

Herba Pulsatillae, Küchenschelle, ist das zur Zeit des Ab-
blühens gesammelte Kraut von Pulsatilla vulgaris *Miller* und Pulsatilla
pratensis *Miller*. Es findet getrocknet kaum mehr Anwendung. Das frische
Kraut dient zur Bereitung von Extr. Pulsatillae. Das frische Kraut bewirkt,
auf die Haut gerieben, Entzündung und ist deshalb mit Vorsicht zu handhaben;
beim Trocknen verliert es seine Schärfe; es enthält Anemonin und Anemonsäure.

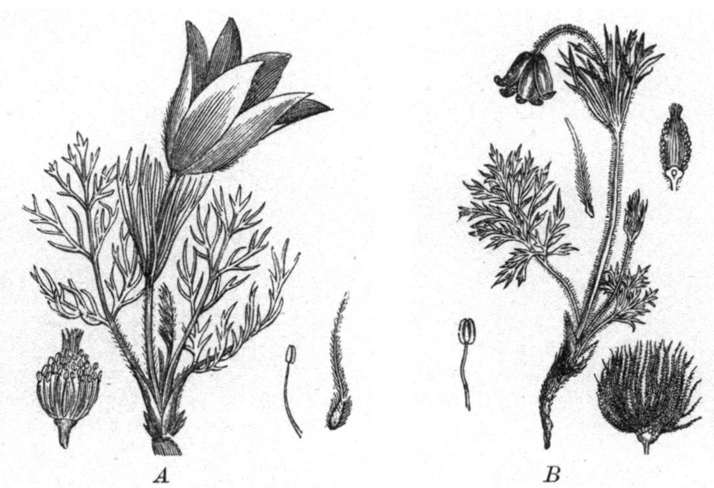

Abb. 114. Herba Pulsatillae. *A* von Pulsatilla vulgaris, *B* von Pulsatilla pratensis nebst
Theilen der Blüthen beider.

Herba Saturejae, Bohnenkraut, ist das getrocknete Kraut der
angebauten Labiate Satureja hortensis *L.* Es enthält ätherisches Oel, riecht
stark gewürzhaft und dient als Küchengewürz sowie als Volksheilmittel.

Herba Serpylli, Feldkümmel oder Quendel (Abb. 115),
besteht aus den oberirdischen Theilen der Labiate Thymus
Serpyllum *L.*, welche in ganz Europa auf trocknen Grashängen
häufig ist und während der Blüthezeit im Juni und Juli gesammelt wird.

Beschaffen-
heit.
Die holzigen, liegenden, an den Knoten wurzelnden Stengel
dieses kleinen Halbstrauches tragen röthliche Aeste, welche verzweigt sind und Blätter von wechselnder, rundlich eiförmiger bis
schmal lanzettlicher Gestalt tragen. Die Blätter sind oben abgerundet, nach unten in den bis 3 mm langen Stiel verschmälert bis
1 cm lang und bis 7 mm breit, ganzrandig und am Rand schwach
umgerollt, ausserdem durchscheinend drüsig punktirt. Die Behaarung ist eine sehr verschiedene und wechselt sehr; die Blätter
können ebensowohl fast kahl, als auch dicht rauhhaarig oder nur
an der Basis bewimpert sein.

Die Blüthenstände bestehen aus armblüthigen Scheinquirlen, deren untere entfernt stehen, während die oberen zahlreich zu Blüthenköpfchen zusammengedrängt sind. Der Kelch ist braunroth, die zweilippige Blumenkronenröhre hellpurpurn.

Geruch und Geschmack des Feldkümmels sind kräftig gewürzhaft, von seinem Gehalt an ätherischem Oele herrührend. Das Mittel findet äusserlich zu stärkenden Bädern und Kräuterkissen Verwendung und bildet einen Bestandtheil der Specis aromaticae.

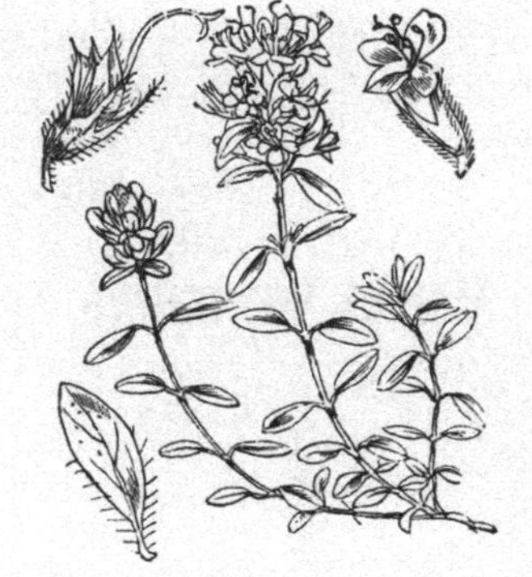

Bestandtheile.

Anwendung.

Abb. 115. Herba Serpylli nebst Blüthe, Kelch und Blatt.

Herba Spilanthis, Parakresse, ist das zur Blüthezeit gesammelte Kraut der in Südamerika heimischen, bei uns in Gärten angebauten Composite Spilanthes oleracea *Jacquin*. Der ästige Stengel trägt gegenständige eiförmige, in den langen Stiel zusammengezogene, ausgeschweift-gezähnte Blätter und kurz-kegelförmige, sehr langgestielte, nicht strahlende Blüthenköpfchen mit braunen, im Alter goldgelben Zwitterblüthen. Der sehr scharfe und brennende Geschmack soll von dem Gehalte an scharfem Harz herrühren; ausserdem sind Spilanthin, ätherisches Oel und Gerbstoff darin enthalten. Man schreibt der daraus bereiteten Tinktur Wirkung gegen Zahnweh und Skorbut zu.

Herba Tanaceti, Rainfarn, besteht aus den zur Blüthezeit gesammelten Blättern und Stengelspitzen der einheimischen Composite Tanacetum vulgare *L.* Das Kraut soll, wie die Blüthen wurmtreibend wirken.

Herba Thymi, Thymian oder Römischer Quendel, besteht aus den oberirdischen Theilen der Labiate Thymus vulgaris *L.*, welche, in den europäischen Mittelmeerländern heimisch, als Gewürzkraut in fast jedem Bauerngarten gezogen, in grösserem Maassstabe aber in Thüringen, der Provinz Sachsen und in Nordbayern angebaut und im Mai und Juni geerntet wird.

Die verholzten Stengel dieser Thymusart wurzeln niemals am Boden. Die vierkantigen Aeste tragen bis 9 mm lange, höchstens 3 mm breite, sitzende oder kurz gestielte, am Rande zurückgerollte Blätter von schmal lanzettlichem Umriss. Die Blattspreite ist oberseits dunkelgrün, unterseits heller, beiderseits kurz behaart und von Oeldrüsen durchscheinend punktirt.

Beschaffenheit.

Der Blüthenstand besteht aus Scheinquirlen, die unten entfernt, oben ährenförmig genähert sind. Der borstig behaarte und mit Drüsen besetzte Kelch wird von der zweilippigen, blassröthlichen Blumenkronenröhre überragt.

Bestand-
theile.
Thymian ist von kräftig gewürzhaftem Geschmacke, welcher von dem Gehalt an ca. $1\,^0/_0$ thymolhaltigem ätherischem Oele herrührt.

Anwendung.
Das Kraut bildet einen Bestandtheil der Species aromaticae und dient als Gewürz.

Herba Verbenae, Eisenkraut (Abb. 116), ist das blühende Kraut der Verbenacee Verbena officinalis *L.* Es enthält Bitterstoff und Gerbstoff und ist ein Volksheilmittel.

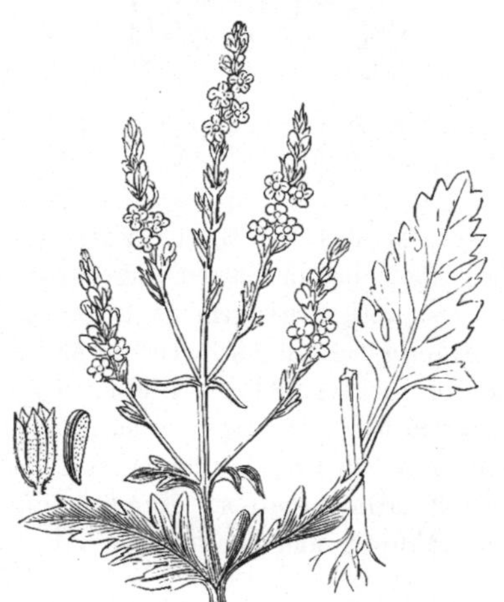

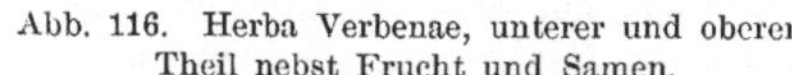

Abb. 116. Herba Verbenae, unterer und oberer
Theil nebst Frucht und Samen.

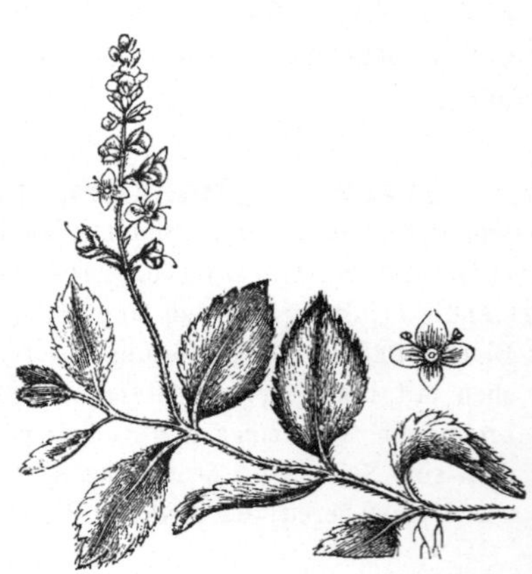

Abb. 117. Herba Veronicae nebst Blüthen.

Herba Veronicae, Ehrenpreis (Fig. 117), ist das blüthentragende Kraut der einheimischen Scrofulariacee Veronica officinalis *L.* Der stielrunde, ringsum behaarte Stengel trägt gegenständige in den kurzen Stiel verschmälerte, eiförmige grobgesägte graugrüne und auf beiden Seiten behaarte Blätter, und kurzgestielte kleine Blüthen von ursprünglich blauer, beim Trocknen ausgebleichter Farbe, welche in blattwinkelständigen gedrungenen Trauben angeordnet sind. Es ist ein unschuldiges Volksmittel ohne nennenswerthe wirksame Bestandtheile.

Herba Violae tricoloris, Stiefmütterchenkraut, Freisamkraut oder Dreifaltigkeitskraut, auch Herba Jaceae genannt, besteht aus den oberirdischen Theilen der Violacee Viola tricolor *L.* (Abb. 118), welche in Europa auf Aeckern allenthalben verbreitet ist und fast den ganzen Sommer hindurch, vom Mai bis September, in Blüthe steht.

Beschaffen-
heit.
An dem hohlen kantigen Stengel sitzen Blätter von verschiedener Gestalt an. Die unteren sind gestielt, rundlich und breit-eiförmig,

am Rande ausgeschweift, die oberen kürzer gestielt, länglich
eiförmig und in den Blattstiel verschmälert, am Rande gekerbt-
gesägt. Beide Arten von Blättern sind mit je zwei leierförmigen
fiedertheiligen Nebenblättern versehen, welche so gross sind, dass
sie den Blattstiel an Länge übertreffen; die Seitenzipfel der Neben-
blätter sind lineal, der Endzipfel hingegen erreicht oft fast die
Grösse der eigentlichen Blattspreite selbst.

Die Blüthen sitzen einzeln an je einem bis 10 cm langen achsel-
ständigen, oben hakenförmig gekrümmten Stiele. Der fünfblättrige
Kelch trägt eigenthümliche Anhängsel.
Die Blumenblätter sind bei der Varietät
Viola tricolor var. vulgaris *Koch*
länger als der Kelch, und zwar sind
bei dieser Varietät die beiden oberen
dunkelviolett, die beiden seitlichen hell-
violett· oder gelblich und das nach unten
gerichtete gelb, mit violetter Zeichnung,
während bei Viola tricolor var. arvensis *Murray* die Blumenblätter kürzer
als der Kelch und bis auf das untere,
welches eine dunkelgelbe Farbe mit
violetter Zeichnung besitzt, gelblichweiss
bis hellviolett sind; erstere werden vorgezogen.

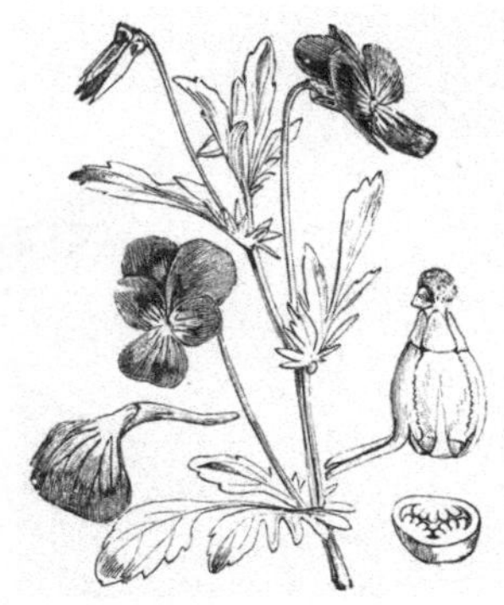

Abb. 118. Herba Violae tricoloris, oberer
Theil; links das vordere Blumenblatt,
rechts das Androeceum und darunter
der Fruchtknotenquerschnitt.

Stiefmütterchenkraut dient als blutreinigendes Mittel in der Bestandtheile und
Volksheilkunde und enthält Violin, Gerbstoffe, sowie auch Salicyl- Anwendung.
säure.

Kamala besteht aus den von den Früchten der Euphorbiacee
Mallotus Philippinensis *Müller Argoviensis* herrührenden Harz-
drüsen. Sie werden in Vorderindien, wo dieser Baum wild wächst, Gewinnung.
gesammelt und in der Art gewonnen, dass man die im März geernteten Früchte des Baumes in Körben schüttelt, wobei die Harz-
drüsen sammt den auf den Früchten sitzenden Büschelhaaren sich
abreiben und auf untergelegten Tüchern gesammelt werden. Um die
Reibung zu erhöhen, wird bei dieser Prozedur allem Anscheine
nach Sand, Schmirgel und Bolus auf die in den Körben befindlichen Früchte geschüttet, welche Verunreinigungen sich von der
Droge durch Absieben dann nur schwierig wieder entfernen lassen.
Da die Droge in Indien meist nur zum Färben Anwendung findet,
so wird auf das Wiederentfernen bez. auch auf das Fernhalten
dieser Verunreinigungen im Ursprungslande wenig Werth gelegt

und es kommen Handelssorten mit $60\,^0/_0$ und mehr solcher Verunreinigungen nach Europa. Die zu pharmaceutischem Zwecke zu
verwendende Droge muss jedoch so weit als irgend möglich, theilweise unter grossen Schwierigkeiten, durch Absieben (weniger vor-
theilhaft durch Schlämmen) wieder davon gereinigt werden. Auch
in Deutsch-Neu-Guinea wächst die Pflanze wild.

Beschaffen-
heit.

Die Droge erscheint als leichtes, nicht klebendes Pulver von
rother, mit grau gemischter Farbe, ohne Geruch und Geschmack.
Die Kamaladrüsen tragen nur selten noch die Stielzelle, durch

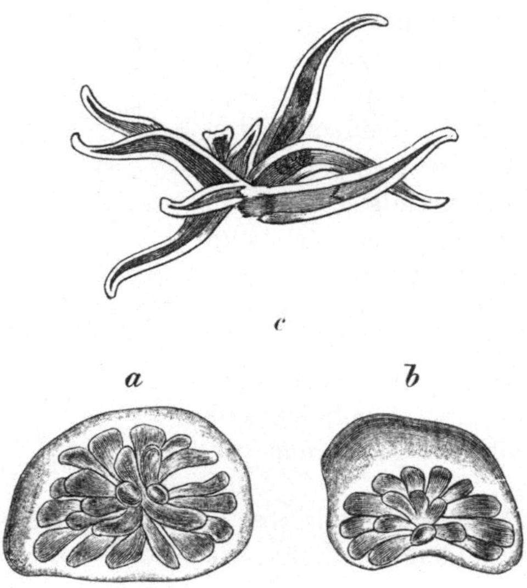

Abb. 119. Kamala, 200fach vergrössert. *a* von oben, *b* von der Seite gesehen,
c Büschelhaar der Fruchtschale.

welche sie an den Früchten aufsassen. Sie bestehen, wie sich unter
dem Mikroskop in conc. Choralhydratlösung (am besten nach Entfernen des Harzes durch Ausziehen durch Choroform) leicht erkennen lässt, aus 20 bis 60 kopfförmig vereinigten Zellen von
keulenähnlicher Gestalt, aus denen sich ein rothes harziges Sekret
ergossen hat, welches die, die Drüsenzellen umhüllende Cuticula
blasig auftreibt (Abb. 119a, b). — Eine unvermeidliche Beimengung
der Kamaladrüsen sind die charakteristisch gestalteten Büschelhaare
der Fruchtschale (c).

Bestand-
theile.

Kamala enthält $80\,^0/_0$ eines rothen Harzes, welches sich in
Aether, Chloroform, Alkohol und Schwefelkohlenstoff löst. Aus
dem Harze wurde das auch in Wasser lösliche Rottlerin dargestellt. Siedendes Wasser wird von Kamala nur blassgelblich

gefärbt; Eisenchloridlösung färbt diesen Auszug braun, Alkalien dunkelroth.

Von Blatt- und Stengelresten muss Kamala durch Absieben sorgfältig befreit sein, ebenso thunlichst von mineralischen Beimengungen, und zwar nach dem Arzneibuche bis zu einem Aschegehalt von $6^0/_0$; billigerweise wären $8^0/_0$ als zulässig zu erachten. Prüfung.

Kamala dient in der Pharmacie als Bandwurmmittel. Anwendung.

Kino ist der eingetrocknete Saft aus der Rinde des in Vorderindien und auf Ceylon wachsenden, zur Familie der Papilionaceae gehörigen Baumes Pterocarpus Marsupium *Roxburgh.* Man lässt den Saft durch Einschnitte aus der Rinde ausfliessen und in den zum Auffangen dienenden Gefässen eintrocknen. Die Droge bildet kleine kantige Stücke von schwarzbrauner Farbe; dieselben sind undurchsichtig, unter dem Mikroskope in dünnen Splittern blutroth, mit kleinmuscheliger fast glasglänzender Bruchfläche. Das Pulver ist dunkelbraunroth, geruchlos, von stark zusammenziehendem Geschmack. In kaltem Wasser quillt es auf und giebt an dieses Farbstoff ab. In heissem Wasser und in Alkohol löst es sich grösstentheils, und zwar mit tiefrother Farbe. Bestandtheile sind Kinoroth und Kinogerbsäure; durch letztere wirkt es styptisch.

Lactucarium ist der eingetrocknete Milchsaft der Composite Lactuca virosa *L.*, welcher namentlich in der Rheinprovinz bei Zell a. d. Mosel von angebauten Exemplaren in der Weise gewonnen wird, dass man im Beginne des Blühens den Stengel einige Decimeter unter der Spitze abschneidet und den vom Mai bis September täglich aus der Schnittfläche ausgetretenen Milchsaft sammelt und eintrocknen lässt, um jedes Mal eine neue Schnittfläche unterhalb der alten herzustellen. Es bildet harte formlose bräunliche Klumpen, welche sich wie Wachs schneiden lassen und weissliche wachsglänzende Schnittflächen zeigen. Es besitzt einen eigenartigen narkotischen Geruch und stark bitteren Geschmack. Bestandtheile sind neben Mannit, Kautschuk und Eiweissstoffen der Bitterstoff Lactucin, ferner Lactucasäure und Lactucon. Der Aschegehalt darf nicht mehr als $10^0/_0$ betragen. Es wird als narkotisches Mittel, sowie auch gegen Asthma angewendet. Andere Sorten werden in Oesterreich und England gewonnen.

Laminaria, Riementang, auch Stipites Laminariae genannt, besteht aus dem unteren stengelartigen Theile des Thallus von Laminaria Cloustoni *Edmonston,* einer an felsigen Meeresküsten allenthalben vorkommenden Alge aus der Gruppe der Phaeophyceae oder Braunalgen. Die Droge besteht aus dunkelbraunen, grobgefurchten, cylindrischen oder etwas flachgedrückten hornartigen, mehrere Decimeter langen Stücken, welche in den Furchen meist einen Anflug von Salzkrystallen tragen. Der beim Aufweichen in Wasser bis zum Fünffachen seines Durchmessers aufquellende Querschnitt zeigt in der Peripherie einen schmalen schwarzbraunen Saum und ein von ellipsoidischen Schleimhöhlen durchsetztes Innengewebe. Aus der Droge geschnittene und geglättete Stifte dienen infolge ihrer Quellbarkeit zur Erweiterung von Wundkanälen, der Schleim zur Fabrikation leicht zerfallender Pastillen.

Lichen Islandicus, fälschlich Isländisches Moos genannt, richtiger Isländische Flechte, ist die Flechte Cetraria Islandica *Acharius,* welche im hohen Norden, darunter auch auf Island in der Ebene, in den gemässigten Zonen aber nur in Gebirgswäldern, so im Riesengebirge, Harz und Thüringer Wald wächst und theils dort gesammelt, theils aus der Schweiz und Tirol, Norwegen und Schweden, sowie auch aus Spanien und Frankreich eingeführt wird.

Beschaffenheit. — Der blattartige, im trockenen Zustande nicht mehr als 0,5 mm dicke Thallus dieser Flechte ist etwa handgross und seine sich wiederholt gabelförmig verzweigenden, rinnenförmig gebogenen oder krausen Lappen sind am Rande mit wimperähnlichen steifen Fransen besetzt. Einzelne derselben sind an der Spitze bauchig erweitert und zeigen bei mikroskopischer Untersuchung, dass sie eine mit einer Lochöffnung auf dem Scheitel endende Höhlung (Spermogonium) umschliessen, welche mit Spermatien, den männlichen Befruchtungsorganen, erfüllt sind. Die hier und da vorhandenen Apothecien siud oval oder kreisrund, flach und von brauner Farbe, von einem wulstigen, stellenweise kerbig eingeschnittenen Rande begrenzt. Die eine (obere) Seite des Thallus ist bräunlichgrün, zuweilen mit röthlichen Punkten versehen, die untere Seite weisslich oder graugrün, mit weissen grubigen, unregelmässig zerstreuten Flecken versehen.

Bestandtheile. — Die Isländische Flechte enthält $70^{0}/_{0}$ Lichenin oder Flechtenstärke, welche sich in siedendem Wasser löst und, wenn die Lösung nicht zu verdünnt ist, nach dem Erkalten eine steife Gallerte bildet. Weingeist fällt die Flechtenstärke und das ausserdem darin enthaltene Dextrolichenin aus dieser Lösung wieder aus. Sammelt man die ausgeschiedenen Flocken und lässt nach dem Abfiltriren und nach völligem Abdunsten des Weingeistes in noch feuchtem Zustande Jod oder wässerige Jodlösung darauf einwirken, so färbt sich die Substanz intensiv blau; ferner enthält die Droge Cetrarin oder Cetrarsäure, welcher Bestandtheil die Ursache des bitteren Geschmackes ist.

Anwendung. — Das Mittel wirkt reizmildernd durch seinen Licheningehalt und zugleich tonisch durch den Gehalt an Cetrarin.

Lignum Campechianum, Campecheholz (Abb. 120), ist das dichte braunrothe, aussen violette Kernholz der in Westindien kultivirten Caesalpiniacee Haematoxylon Campechianum *L.* Es enthält Haematoxylin und findet zuweilen als adstringirendes Mittel pharmaceutische Anwendung. Hauptsächlich aber dient es zum Färben und zur Bereitung von Tinte.

Lignum Fernambuci, Fernambukholz (Fig. 121), ist das ebenfalls zu Färbezwecken dienende rothe Kernholz der im tropischen Amerika heimischen Caesalpiniacee Caesalpinia echinata *Lamarck*.

Lignum Guajaci, Guajakholz, Pockholz oder Franzosenholz, auch Lignum sanctum genannt, kommt zu pharmaceutischem Gebrauche nur geschnitten oder geraspelt (hauptsächlich aus den beim Drechseln von Kegelkugeln abfallenden Stücken) im Handel vor und stammt von Guajacum officinale *L.*, einem in Westindien und Centralamerika heimischen, den Zygophyllaceen zu-

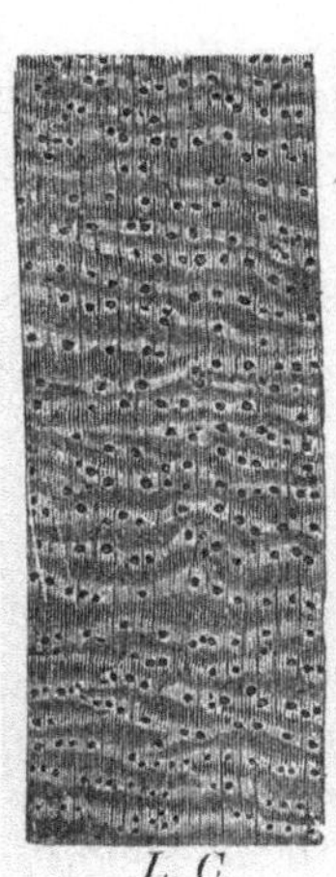

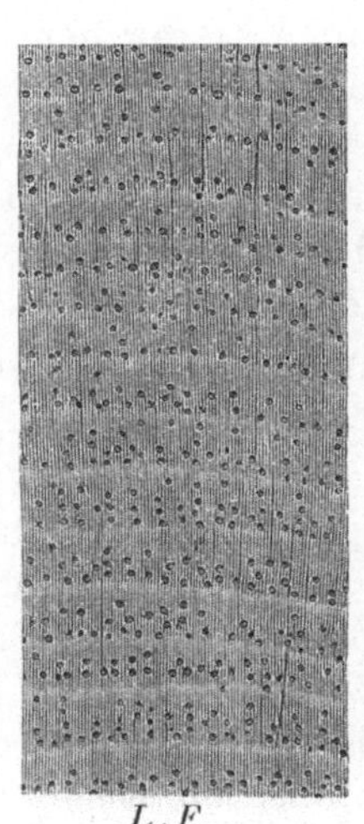

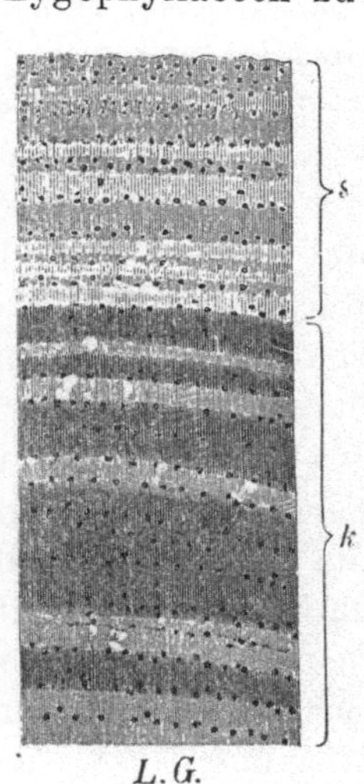

Abb. 120. Lignum Campechianum. Theil des Querschnitts, vierfach vergrössert.

Abb. 121. Lignum Fernambuci, Theil des Querschnitts, vierfach vergrössert.

Abb. 122. Lignum Guajaci, Theil des Querschnitts, vierfach vergrössert. *k* Kernholz, *s* Splint.

gehörigen Baume. Auch Guajacum sanctum *L.* liefert einen Theil der Droge. Das Holz der erstgenannten Art wird aus den an der Nordküste Süd-Amerikas gelegenen Staaten Venezuela und Columbia, sowie von der westindischen Insel St. Domingo ausgeführt, dasjenige der letzteren Art von den Bahama-Inseln. Beide kommen über Hamburg, London und Havre in den europäischen Handel.

Die Querschnittfläche grösserer Stücke des Holzes lässt deutlich von einander getrennt den Splint als äussere Schicht von hellgelber Farbe (Abb. 122*s*) und das Kernholz von dunkel-graugrüner bis grünbrauner Farbe (Abb. 122*k*) erkennen. Nur das geraspelte

Kernholz ist wegen seines viel höheren Harzgehaltes zu pharmaceutischer Verwendung geeignet. Dieses besitzt theils infolge seiner ausserordentlich stark verdickten Bastfasern, aber mehr noch wegen seines hohen Harzgehaltes, der die Holzelemente durchtränkt, eine ausserordentliche Härte und ein hohes specifisches Gewicht (bis 1,3); es sinkt daher im Wasser unter.

Guajakholz zeigt auf der Querschnittfläche infolge ungleichmässiger Einlagerung des Harzes concentrische Streifen von abwechselnd dunklerer und hellerer Farbe, unterbrochen von schmalen, radial verlaufenden dunkleren Streifen.

Dass das Holz sich nicht leicht schneiden und niemals gerade spalten lässt, rührt daher, dass die Gefässbündel nicht gerade, sondern in tangentialer Richtung schräg bez. in Wellenlinien verlaufen.

Bestandtheile. Guajakholz riecht aromatisch und lässt diesen Geruch, weil von Harz herrührend, beim Erwärmen deutlicher hervortreten; der Harzgehalt des Kernholzes beträgt bis $25\,^0/_0$, der Aschegehalt Prüfung. nur $0,6\,^0/_0$. Zieht man das Harz mit Alkohol aus und versetzt den Rückstand nach dem Verdunsten des Lösungsmittels mit Eisenchloridlösung, so erhält man eine intensiv blaue, für das Guajakharz charakteristische Reaktion.

Befinden sich unter dem geraspelten Guajakholze Spähne des nahezu harzgehaltlosen Splintes, so erkennt man diese schon durch die vorwiegend hellere Färbung. Man kann sie aber zum Nachweis auch von dem Kernholze trennen, wenn man das Spähnegemisch in eine $25\,^0/_0$ige Kochsalzlösung schüttet. Diese besitzt ein solches specifisches Gewicht, dass Splintholz darauf schwimmt, Kernholz aber untersinkt. Jedenfalls ist ein erheblicher Gehalt an Splintholz, wie solcher nicht selten vorkommt, durchaus unzulässig.

Anwendung. Guajakholz soll als Blutreinigungsmittel wirksam sein und bildet einen Bestandtheil der Species Lignorum.

Lignum Quassiae Jamaicense, Quassiaholz, Bitterholz oder Fliegenholz genannt, stammt von Picraena excelsa *Lindley*, einem auf Jamaica und den kleinen Antillen einheimischen, zu den Simarubaceen gehörigen Baume. Es wird über Jamaica ausgeführt und bildet bis 40 cm dicke, häufig noch von der Rinde bedeckte Stücke. Zum Gebrauch in den Apotheken kommt es meist geschnitten oder geraspelt in den Handel.

Beschaffenheit. Die ganzen Stücke sind von der bis 1 cm dicken schwärzlichbraunen Rinde umkleidet; diese ist gut schneidbar, von faserigem Bruch und zeigt, abgelöst, auf der fein längsstreifigen, graubraunen Innenfläche häufig zerstreute blauschwarze Flecke. — Das leichte, lockere, gelblich-weisse Holz zeigt auf dem Querschnitt concentrische helle und zarte Linien, welche von der regelmässigen Anordnung der Gefässbündel herrühren. Sie werden gekreuzt durch radiale hellere, fast gerade und äusserst feine Markstrahlen. Im Centrum befindet sich ein schwacher Markcylinder.

Das Holz besitzt einen anhaltenden, rein bitteren Geschmack, welcher von einem geringen Gehalt an Quassin herrührt. Der Aschegehalt beträgt bis $8\,{}^0/_0$.   *Bestand-theile.*

Das Holz findet als bitteres Magenmittel pharmaceutische An-wendung.   *Anwendung.*

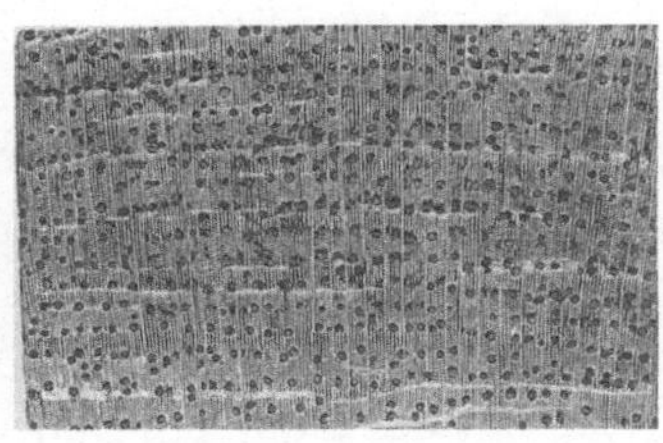

Q. J.

Abb. 123. Lignum Quassiae Jamaicense, Theil des Querschnitts, dreifach vergrössert.

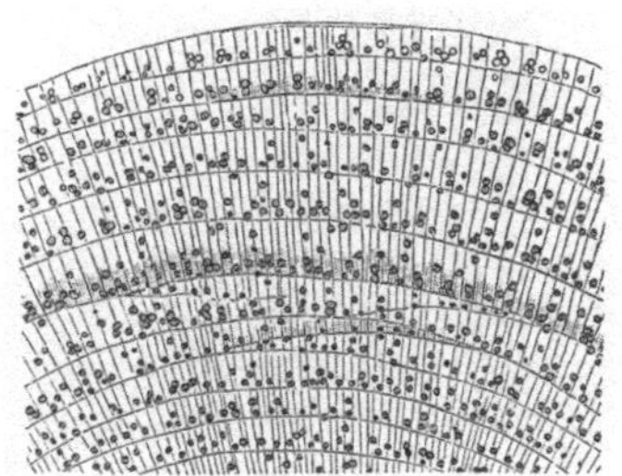

Q. S.

Abb. 124. Lignum Quassiae Surinamense, Theil des Querschnitts, dreifach vergrössert.

Lignum Quassiae Surinamense führt dieselben deutschen Namen wie das Quassiaholz aus Jamaica, bildet aber nur zum geringsten Theile die Droge Lignum Quassiae des Handels. Es stammt von Quassia amara *L.*, einer strauchförmigen Simarubacee des nördlichen Südamerika, und wird aus Holländisch Guyana (Surinam) in etwa meterlangen und 2 bis höchstens 10 cm dicken Stücken ausgeführt.

Die dünne spröde Rinde, welche mit einem gelblich-braunen bis grauen Kork bedeckt ist, löst sich leicht vom Holze ab und ist auf ihrer Innenfläche unregelmässig blauschwarz gefleckt. — Der Querschnitt des Holzes ist dem des Quassiaholzes von Jamaica ähnlich, nur sind die Markstrahlen viel zarter und oft etwas geschlängelt. Die mit der Lupe zu erkennenden Oeffnungen der Gefässe sind durchschnittlich enger.   *Beschaffen-heit.*

Der Quassiingehalt dieses Holzes ist etwas grösser als derjenige des Quassiaholzes von Jamaica. Aschegehalt 3 bis $4\,{}^0/_0$.   *Bestand-theile.*

Die Anwendung ist gleich der des vorhergehenden.   *Anwendung.*

Lignum Sassafras, Sassafrasholz, auch Fenchelholz genannt, ist das Wurzelholz von Sassafras officinale *Nees von*

Eesenbeck, eines zu den Lauraceen gehörigen diöcischen Baumes, welcher im östlichen Nordamerika heimisch ist. Die Wurzeln werden hauptsächlich in den Staaten New-Jersey, Pennsylvania und Nord-Carolina gewonnen, indem man sie im Herbste ausgräbt; sie werden mit der Rinde oder ohne diese über Baltimore in den Handel gebracht.

Beschaffen-
heit.

Die bis 20 cm dicken Wurzelholzstücke sind, wenn sie mit der Rinde bedeckt sind, aussen rothbraun und durch Borkenschuppen rauh. Nur jüngere Stücke, welche noch mit der Korkschicht bedeckt sind, besitzen eine graue Farbe. Der Querschnitt des Holzes ist graubraun bis fahlroth, das Gefüge der Holzelemente leicht und locker. Mit der Lupe erkennt man zahlreiche concentrische Ringe, welche sich durch die plötzlich einsetzenden, weiten Gefässe als Jahresringe kennzeichnen. Radial verlaufen schmale gerade hellere Markstrahlen. Die Rinde, welche meist dünn, allerhöchstens 1 cm stark ist, erscheint auf dem Querschnitte gleichmässig braun und von körniger Struktur.

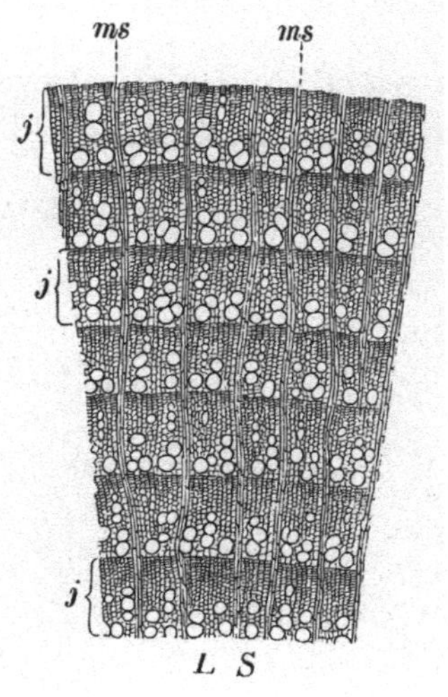

Abb. 125. Lignum Sassafras, Theil des Querschnitts, 20 fach vergrössert. *j* Jahresringe, *ms* Markstrahlen.

Bestand-
theile.

Rinde und Holz riechen angenehm süsslich-aromatisch, herrührend von dem Gehalt an ätherischem Oele, von welchem das Wurzelholz bis 2,5 %, die Wurzelrinde bis 5 % enthält. Das Oel besteht hauptsächlich aus dem krystallisirenden Safrol und dem flüssigen Safren.

Anwendung.

Lignum Sassafras dient hauptsächlich in Mischungen als Blutreinigungsmittel und bildet einen Bestandtheil der Species Lignorum.

Lycopodium, Bärlappsporen, fälschlich Bärlappsamen

oder Hexenmehl genannt, besteht aus den Sporen von Lycopodium clavatum *L.*, welche in Deutschland, Russland und der Schweiz in der Weise gesammelt werden, dass die Aehren kurz vor der Reife im Juli und August geschnitten und, nachdem sie in Gefässen an der Sonne getrocknet sind, ausgeklopft werden.

Beschaffen-
heit.

Die Lycopodiumsporen stellen sich, mit blossem Auge betrachtet, als blassgelbes und äusserst leicht bewegliches Pulver dar, welches, mit Wasser oder Chloroform geschüttelt, auf diesen Flüssig-keiten schwimmt, in ersterem aber, wenn es damit gekocht wird, untersinkt.

Unter dem Mikroskop erscheinen die Sporen als dreiseitige Pyramiden mit konvex gewölbter Grundfläche. Letztere ist voll-ständig, jede der drei Pyramidenflächen bis nahe an die Kanten mit netzartig verbundenen Leistchen bedeckt, welche fünf- oder sechs-seitige Maschenräume bilden. Der Durchmesser der Sporen beträgt durchschnittlich 0,035 mm.

Lycopodium enthält 20 bis 50 % fettes Oel, ferner Spuren eines flüchtigen Alkaloids, Zucker und durchschnittlich 4 % Asche. *Bestand-theile.*

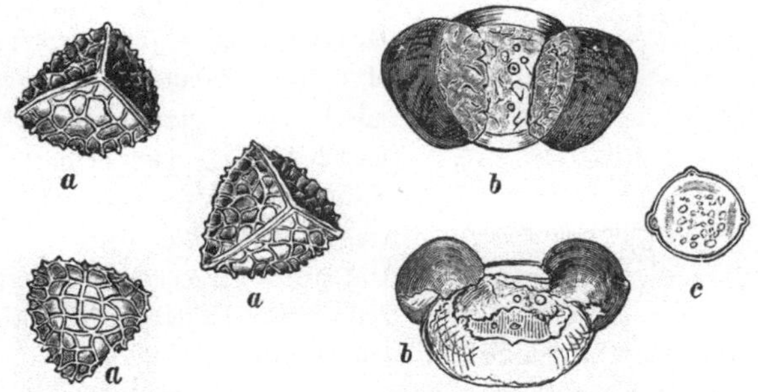

Abb. 126. *a* Lycopodiumsporen, *b* die zu deren Verfälschung dienenden Pinus-Pollen, *c* desgl. Corylus-Pollen, sämmtlich 300fach vergrössert.

Verfälschungen ist das Lycopodium leicht ausgesetzt. Mine- *Prüfung* ralische Beimengungen wie Gyps, Calciumcarbonat, Baryumsulfat, Talk, Sand u. s. w. lassen sich leicht beim Schütteln mit Chloro-form erkennen, wobei diese Zusätze zu Boden fallen. Auch die Bestimmung des Aschegehaltes, welcher keinesfalls über 5 % be-tragen darf, führt zur Erkennung mineralischer Beimengungen. Schwefel giebt sich beim Verbrennen durch den Geruch nach schwefliger Säure zu erkennen. Auch erkennt man die Schwefel-partikelchen ebenso wie Stärke und die Pollenkörner von Pinus-arten (Abb. 126*b*), Corylus Avellana (Abb. 126*c*), Typha und anderen Pflanzen, an ihrer Gestalt unter dem Mikroskop. Pflanzentrümmer, welcher Art sie auch sein mögen, dürfen unter dem Mikroskop zwischen den Lycopodiumsporen nicht erkennbar sein.

Lycopodium dient in der Pharmacie hauptsächlich zum Be- *Anwendung.* streuen der Pillen sowie als Streupulver; seltener wird es in Emul-sionen zu innerlichem Gebrauch verabreicht.

Macis, Muskatblüthe, ist der getrocknete Samenmantel der Myristi-cacee Myristica fragrans *Houttuyn,* welche auf den Banda-Inseln, auf Sumatra und der Halbinsel Malakka, sowie in geringerem Maasse auch im tropischen Amerika angebaut wird. (Vgl. Semen Myristicae, S. 330.) Der Samenmantel ist am Grunde glockenförmig, in der Handelswaare meist flach zusammengedrückt, nach oben unregelmässig vielspaltig mit bandartigen wellenförmigen Zipfeln, hornartig, leicht zerbrechlich, fettglänzend und von gelbröthlicher Farbe; an dem nicht zertheilten Grunde ist er mit einer unregelmässig runden Oeffnung versehen. Der angenehme Geruch und der feurig-gewürzhafte, später etwas bittere Geschmack rühren von dem Gehalt an ätherischem Oele her. Zu verwerfen sind Sorten, denen die nicht aromatische Bombay-Macis (der Samenmantel von Myristica Malabarica *Lamarck*) beigemischt ist. Letztere ist dadurch leicht nachzuweisen, dass Schnitte davon mit Kaliumchromatlösung auf dem Objektträger erwärmt dunkelrothbraun werden. Unter dem Mikroskop zeigt letztere Sekretzellen mit tiefgelbem bis rothgelbem Inhalt; echte Macis führt in den Sekretzellen blassgelben Inhalt.

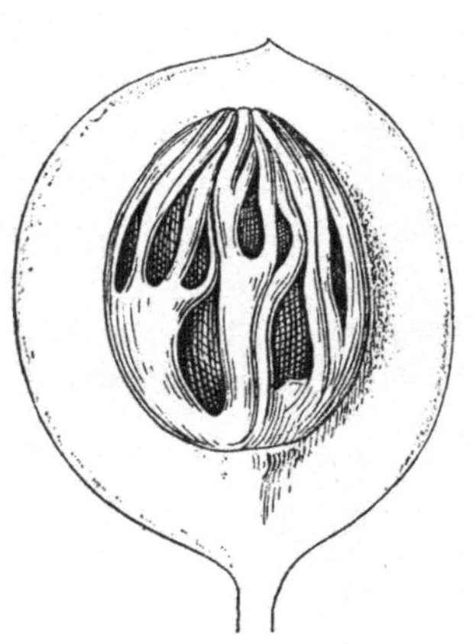

Abb. 127. Macis, sammt dem Samen in der Frucht liegend.

Manna ist der eingetrocknete Saft der Mannaesche, Fraxinus Ornus *L.*, eines zur Familie der Oleaceae gehörigen Baumes, welcher zur Gewinnung dieser Droge an der Nordküste von Sicilien stellenweise angebaut wird. Die Gewinnung geschieht in der Weise, dass die Stämme, sobald sie einen Durchmesser von 8 bis 10 cm erreicht haben, im Juli und August auf einer Seite des Stammes mit Einschnitten in die Rinde versehen werden. Der aus den Wunden sich ergiessende Saft ist anfangs bräunlich, wird aber an der Luft unter Erstarrung rasch gelblichweiss und krystallinisch. Hat man in die Einschnitte Stäbchen oder Grashalme gelegt, so veranlassen diese den austretenden Saft, Stalaktitenform anzunehmen, und diese Stücke kommen als beste Sorte unter dem Namen Manna cannulata in den Handel (auch Manna canellata genannt). Eine etwas geringere Sorte, wesentlich aus zerbrochener Manna cannulata bestehend, wird im Handel als „Thränenbruch" bezeichnet. Die an der Rinde herabgelaufene, mit Rindenstücken gemengte und die auf den mit Ziegelsteinen belegten Erdboden abgetropfte Manna bilden zusammen die geringwerthige Sorte, Manna communis.

Erstere Sorte bildet dreikantige oder mehr flach rinnenförmige krystallinische trockene aber weiche Stücke von blassgelblicher, innen weisser Farbe, Manna communis hingegen klebrige weiche

missfarbige und mit Rindenstücken durchsetzte Klumpen von weniger
süssem und etwas kratzendem Geschmacke, während der Geschmack
der Manna cannulata rein süss ist.

Manna besteht bis zu $80\,^0/_0$ aus Mannit; daneben sind andere Bestandtheile. Zuckerarten, Schleim, Dextrin, Fraxin, Citronensäure und ein Bitterstoff darin enthalten.

Der Mannit tritt deutlich in Erscheinung, wenn man Manna mit Prüfung.
ihrem zwanzigfachen Gewicht Weingeist zum Sieden erhitzt; in dem
Filtrate scheidet sich dann Mannit in langen Krystallnadeln ab.
In ähnlicher Weise, durch Auskrystallisiren aus Alkohol, lässt sich
der Mannitgehalt auch quantitativ bestimmen; derselbe soll nicht
unter $75\,^0/_0$ betragen.

Manna ist für sich oder in Wasser gelöst als Sirupus Mannae Anwendung.
ein Mittel gegen Husten und bildet einen Bestandtheil des Infus.
Sennae comp.

Mastix ist das im südlichen und südwestlichen Theile der türkischen
Insel Chios aus der dort kultivirten baumartigen Form der Anacardiacee Pistacia
Lentiscus *L.* gewonnene Harz. Dasselbe tritt theils freiwillig, theils durch
Einschnitte hervor und trocknet am Stamme zu thränenförmigen Körnern ein.
Die Droge besteht aus pfefferkorngrossen bis erbsengrossen rundlichen, seltener
keulenförmigen Thränen von blass-citronengelber Farbe mit glasartig glänzendem
Bruche, welche leicht zerreiblich sind und beim Kauen erweichen. Die ge-
waschenen, möglichst hellfarbigen, klaren Sorten sind am meisten geschätzt.
Mastix löst sich bei gewöhnlicher Temperatur grösstentheils, beim Erwärmen
vollständig in absolutem Alkohol, Aether, Chloroform, Benzol, Schwefelkohlenstoff
und ätherischen Oelen. Er enthält neben Harz ätherisches Oel und Bitterstoff
und findet zu Zahnkitt und zum Räuchern, sowie zur Bereitung mancher Lacke
Anwendung.

Myrrha, Myrrhe ist das Gummiharz von Commiphora
Abyssinica *Engler* und Commiphora Schimperi *Engler*, zwei
kleinen, im südlichen und südwestlichen Arabien sowie im nördlichen
Abyssinien heimischen Burseraceen, welche freiwillig oder aus Einschnitten in die Rinde einen milchig-trüben, gelblichen, an der Luft
eintrocknenden Saft hervortreten lassen. Aus ihren Produktions- Handel.
ländern gelangt die Myrrha nach Aden und von dort oder erst
auf dem Umwege über Bombay in den europäischen Handel.

Myrrha bildet unregelmässig gerundete Körner oder löcherige Beschaffenheit. Klumpen von Nussgrösse und darüber, deren rauhe Oberfläche
meist röthlich-braun, fettglänzend erscheint, und graubraun bis gelbbräunlich bestäubt ist. Auf dem Bruche sind die Stücke glänzend,
und entweder gleichmässig röthlichbraun bis bernsteingelb oder

weisslich gefleckt, bez. mit weisslichen Thränen durchsetzt. Der Bruch ist grossmuschelig; dünne Splitter sind durchscheinend.

Myrrha besitzt einen eigenthümlichen aromatischen Geruch, haftet beim Kauen an den Zähnen an und schmeckt aromatisch bitter, zugleich kratzend. Sie enthält 40 bis $60\,^0/_0$ Gummi, 2 bis $6\,^0/_0$ ätherisches Oel, 27 bis $35\,^0/_0$ Harz und einen Bitterstoff. Beim Erschöpfen mit Weingeist, müssen sich $30\,^0/_0$ ihres Gewichtes (Harz und ätherisches Oel) darin lösen. Dampft man diese Lösung ab und nimmt den Rückstand mit Aether oder Schwefelkohlenstoff auf, so färbt sich diese Lösung auf Zusatz von Bromdampf violett oder röthlich. Diese Prüfung ist nöthig, weil sich zwischen natureller Handelswaare oft Beimischungen von Klumpen verschiedener werthloser Gummisorten bezw. Gummiharze unbestimmter Herkunft finden.

Myrrhe findet hauptsächlich als Tinct. Myrrhae zur Zahn- und Mundpflege Anwendung, zuweilen auch zum Verschluss von Wunden und neuerdings auch in Salben und Crêmes.

Oleum Absinthii, Wermuthöl, ist das ätherische Oel der einheimischen Composite Artemisia Absinthium *L.* (vgl. Herba Absinthii S. 260). Es ist von dunkelgrüner bis bräunlichgrüner Farbe, in allen Verhältnissen in Weingeist löslich und vom spec. Gewicht 0,925 bis 0,950; es enthält Thujon.

Oleum Amygdalarum, Mandelöl, ist das fette Oel der Mandeln von Amygdalus communis *L.* (vgl. Amygdalae S. 167). Es ist hellgelb, bei — 10^0 C. klar bleibend, von mildem Geschmacke und vom spec. Gew. 0,915 bis 0,920. Es besteht fast nur aus Trioleïn neben geringeren Antheilen von Glyceriden der Stearin- und Palmitinsäure. Bei der Elaïdinprobe (Schütteln von 2 Vol.-Th. Mandelöl mit je 1 Vol.-Th. rauchender Salpetersäure und Wasser) muss ein weissliches Gemenge entstehen, welches sich nach längerem Stehen bei etwa 10^0 C. in eine feste weisse Masse und eine kaum gefärbte Flüssigkeit scheidet; eine Färbung würde auf Verfälschungen mit Pfirsichkern-, Baumwollsamen-, Erdnuss-, Olivenkern- oder Sesamöl schliessen lassen und ein Flüssigbleiben bei 10^0 C. Verdacht auf einen Zusatz von Leinöl oder Mohnöl erregen.

Oleum Amygdalarum aethereum, Bittermandelöl, ist das durch Destillation mit Wasser aus den bitteren Mandeln dargestellte blausäurehaltige ätherische Oel. Es bildet eine klare, farblose oder gelbliche, stark lichtbrechende, in gleichen Theilen Weingeist und in 300 Theilen Wasser lösliche Flüssigkeit von kräftigem Bittermandelgeruche und dem spec. Gewicht 1,045 bis 1,060, Benzaldehyd und Blausäure enthaltend. Es kommt auch von letzterer befreit in den Handel.

Oleum Anisi, Anisöl, ist das ätherische Oel der Anisfrüchte von Pimpinella Anisum *L.* (vgl. Fructus Anisi S. 237). Es ist eine farblose, stark lichtbrechende, in Weingeist ·klar lösliche aromatische Flüssigkeit vom spec. Gew. 0,980 bis 0,990, welche beim Abkühlen unter $+ 15^0$ bis 17^0 C. eine weisse Krystallmasse bildet; es enthält Anethol. Liegt sein Erstarrungspunkt bei niedrigerer Temperatur, so liegt Verdacht auf Fälschung mit Fenchelöl vor.

Oleum Anisi stellati, Sternanisöl, ist das ätherische Oel der Sternanisfrüchte von Illicium verum *Hooker* (vgl. Fructus Anisi stellati S. 238). Es bildet eine farblose oder gelbliche, bei $+ 2^0$ C. erstarrende, in Weingeist lösliche Flüssigkeit vom spec. Gew. 0,980 bis 0,990. Es enthält Pinen, Phellandren, Anethol, Safrol und Hydrochinonaethyläther.

Oleum Aurantii Corticis, Pomeranzenschalenöl, ist das aus den Fruchtschalen der bitteren Pomeranzen von Citrus vulgaris *Risso* (vgl. Cortex Aurantii Fructus S. 186) durch Destillation gewonnene Oel. Es bildet eine gelbliche, mit 5 Theilen Weingeist eine trübe Lösung gebende Flüssigkeit vom spec. Gew. 0,848 bis 0,854; es enthält Limonen.

Oleum Aurantii Florum, Pomeranzenblüthenöl, auch Oleum Naphae genannt, ist das durch Destillation mit Wasser aus frischen Pomeranzenblüthen (von Citrus vulgaris *Risso*, vgl. Flores Aurantii, S. 206) gewonnene ätherische Oel. Es bildet eine gelbe bis bräunliche, in Weingeist lösliche Flüssigkeit vom spec. Gew. 0,85 bis 0,90.

Oleum Bergamottae, Bergamottöl, ist das durch Pressen aus den frischen Fruchtschalen der in Italien kultivirten Rutacee (Aurantiacee) Citrus Bergamia *Risso* gewonnene ätherische Oel. Es bildet eine grüngelbe mit Weingeist in allen Verhältnissen klar mischbare Flüssigkeit vom spec. Gew. 0,883 bis 0,886, bestehend aus Limonen, Dipenten, Linalool und Linalylacetat.

Oleum Cacao ist das aus den entschälten Samen der in den meisten Tropenländern angebauten Sterculiacee Theobroma Cacao *L.* ausgepresste Fett. Es ist von blassgelblicher Farbe, bei 15^0 spröde, und schmilzt bei 31 bis 32^0 C.; es besitzt einen angenehmen, nicht ranzigen Geruch und einen milden reinen Geschmack, beide an Cacao erinnernd, und besteht aus den Glyceriden der Oleïn-, Stearin-, Palmitin-, Laurin- und Arachinsäure.

Oleum Cajeputi, Cajeputöl, ist das durch Destillation aus den Blättern von Melaleuca Leucadendron *L.*, einer im Indischen Archipel und in Neuholland verbreiteten Myrtacee, gewonnene ätherische Oel. Es ist entweder farblos bis gelblich oder im rohen Zustande durch Kupfer grün gefärbt und giebt mit Weingeist in allen Verhältnissen klare Mischungen. Sein spec. Gew. ist 0,92 bis 0,93; Bestandtheile sind Cineol und Terpineol.

Oleum Calami, Kalmusöl, ist das durch Destillation gewonnene ätherische Oel des Rhizoms von Acorus Calamus *L.* (vgl. Rhizoma Calami *L.*, S. 328). Es ist gelbbräunlich, mit Weingeist in jedem Verhältniss klar mischbar und besitzt ein spec. Gew. von 0,960 bis 0,980.

Oleum Carvi, Kümmelöl, ist das durch Destillation gewonnene ätherische Oel der angebauten Umbellifere Carum Carvi *L.* (vgl. Fructus Carvi, S. 241). Es ist eine farblose oder blassgelbliche Flüssigkeit vom spec. Gew. 0,905 bis 0,915, bestehend aus Limonen und Carvol. Zu pharmaceutischer Anwendung sollen nur die bei $+ 224^0$ C. siedenden Antheile dieses ätherischen Oeles, nämlich das Carvol, Anwendung finden, welches ein spec. Gew. von 0,96 besitzt.

Oleum Caryophyllorum, Nelkenöl, ist das durch Destillation gewonnene ätherische Oel der Gewürznelken, der ungeöffneten Blüthen der Myrtacee Eugenia caryophyllata *Thunberg* (vgl. Caryophylli, S. 181). Es ist von gelblicher bis brauner Farbe, besitzt ein spec. Gew. von 1,06 bis 1,07 und siedet bei 247^0. Bestandtheile sind Eugenol und Caryophyllen.

Oleum Cinnamomi Cassiae, auch Oleum Cassiae genannt, Chinesisches Zimmtöl, ist das durch Destillation gewonnene ätherische Oel der Chinesischen Zimmtrinde von Cinnamomum Cassia *Blume* (vgl. Cortex Cinnamomi Chinensis, S. 192). Es ist eine gelbe oder bräunliche Flüssigkeit, welche mit Weingeist in allen Verhältnissen klar mischbar ist und ein spec. Gew. von 1,055 bis 1,065 besitzt. Bestandtheile sind Zimmtaldehyd und Essigsäure-Zimmtäther. Der Aldehydgehalt muss mindestens $80^0/_0$ betragen.

Oleum Cinnamomi Ceylanici, Ceylonzimmtöl, ist das durch Destillation gewonnene ätherische Oel der Ceylonzimmtrinde von Cinnamomum Ceylanicum *Breyne* (vgl. Cortex Cinnamomi Ceylanicus, S. 193). Es ist eine gelbe, etwas dickflüssige, in jedem Verhältniss mit Weingeist klar mischbare Flüssigkeit vom spec. Gew. 1,025 bis 1,035. Es enthält Phellandren, Zimmtaldehyd und Eugenol.

Oleum Citri, Citronenöl, ist das aus der frischen Fruchtschale der Citrone von Citrus Limonum *Risso* (vgl. Cortex Citri Fructus, S. 193) durch Pressung gewonnene ätherische Oel. Es bildet eine blassgelbliche Flüssigkeit, welche mit Weingeist nicht in jedem Verhältnisse klar mischbar ist. Das spec. Gewicht beträgt 0,857 bis 0,860. Bestandtheile sind Pinen, Limonen und Citral.

Citronenöl muss zur Wahrung seines Aromas kühl und in voll-
gefüllten Flaschen aufbewahrt werden.

Oleum Cocos, Cocosbutter, ist das durch Auspressen gewonnene
Fett der Samenkerne von Cocos nucifera *L.*, einer in allen Tropenländern
verbreiteten Palme. Dasselbe ist rein weiss, schmilzt bei 26 bis 30°, und ist in
Aether völlig löslich. Es besteht aus den Glyceriden der Palmitin-, Myristin-,
Laurin-, Caprin-, Capryl- und Capronsäure.

Oleum Crotonis, Crotonöl, ist das aus den enthülsten
Samen von Croton Tiglium *L.*, einer ostindischen Euphorbiacee
theils im Ursprungslande, theils in England durch Pressen hergestellte fette Oel. Es ist dickflüssig, klar, bernsteingelb, von
eigenthümlich widrigem Geruche und brennend scharfem Geschmacke,
reagirt sauer und verdickt sich allmäblich an der Luft. Sein spec.
Gew. ist 0,94 bis 0,95. In Alkohol ist es grösstentheils, in Aether
und Chloroform vollkommen löslich. Der scharfe wirksame und
giftige Bestandtheil ist Crotonolsäure. daneben sind Tiglinsäure,
Stearin-, Palmitin-, Myristin-, Laurin- und Oelsäure als Glyceride,
sowie Essigsäure, Buttersäure und Baldriansäure darin enthalten.
Das Mittel ist vorsichtig zu handhaben. Grösste Einzelgabe 0,05 g,
grösste Tagesgabe 0,1 g.

Oleum Eucalypti, Eucalyptusöl, ist das aus den frischen Blättern von Eucalyptus globulus *Labillardière* und anderen in Australien heimischen Arten der Myrtaceen-Gattung Eucalyptus (vgl. Folia Eucalypti, S. 222)
durch Destillation gewonnene ätherische Oel. Dasselbe ist von gelblicher bis
goldgelber Farbe, ist mit gleichen Theilen Weingeist klar mischbar, besitzt einen
starken, eigenthümlich kampherartigen Geruch und Geschmack, und ein spec.
Gew. von 0,91 bis 0,93. Es enthält Valeraldehyd, Butyraldehyd, Capronaldehyd,
Pinen und Cineol.

Oleum Foeniculi, Fenchelöl, ist das durch Destillation
gewonnene ätherische Oel der Fenchelfrüchte von Foeniculum
capillaceum *Gilibert* (vgl. Fructus Foeniculi, S. 243). Es ist eine
farblose oder etwas gelbliche neutrale Flüssigkeit, welche in 1 bis
2 Theilen Weingeist völlig löslich ist. Das spec. Gew. beträgt 0,96
bis 0,98. Darin vorkommende Bestandtheile sind Pinen, Phellandren, Dipenten und Anethol.

Oleum Gaultheriae, Wintergrünöl, ist das ätherische Oel der
in Nordamerika heimischen Ericacee Gaultheria procumbens *L.* Dasselbe
ist frisch farblos, beim Aufbewahren gelblich oder röthlich werdend, in Weingeist leicht löslich, und von eigenthümlich gewürzhaftem Geruch und Geschmack.
Sein spec. Gew. ist 1,17 bis 1,19. Es ist ein Gemenge von Methylsalicylsäure
und einem Terpen: Gaultherilen.

Oleum Juniperi, Wacholderbeeröl, ist das aus den Fructus Juniperi (siehe diese, S. 245) destillirte ätherische Oel. Es ist farblos oder blassgelblich, in Weingeist wenig löslich, mit Schwefelkohlenstoff klar mischbar und besitzt ein spec. Gew. von 0,865 bis 0,885. Bestandtheile sind Pinen und Cadinen.

Oleum Juniperi e Ligno, Wacholderholzöl, ist das durch Destillation des frischen Holzes und der Zweige der einheimischen Conifere Juniperus communis *L.* gewonnene ätherische Oel. Es ist eine farblose oder hellgelbe Flüssigkeit, in Weingeist wenig löslich, vom spec. Gew. 0,87. Bestandtheile sind Pinen und Cadinen.

Oleum Juniperi empyreumaticum, Kaddigöl oder Kadeöl, auch Oleum Cadinum genannt, ist das durch Schwälen oder durch trockne Destillation aus dem Holze der in den Mittelmeerländern heimischen Conifere Juniperus Oxycedrus *L.* und anderen Juniperusarten gewonnene Theerprodukt. Es ist eine dicke dunkelbraune, in dünner Schicht klare, saure Flüssigkeit, welche in Weingeist theilweise, in Aether, Chloroform und Amylalkohol vollständig löslich ist.

Oleum Lauri, Lorbeeröl, ist das durch Auskochen oder Auspressen der Früchte von Laurus nobilis *L.* (vgl. Fructus Lauri, S. 245) gewonnene Fett, welches meist aus der Umgegend des Gardasees in Italien über Venedig und Triest in den Handel kommt. Es ist von salbenförmiger, grieseliger Konsistenz und von lebhaft grüner Farbe; es schmilzt bei mehr als 30^0 C. zu einer dunkelgrünen Flüssigkeit, welche wie das starre Fett einen kräftigen balsamischen Lorbeergeruch zeigt. In Weingeist ist es theilweise, in Aether völlig löslich. Es besteht aus Laurostearin, Laurin, Trioleïn und ätherischen Oelen, durch das Chlorophyll der Fruchtschale grün gefärbt.

Oleum Lavandulae, Lavendelöl, ist das durch Destillation gewonnene ätherische Oel der kultivirten Labiate Lavandula vera *De Candolle* (vgl. Flores Lavandulae, S. 211); es bildet eine farblose oder schwach gelbliche Flüssigkeit, welche mit Weingeist und mit $90^0/_0$iger Essigsäure klar mischbar ist. Das spec. Gew. beträgt 0,885 bis 0,895. Bestandtheile sind Linalool, Linalylacetat und Geraniol. Der Gehalt an Linalylacetat muss mindestens $30^0/_0$ betragen.

Oleum Lini, Leinöl, ist das durch kalte oder warme Pressung aus den Samen der angebauten Linacee Linum usitatissimum *L.* (vgl. Semen Lini, S 346) gewonnene fette Oel. Es gehört zu den trocknenden Oelen, ist etwas dick, hellgelb oder bräunlichgelb, klar und von eigenthümlichem Geruche. Es hat ein spec. Gew. von 0,933 bis 0,940 und bleibt bei — 20° C. noch flüssig. Es besteht seiner Hauptmasse nach aus Linoleïn neben Oleïn, Palmitin und Myristin.

Oleum Macidis, Macisöl, ist das durch Destillation gewonnene ätherische Oel der Macis, d. i. des Samenmantels der im ostindischen Inselgebiet heimischen Myristica fragrans *Houttuyn* (vgl. Macis, S. 287). Es ist frisch farblos, nimmt aber mit der Zeit eine blassgelbe bis blassbräunliche Färbung an; in Weingeist ist es leicht löslich. Sein spec. Gewicht beträgt 0,91 bis 0,93; Bestandtheile sind Pinen und Myristicin.

Oleum Melissae, Melissenöl, ist das durch Destillation gewonnene ätherische Oel der kultivirten Labiate Melissa officinalis *L.* (vgl. Folia Melissa S. 227); es ist farblos oder gelblich, von schwachsaurer Reaktion und in Weingeist leicht löslich. Sein spec. Gew. beträgt 0,97 bis 0,98.

Oleum Menthae crispae, Krauseminze, ist das durch Destillation gewonnene ätherische Oel der Krauseminze (vgl. Folia Menthae crispae, S. 228). Es ist von blassgelblicher bis grünlicher Farbe, und ist mit Weingeist in allen Verhältnissen klar mischbar. Sein spec. Gew. ist 0,92 bis 0,94; es enthält Carvol.

Oleum Menthae piperitae, Pfefferminzöl, ist das aus den Blättern und Zweigspitzen der angebauten Labiate Mentha piperita *L.* durch Dampfdestillation hauptsächlich in England und Amerika an Ort und Stelle gewonnene ätherische Oel. Es ist farblos bis blassgelblich und mit Weingeist, selbst mit verdünntem, in allen Verhältnissen klar mischbar. Sein spec. Gew. ist 0,90 bis 0,91; seine Bestandtheile sind Menthen, Limonen, Menthol und Menthon.

Oleum Nucistae, oder Oleum Myristicae expressum, Muskatbutter, Muskatnussfett, ist das an den Produktionsorten der Muskatnüsse (vgl. Sem. Myristicac, S. 347) aus diesen nach vorgenommenem Rösten und Mahlen durch warmes Auspressen gewonnene Fett, welches von Singapur über London in den Handel gelangt. Auch wird es aus beschädigten, zerbrochenen und wurmstichigen Sem. Myristicae von französischen Firmen gepresst. Es ist meist in 25 cm langen, 6 cm breiten und hohen backsteinartigen Formen im Handel und bildet eine talgartige, gelbliche oder röthlichbraune, von weissen Partien durchsetzte und dadurch marmorirt erscheinende körnige Masse von kräftigem Muskatgeruche und ebensolchem, zugleich fettigem Geschmacke. Das spec. Gew. ist 0,995; der Schmelzpunkt liegt zwischen 45 und 51°. Die Droge besteht aus einem Gemenge mehrerer Fette, darunter

Myristin, neben 6 bis 7 %, ätherischem Oel, Farbstoff und Geweberesten.

Oleum Olivarum, Olivenöl, auch Provençeröl genannt, ist das in den Mittelmeerländern und in Kalifornien durch kaltes Auspressen aus dem reifen Fruchtfleische des zu den Oleaceen gehörigen Olivenbaumes, Olea Europaea *L.* gewonnene fette Oel. Es ist gelb oder grünlichgelb, von mildem Geschmack und schwachem eigenartigem Geruch. Sein spec. Gew. ist 0,915 bis 0,918. Bei ungefähr $+ 10^0$ C. beginnt es durch krystallinische Ausscheidungen sich zu trüben und erstarrt bei 0^0 zu einer salbenartigen Masse. In Alkohol ist es nur wenig, in Aether, Schwefelkohlenstoff, Chloroform und Petroleumbenzin hingegen leicht löslich. Es besteht überwiegend aus Trioleïn im Gemenge mit Tripalmitin und Triarachin.

Um Verfälschungen mit Sesamöl, Sonnenblumenöl oder Baumwollsamenöl zu erkennen, mischt man gleiche Theile Schwefelsäure und Salpetersäure und schüttelt zwei Theile des erkalteten Säuregemisches einen Augenblick mit einem Theil Schwefelkohlenstoff und einem Theil Olivenöl; es darf sich dann an der Berührungsfläche der beiden Flüssigkeitsschichten, welche sich in der Ruhe bilden, keine grün und roth gefärbte Zone bilden. Sesamöl giebt ausserdem mit Zucker und Salzsäure eine rothe Färbung, und Baumwollsamenöl zeigt sich durch die Bechi'sche Silberprobe an, indem es mit einem Zehntel seines Volums alkoholischer Silberlösung im Wasserbade eine graue bis dunkelbraune Färbung annimmt. Die Jodzahl des Olivenöls darf nicht unter 70 und nicht über 90 betragen.

Oleum Olivarum commune, Gemeines Olivenöl, ist das aus den Pressrückständen der Olivenölbereitung durch Behandlung mit heissem Wasser oder aus der Gährung überlassenen minderwerthigen Oliven durch Pressen gewonnene Oel. Es ist von gelbbräunlicher bis grünlicher Farbe, durch krystallinische Ausscheidungen meist trübe, breiartig und in der Kälte ziemlich fest. Es riecht und schmeckt widerlich.

Oleum Origani Cretici, Spanisches Hopfenöl, ist das aus den blühenden Spitzen der in dem österreichischen Mittelmeergebiet heimischen Labiaten Origanum Smyrnaeum *L.*, O. Creticum *L.* und O. hirtum *Link* durch Destillation mit Wasser gewonnene ätherische Oel. Es ist gelb bis rothbraun und etwas dickflüssig, vom spec. Gew. 0,96 bis 0,98, mit Weingeist in jedem Verhältniss mischbar. Es enthält Carvacrol.

Oleum Papaveris, Mohnöl, ist das aus den Samen des kultivirten Papaver somniferum *L.* (vgl. Semen Papaveris, S. 349) durch Auspressen gewonnene fette Oel. Es ist blassgelb, von mildem angenehmem Geschmack und verdickt sich, in dünner Schicht der Luft ausgesetzt, zu einer zähen Haut, gehört also zu den trocknenden Oelen. Es besitzt ein spec. Gew. von 0,925, bleibt bei 0^0 klar und erstarrt erst bei — 18^0 C. Es besteht in der Hauptsache aus dem Glycerid der Leinölsäure neben Triolein und geringen Mengen Linolinsäure- und Isolinolinsäureglycerid.

Oleum Petroselini, Petersilienöl, ist das durch Destillation aus den Früchten der angebauten Umbellifere Petroselinum sativum *Hoffmann* (vgl. Fructus Petroselini, S. 248) gewonnene ätherische Oel. Es ist farblos oder gelblich, vom spec. Gew. 0,95 bis 1,07 und enthält Pinen und Apiol.

Oleum Pini Pumilionis, Latschenkieferöl, Krummholzöl, ist das aus den Zweigspitzen und Zapfen der Legföhre oder Latschenkiefer Pinus Pumilio *Haenke,* einer in der Krummholzregion der Alpen gesellig wachsenden Conifere, durch Destillation in den bayrischen Alpen, hauptsächlich in Reichenhall und in Tirol, neuerdings auch in Sibirien gewonnene ätherische Oel. Es ist dünnflüssig, fast farblos oder schwach grünlichgelb, vom spec. Gew. 0,865 bis 0,870 und von eigenthümlich balsamischem Geruch. Es enthält Pinen, Phellandren, Silvestren, Bornylacetat und Cadinen.

Oleum Pini silvestris, Kiefernadelöl ist das aus den Nadeln und jungen Zweigen der Conifere Pinus silvestris *L.* u. a. durch Destillation gewonnene ätherische Oel. Es ist farblos, dünnflüssig, in 5 bis 6 Theilen Weingeist löslich, vom spec. Gew. 0,872 bis 0,886 und besitzt den Geruch frischer Kiefernadeln. Es enthält Pinen Silvestren, Bornylacetat und Cadinen.

Oleum Rapae, Rüböl, ist das aus den Samen angebauter Brassica-Arten (Familie der Cruciferen) durch Pressen gewonnene fette Oel. Es ist gelb bis bräunlichgelb, dickflüssig und in dünner Schicht nicht trocknend. Sein spec. Gew. ist 0,913 bis 0,915; bei 0^0 erstarrt es zu einer dunkelgelben Krystallmasse.

Oleum Ricini, Ricinusöl, auch Castoröl genannt, ist das aus den enthülsten Samen der kultivirten Euphorbiacee Riçinus communis *L.* in Ostindien sowie auch in Italien, Frankreich, England und Amerika durch kalte Pressung gewonnene fette Oel. Es ist farblos oder blassgelblich, zähflüssig, fadenziehend, geruchlos, von mildem, später kratzendem Geschmack. Sein spec Gew. liegt zwischen 0,95 und 0,97; es mischt sich mit Essigsäure und absolutem Alkohol in jedem Verhältnisse klar, ebenso mit 1 bis 3 Theilen unverdünntem Weingeist. Bei 0^0 trübt es sich durch Ausscheidung krystallinischer Flocken und erstarrt bei — 18^0 C. zu einer weissen butterartigen Masse. In dünnen Schichten trocknet es langsam ein. Es besteht hauptsächlich aus dem Glycerid der Ricinolsäure, sowie der mit dieser isomeren Ricinisolsäure und enthält ausserdem Tripalmitin, Tristearin und Phytosterin.

Zur Prüfung auf Zusatz fremder Oele, sowie auf einen Harzgehalt, welcher bei heisser Pressung oder bei der Darstellung des Oeles durch Extraktion mit Schwefelkohlenstoff im Ricinusöl enthalten sein würde, schüttelt man 3 ccm Ricinusöl mit ebensoviel Schwefelkohlenstoff und 1 ccm Schwefelsäure; hierbei darf das Gemisch sich nur röthlich bis bräunlich, aber nicht schwarzbraun färben.

Oleum Rosae, Rosenöl, ist das hauptsächlich in Bulgarien, auch in Persien, Egypten, Südfrankreich sowie neuerdings in Sachsen und zwar in der Umgegend von Leipzig aus den Blumenblättern verschiedener Arten und Kulturformen der Gattung Rosa durch Destillation mit Wasser gewonnene ätherische Oel. Es ist blassgelb und scheidet in der Kälte durchsichtige Krystallblättchen aus, welche sich bei $+$ 12 bis 15° C. wieder lösen. Sein spec. Gew. ist 0,856 bis 0,867 bei 20° C. Bestandtheile sind Geraniol (Rhodinol), ferner eine honigartig riechende, noch nicht näher erforschte Verbindung und verschiedene Paraffine. Das Rosenöl ist wegen seines sehr hohen Preises vielen Verfälschungen ausgesetzt (Schoenanthusöl).

Oleum Rosmarini, auch Oleum Anthos genannt, Rosmarinöl, ist das aus der kultivirten Labiate Rosmarinus officinalis *L.* durch Destillation gewonnene ätherische Oel. Es ist farblos oder schwach gelblich, von kampherartigem Geruch. Sein spec. Gew. ist 0,90 bis 0,92. Es enthält Pinen, Cineol, Borneol und Kampher.

Oleum Rusci, Birkentheer, ist die durch trockene Destillation aus dem Holze der Birke, Betula alba *L.*, gewonnene theerartige Flüssigkeit; dieselbe ist schwarzbraun, in dünner Schicht durchsichtig und von saurer Reaktion.

Oleum Rutae ist das aus der Rutacee Ruta graveolens *L.* durch Destillation gewonnene ätherische Oel. Es ist eine farblose oder gelbe, in gleichen Theilen Weingeist lösliche Flüssigkeit vom spec. Gew. 0,834 bis 0,840. Es enthält Methyl-Nonylketon.

Oleum Sabinae, Sadebaumöl, ist das aus den jungen Zweigen der Conifere Juniperus Sabina *L.* (vergl. Summitates Sabinae, S. 356) durch Destillation gewonnene ätherische Oel. Es ist farblos oder gelblich, mit der Zeit dunkler und zugleich weniger dünnflüssig werdend, mit gleichen Theilen Weingeist klar mischbar. Sein specifisches Gewicht ist 0,905 bis 0,930; Bestandtheile sind Pinen und Cadinen.

Oleum Salviae, Salbeiöl, ist das aus der kultivirten Labiate Salvia officinalis *L.* (vergl. Fol. Salviae, S. 231) durch Destillation gewonnene ätherische Oel. Es ist von gelblicher Farbe und in jedem Verhältniss mit Weingeist klar mischbar. Sein specifisches Gewicht ist 0,915 bis 0,925; Bestandtheile sind Pinen, Cineol und Thujon.

Oleum Santali, Ostindisches Sandelholzöl, ist das aus dem Kernholze der in Südasien und Nordaustralien heimischen Santalacee Santalum album *L.* und anderer Arten dieser Gattung durch zehntägige Destillation gewonnene ätherische Oel. Es ist von gelber Farbe und dicklicher Konsistenz, von starkem, eigenthümlichem Geruche und ebensolchem, zugleich etwas bitterem Geschmacke, in starkem Weingeist löslich und von neutraler oder schwach saurer Reaktion. Es besitzt ein specifisches Gewicht von 0,975 bis 0,985.

Dieses Oel unterliegt vielfachen Verfälschungen durch sogenanntes westindisches Sandelholzöl, welches vermuthlich von einer in Venezuela heimischen Rutacee abstammt und durch sogenanntes Cedernholzöl, d. i. das aus den bei der Bleistiftfabrikation abfallenden Holzspähnen von Juniperus Bermudiana *L.* gewonnene ätherische Oel. Beide Zusätze können nur durch das specifische Gewicht und durch die Feststellung des optischen Drehungsvermögens, welches bei ostindischem Sandelholzöl — 17 bis — 20° beträgt, erkannt werden.

Oleum Sassafras, Sassafrasöl, ist das aus der Wurzel der nordamerikanischen Lauracee Sassafras officinale *Nees v. Esenbeck* (vergl. Lignum Sassafras, S. 285) durch Destillation mit Wasser gewonnene ätherische Oel. Es ist farblos oder gelblich, in Weingeist leicht löslich. Sein specifisches Gewicht ist 1,075; Bestandtheile sind Safrol und Eugenol.

Oleum Serpylli, Feldkümmelöl oder Quendelöl, ist das aus der Labiate Thymus Serpyllum *L.* (vergl. Herba Serpylli, S. 276) durch Destillation gewonnene ätherische Oel. Es ist blassgelblich bis röthlichgelb, mit Weingeist in jedem Verhältniss klar mischbar. Sein specifisches Gewicht ist 0,917; Bestandtheile sind Thymol und Carvacrol.

Oleum Sesami, Sesamöl, ist das aus den Samen von Sesamum Indicum *De Candolle,* einer in Südasien heimischen, in vielen Ländern der wärmeren Klimate kultivirten einjährigen Pflanze aus der Familie der Sesameae durch Auspressen gewonnene fette Oel. Es ist blassgelb bis goldgelb, nicht trocknend, fast geruchlos, von mildem Geschmack, bei — 5° C. zu einer butterartigen Masse erstarrend. Sein specifisches Gewicht ist 0,921 bis 0,923. Es besteht hauptsächlich aus Triolein.

Oleum Sinapis, Senföl, ist das aus den in kaltem Wasser eingeweichten Samen der Crucifere Brassica nigra *Koch* (vergl. Semen Sinapis, S. 350) dargestellte Destillationsprodukt, welches man früher den ätherischen Oelen hinzurechnete. Dasselbe ist in den Senfsamen nicht vorgebildet, sondern entsteht erst bei Hinzutritt von Wasser durch Einwirkung des Myrosin auf das als Sinigrin oder myronsaure Kalium bezeichnete stickstoffhaltige Glycosid, welches neben dem Myrosin in den Senfsamen enthalten ist. Senföl ist gelblich und von äusserst scharfem Geruch. Sein spec. Gew. ist 1,096 bis 1,022; sein Siedepunkt liegt zwischen 148 und 150°. In gleichen Theilen Weingeist, sowie in 9 bis 10 Volumtheilen verdünntem Weingeist ist es klar löslich. Es besteht aus Allylisosulfocyanid neben Spuren von Schwefelkohlenstoff.

Verfälscht wird Senföl zuweilen durch Zusatz von Chloroform, Weingeist oder Schwefelkohlenstoff, welche ihre Anwesenheit theils durch das verminderte specifische Gewicht, theils bei der Siedepunktbestimmung anzeigen. Auch wenn bei dem unter Abkühlung erfolgenden Zusammenbringen von 1 Gewichtstheil Senföl mit 2 Gewichtstheilen Schwefelsäure eine andere als hellgelbe Mischung entsteht, liegen Verunreinigungen oder Verfälschungen vor. Endlich lässt sich durch Ueberführung des Allylisosulfocyanids in Thiosinamin mittels Ammoniak die Menge desselben quantitativ bestimmen.

Oleum Spicae, Spiköl, ist das aus der angebauten Labiate Lavandula Spica *L.* durch Destillation gewonnene ätherische Oel. Es ist von dunkelgelber Farbe, wenig angenehmem kampherartigen Geruch, mit Weingeist in jedem Verhältniss klar mischbar. Es besitzt ein specifisches Gewicht von 0,905 bis 0,920 und besteht aus Pinen, Cineol, Linalool, Campher und Borneol, vermuthlich auch Terpineol und Geraniol.

Oleum Tanaceti, Rainfarnöl, ist das aus den Blüthen der Composite Tanacetum vulgare *L.* (vgl. Flor. Tanaceti S. 215) durch Destillation gewonnene ätherische Oel. Es ist gelb oder grünlichgelb, von nicht angenehmem kampherartigen Geruch und ist mit Weingeist in jedem Verhältniss klar mischbar. Sein specifisches Gewicht ist 0,915 bis 0,954; Bestandtheil ist Thujon.

Oleum Terebinthinae, Terpentinöl, ist das aus Terpentin (vergl. Terebinthina, S. 356) durch Destillation mit Wasser gewonnene ätherische Oel. Der dazu verwendete Terpentin stammt hauptsächlich von den Coniferen Pinus Pinaster *Solander,* Pinus Australis *Michaux* und Pinus Taeda *L.,* von denen die erstgenannte Art in Südeuropa, die beiden letzteren in Amerika heimisch sind. Es ist eine farblose oder blassgelbliche Flüssigkeit von eigenthümlichem Geruche. Sein Siedepunkt liegt zwischen 150 und 160° C.; sein spec. Gew. ist 0,855 bis 0,865. Es besteht hauptsächlich aus Pinen und enthält daneben Dipenten und Sylvestren.

Oleum Thymi, Thymianöl, ist das aus den Blättern und blühenden Zweigspitzen der angebauten Labiate Thymus vulgaris *L.* durch Destillation gewonnene ätherische Oel. Dasselbe ist farblos oder schwach röthlich und mischt sich schon mit dem halben Volum Weingeist klar. Sein spec. Gew. ist 0,909 bis 0,950; Bestandtheile sind Thymol, Carvacrol, Cymol und Bornylester.

Oleum Valerianae, Baldrianöl, ist das aus dem getrockneten Rhizom und den Wurzeln der einheimischen Valerianacee Valeriana officinalis *L.* (vergl. Rad. Valerianae, S. 325) durch Destillation gewonnene ätherische Oel. Es ist grünlichgelb oder bräunlich, dicklich, von saurer Reaktion, in Weingeist leicht löslich. Sein specifisches Gewicht ist 0,94 bis 0,95; Bestandtheile sind Pinen, Borneol, Bornylformiat, Bornylacetat und Bornylisovalerianat.

Olibanum, Weihrauch, ist der eingetrocknete Gummiharzsaft mehrerer im südlichen Arabien und im Somalilande im nordöstlichen Afrika heimischen Boswellia-Arten, besonders B. Carteri *Birdwood* und B. Bhau-Dajiana *Birdwood,* aus der Familie der Burseraceae. Zur Gewinnung wird die Stammrinde angeschnitten und das erhärtete Gummiharz nach einiger Zeit von den Bäumen losgelöst; es gelangt über Bombay oder Suez als Ausfuhrhäfen in den Handel. Weihrauch bildet rundliche bis thränenförmige gelblich-weisse bis röthlich-gelbe, bestäubte, leicht zerbrechliche und auf dem Bruche wachsartige, beim Kauen erweichende Körner, welche in Weingeist nicht völlig löslich sind. Die Droge enthält ätherisches Oel, Harz, Gummi und einen Bitterstoff.

Opium, auch Laudanum oder Meconium genannt, ist der eingetrocknete Milchsaft der Papaveracee Papaver somniferum *L.* Diese Pflanze wird zur Gewinnung der pharmaceutisch verwerthbaren Opiumsorten in Kleinasien, und zwar hauptsächlich in dessen höher gelegenen nordwestlichen Distrikten angebaut. Die Gewin- Gewinnung. nung des Opium geschieht in der Weise, dass nach dem Abfallen der Blumenblätter die unreifen Kapseln durch mehrere Schnitte mit besondern Messern vorsichtig verwundet werden, wobei jedoch die Einschnitte nicht bis in das Innere der Kapsel reichen dürfen. Der aus diesen Schnitten austretende Saft wird an jedem Morgen abgeschabt und auf Blätter gestrichen. Die Ausbeute, welche für jede einzelne Kapsel nur 2 Centigramm durchschnittlich beträgt, wird nach dem Erhärtenlassen an der Luft durch Bearbeiten mit Holzkeulen zu Kuchen von 300,0 g bis 3 kg Gewicht vereinigt. Diese werden, nachdem sie in Mohnblätter gewickelt und mit Rumexfrüchten bestreut sind, aus dem kleinasiatischen Binnenlande nach Smyrna, Ismid oder Tarabison gebracht, wo sie von Kontrolbeamten geprüft, im Falle eines Morphiumgehaltes von mehr als $12\,^0/_0$ häufig durch Unterkneten geringwerthiger Sorten auf einen Gehalt von 10 bis $12\,^0/_0$ gebracht und nach weiterem Trocknen an der Sonne in Kisten zu 70 bis 75 kg Gewicht verpackt über

Konstantinopel nach London in den europäischen Handel gebracht werden.

Beschaffen-
heit..

Das in Deutschland zur Verwendung gelangende kleinasiatische Guévé-Opium, welches von Guévé und Narhilan nach Konstantinopel gelangt, bildet abgeplattet-runde oder ovale Kuchen von selten mehr als 1 kg Gewicht. Die körnige Bruchfläche ist gleichmässig braun, bei frisch importirten Stücken im Innern oft noch weich und klebrig, bei völlig lufttrockenen Stücken aber spröde.

Persisches, Indisches, Chinesisches und Aegyptisches Opium kommen in anderen Formen, als die charakteristischen Kuchen des Kleinasiatischen Opium es sind, in den Handel. Sie alle sollen zu medicinischem Gebrauche nicht Verwendung finden und dienen vielmehr zum Opiumrauchen, welches im Orient sehr verbreitet ist. Das Persische Opium, welches bis zu $15\,^0/_0$ Morphium enthält, wird vorwiegend zur Morphiumgewinnung in Fabriken verarbeitet. Auch amerikanisches und australisches Opium sind für den europäischen Handel ebenso wie die geringen Mengen des in Europa (in Macedonien, Bulgarien, Rumänien, sowie in Württemberg, Baden und Oesterreich) gebauten Opium ohne Bedeutung.

Bestand-
theile.

Der Geruch des Opium ist eigenartig narkotisch, der Geschmack scharf bitter und brennend. Bestandtheile sind eine grosse Anzahl Alkaloide, darunter Morphin, Narcein, Codein, Narcotin, Papaverin, Thebain u. a., welche hauptsächlich an Meconsäure gebunden sind, ferner Riech- und Farbstoffe, Zucker, Schleim, Harz und bis $6\,^0/_0$ Asche. Morphin ist der wichtigste und hauptsächlichste Bestandtheil des Opium; von ihm sollen mindestens $10\,^0/_0$ in dem zu arzneilicher Verwendung gelangenden Opium enthalten sein.

Prüfung.

Zur Bestimmung des Morphingehaltes bedient man sich am besten der Dieterich'schen Methode, welche in folgendem besteht:

6,0 g mittelfeines Opiumpulver werden mit dem gleichen Gewicht Wasser angerieben und in einem gewogenen Kölbchen auf 54,0 g Flüssigkeit verdünnt. Nach einstündigem Stehen (unter öfterem Umschütteln) wird durch ein Faltenfilter von 10 cm Durchmesser abfiltrirt und 42,0 g des Filtrats mit 2,0 g einer Mischung aus 17,0 g Ammoniak (Liq. Ammon. caust.) und 83,0 g Wasser versetzt. Dieser Zusatz von Ammoniak ist so bemessen, dass er nur die freie Säure bindet und das Narcotin ausfällt. Der entstehende rehfarbige Niederschlag ist Narcotin. Es muss nun schnell, damit keine Spur Morphin mit zur Ausscheidung gelangt, durch ein gleiches Filter wie vorher, abfiltrirt werden. 36,0 g des Filtrates, welche nunmehr einer Menge von 4,0 g Opium entsprechen, werden darauf in einem genau gewogenen Kölbchen durch Schwenken mit 10,0 g Aether gemischt, ohne heftig zu schütteln. Durch den Aether werden kleine Mengen etwa noch vorhandenen Narcotins in Lösung gebracht und durch einen nachfolgenden Zusatz von 4,0 g Ammoniakflüssigkeit (obiger Verdünnung) die Abscheidung des in Aether unlöslichen Morphins begünstigt. Nach sechsstündiger Ruhe wird der Aether auf ein glattes Filter von 8 cm Durchmesser abgegossen und durch einen neuen Zusatz von 10 ccm Aether die letzten Reste des Narcotins beseitigt. Nachdem die Aetherschicht in gleicher Weise durch das Filter abgegossen ist, wird die wässrige Flüssigkeit mit dem ausgeschiedenen Morphin auf dasselbe Filter geschüttet und dieses, sowie das Filter mit zweimal je 5,0 g äthergesättigten Wassers zur Entfernung der Mutterlauge nachgespült. Endlich werden Filter und Kölbchen (wegen der an den Wandungen des letzteren anhängenden Krystalle) bei 100° getrocknet, der Filterinhalt in das Kölbchen gebracht und nach dem Trocknen bis zum konstanten Gewicht die Morphinmenge durch Wägung festgestellt. Dieselbe darf nicht weniger als 0,4 g $= 10\,^0/_0$ von 4,0 g Opium betragen. — Um sich zu überzeugen, dass die abgeschiedenen Krystalle nahezu reines Morphin sind, übergiesst man einen Theil desselben mit der hundertfachen Menge Kalkwasser, worin es sich nach einigen Stunden mit gelblicher Farbe gelöst haben muss. Durch allmählichen Zusatz von Chlorwasser wird diese Lösung dauernd braunroth, durch Eisenchlorid infolge Bildung von Oxydimorphin blau oder grün gefärbt.

Verfälschungen des Opium durch Beimengung minderwerthiger Stoffe, wie Mehl, Gummi, Sand, Thon, Gips, Tragacanth oder anderen Pflanzenextrakten werden durch die Forderung des Gehaltes von $10\,^0/_0$ Morphin erkannt, sofern sie eine gewisse Grenze überschreiten sollten. Eingeknete Steinchen, Schrot, Rindenstücke etc. sind schon beim Anschneiden der Opiumkuchen zu erkennen.

Opium wirkt beruhigend, schmerzstillend und schlafmachend Anwendung. und wird theils in Pulverform rein oder in Mischung wie z. B. Pulvis Ipecacauanhae opiatus, theils als Extr. Opii, Tinct. Opii simpl., Tinct. Opii crocat. und Tint. Opii benzoïca gereicht. Die höchste Einzelgabe des Opium beträgt 0,15 g, die höchste Tagesgabe 0,5 g.

Piper album, Weisser Pfeffer, besteht aus den von den äusseren Schichten befreiten reifen Beeren von Piper nigrum *L.*, einem in den Wäldern der Malabarküste und dort sowohl wie in den meisten Ländern des tropischen Asien und Amerika kultivirten Kletterstrauch aus der Familie der Piperaceae. Die gesammelten reifen Beeren werden zuerst aufgeschichtet, dann in Wasser macerirt, an der Sonne getrocknet und endlich durch Reiben zwischen den Händen von der Epidermis und der Mittelschicht der Fruchthülle befreit. Die so hergerichtete Droge bildet kugelige, glatte, gelblich-graue Körner, deren Fruchtschichtrest einen einzigen damit verwachsenen, in der Mitte grösstentheils hohlen Samen mit hornartigem weissen Eiweisskörper einschliesst. Die Droge kommt aus Tellichery und aus Penang in den Handel. Bestandtheile sind ätherisches Oel, Harz, Piperin, Piperidin und Chavicin.

Piper nigrum, Schwarzer Pfeffer, besteht aus den vor der Reife gesammelten und rasch an der Sonne oder am Feuer getrockneten Früchten von Piper nigrum *L.* (vergl. den vorhergehenden Artikel).

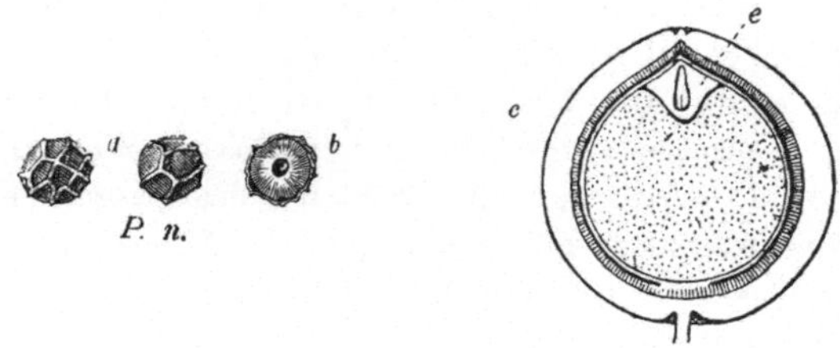

Abb. 128. Piper nigrum. *a* von aussen, *b* Querschnitt, *c* Längsschnitt durch die ungetrocknete reife Pfefferfrucht, fünffach vergrössert, *e* Keimling.

Pix liquida, Holztheer, ist das durch trockene Destillation aus Holz gewonnene Theerprodukt. Zu arzneilicher Anwendung gelangt unter diesem Namen der Theer verschiedener Abietineen, hauptsächlich Pinus silvestris *L.*, der Kiefer, und Larix Sibirica *Ledebour*, der sibirischen Lärche. Dieser Abietineentheer wird vorwiegend im nördlichen Europa gewonnen und namentlich aus Schweden und Russland nach Deutschland eingeführt.

Beschaffenheit. Abietineentheer ist eine dickflüssige braunschwarze Masse, welche durch mikroskopische Krystalle von Brenzcatechin krümelig ist. Er besitzt einen eigenthümlichen brenzlichen Geruch, sowie einen bitteren scharfen Geschmack und zum Unterschiede von Braunkohlentheer ein specifisches Gewicht von mehr als 1,0; er sinkt daher, mit Wasser geschüttelt, in diesem unter. Abietineentheer reagirt sauer, löst sich mehr oder weniger vollkommen in Bestandtheile. Alkohol, Aether und fetten Oelen. Seine wichtigsten Bestandtheile sind Benzol, Toluol, Xylol, Styrol, Naphtalin, Paraffine, Brenzcatechin und Essigsäure.

Prüfung. An damit geschütteltes Wasser giebt Holztheer Geruch und Geschmack ab, ebenso seinen Gehalt an freien Säuren. Mit sehr verdünnter Eisenchloridlösung giebt das mit Theer geschüttelte Wasser in verdünntem Zustande eine vorübergehende Grünfärbung, von Phenolen herrührend. Mit Kalkwasser im Ueberschuss gemischt, giebt das Theerwasser eine durch Oxydationsvorgänge der Theerbestandtheile herbeigeführte Braunfärbung.

Verwechslungen mit anderen Theersorten wie Buchenholztheer oder Birkenholztheer oder Verfälschungen mit Steinkohlentheer und Braunkohlentheer sind durch obige Proben zu erkennen. Ausserdem giebt Abietineentheer eine gleichmässige Mischung wenn er mit Schweinefett zusammengeschmolzen wird, während Laubholztheer dabei ein schwarzes Harz abscheidet. Das mit Holztheer geschüttelte Wasser reagirt sauer, Steinkohlentheerwasser alkalisch.

Mit Wasser kräftig geschüttelt, sinkt Abietineentheer unter, Torf-
theer und Braunkohlentheer hingegen schwimmen auf Wasser.

Verwendung findet Pix liquida äusserlich gegen Hautkrank- Anwendung.
heiten und zur Bereitung von Aqua Picis, sowie als Desinfektions-
mittel.

Podophyllin oder Resina Podophylli ist die aus dem
weingeistigen Extrakte des Rhizoms von Podophyllum peltatum
Willdenow, einer in Nordamerika heimischen Ranunculacee, durch
Ausfällen mit Wasser abgeschiedene Substanz. Es bildet ein gelbes Beschaffen-
amorphes Pulver oder eine lockere zerreibliche amorphe und gelb- heit.
liche bis bräunlichgraue Masse und besteht aus einem Gemenge Bestand-
harzartiger Substanzen, Pikropodophyllin und Podophyllotoxin ge- theile.
nannt, ferner Podophyllinsäure, einem gelben Farbstoff, Fett und
bis 1,5 °/$_0$ Asche.

Auf 100° erhitzt, färbt sich Podophyllin allmählich dunkler Prüfung
ohne zu schmelzen. Mit Wasser geschüttelt giebt es ein fast farbloses neutrales bitter schmeckendes Filtrat, welches durch Eisenchloridlösung braun gefärbt wird. Bleiessig darf darin keinen
deutlichen Niederschlag hervorrufen, wodurch noch Extraktivstoffe
aus dem Podophyllrhizom angezeigt werden würden. In Ammoniak
löst es sich unter Verseifung der Harze zu einer gelbbraunen, mit
Wasser klar mischbaren Flüssigkeit auf, aus welcher beim Neutralisiren die Harzkörper wieder in braunen Flocken ausfallen. In
10 Theilen Weingeist löst sich das Podophyllin auf, wird aber,
seiner Darstellung entsprechend, durch Wasser
daraus wieder gefällt. Aether und Schwefelkohlenstoff lösen es theilweise.

Podophyllin ist ein drastisches Abführ- Anwendung
mittel und sollte vorsichtig gehandhabt werden.

Pulpa Tamarindorum, Tamarindenmus, ist das braunschwarze Mus der
Früchte von Tamarindus Indica *L.*
(Abb. 129), einer Caesalpiniacee, welche im
tropischen Afrika heimisch, durch Kultur jedoch über fast alle Tropengegenden verbreitet
ist. Zur Gewinnung des Muses werden die
Früchte von der Hülsenschale, den stärkeren,
das Fruchtmus durchziehenden Gefässbündeln

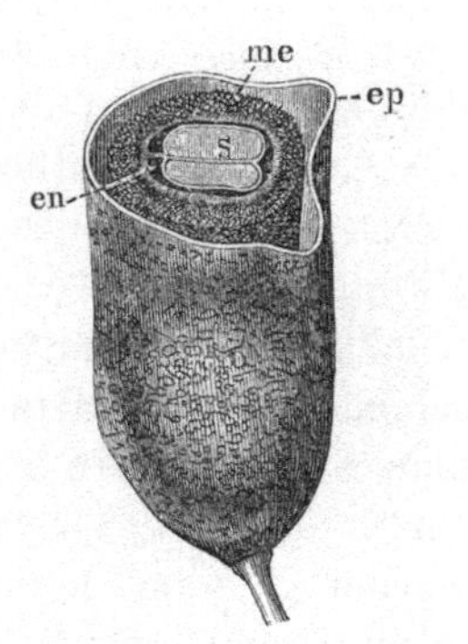

Abb. 129. Tamarindenfrucht,
ep Fruchthülle, *me* Fruchtmus,
en Samenfach, *s* Same.

und theilweise auch von den Samen befreit und die zähe, braunschwarze, weiche Füllmasse der Hülsen, welche noch die perga-

mentartigen Samenfächer, blossgelegte Gefässbündelstränge und vereinzelte Bruchstücke der spröden graubraunen Hülsenschalen enthält, in Fässer verpackt und zum Versand gebracht.

Tamarindenmus schmeckt rein und stark sauer; es enthält Weinsäure, Citronensäure, Essigsäure und Aepfelsäure, sämmtlich z. Th. als Kalisalze gebunden, ferner Zucker und Stärke.

Rohes Tamarindenmus gelangt erst nach seiner Verarbeitung zu Pulpa Tamarindorum depurata zu arzneilicher Verwendung.

Radix Alkannae, Alkannawurzel, ist die Wurzel der in Kleinasien und Südeuropa auf sandigem Boden wachsenden Boraginee Alkanna tinctoria *Tausch.* Sie ist walzenförmig und vielköpfig, von einer dünnen brüchigen, leicht abblätternden dunkelpurpurnen Rinde umgeben, welche Weingeist und fetten Oelen beim Digeriren damit purpurrothe Farbe ertheilt. Sie enthält einen amorphen harzartigen Farbstoff, Alkannin genannt.

Radix Althaeae, Altheewurzel oder Eibischwurzel, besteht aus den Hauptwurzelzweigen und den Nebenwurzeln der zweijährigen Pflanzen von Althaea officinalis *L.*, einer Malvacee, welche zur Gewinnung der Droge in Nordbayern (Nürnberg, Bamberg, Schweinfurt), sowie auch in Ungarn, Belgien und Frankreich kultivirt wird. Zur Gewinnung der Droge werden die Wurzelstücke von der dünnen gelblich-grauen Korkschicht befreit.

Beschaffen-heit.

Die bis 20 cm langen Stücke sind bis 1,5 cm dick und zeigen eine rein weisse, vom Eintrocknen wellig längsfurchige Oberfläche, welche nur hier und da von den bräunlichen Narben der Wurzelfasern unterbrochen ist. Der Querbruch der Wurzeln ist am Rande weichfaserig von dünnen verfilzten Bastbündeln, im Inneren uneben und körnig. Auf den weissen Querschnittflächen zeichnet sich nur das Cambium deutlich als hellbraune Linie ab; dieselbe liegt im äusseren Fünftel des Wurzeldurchmessers. Die strahlenförmig im Mittelpunkt sich vereinigenden Gefässbündelreihen treten beim Befeuchten des Schnittes mit Phloroglucinlösung und Salzsäure als schmale Reihen zarter rother Punkte hervor. In der Rinde erblickt man zwischen den Markstrahlen bei der Betrachtung mit der Lupe zarte dunklere Querzonen, welche von Bastzellgruppen gebildet werden. Beim Betupfen des Querschnittes mit verdünnter Jodlösung färbt sich derselbe sofort blauschwarz und lässt bei Betrachtung mit der Lupe anfänglich noch deutlich eine scharf markirte radiale Streifung von abwechselnd dunkelblauen und gelben Zellreihen bez. Gefässreihen erkennen.

Bestand-theile.

Der wesentliche Bestandtheil der Altheewurzel ist Schleim, welcher in besonderen Schleimzellen enthalten ist, daneben viel

Stärke, Asparagin, Rohrzucker und bis $5\,^0/_0$ Mineralbestandtheile (Asche).

Mit kaltem Wasser giebt Altheewurzel einen nur gelblich ge- Prüfung. färbten schleimigen Auszug, von eigenthümlichem Geschmacke, der weder säuerlich noch alkalisch sein darf. Dies würde bei verdorbener Waare der Fall sein. Auch darf der wässrige Auszug beim Stehen keinen Bodensatz zeigen; dies wird der Fall sein, wenn die Waare, um missfarbige Stellen zu verdecken, mit Schlemmkreide eingerieben ist. Ammoniakwasser färbt den Auszug schön gelb; Jodlösung färbt ihn nicht blau, weil kaltes Wasser die Stärke nicht löst; wohl aber werden Abkochungen der Wurzel mit Jodlösung blau gefärbt, weil beim Kochen die Stärke verkleistert wird und in die Lösung übergeht. Gekalkte Wurzel zeigt, in Wasser gelegt, auf Zusatz von verdünnter Salzsäure Gasentwicklung und es resultirt durch Lösen des Kalkes in der Säure eine Flüssigkeit, aus welcher mit überschüssigem Natriumcarbonat der Kalk ausgefällt wird.

Altheewurzel dient wegen ihres Schleimgehaltes in Macerationen Anwendung. sowohl wie in Form von Sirupus Althaeae als Hustenmittel und in Pulverform häufig als Pillenkonstituens. Sogenanntes Decoctum Althaeae wird stets auf kaltem Wege (Maceration) bereitet.

Radix Angelicae, Angelikawurzel oder Engelwurz, ist der unterirdische Theil der Umbellifere Archangelica officinalis *Hoffmann.* Derselbe besteht aus dem kurzen, bis 5 cm dicken und von Blattresten gekrönten Wurzelstocke (Abb. 130 *A*),

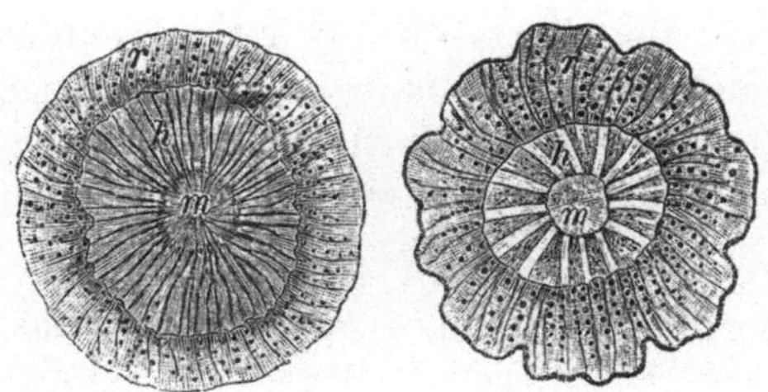

Abb. 130. Radix Angelicae. *A* Querschnitt des frischen Wurzelstocks, natürliche Grösse, *B* der getrockneten Hauptwurzel, dreifach vergrössert, *r* Rinde, *h* Holzkörper, *m* Mark.

welcher eine bei den kultivirten Exemplaren im Wachsthum meist zurückgebliebene Hauptwurzel (Abb. 130 *B*) und zahlreiche, reich verzweigte, bis 30 cm lange und an ihrem Ursprunge bis 1 cm dicke Nebenwurzeln trägt. Die von wildwachsenden Pflanzen gesammelten Wurzeln zeigen eine kräftige und wenig oder gar nicht verzweigte Hauptwurzel. Die Wurzelstöcke der hauptsächlich in

20*

der Umgegend von Cölleda (Prov. Sachsen), ferner bei Jenalöbnitz in Thüringen, bei Schweinfurt in Nordbayern, sowie im Erzgebirge und im Riesengebirge kultivirten Pflanze werden im Herbste ausgegraben, gewaschen, sodann nachdem die Nebenwurzeln bei den kräftigen Exemplaren zu einem Zopfe verflochten auf Bindfäden gereiht und an der Luft getrocknet.

Beschaffenheit. Die Nebenwurzeln, welche die Hauptmasse der Droge bilden, sind graubraun bis röthlichbraun, unregelmässig längsfurchig und leicht querhöckerig. Sie lassen sich sehr leicht glatt und wachsartig schneiden und zeigen glatte Bruchflächen. Die Rinde besitzt auf dem Querschnitt einen ungefähr gleichgrossen Durchmesser wie der Holzkörper. Unter der Lupe erscheint der Querschnitt durch Markstrahlen deutlich radial gestreift, lässt aus den quer durchschnittenen Sekretgängen der Rinde häufig einen gelbröthlichen Inhalt von verharztem ätherischem Oel austreten und zeigt zwischen dem grauen Holzcylinder und der porösen Rinde deutlich erkennbar die Cambiumzone. Dort wo die Wurzeln aus dem Rhizom entspringen, besitzen sie im Centrum auch einen schwachen Markcylinder.

Prüfung. Von der ähnlichen Radix Levistici unterscheidet sich die Angelikawurzel durch die bedeutendere Weite der Sekretbehälter ihrer Rinde.

Bestandtheile. Geruch und Geschmack der Angelikawurzel sind stark aromatisch und eigenthümlich. Sie rühren von den hauptsächlichen Bestandtheilen, d. i. ca. $1\,^0/_0$ ätherischem Oel und ca. $6\,^0/_0$ Harz her. Ausserdem enthält die Droge Angelikasäure, Baldriansäure und Rohrzucker. Die Wurzel ist dem Insektenfrass leicht ausgesetzt und muss daher gut getrocknet und zur Wahrung ihres Aromas in dichtschliessenden Blechgefässen aufbewahrt werden.

Anwendung. Anwendung findet Angelikawurzel hauptsächlich in der Thierheilkunde.

Radix Artemisiae, Beifusswurzel, besteht aus den im Frühling oder Herbst gesammelten und vom Wurzelstock befreiten Wurzeln der einheimischen Composite Artemisia vulgaris *L.* Dieselben enthalten in den braunrothen Balsamgängen ihrer Rinde ätherisches Oel und Harz. Sie werden in der Volksheilkunde gegen Epilepsie gebraucht.

Radix Bardanae, Klettenwurzel, ist die im Herbst gesammelte. meist der Länge nach gespaltene Wurzel verchiedener einheimischer Lappa-Arten: L. major *Gärtner,* L. minor *De Candolle* und L. tomentosa *Lamarck,* zur Familie der Compositen gehörig. Sie ist einfach oder wenig ästig, cylindrisch, oben oft noch mit einem weissfilzigen Stengelrest versehen, aussen schwärzlichbraun und längsrunzelig, innen weiss und fast hornartig. Der Querschnitt

(Abb. 131) färbt sich mit Jodlösung nicht blau. Die Wurzel enthält ätherisches Oel, Bitterstoffe, Gerbstoffe und Inulin. Man schreibt ihr haarwuchsbefördernde Eigenschaften zu.

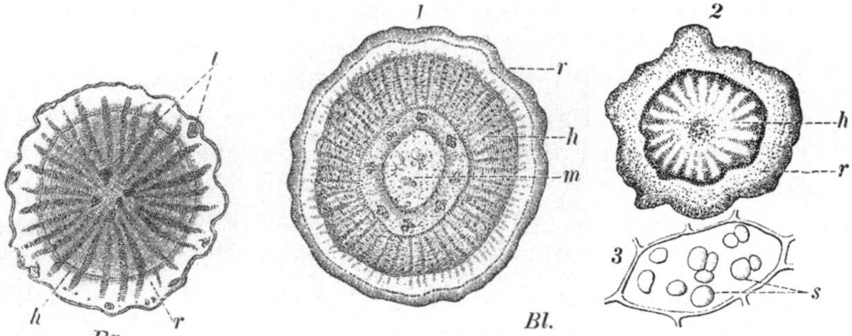

Abb. 131. Radix Bardanae, Querschnitt, zweifach vergrössert. r Rinde, h Holz, l Lücken.

Abb. 132. Radix Belladonnae. *1* Querschnitt der Hauptwurzel, *2* einer Nebenwurzel, zweifach vergrössert, r Rinde. h Holzkörper, m Mark, *3* eine stärkemehlhalt. Parenchymzelle, 200 fach vergrössert.

Radix Belladonnae, Belladonnawurzel (Abb. 132), besteht aus den im Herbst von mehrjährigen Exemplaren, unter Ausschluss der verholzten Theile, gesammelten, im frischen Zustande fleischigen Wurzeltheilen der bei uns wildwachsenden Solanacee Atropa Belladonna *L.* (vergl. Folia Belladonnae S. 218) Die häufig gespaltenen Stücke sind aussen gelblichgrau, wenig runzelig, innen weisslich, weich und mehlig, beim Zerbrechen stäubend. Wegen ihres Gehaltes an den giftigen Alkaloiden Hyoscyamin und Belladonnin ist die Droge vorsichtig zu handhaben. Sie gehört zu den Separanden. Sie verliert an Wirksamkeit, wenn sie länger als ein Jahr aufbewahrt wird.

Radix Carlinae, Eberwurz (Abb. 133), ist die im Herbste gesammelte Wurzel der im mittleren Europa auf sonnigen trockenen Wiesen wachsenden Composite Carlina acaulis *L.* Sie ist mehrköpfig, mit Blatt- und Stengelresten beschopft, häufig gedreht und zerklüftet, aussen graubraun und längsrunzelig von aromatischem Geruch und scharfem, etwas süssem Geschmack. Sie enthält in den in Markstrahlen und der Rinde verstreuten Balsambehältern ätherisches Oel und Harz, daneben Inulin. Sie findet in der Volksmedicin als harntreibendes Mittel Anwendung.

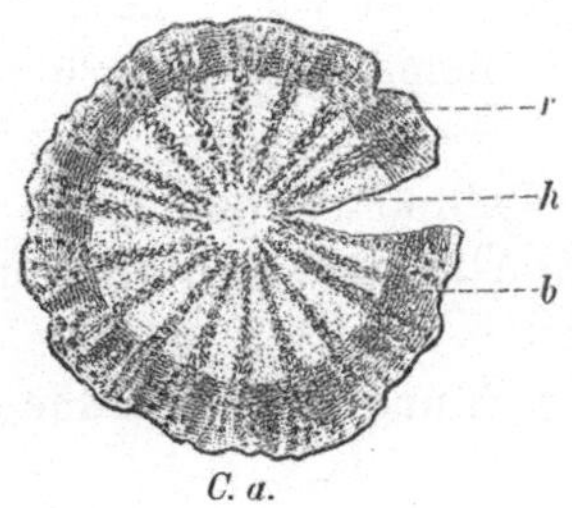

Abb. 133. Radix Carlinae, Querschnitt, zweifach vergrössert. r Kork, b Rinde. h Holzkörper.

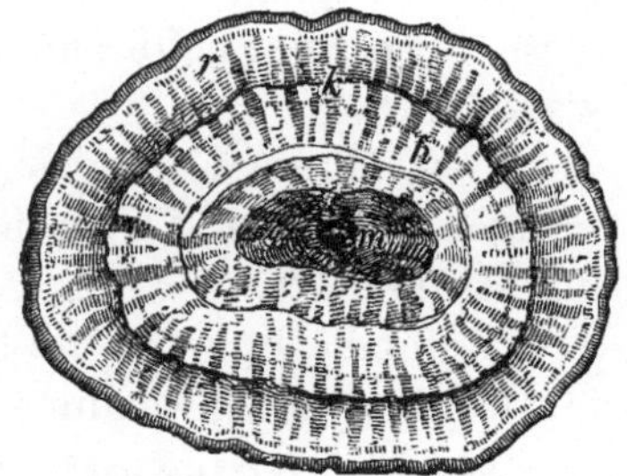

Abb. 134. Radix Colombo, Querschnitt. r Rinde, k Cambium, h Holzkörper.

Radix Colombo, Kalumbawurzel, stammt von der in den Wäldern der tropisch-ostafrikanischen Küstenländer, darunter im südlichen Theile Deutsch-Ostafrikas, heimischen Menispermacee Jatrorhiza Calumba *Miers* (Jateorrhiza ist eine ebenfalls gebräuchliche Schreibweise), welche auf der Insel Mozambique zum *Gewinnung.* Zwecke der Gewinnung der Droge auch kultivirt wird. Die Wurzel wird im März ausgegraben, gewaschen, die verdickten fleischigen Theile der Nebenwurzeln in Scheiben geschnitten und im Schatten getrocknet.

Beschaffen-heit. Die Droge besteht meist aus runden bis elliptischen Scheiben, welche bis 8 cm Durchmesser erreichen und 0,5 bis 2 cm dick sind. Seltener sind Längsviertel der verdickten Wurzeln im Handel. Die von Kork bedeckte Aussenseite ist grob längsrunzelig und braun, die Schnittflächen sind schmutziggelb und infolge des Eintrocknens auf beiden Seiten uneben eingesunken.

Auf dem geglätteten Querschnitt erkennt man in der gelblichen Gewebemasse deutlich den scharfen feinen dunklen Ring des Cambium (Abb. 134*k*), welcher die 3 bis 6 mm starke korkbekleidete Rinde vom Holzkörper trennt. Vom Cambium aus verlaufen in der Rinde die mattbraunen, ungleich langen Linien der Rindenstränge in radialer Richtung und im Holze die schon mit blossem Auge sehr deutlich hervortretenden Radialreihen der Gefässe. Diese und die im Innern des Holzkörpers scheinbar regellos oder in nur undeutlichen radialen Streifen vertheilten Gefässgruppen färben sich beim Befeuchten des Schnittes mit Phloroglucinlösung und nachher mit Salzsäure intensiv roth. Mit Jodlösung betupft, färbt sich der Querschnitt, wegen des beträchtlichen Stärkegehaltes, sofort intensiv blauschwarz.

Prüfung. Es soll zuweilen eine Unterschiebung sogenannter falscher oder amerikanischer Kalumbawurzeln von der Gentianacee Frasera Carolinensis *Walter* vorgekommen sein, welche durch den Mangel an Stärke beim Betupfen mit Jodlösung leicht erkannt werden kann. Mit Radix Bryoniae kann die Droge kaum verwechselt werden, da diese weiss oder hellbraun ist, aber niemals gelb wie die Kalumbawurzel.

Bestand-theile. Der bittere Geschmack der Kalumbawurzel rührt von dem giftigen Bitterstoff Calumbin, dem Alkaloid Berberin und der Calumbasäure her.

Anwendung. Kalumbawurzel findet bei Erkrankungen der Verdauungsorgane in Dekoktform Anwendung.

Radix Gelsemii, Gelsemiumwurzel, besteht aus den unterirdischen Theilen des in Nordamerika heimischen, zu den Strychnaceen gehörigen

Kletterstrauches Gelsemium nitidum *Michaux*. Die Wurzeln sind stielrund, längsrunzelig, zähe und holzig, mit einer faserigen Rinde und gelbbräunlichem Korke bedeckt. Sie enthält die Alkaloide Gelsemin und Gelseminin, sowie Aesculin.

Radix Gentianae, Enzianwurzel, besteht hauptsächlich aus den Rhizomen und Wurzeln von Gentiana lutea *L.*, einer in den Gebirgen Mittel- und Südeuropas (in Deutschland: Vogesen, Schwarzwald, Schwäbische Alp) wildwachsenden Gentianacee. Daneben kommen, namentlich aus ausserdeutschen Ländern auch die weit dünneren Rhizome und Wurzeln von G. pannonica *L.*, G. purpurea *L.* und G. punctata *L.* in den Handel. Das Trocknen Gewinnung. der frisch gegrabenen und der Länge nach gespaltenen Wurzeln geschieht häufig erst nach vorausgegangener, durch haufenweises Aufschichten eingeleiteter Gährung, welche der Droge den charakteristischen Geruch und die röthliche Farbe verleiht. Doch wird beides auch durch langsames Trocknen erreicht, während bei schnellem Trocknen eine weisse und nicht riechende Waare erhalten wird, die erst bei längerem Lagern obige Eigenschaften annimmt.

Die getrockneten Wurzelstöcke können bis 60 cm lang und Beschaffenheit. an ihrem oberen Ende bis 4 cm stark sein. Die Wurzeln sind braun, stark längsrunzelig und nur wenig verzweigt. Das kurze Rhizom, aus welchem die Wurzeln entspringen, ist mehrköpfig, von gelben trockenhäutigen Blattresten beschopft und darunter durch die Narben der Laubblätter vorausgegangener Jahre geringelt.

Der Bruch des Rhizoms sowohl wie der Wurzeln ist glatt und weder holzig noch faserig. Die röthliche oder hellbraune Querschnittfläche der Wurzeln (Abb. 135) zeigt eine poröse oft von grossen Lücken durchsetzte Rinde, welche durch die dunkle, meist etwas gewellte Linie des Cambium von dem gleichmässigen, eine regelmässig radiale Struktur nicht aufweisenden Holze getrennt ist. Jodlösung ruft ausser einer schwachen Bräunung auf den Schnittflächen infolge der Abwesenheit von Stärke keine Veränderung hervor.

Die Wurzeln anderer Gentiana-Arten, welche nicht darunter sein dürfen, zeigen holzige Beschaffenheit und sind erheblich dünner.

Die Droge riecht aromatisch und schmeckt stark und rein Bestandtheile. bitter; der Geschmack rührt von einem glykosidartigen Bitterstoffe, dem Gentiopikrin her. Ausserdem sind Gentianasäure, fettes Oel und bis 8 °/₀ anorganische Bestandtheile (Asche) darin enthalten. Die in der frischen Wurzel vorhandene Zuckerart: Gentianose hat durch Gährung und Trocknen Zersetzung erlitten.

 Anwendung findet die Enzianwurzel als bitteres Magenmittel. Man bereitet daraus Extr. Gentianae und Tinct. Gentianae und verwendet sie zur Darstellung verschiedener Tincturen, wie Tinct. Aloës comp., Tinct. amara und Tinct. Chinae comp.

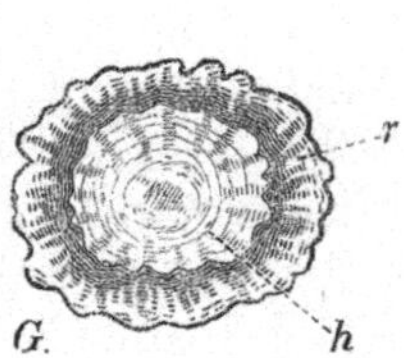

Abb. 135. Radix Gentianae, Querschnitt der Wurzel, *r* Rinde, *h* Holzkörper,

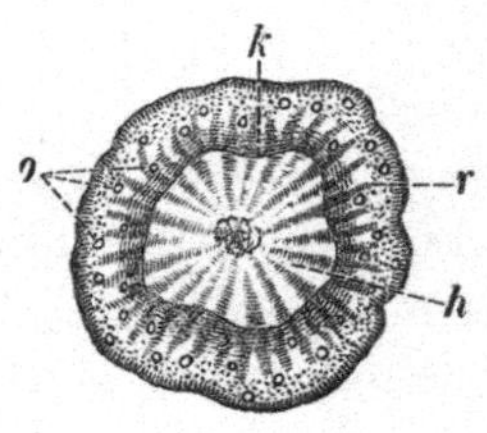

Abb. 136. Radix Helenii, Querschnitt vierfach vergrössert. *r* Rinde, *o* Sekretbehälter, *k* Cambium, *h* Holzkörper.

Radix Helenii, Alantwurzel (Abb. 136), ist die im Frühjahr oder Herbst gesammelte Wurzel der angebauten Composite Inula Helenium *L.* Die Stücke der Hauptwurzel pflegen vor dem Trocknen zerschnitten zu werden; sie sind ebenso wie die Nebenwurzeln bräunlichweiss, hart, spröde und fast hornartig, ziehen aber leicht Feuchtigkeit an und werden dann zähe. Sie enthält ätherisches Oel, Alantsäure, Alantol und Helenin und soll harntreibend wirken.

Radix Ipecacuanhae, Ipecacuanhawurzel oder Brechwurzel, besteht aus den verdickten Nebenwurzeln der kleinen nur bis 40 cm hohen immergrünen Rubiacee Psychotria Ipecacuanha *Müller Argoviensis* (Syn: Cephaëlis Ipecacuanha *Willdenow*), welche in den feuchten Bergwäldern des südwestlichen Brasilien heimisch ist. Die beliebteste, über Rio de Janeiro nach London und von da in den europäischen Handel kommende Droge wird im südwestlichen Theile der brasilianischen Provinz Matto Grosso gewonnen. Dort werden die Wurzeln mit Ausnahme der Regenzeit das ganze Jahr hindurch von Sammlern gegraben, indem die Pflanzen ausgehoben und nach Entfernung der allein brauchbaren verdickten Nebenwurzeln wieder eingesetzt werden. Letztere werden sehr sorgfältig und möglichst schnell an der Sonne getrocknet und nach dem Absieben der anhängenden Erde in Ballen verpackt nach Rio de Janeiro transportirt. Aus Indien, wo die Kultur der Ipecacuanhawurzel (bei Calcutta) versucht worden ist, kamen bis jetzt nur unbedeutende Mengen der Droge in den Handel.

 Die Droge (Abb. 137 *a*) bildet wurmförmig gekrümmte, mit halbringförmigen Wulsten verdickte, bis 15 cm lange und zuweilen in der Mitte bis 5 mm dicke, nach beiden Seiten hin dünner werdende, meist unverzweigte Stücke, welche aus den als Reservestoffbehälter in ihrem Rindentheile verdickten Nebenwurzeln der Pflanze bestehen. Jeder der halbringförmigen Wulste, welche die aussen graue bis graubräunliche Rinde aufweist, entspricht der Anlage einer infolge der Verdickung nicht zur Entwickelung gekommenen Seitenwurzel. In den Furchen zwischen den Wulsten reisst beim Trocknen die Rinde oft ringsum ein, weil der sehr feste Holzkörper sich dabei weniger zusammenzieht als die stark einschrumpfende Rinde, deren Gewebe der entstehenden Spannung nicht widerstehen kann.

Ipecacuanhawurzel ist von körnigem Bruche, der gelbliche Holzcylinder, von welchem sich die Rinde leicht trennt, nimmt auf

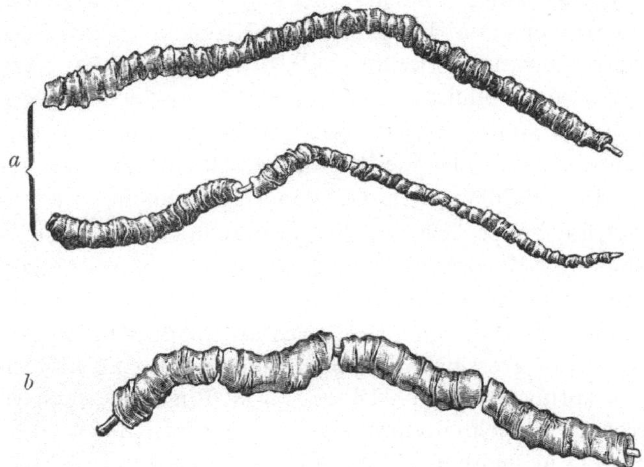

Abb. 137. Radix Ipecacuanhae. *a* Rio-Ipecacuanha, *b* Carthagena-Ipecacuanha.

dem Querschnitte nur den dritten bis fünften Theil des ganzen Wurzeldurchmessers ein. Die dicke Rinde ist gleichförmig, von weisslicher bis grauer Farbe, und von einer dünnen braunen Korkschicht umgeben. Im Holzkörper erkennt man mit der Lupe, besonders nach dem Betupfen mit Phloroglucinlösung und Salzsäure, die reihenweise angeordneten Holzelemente als zarte radiale Linien zwischen den helleren Markstrahlen.

Die wirksamen Bestandtheile der Ipecacuanhawurzel haben ihren Sitz in der dadurch allein werthvollen Rinde; dieselbe riecht dumpfig und schmeckt widerlich bitter; sie enthält das giftige Alkaloid Emetin zu 1 bis $3^0/_0$, sowie Ipecacuanhasäure (ein Glycosid), Zucker und bis $3^0/_0$ anorganische Bestandtheile (Asche).

Von der Anwesenheit des Emetins überzeugt man sich durch Versetzen eines mit dem fünffachen Gewicht warmen Wassers durch einstündiges Stehen aus der gepulverten Wurzel bereiteten Auszuges mit Jodkalium-Jodquecksilber, Mayers Reagens genannt, welches 0,333 Jodkalium und 0,454 Quecksilberjodid auf 100 ccm Wasser enthält. Es muss damit ein reichlicher amorpher weisser Niederschlag entstehen. Zur Identificirung des Ementins kann man zwei Reaktionen anstellen, nämlich Versetzen eines mit der fünffachen Menge Salzsäure bereiteten Auszuges mit Jodwasser, wobei eine blaue, oder Daraufstreuen von Chlorkalk, wobei eine feurigrothe Färbung entstehen muss.

Von den zahlreichen, als Verwechslungen und Verfälschungen angegebenen Wurzeln, nämlich mehlige Ipecacuanhawurzel von Richardsonia scabra *St. Hilaire*, weisse Ipecacuanhawurzel von Jonidium Ipecacuanha *Ventenat*, und schwarze Ipecacuanhawurzel von Psychotria emetica *Mutis*, kann bei genauer Nachahmung der angegebenen Merkmale keine mit Rio-Ipecacuanha verwechselt werden. Sie sind sämmtlich durch das Fehlen oder das nur sehr undeutliche Vorhandensein von Rindenwülsten und das Ausbleiben der Emetin-Reaktion als Verfälschungen kenntlich. Hingegen ist ihr die in den Wäldern von Columbia gewonnene Carthagena-Ipecacuanha oder Savanilla-Ipecacuanha sehr ähnlich welche ebenfalls Emetin bis $2,5\,^0/_0$ enthält, und von welcher noch nicht bestimmt erwiesen ist, ob sie von einer andern Cephaëlisart, nämlich Cephaëlis acuminata *Karsten* abstammt. Sie ist durchschnittlich etwas grösser und dicker, die Ringel sind entfernter und weniger vorspringend (Abb. 137*b*). Das Rindenparenchym bildet zwei getrennte Schichten, und die strahlige Struktur des Holzes ist deutlicher erkennbar. Man hält sie der Rio-Ipecacuanha für gleichwerthig. Zu hüten hat man sich vor solcher Rio-Ipecacuanha, welcher Stengeltheile der Pflanze beigemengt sind. Letztere zeichnen sich auf dem Querschnitte durch die dünne Rinde und das Mark in der Mitte des Holzkörpers aus.

Anwendung.   Ipecacuanhawurzel ist in kleinen Dosen ein Hustenmittel und zugleich ein die Darmbewegung anregendes Mittel, in grossen Dosen ein Brechmittel. Sie ist vorsichtig aufzubewahren.

Radix Levistici, Liebstöckelwurzel, stammt von der Umbellifere Angelica Levisticum *Baillon* (Syn.: Levisticum officinale *Koch*). Diese Pflanze wird zur Gewinnung der Droge in grossen Mengen bei Cölleda in der Provinz Sachsen angebaut. Zur Ernte im Herbste werden die einjährigen Stöcke ausgegraben, die Rhizome und stärkeren Wurzeln gespalten und, auf Bindfäden gereiht, zum Trocknen gebracht.

Beschaffenheit.   Die Droge bildet etwa 30 bis 40 cm lange und ca. 4 cm dicke

Stücke. Die Rhizome tragen an der Spitze zahlreiche Blattnarben und Knospenblätter und gehen nach unten in die weniger stark als bei Angelica verzweigte Hauptwurzel über. Die Wurzeln sind oben querrunzelig und werden nach unten hin längsfurchig. Sie sind aussen bräunlichgelb bis graubraun. Auf dem Querschnitt (Abb. 138) ist die dünne Korkschicht röthlichgelb, die Rinde aussen hell und weisslich, nach innen gelbbraun; der Holzkörper, welcher höchstens den gleichen Durchmesser besitzt wie die Rinde, ist von gelber Farbe. In der Rinde erblickt man grosse Luftlücken und quer durchschnittene Sekretgänge, aus denen häufig braune oder rothgelbe Tropfen verharzten ätherischen Oeles austreten; dazwischen

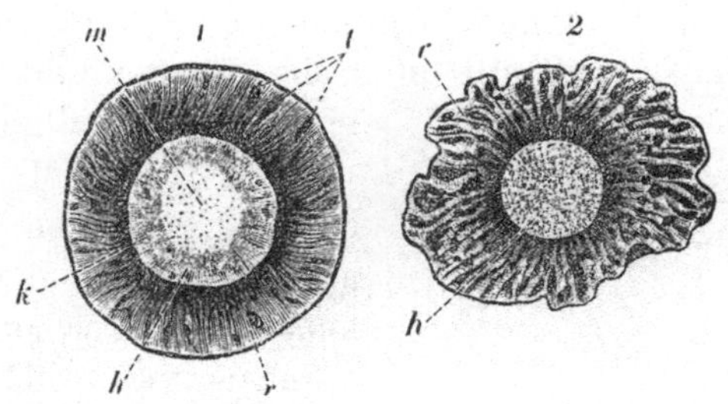

Abb. 138. Radix Levistici. *1* Querschnitt durch den frischen Wurzelstock, natürl. Grösse, *2* durch die getrocknete Wurzel, dreifach vergrössert, *r* Rinde, *k* Cambium, *h* Holzkörper, *m* Mark, *l* Luftlücken.

liegen heller gefärbte Markstrahlen, welche auch im Holzkörper deutlich zwischen den Gefässsstrahlen hervortreten. Dünne Querschnitte der Wurzel quellen in Wasser stark auf.

Die Sekretbehälter sind bei Rad. Levistici ebenso weit oder nur wenig weiter als die Gefässe; bei Rad. Angelicae hingegen sind sie bedeutend weiter.

Der Geruch der Wurzel ist stark und eigenthümlich aromatisch, der Geschmack süsslich und gewürzhaft, später bitter. Bestandtheile sind bis 0,6 % ätherisches Oel und Harz, ferner Gummi, Zucker und Angelicasäure. *Bestandtheile.*

Die Droge wirkt harntreibend und findet hin und wieder in Theegemischen Anwendung. *Anwendung.*

Radix Liquiritiae, Süssholz, stammt in seiner geschält in den Handel kommenden Form (Russisches Süssholz) von Glycyrrhiza *L.* var. glandulifera, einer in Südrussland und im Orient heimischen Papilionacee, welche in dieser Abart, sowie als reine Glycyrrhiza glabra *L.* auch in Spanien, Italien und Südfrankreich, in unbedeutenden Mengen auch noch in Deutschland in der Umgegend von Bamberg kultivirt wird. Das Russische Süssholz gelangt von seinen Produktionsorten (Inseln des Wolgadeltas, Batum, Uralgebiet) nach Moskau, Petersburg oder Nischni Nowgorod, wo es geschält und verhandelt wird. Spanisches Süssholz ist meist ungeschält und kommt in bester Qualität aus Tortosa in Catalonien.

Das geschälte Russische Süssholz besteht hauptsächlich aus Nebenwurzeln und deren Verzweigungen, das Spanische Süssholz hingegen aus den ungeschälten Ausläufern (also Stammorganen) mit nur geringeren Beimengungen von Wurzeln, da diese an den Produktionsorten in der Regel zu Succus Liquiritiae verarbeitet werden.

Ausläufer und dünnere Wurzeln des Spanischen Süssholzes zeigen auf dem Querschnitte unter der dünnen dunklen Korkschicht eine breite hellgelbe Rinde, in welcher helle Markstrahlen mit dunkler gefärbten Rindensträngen abwechseln; Bastfasergruppen kennzeichnen sich in letzteren als graue Punkte. Das durch eine nur unerheblich hervortretende Cambiumzone von der Rinde getrennte, durch abwechselnde Mark- und Gefässstrahlen ebenfalls radial gestreifte Holz ist bei den Wurzeln ohne Mark (Abb. 139), bei Stammtheilen (Ausläufern) mit einem kleinen unregelmässigen

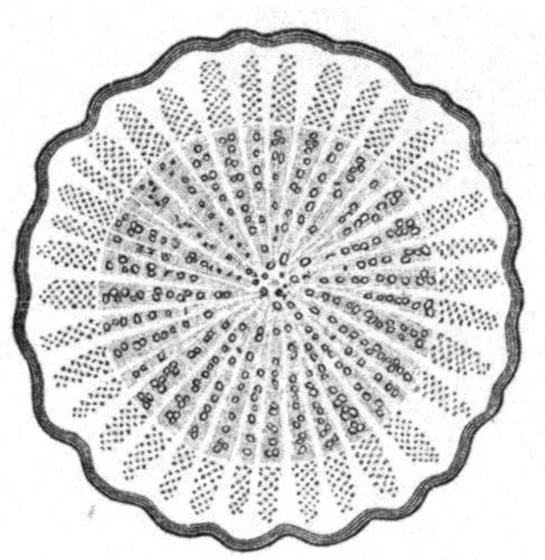

Abb. 139. Radix Liquiritiae, Querschnitt durch eine ungeschälte Wurzel.

Markcylinder ausgestattet. Die Wurzelstücke des Russischen Süssholzes besitzen schmälere Markstrahlen, welche oft durch Austrocknen zerrissen sind und radial gestellte Lücken im Gewebe zeigen. Die Gefässöffnungen sind beim Russischen Süssholz durchschnittlich weiter als beim Spanischen. Der Bruch des Süssholzes ist in Folge der reichlich vorhandenen Bastelemente langfaserig.

Süssholz besitzt einen eigenthümlichen scharf-süssen Geschmack, welcher ihm den Namen gegeben hat und welcher von einem Gehalt an etwa $8^0/_0$ Glycyrrhizin, dem sauren Ammoniumsalz der Glycyrrhizinsäure herrührt; ausserdem ist Zucker, Asparagin und ein gelber Farbstoff darin enthalten.

Süssholz ist ein Hustenmittel und findet auch als Geschmacksverbesserungsmittel Anwendung in Pulvis gummosus und Spec. Lig-

norum. Ersterem Zwecke dient es in Species pectorales und Pulvis
Liquiritiae comp., sowie in seinen Präparaten Extr. Liquiritiae und
Sirupus Liquiritiae.

Radix Ononidis, Hauhechelwurzel, ist die Wurzel der
in allen Gegenden Europas an trockenen Wiesen- und Wegrändern
wildwachsenden Papilionacee Ononis spinosa *L.*, welche im Herbste
von meist vieljährigen Exemplaren gesammelt wird. Sie bildet bis
30 cm lange, 1 bis 2 cm starke Stücke von grauer bis graubrauner
Farbe; dieselben sind meist stark gekrümmt, sehr unregelmässig
verlaufend und oft um ihre Achse gedreht.

Die Querschnittfläche (Abb. 140) ist nie rund, ihr Umfang meist Beschaffenheit.
zerklüftet, ihr anatomischer Bau excentrisch. Unter der fast
schwarzen Borkeschicht bildet die Rinde
nur eine schmale kaum 1 mm starke graue
Linie von hornartigem Gefüge. Das
Holz ist von weisslicher Farbe und
durch verschieden breite weisse Markstrahlen scharf radial gestreift. Die Ge-
fässstränge sind etwas dunkler und
durch weite Gefässöffnungen gekenn-

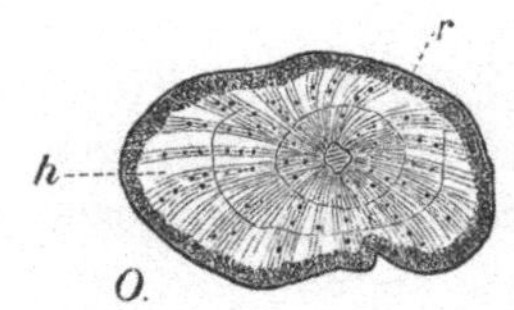

Abb. 140. Radix Ononidis, Querschnitt. *r* Rinde, *h* Holzkörper.

zeichnet. Die bei stärkerer Lupenvergrösserung, namentlich bei
Eintritt der Ligninreaktion durch Phloroglucinlösung und Salzsäure
sichtbaren concentrischen Ringlinien sind Jahresringe. Mit Jodlösung betupft färben sich die Gewebe infolge ihres Stärkegehaltes blau. Durch Betupfen mit Ammoniak wird das Holz gelb.
Auf dem Querbruche der Wurzel ragen die Bastzellgruppen als
feine haarartige Fasern hervor.

Die Wurzeln von Ononis repens *L.* und O. arvensis *L.* sind
bedeutend dünner und nicht gefurcht.

Der Geschmack der Hauhechelwurzel ist kratzend, etwas herb Bestand-
theile.
und zugleich süsslich, der Geruch schwach an Süssholz erinnernd.
Sie enthält ein Glycosid: Ononin, einen dem Glycyrrhizin ähnlichen
Körper: Ononid und einen krystallisirbaren Körper: Onocerin oder
Onocol, ein sekundärer Alkohol aus der Reihe der Phytosterine.

Die Droge wirkt schwach harntreibend. Anwendung.

Radix Pimpinellae, Pimpinellwurzel oder Bieber-
nellwurzel, stammt von den Umbelliferen Pimpinella saxifraga *L.* und Pimpinella magna *L.*, welche über ganz Europa
und Vorderasien verbreitet sind. Die arzneilich verwendeten Wurzel-

stöcke sammt Wurzeln werden im Frühjahr und im Herbst von wildwachsenden Pflanzen ausgegraben.

Beschaffen-
heit. Die braunen Wurzelstöcke sind mehrköpfig, an der Spitze noch mit Stengel- und Blattstielresten versehen und durch Blattnarben deutlich geringelt; aus den Narben ragen die Reste der Gefässbündel als kleine Spitzchen hervor. Nach unten gehen die Wurzelstöcke in die runzeligen und höckerigen, bis 20 cm langen und bis 1,5 cm dicken Wurzeln über. Auf dem Querschnitte der leicht schneidbaren Wurzeln (Abb. 141) erscheint die weisse Rinde von ungefähr gleichem Durchmesser wie das gelbe Holz. Bei den Wurzeln von Pimpinella

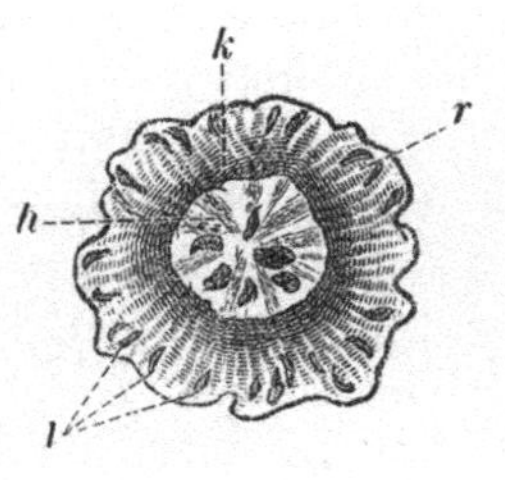

Abb. 141. Radix Pimpinellae, zweifach vergrössert. *r* Rinde, *k* Cambium *h* Holzkörper, *l* Luftlücken.

Saxifraga ist das Holz wenig stärker. Die Rinde enthält, namentlich in ihrem äusseren Theile, grosse Luftlücken und im Gewebe zahlreiche strahlenförmig angeordnete Reihen kleiner braungelber Sekretgänge.

Bestand-
theile. Geruch und Geschmack der Pimpinellwurzel sind eigenthümlich und scharf aromatisch, herrührend von einem geringen Procentgehalt ätherischen Oeles. Ferner sind Pimpinellin, Harz und Zucker darin enthalten.

Prüfung. Durch Unachtsamkeit beim Sammeln können die weit heller gefärbten und anders riechenden Wurzeln von Heracleum Sphondylium *L.* in die Droge gelangen. Die Wurzeln von Pastinaca sativa *L.* und Peucedanum Oreoselinum *Moench* unterscheiden sich, wenn sie untergeschoben werden sollten, durch den Mangel an Aroma deutlich von der Pimpinellwurzel.

Die Wurzel dient als Volksheilmittel gegen Heiserkeit.

Radix Pyrethri, Bertramwurzel. Die Römische Bertramwurzel ist die Wurzel der in Algier wachsenden Composite Anacyclus Pyrethrum *De Candolle*; sie ist meist einfach, spindelförmig, tief längsfurchig, zuweilen etwas gedreht, aussen braun, hart und spröde, von brennendem, Speichelabsonderung verursachendem Geschmack. Sie enthält ätherisches Oel und ein Alkaloid Pyrethrin. Die Deutsche Bertramwurzel stammt von der Composite Anacyclus officinarum *Hayne,* welche nur bei Magdeburg kultivirt vorkommt; sie ist kleiner als die vorige. Man braucht beide in der Volksheilkunde gegen Zahnweh.

Radix Ratanhiae, Ratanhiawurzel, stammt von der Caesalpiniacee Krameria triandra *Ruiz et Pavon*, einem auf sandigen Abhängen der Cordilleren von Peru wachsenden kleinen Strauch.

Die Droge besteht aus der oben bis faustdicken Hauptwurzel und deren mehrere Decimeter langen, bis etwa 3 cm dicken Nebenwurzeln; die stärkeren und älteren Antheile sind mit querrissig abblätternder Borke bedeckt. Der Bruch der Rinde ist kurz- und zähfaserig. Auf dem Querschnitt (Abb. 142) liegt unter der dunkelbraunrothen Borke die etwas hellere schmale und kaum über 1 mm starke Rinde. Der an diese angrenzende Splint ist wiederum von hellerer Farbe, die des Kernholzes ist dunkler. Die dunkle Farbe des Kernholzes rührt daher, dass in demselben nicht nur die Markstrahlen und das Holzparenchym, sondern auch die Bastfasern und selbst die Gefässe von rothbraunen Farbstoffmassen erfüllt sind.

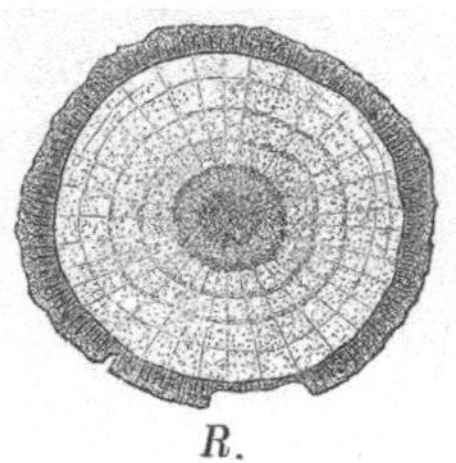

Abb. 142. Radix Ratanhiae, Querschnitt.

Ratanhiawurzel besitzt (namentlich ihre Rinde) einen sehr herben zusammenziehenden Geschmack, von Ratanhiagerbsäure herrührend, welche in dem wässerigen Auszug der Wurzel auf Zusatz von Eisenchlorid eine Grünfärbung veranlasst. Beim Stehen setzt sich daraus ein brauner Niederschlag ab.

Neben der hier beschriebenen sogenannten Peru-Ratanhia kommen im Handel noch Savanilla-Ratanhia, Texas-Ratanhia, Para-Ratanhia und Guayaquil-Ratanhia vor, welche von verwandten Krameria-Arten abstammen und sich durch andere, nicht röthliche sondern braune bis violette Färbung des Holzes, sowie hauptsächlich durch eine mehr als 1 mm dicke Rinde von jener unterscheiden.

Ratanhiawurzel dient als zusammenziehend wirkendes Mittel entweder in Substanz oder als Tinct. Ratanhiae.

Radix Rhei, Rhabarberwurzel, richtiger Rhizoma Rhei zu nennen, besteht aus den geschälten und oft unregelmässig zugeschnittenen Wurzelstöcken von Rheum-Arten Hochasiens, darunter jedenfalls Rheum officinale *Baillon*. Die Droge wird in China, hauptsächlich in dem Hochlande zwischen den Flüssen Hoangho und Jangtsekiang von wildwachsenden Exemplaren vor oder nach der vom Juni bis August dauernden Blüthezeit gesammelt, im frischen Zustande geschält und in Stücke geschnitten, diese auf Schnüre gereiht und theils an der Luft, theils am Ofen getrocknet. Die trocknen Stücke werden dann nochmals nachgeschält, glatt geschnitten, und nach den Chinesischen Häfen Tientsin, Schanghai oder Canton gebracht, von wo aus sie in den europäischen Handel gelangen. Zu pharmaceutischer Verwendung eignet sich nur die unter der Bezeichnung Schensi-Rhabarber in den Handel gebrachte beste Rhabarbersorte, während die Handelssorten: Canton-Rhabarber und Schanghai-Rhabarber dazu meist zu flach, schwammig und zähfaserig sind. Schensi-Rhabarber zeigt zum Unterschiede von jenen Sorten körnige, fast bröckelnde Struktur, scharf markirte Marmorirung und eine rothe Färbung der nach aussen hin regelmässig geordnet erscheinenden Strahlenkreise.

 Die Droge wird nur aus sehr kräftigen und vieljährigen Rhizomen zubereitet und besitzt daher einen ziemlich komplicirten anatomischen Bau, welcher dadurch noch schwerer verständlich wird, dass die Rinde und selbst die äusseren Antheile des Holzes meist weggeschnitten sind. Die Stücke der Droge sind von durchaus mannigfacher, cylindrischer bis polygonaler Gestalt, und häufig mit

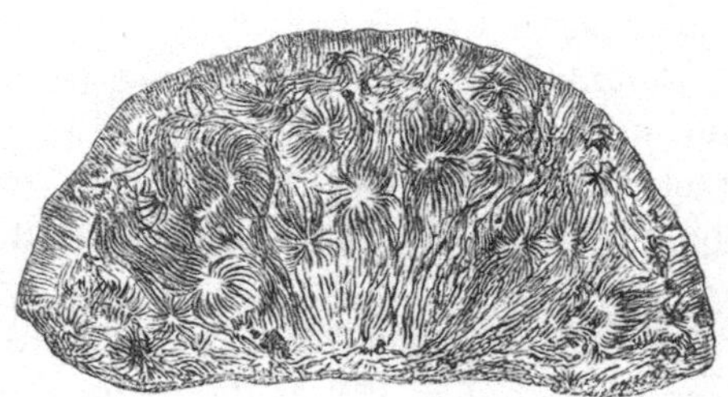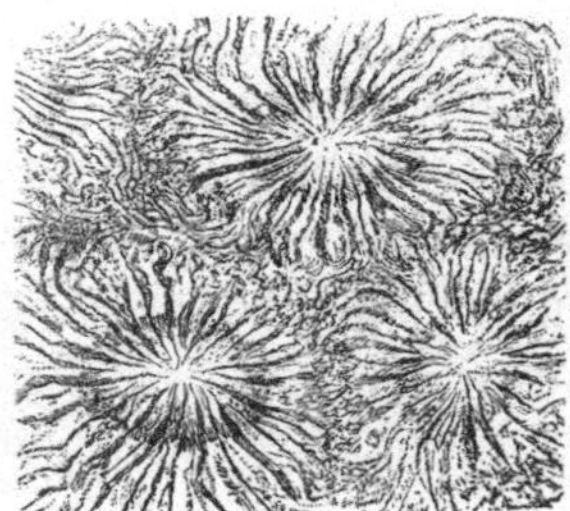

Abb. 143. Radix Rhei. *A* Querschnitt, *B* Theil des Querschnittes, fünffach vergrössert.

einem Bohrloche (vom Trocknen herrührend) versehen. Sie sind von körniger Struktur und zeigen, in Wasser gelegt, schnell eine oberflächliche schwammige Erweichung.

Auf Querschnitten sehr junger Rhizome lässt sich noch eine verhältnissmässig schmale Rinde und der durch eine Cambiumzone von dieser getrennte Holzkörper erkennen, ebenso in der Nähe des Cambium die in beiden vorhandenen Markstrahlen. An älteren Rhizomstücken ist jedoch infolge der ausserordentlichen Kürze der Internodien, ferner durch die Vielzahl der entwickelten Triebe und durch die Gefässbündel der Blattansätze der anatomische Bau wegen der im Grundgewebe scheinbar regellosen Vertheilung der Leitbündel ein sehr schwieriger geworden. Man erkennt infolge des gebogenen Verlaufes dieser Bündel ebensowohl auf Längs- wie auf Querschnitten mit der Lupe einzelne Strahlenkreise (Masern), welche je ein Bündelsystem für sich bilden (Abb. 143 *B*) und radienartig von ihrem Mittelpunkte ausgehende rothe Markstrahlen zeigen.

 Bei Canton-Rhabarber ist die Maserung des Querschnittes ver-

verschwommener und blassröthlich, der Geruch unangenehm räucherig und der Geschmack bitter, zusammenziehend. Auch knirscht derselbe wenig beim Kauen. Bei Schanghai-Rhabarber ist die Maserung deutlicher, aber auch die weissliche Grundmasse mehr hervortretend. Der Geruch ist ebenfalls räucherig (vom Trocknen an Kameelmist-Feuern) und der Geschmack bitter, zusammenziehend und schleimig. Das Pulver des Rhabarbers muss auf Beimischung von Curcuma-Pulver geprüft werden, indem man ca. 1 g davon mit einer Mischung aus Aether und Chloroform zu einem Brei anrührt, auf Filtrirpapier eintrocknet, dann entfernt und den zurückbleibenden hellgelblichen Fleck mit heiss gesättigter wässeriger Borsäurelösung betupft; derselbe darf sich dabei nicht orangeroth und bei nachherigem Benetzen mit Ammoniak nicht schwarzblau färben.

Guter Rhabarber zeigt einen zwar milden, aber immerhin urinartigen Geruch und eigenartigen schwach aromatisch bitteren, nicht schleimigen Geschmack. Bestandtheile sind bis 5 $^0/_0$ Chrysophansäure, bis 2 $^0/_0$ Emodin (mit Frangulinsäure identisch), ferner Rheumgerbsäure und mehrere harzartige amorphe Körper, sowie bis 20 $^0/_0$ Asche, von dem hohen Calciumoxalatgehalt herrührend. *Bestandtheile.*

Rhabarber ist ein Magenmittel und wirkt verdauungbefördernd. *Anwendung.* Er wird zu diesem Zwecke in Stücken gekaut, in Pulver genommen oder in Form seiner Präparate, Extr. Rhei, Extr. Rhei comp., Sirup. Rhei, sowie Tinct. Rhei aquosa und vinosa gereicht.

Radix Saponariae, Seifenwurzel (Abb. 144), ist die von zweijährigen Exemplaren der Caryophyllacee Saponaria officinalis *L.* im Frühjahr oder Herbst gesammelte Hauptwurzel. Sie ist stielrund, allmählich verschmälert, aussen rothbraun, innen weiss, spröde und von anfangs süsslich-bitterem, später kratzendem Geschmack. Sie enthält Saponin und dient als expektorierendes Mittel sowie zum Waschen.

Radix Sarsaparillae, Sarsaparillwurzel, besteht aus den oft meterlangen Wurzeln einer Anzahl mittelamerikanischer

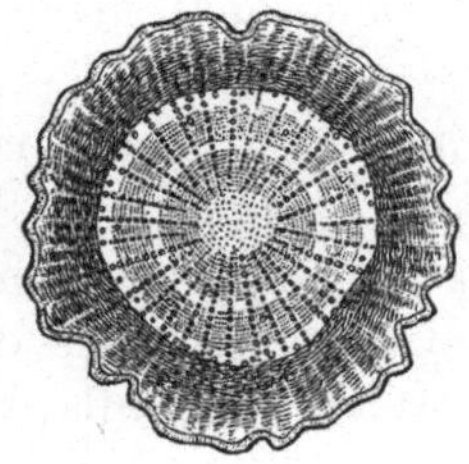

Abb. 144. Radix Saponariae, Querschnitt, fünffach vergrössert.

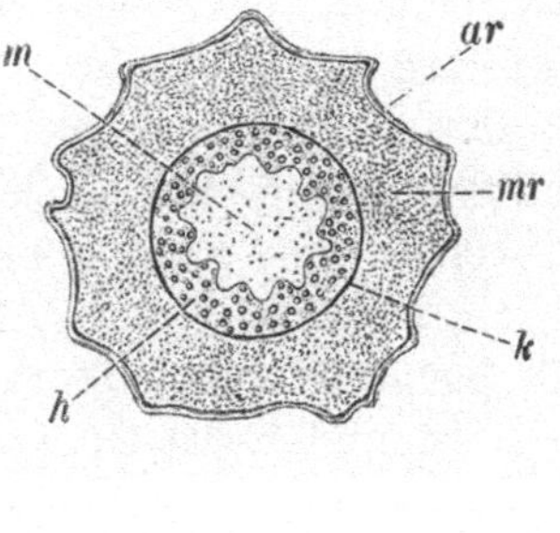

Abb. 145. Radix Sarsaparillae (Honduras), dreifach vergrössert. *ar* Kork, *mr* Rinde, *k* Kernscheide, *h* Holzkörper, *m* Mark.

Smilax-Arten (Smilaceae). Mit Sicherheit ist es von keiner der im Handel befindlichen Sarsaparillsorten bekannt, von welcher Smilaxart sie abstammt, doch dürften Sm. syphilitica *Humboldt u. Bonpland*, Sm. officinalis *Kunth* und Sm. papyracea *Duhamel* jedenfalls zu den Sarsaparillwurzel liefernden Smilax-Arten gehören.

Gewinnung. Die Wurzeln werden an ihren Standorten, das sind Flussufer und Sümpfe Mejikos, Centralamerikas und der nördlichen Staaten Südamerikas, von wildwachsenden Pflanzen ausgegraben, gewaschen und theils an der Sonne, theils am Feuer getrocknet.

Handel. Die beste und zu pharmaceutischer Anwendung in Deutschland allein vorgeschriebene Sorte ist Honduras-Sarsaparille, welche in den centralamerikanischen Staaten Honduras, Guatemala und Nicaragua gesammelt und über Belize, der Hauptstadt von Britisch-Honduras, nach Europa ausgeführt wird. Diese Droge kommt, durch Umknicken der Wurzeln zu Bündeln geformt, sammt den Rhizomen in den Grosshandel, wird aber an den Stapelplätzen durch die Händler von dem unwirksamen Rhizom befreit, und die Wurzeln werden für sich zu sogenannten Puppen verpackt. Diese bilden bis 1 m lange und bis 10 Kilo schwere Bündel nicht umgeknickter Wurzeln; die Bündel sind in der Mitte etwas dicker und mit den Stengeln eines Schlinggewächses fest umschnürt.

Beschaffenheit. Die Wurzeln der Honduras-Sarsaparille sind bis 4 mm dick, in ihrer ganzen Länge ziemlich gleichmässig cylindrisch, längsfurchig oder längsgestreift, nur selten verzweigt und von graubräunlicher bis röthlichgelber Farbe. Der Querbruch ist kurz und stärkemehlstäubend. Auf dem Querschnitt (Abb. 145) erblickt man unter der braunen Korkschicht ein starkes und rein weisses stärkemehlreiches Rindengewebe. Auf dieses folgt, durch die Kernscheide davon getrennt, der gelbe oder bräunliche Holzring, welcher bei allen guten Sorten schmäler ist als die weisse Rinde und sich beim Betupfen mit Phloroglucinlösung und Salzsäure intensiv röthet; derselbe schliesst das weisse und wie die Rinde stärkemehlreiche centrale Mark ein.

Prüfung. Zu den Verwechslungen gehören die in Deutschland von der Verwendung ausgeschlossenen übrigen Handelssorten der Sarsaparille, welche sich durch eine Rinde von geringerem Durchmesser als bei der Honduras-Sarsaparille auszeichnen. Es sind dies die in England bevorzugte Jamaica-Sarsaparille, welche ebenfalls stärkemehlreich ist und nebst Guatemala-, Para- und Caracas-Sarsaparille zu den sogenannten fetten Sarsaparillsorten gezählt wird, während Guayaquil-Sarsaparille und Veracruz- oder Tampico-Sarsaparille, auch Mejikanische S. genannt, deren Rinde durch Verquellen des Stärkegehaltes hornartig ist, zu den sogenannten mageren Sarsaparillesorten gehört. Jamaica-Sarsaparille ist reich befasert, lebhaft rothbraun gefärbt und tief gefurcht, Veracruz-Sarsaparille tief gefurcht, strohig und oft stellenweise von der zerbrechlichen Rinde entblösst. Die (ebenfalls fette) Para- oder Caracas-Sarsaparille ist durch Räucherung dunkelbraun. Die Zellen der Kernscheide erscheinen auf dem Querschnitt bei allen diesen nichtofficinellen Sorten gestreckt und ungleichmässig verdickt, während sie bei der (officinellen) Honduras-Sarsaparille fast quadratisch und ringsum ziemlich gleichmässig verdickt sind.

Sarsaparillwurzel hat keinen besonderen Geruch; sie schmeckt zuerst schleimig und später kratzend. Der wirksame Bestandtheil ist ein zu ca. $0{,}2\%$ darin enthaltener saponinartiger Körper, Parillin genannt. Ferner enthält die Wurzel Saponin, viel Stärke, etwas Harz und Spuren eines ätherischen Oeles.

Sarsaparille findet in Dekokten gegen syphilitische Leiden beschränkte Anwendung.

Radix Senegae, Senegawurzel, stammt von der in Nordamerika einheimischen Polygalacee Polygala Senega *L.* und deren Varietäten. Die Droge wird von wildwachsenden Pflanzen im Herbste gesammelt und zwar in den westlichen und nordwestlichen Staaten Iowa, Nebraska, Dakota. Aus Wisconsin und Minnesota kommen die einer bestimmten Varietät entstammenden grösseren Wurzeln, welche früher als „weisse Senega" bezeichnet wurden, in den Handel.

Die Droge besteht aus dem knorrigen, oben mit Stengelresten und röthlichen Blattschuppen versehenen Rhizom mitsammt der oben geringelten, höchstens 1,5 cm dicken Hauptwurzel und ihren meist zahlreichen, bis 20 cm langen einfachen Verzweigungen. Die Wurzeln sind meist mehr oder

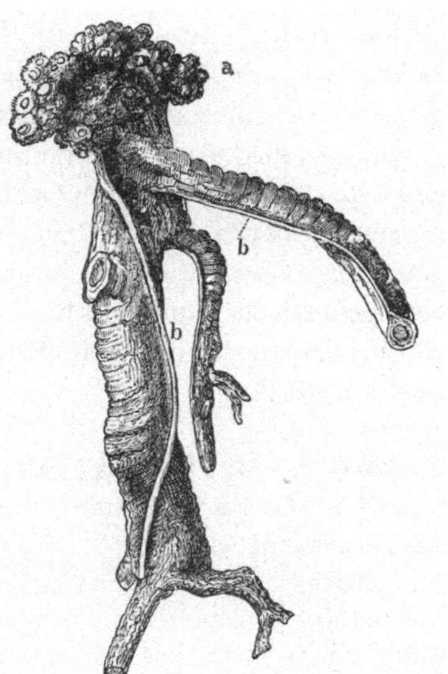

Abb. 146. Radix Senegae. *a* Wurzelkopf, *b* der Kiel.

weniger zickzackförmig gebogen und die konkave Seite der Biegungen trägt einen scharfen Kiel, während die konvexe Seite wulstige Querringel zeigt; der Kiel läuft auf diese Weise spiralförmig um die Wurzeläste herum (Abb. 146 *b*).

Der Querbruch der Wurzel ist kurzsplitterig. Auf dem Querschnitt zeigt sich unter der dünnen Korkschicht die hellbräunliche Rinde, welche einen rundlichen, marklosen, an vielen Stellen von der Peripherie her leicht eingerissenen weissen, durch schmale Markstrahlen radial gezeichneten Holzkörper einschliesst. An Stellen, wo die Wurzel gekielt ist, ist der Holzkörper von durchaus unregelmässiger Gestalt und meist dem Kiel gegenüber durch Parenchym ersetzt, während entsprechend der Kielbildung der Rindentheil stärker entwickelt und deutlich radial gestreift ist. Reisst man an der aufgeweichten Wurzel die Rinde vom Holzkörper ab, so zeigt sich letzterer an zahlreichen Stellen eingerissen und ausgehöhlt. Stärkemehl enthalten die Elemente der Wurzel, wie man sich durch Betupfen mit Jodlösung überzeugen kann, nicht.

Prüfung. Durch Unachtsamkeit beim Sammeln finden sich zwischen der Droge oft verschiedene Wurzeln gleichen Standortes, wie Serpentariawurzeln, Hydrastisrhizome, Panax- oder Ginsengwurzeln, und neuerdings wurde weisse Ipecacuanhawurzel, die vermuthlich auf gleiche Weise hineingelangt war, darin beobachtet. Diese unterscheiden sich jedoch durch Aussehen und Farbe deutlich von Senegawurzel. Endlich soll neuerdings in Italien eine Senegawurzel kultivirt werden, welche im Aussehen der amerikanischen Wurzel ganz gleich ist, die wirksamen Eigenschaften derselben aber nicht besitzt.

Bestandtheile. Senegawurzel hat einen eigenthümlichen ranzigen Geruch und einen scharf kratzenden Geschmack. Als wirksamer Bestandtheil der Senegawurzel wird das Glycosid Senegin und die Polygalasäure angesehen. Ferner sind darin enthalten ein fettes Oel, Salicylsäuremethylester und Baldriansäureester.

Anwendung. Die Droge findet als Hustenmittel, namentlich in Dekokten Anwendung.

Radix Serpentariae, Schlangenwurzel (Abb. 147), besteht aus den Wurzeln sammt Wurzelstock der in Nordamerika wildwachsenden Aristolochiacee Aristolochia Serpentaria *L.* Dem wurmförmig gekrümmten, etwas flachgedrückten, liegenden Rhizom, welches oberseits zahlreiche Stengelreste trägt, sitzen seitlich und unterseits die zahlreichen runden, dünnen, blassbraunen Wurzeln an. Sie schmecken bitter, riechen kampherartig und enthalten ätherisches Oel und Bitterstoff.

Radix Taraxaci cum herba, Löwenzahn, ist die im Frühjahr vor der Blüthezeit gesammelte Composite Taraxacum officinale *Wiggers.* Die Wurzel ist meist vielköpfig, spindelförmig, im trockenen Zustande sehr stark eingeschrumpft, hart, spröde, aussen schwarzbraun, mit groben, häufig spiralig verlaufenden Längsrunzeln. Die rosettenartig gestellten grundständigen Blätter sind grob schrotsägeförmig. Die Droge enthält einen Bitterstoff Taraxacin, sowie Taraxocerin, Inulin und eine Wachsart Taraxacerin. Ihre Anwendung geschieht fast ausschliesslich als Extr. Taraxaci.

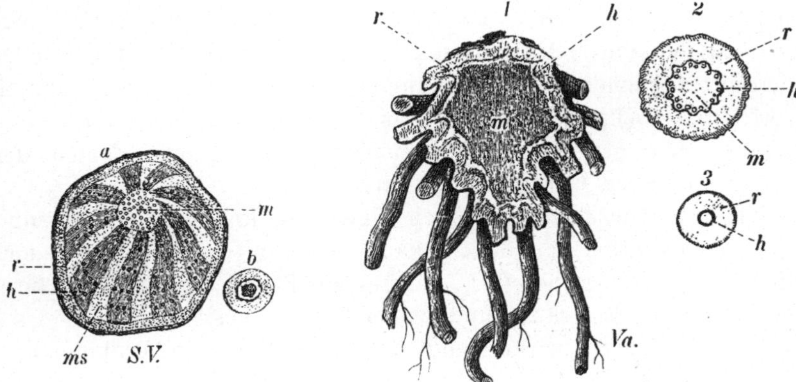

Abb. 147. Radix Serpentariae, Querschnitt *a* des Wurzelstockes, zehnfach vergrössert, *b* der Wurzel, dreifach vergrössert, *r* Rinde, *h* Holzkörper, *m* Mark, *ms* Markstrahlen.

Abb. 148. Radix Valerianae. *1* Längsschnitt des Rhizoms, *2* Querschnitt eines Ausläufers, *3* Querschnitt einer Wurzel, letztere zwei dreifach vergrössert, *r* Rinde, *h* Holzkörper, *m* Mark.

Radix Valerianae, Baldrianwurzel, besteht aus dem Rhizom und den Wurzeln der Valerianacee Valeriana officinalis *L.*, welche in Europa wild wächst. Doch werden von wildwachsen- Gewinnung. den Exemplaren fast nur im Harz beschränkte Mengen der Droge gesammelt, welche im Handel besonders geschätzt werden. Die Hauptmenge geht aus den Kulturen von Cölleda in Thüringen hervor. Dort werden die einjährigen Pflanzen im Herbste ausgegraben, die Wurzeln gewaschen und mit eisernen Kämmen von den feinen Wurzelzweigen befreit, um sodann auf abgemähten Wiesen ausgebreitet oder auf Fäden gereiht zum Trocknen gebracht zu werden. Erst beim Trocknen entsteht das charakteristische Baldrian-Aroma, welches der frischen Pflanze vollständig fehlt.

Die Droge besteht aus 4 bis 5 cm langen und 2 bis 3 cm Beschaffenheit. dicken, nach unten zugespitzten Rhizomen, welche oben mit Stengelknospen und seitlich mit zahlreichen, bis 2 mm dicken und bis über 20 cm langen, graubraunen oder bräunlichgelben Wurzeln besetzt sind (Fig. 148, *1*). Die Farbe wechselt je nach dem Standort und Produktionsland.

Auf dem Querschnitte der Wurzeln erblickt man eine weissliche Rinde, welche bis vier Mal breiter ist als der nur kleine Holzkörper (Fig. 148, *3*), was sich dadurch erklärt, dass die Wurzeln fast nie älter als ein Jahr werden und mithin kaum Veränderungen ihres anatomischen Baues durch sekundäres Dickenwachsthum aufweisen.

Prüfung. Verwechselungen mit den Wurzeln anderer Valeriana-Arten, wie V. Phu *L.* und V. dioïca *L.*, kommen, seitdem die Droge fast nur noch von kultivierten Exemplaren gewonnen wird, kaum mehr vor. Zu den durch Unachtsamkeit beim Sammeln wildwachsender Wurzeln möglichen Verwechselungen gehört neben obengenannten V.-Arten die Wurzel von Asclepias Vincetoxicum *L.* und Rhizoma Veratri. Alle etwaigen Beimengungen sind an dem Fehlen des charakteristischen Geruches kenntlich.

Bestand-theile. Baldrianwurzel besitzt einen eigenartig kräftigen Geruch und einen gewürzhaften, süsslichen, kaum bitteren Geschmack. Sie enthält bis 1 $^0/_0$ ätherisches Oel, welches aus Estern der Baldriansäure, Ameisensäure, Essigsäure und einem Terpen besteht.

Anwendung. Baldrianwurzel wirkt krampfstillend und nervenberuhigend.

Resina Anime ist ein von verschiedenen, nicht näher bekannten Arten der Burseraceen-Gattung Icica abstammendes Harz, welches sowohl aus Westindien wie aus Ostindien zu uns kommt und zu Räucherzwecken Verwendung findet.

Resina Dammar, Dammarharz oder Steinharz, ist das Harzprodukt von Pflanzen ganz verschiedener Familien und stammt ebensowohl von der Abietinee Agathis Dammara *Richard,* welche auf den Molukken und den grossen Sunda-Inseln heimisch ist, als von den Dipterocarpeen Hopea micrantha *Hooker* und Hopea splendida *de Vriese,* welche im südlichen Indien und den benachbarten Inseln verbreitet sind.

Gewinnung. Das Harz fliesst freiwillig aus den Stämmen und Wurzeln der Bäume aus und sammelt sich in grossen Klumpen an, welche in unzugänglichen Gebirgsgegenden Sumatras oft massenweise von den Flüssen mitgeführt werden. In zugänglichen Gegenden werden zur Harzgewinnung die Bäume nahe am Boden verwundet und liefern dann grosse Mengen von Harz, welche in geeigneten Vertiefungen des Bodens aufgesammelt werden.

Beschaffenheit. Das Dammarharz kommt in gelblichweissen, durchsichtigen, tropfsteinartigen Stücken, bez. in birnförmigen, keulenförmigen oder auch unförmlichen Klumpen von glatter Oberfläche in den Handel. Seine Härte ist geringer als die des Copal, übertrifft aber

die des Colophonium; sein spec. Gew. ist 1,04 bis 1,12. Die Bruchfläche ist muschelig und glasglänzend. Dammarharz liefert beim
Zerreiben ein weisses Pulver, welches erst bei 120° schmilzt und
beim Kauen an den Zähnen haftet.

In Benzol, Chloroform und Schwefelkohlenstoff ist Dammarharz
leicht löslich, in kaltem Alkohol und in Aether nur theilweise.
Warmer Alkohol löst es vollständig, lässt aber beim Erkalten
einen Theil wieder ausfallen. Es enthält aber 80$^0/_0$ einer har-
zigen Säure, Dammarolsäure genannt, etwa 20$^0/_0$ Harz von anderer
Zusammensetzung und geringe Mengen von ätherischem Oel,
Gummi und Asche.

Es dient in der Pharmacie nur als Zusatz zur Heftpflastermasse,
technisch zur Lackfabrikation.

Resina Draconis, Palmen-Drachenblut, ist das Harz der
Früchte von Calamus Draco *Willdenow*, der auf den Inseln des ostindischen
Archipels heimischen Rotangpalme. Es kommt in fingerdicken, mit Palmblättern
umwickelten Stangen, in Backsteinform oder in formlosen Massen, auch gereinigt in
Tafeln in den Handel. Die Stangen und Tafeln sind rothbraun, hart und spröde,
harzglänzend, undurchsichtig, geruch- und geschmacklos, beim Zerreiben ein intensiv rothes Pulver gebend, die Blöcke sind heller bestäubt. Ausser Harz enthält das Drachenblut Benzoësäure und Farbstoff.

Resina Elemi, Elemiharz. Unter diesem Namen versteht man
harzartige Produkte mehrerer, meist nicht genau bekannter Bäume aus verschiedenen tropischen Gegenden. Die im Handel als Manila- und Brasil-Elemi
gangbaren Sorten lassen sich mit einiger Sicherheit von Arten der Burseraceen-
Gattung Icica ableiten.

Resina Guajaci, Guajakharz, ist das Harz des in Westindien
heimischen, zur Familie der Zygophyllaceae gehörigen Baumes Guajacum officinale *L.* (vergl. Lignum Guajaci S. 283). Es tritt zum Theil freiwillig oder
aus Einschnitten der Stammrinde aus und bildet dann bis wallnussgrosse Klumpen;
zum grössten Theil aber wird es in der Weise gewonnen, dass bis 1 m lange
Stamm- und Aststücke der Länge nach durchbohrt und dann am Feuer erwärmt
werden, um das durch den Bohrkanal abfliessende Harz zu sammeln, welches
dann das Guajacum in massis bildet. Es kommt hauptsächlich von Gonaives
auf der Insel Haïti in den Handel. Die Harzmassen sind dunkelgrün oder rothbraun, grünlich bestäubt, spröde und auf dem Bruche glasglänzend, an den
Kanten durchscheinend, von angenehmem Geruch, besonders beim Erwärmen.
Das Pulver ist frisch weisslichgrau und wird an der Luft schnell grün. Bestandtheile sind Guajakharzsäure, Guajakonsäure, Guajaksäure, Harz, Gummi und
Farbstoff.

Resina Pini, Fichtenharz, ist das aus dem Terpentin verschiedener
Fichtenarten (in Frankreich hauptsächlich von Pinus Pinaster *Solander*) beim

Abdestilliren des Terpentinöles zurückbleibende Harz. Es unterscheidet sich daher von Colophonium (vgl. dieses S. 185) allein dadurch, dass letzteres durch längeres Erhitzen wasserfrei erhalten ist, während Resina Pini die Abietinsäure in wasserhaltigem und daher krystallinischem Zustande enthält. Das Fichtenharz ist gelb oder bräunlichgelb, infolge der Abietinsäureausscheidungen undurchsichtig, in der Kälte spröde und von glänzendem, muscheligem Bruche. Es findet als Zusatz zu Pflastern Anwendung.

Rhizoma Arnicae, Arnicarhizom (Abb. 149), fälschlich Radix Arnicae genannt, stammt von der heimischen Composite Arnica montana *L.* (vergl. Flores Arnicae S. 204). Die Droge besteht aus den im Frühling oder Herbst gesammelten Wurzelstöcken, welche langgestreckt oder bogenförmig gekrümmt und nur unterseits mit zahlreichen, leicht zerbrechlichen, braunen Wurzeln besetzt sind. Bestandtheile sind ätherisches Oel, Harz und Arnicin.

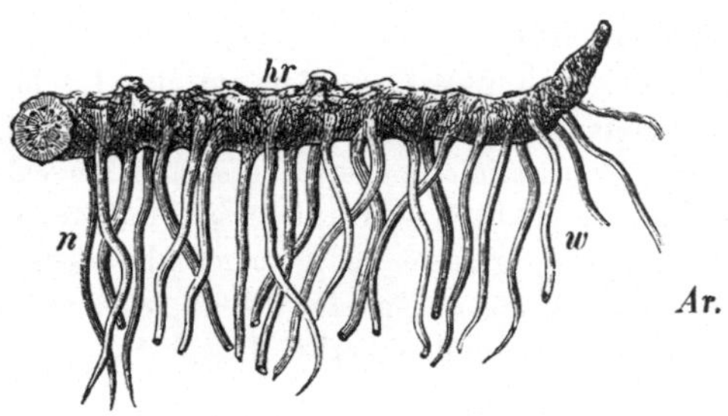

Abb. 149. Rhizoma Arnicae. *hr* Rhizom, *n* und *w* ansitzende Wurzeln.

Rhizoma Asari, Haselwurzrhizom, auch fälschlich Radix Asari genannt, ist der mit Wurzeln besetzte Wurzelstock der einheimischen Aristolochiacee Asarum Europaeum *L.* Die Droge zeichnet sich durch einen eigenthümlichen kampherartigen Geruch aus und enthält ätherisches Oel, Harz und Asaron. Sie dient als Niesmittel und wird zuweilen in der Thierheilkunde verwendet.

Rhizoma Calami, Kalmus, besteht aus den von Wurzeln, Blattscheiden und Stengeln befreiten Wurzelstöcken der Aracee Acorus Calamus *L.,* einer jetzt über ganz Europa verbreiteten, aber erst im 17. Jahrhundert aus Indien eingewanderten Sumpfpflanze. Die Rhizome werden im Herbste gesammelt, von Wurzeln und Blättern befreit, dann gewöhnlich der Länge nach gespalten und bei gelinder Wärme getrocknet. Geschälte Rhizome sind zu arzneilicher Verwendung nicht geeignet.

Beschaffenheit, Die bis 20 cm langen, aussen braunen und längsrunzeligen Rhizomstücke tragen unterseits in Zickzacklinien geordnete, dunkelbraune, scharf umschriebene Wurzelnarben (Fig. 150 *A*). Auf der Oberseite treten die Blattnarben als dunkle Flächen hervor, welche meist mit faserigen Gefässbündelresten versehen sind (*B*).

Die Rhizome brechen kurz und körnig. Auf dem elliptischen, durchschnittlich 1,5 cm breiten, weisslichen bis hellbräunlichen Quer-

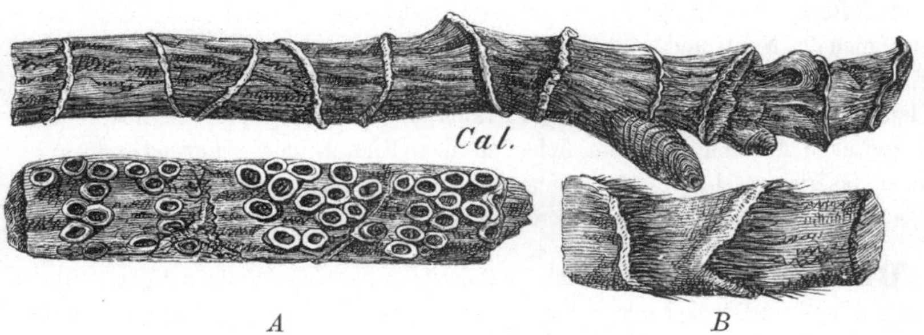

Abb. 150. Rhizoma Calami. *A* Unterseite, *B* Oberseite.

schnitt (Abb. 151) erkennt man nach dem Befeuchten unter der dünnen Korkschicht eine verhältnissmässig schmale Rinde, in welcher zwei unregelmässige Reihen stärkerer Gefässbündel als etwas dunklere Punkte hervortreten. Der Leitbündelcylinder ist durch eine hier und da unterbrochene Kernscheide von der Rinde getrennt und

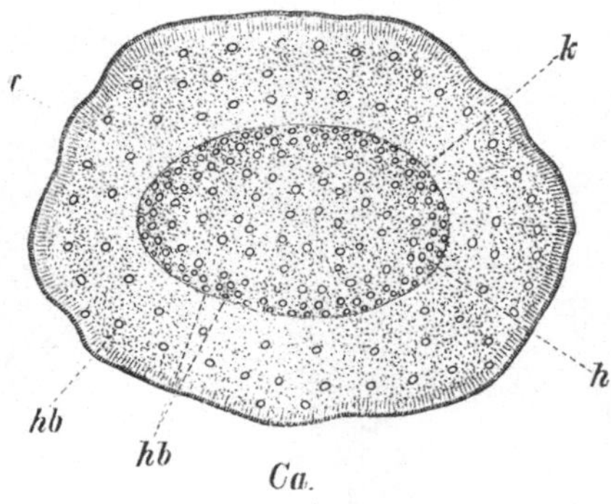

Abb. 151. Rhizoma Calami, Querschnitt, zweifach vergrössert. *r* Rinde, *k* Kernscheide, *h* Leitbündelcylinder, *hb* Gefässbündel.

zeigt Gefässbündelquerschnitte in grosser Zahl. Der Durchmesser des Leitbündelcylinders ist stets weit grösser als derjenige der Rinde.

Die Droge besitzt ein starkes und eigenthümliches Aroma, welches besonders beim Durchbrechen bemerkbar wird. Sie schmeckt aromatisch und zugleich bitter. Bestandtheile sind ätherisches Oel, Acorin und Calamin. *Bestandtheile.*

Das etwa darunter vorkommende Rhizom von Iris Pseudacorus *Prüfung.* L. ist geruchlos und von herbem Geschmack.

Kalmus dient als Magenmittel und findet in Extractum Calami und Tinct. Calami oder auch als kandierter Kalmus Anwendung.

Rhizoma Caricis, Sandseggenrhizom, stammt von der auf sandigen Dünen der Nord- und Ostseeküste heimischen Cyperacee Carex arenaria L. Es wird im Frühjahr ausgegraben und nach dem Trocknen zu Bündeln gepackt. Die langen, dünnen Wurzelstöcke sind graubraun, gefurcht, ästig gegliedert und auch zwischen den Knoten nicht hohl, an den Knoten mit glänzend schwarzbraunen, faserig geschlitzten Scheiden und mit Wurzeln versehen. Wesentliche Bestandtheile enthält diese als Blutreinigungsmittel dienende Droge nicht.

Rhizoma Chinae (Abb. 152) besteht aus den knollenartigen Seitensprossen des Wurzelstockes der in Südasien heimischen Smilacee (Liliacee) Smilax China L.; dieselben kommen, theilweise geschält, aus Canton in den Handel. Sie stellen längliche, gerundete, unregelmässig knollige und höckerige, schwere und harte Körper dar mit rothbrauner, glatter oder etwas gerunzelter Oberfläche. Wirksame Bestandtheile sind in dieser als Blutreinigungsmittel dienenden Droge nicht gefunden worden.

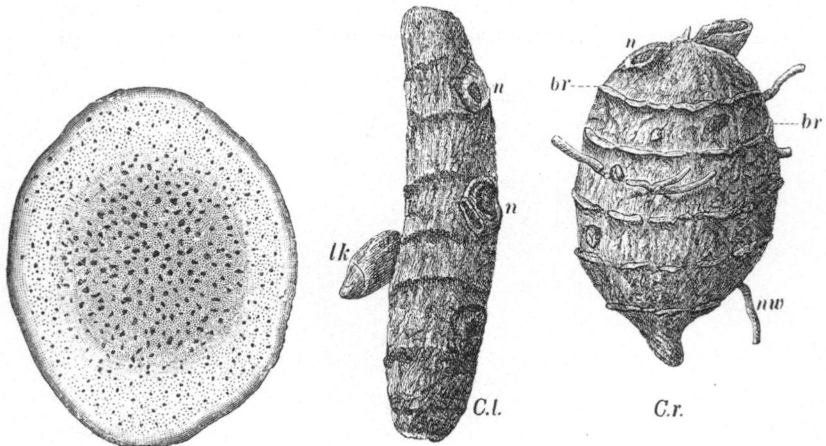

<table><tr><td>Abb. 152. Rhizoma Chinae,
Querschnitt.</td><td>Abb. 153. Rhizoma Curcumae. Cr Hauptwurzelstock, Cl Seitentrieb, lk seitliche Verzweigungen, n Narben von solchen, br Narben der Blätter, nw Wurzeln.</td></tr></table>

Rhizoma Curcumae, Kurkuma (Abb. 153 u. 154), besteht aus den eirunden oder birnförmigen, zuweilen halbirten, geviertheilten, seltener auch in Scheiben zerschnittenen Hauptwurzelstöcken und den davon getrennten, walzenrunden Seitentrieben der in Südasien heimischen und kultivirten Zingiberacee Curcuma longa L., welche vor dem Trocknen abgebrüht werden. Beide sind aussen gelbbraun, sehr dicht, fast hornartig und schwer, auf den Bruchflächen wachsartig und orange- bis guttigelb. Sie haben einen an Ingwer erinnernden Geruch und einen stark gewürzhaften, zugleich bitteren Geschmack. Sie enthalten einen gelben Farbstoff, Curcumin genannt, sowie ätherisches Oel und Harz.

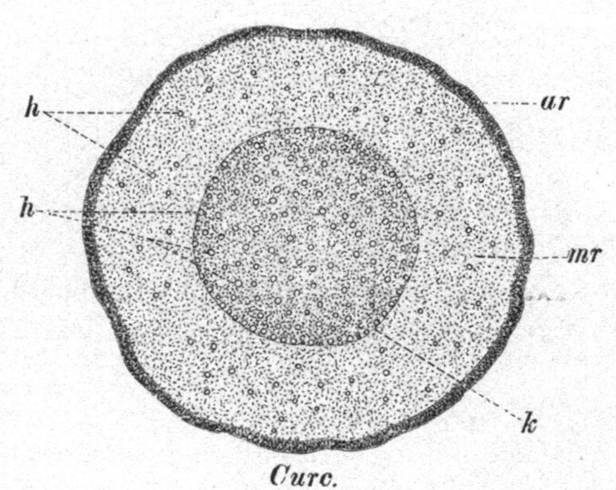

Abb. 154. Rhizoma Curcumae, Querschnitt, vierfach vergrössert. *ar* Kork, *mr* Rinde, *k* Kernscheide, *h* Gefässbündel.

Rhizoma Filicis, Wurmfarn. Die mit diesem Namen bezeichnete Droge besteht aus den Wurzelstöcken und den Wedelbasen des Farnkrautes Aspidium Filix mas *Swartz*, welches eine grosse Verbreitung über ganz Europa, sowie in anderen Erdtheilen besitzt.

Die in der Erde horizontal liegenden oder schräg aufsteigenden Wurzelstöcke, welche eine Länge von 30 cm und eine Dicke von 2 bis 5 cm erreichen und dicht mit den von unten und von beiden Seiten bogenförmig aufsteigenden 2 bis 3 cm langen und 0,5 bis 1 cm dicken Wedelbasen besetzt sind, werden im Herbste von wildwachsenden Exemplaren der Pflanze gesammelt; die Stammstücke werden von den ansitzenden Wurzeln, die Wedelbasen von den sie bedeckenden gelbbraunen glänzenden Spreuschuppen befreit und sehr vorsichtig behufs Erhaltung der grünen Farbe des inneren Gewebes, welche eine Gewähr für die Wirksamkeit der Droge bieten soll, getrocknet.

Beide sind im trockenen Zustande von einer derben, braunen Rinde umkleidet und zeigen auf dem Querbruche ein weiches, leicht schneidbares, hellgrünes Gewebe, in welchem bei den Stammstücken zugleich deutlich die ebenfalls kurz brechenden, weisslichen Gefässbündel sich zeigen. Auf dem Querbruche der Wedelbasen sind die Gefässbündel vor dem Befeuchten meist nicht so deutlich sichtbar. Betupft man Querschnitte beider mit Phloroglucinlösung und darauf mit Salzsäure, so zeigen sich bei den Wedelbasen 7 bis 10, bei den Stammstücken 8 bis 12 dunkelrothe Gefässbündelquerschnitte, welche nahe der Rinde zerstreut in peripherischem Umkreise gruppirt sind (Abb. 155). Bei den Stammstücken zeigen sich ausserdem unregelmässig verstreut in der äusseren Partie noch einige erheblich kleinere Querschnitte von Gefässbündeln. Das übrige Gewebe erscheint unter der Lupe porös und schwammig.

Jodlösung färbt dieses Gewebe dunkelblaugrün infolge des Stärkegehaltes und die Gefässbündel hellbraun. Eisenchlorid bringt eine schöne tiefgrüne Färbung des Gewebes hervor und lässt die Gefässbündel hellgelb.

Bestandtheile.   Der Geschmack der Droge ist süsslich kratzend und zugleich herb; an frisch durchbrochenen Stücken tritt auch der eigenthüm-

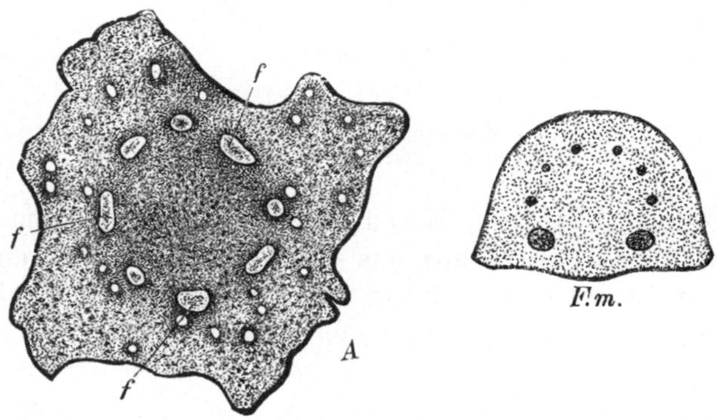

Abb. 155. Rhizoma Filicis, Querschnitt *A* des Rhizoms, *Fm* einer Wedelbase, zweifach vergrössert; *f* Gefässbündelgruppen.

liche Geruch hervor. Die Wirksamkeit der Droge schreibt man dem Gehalt an **Filixsäure** und **Filixgerbsäure** zu; ausserdem sind fettes und ätherisches Oel, Harz und Bitterstoff darin vorhanden.

Prüfung.   Andere möglicherweise beim Sammeln unter die Droge gelangende Farnkrautrhizome sind ausnahmslos dünner und die Querschnitte ihrer Wedel zeigen am Grunde nur 2 bis 6 Gefässbündel.

Anwendung.   Filixrhizom wirkt **bandwurmvertreibend** und findet fast ausnahmslos als Extr. Filicis aether. Anwendung. Die Droge soll nicht über ein Jahr aufbewahrt werden, da sie ihre Wirksamkeit beim Aufbewahren durch Oxydation der Filixgerbsäure zu Filixroth sehr schnell verliert. Wenn sie auf dem Querschnitt nicht grün, sondern braun aussieht, ist sie als verdorben anzusehen.

Rhizoma Galangae, Galgant, stammt von der Zingiberacee **Alpina officinarum** *Hance*, welche in China auf der Insel Hainan und der Halbinsel Leitschou kultivirt wird. Die auf Hügelabhängen angebauten Pflanzen werden nach fünf- bis zehnjährigem

Wachsthum ausgegraben, die bis meterlangen Rhizome sauber ge- Gewinnung.
waschen, in kurze Stücke geschnitten und an der Luft getrocknet.
Die Droge wird von Kiungtschou auf Hainan, sowie von Pakhoi
und Schanghai aus verschifft.

Sie bildet 5 bis 15 cm lange und 1 bis 2 cm dicke, kurz ver- Beschaffen-
heit.
ästelte Stücke (Abb. 156) von matt-rothbrauner Farbe, welche mit
gewellten, ringförmig angeordneten, kahlen Resten der Scheidenblätter in Abständen von durchschnittlich 0,5 cm besetzt sind. An
den Winkeln, in welchen je ein dünnerer Rhizomzweig von den
stärkeren sich abzweigt, sitzen fast stets die etwas helleren, glatten
Stengelreste, welche zuweilen von hellbräunlichen, längeren Scheiden-
blattresten umgeben sind. Unterseits sitzen hier und da noch Reste
der ebenfalls hellfarbigen, mit schwammiger Rinde versehenen
Wurzeln an. Da die Droge durch Zerschneiden langer Rhizom-

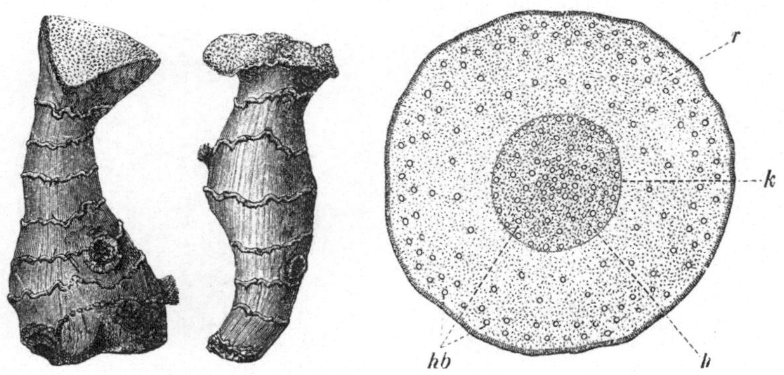

Abb. 156. Rhizoma Galangae, rechts Querschnitt, dreifach vergrössert. *r* Rinde, *k* Kernscheide, *h* Leitbündelcylinder, *hb* Gefässbündel.

stücke gewonnen ist, so zeigt jedes Stück zwei breite Schnittnarben
neben mehreren kleinen Narben, welche von der Entfernung der
jüngeren, seitlichen Verzweigungen des Rhizomes herrühren.

Auf dem Querschnitt (Abb. 156) erblickt man unter der braunen
Epidermis eine breite Rinde, welche von mässig hellerer Farbe ist
als der durchschnittlich nur halb so breite Leitbündelcylinder. Die
Rinde zeigt einen breiten Gürtel von zerstreut, aber mehrreihig
angeordneten Gefässbündeln. Im Leitbündelcylinder *h*, welcher
durch eine deutliche, namentlich beim Befeuchten hervortretende
Cylinderscheide *k* (Kernscheide) von der Rinde getrennt ist, befinden
sich die Gefässbündelquerschnitte über die ganze Fläche zerstreut.
Bei starker Lupenvergrösserung erkennt man in der Rinde sowohl

wie im Leitbündelcylinder überall in grosser Zahl punktförmige, dunkelbraune Sekretbehälter.

Bestand-
theile. Die Droge besitzt einen stark gewürzhaften Geruch und Geschmack. Sie enthält ätherisches Oel, sowie Kämpferid, Galangin und Alpinin.

Prüfung. Das Rhizom von Alpinia Galanga, welches als Verfälschung vorkommen könnte, ist viel grösser und weit weniger gewürzhaft.

Anwendung. Anwendung findet Rhiz. Galanga als Zusatz zu Tinct. aromatica, sowie anderweit als Gewürz.

Rhizoma Graminis, Queckenrhizom (Abb. 157), fälschlich Queckenwurzel genannt, ist das im Frühjahr gegrabene Rhizom der einheimischen, als lästiges Unkraut wuchernden Graminee Triticum repens *L.* Die Wurzelstöcke sind sehr lang, ästig, stielrund, von strohgelber Farbe und bilden lange, innen hohle, glatte Glieder, welche durch geschlossene, mit häutigen weissen Scheiden und dünneren Wurzeln versehene Knoten getrennt sind. Bestandtheile sind Zucker, Schleim und eine gummiartige Substanz, Triticin genannt.

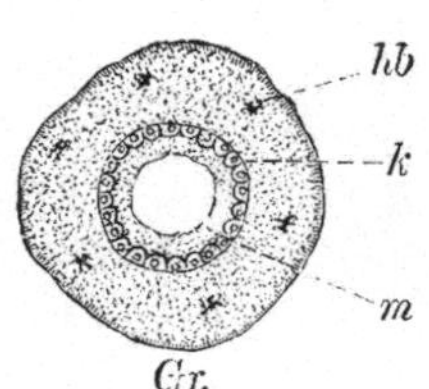

Abb. 157. Rhizoma Graminis, Querschnitt, dreifach vergrössert. *k* Kernscheide, *m* Mark, *hb* Gefässbündel.

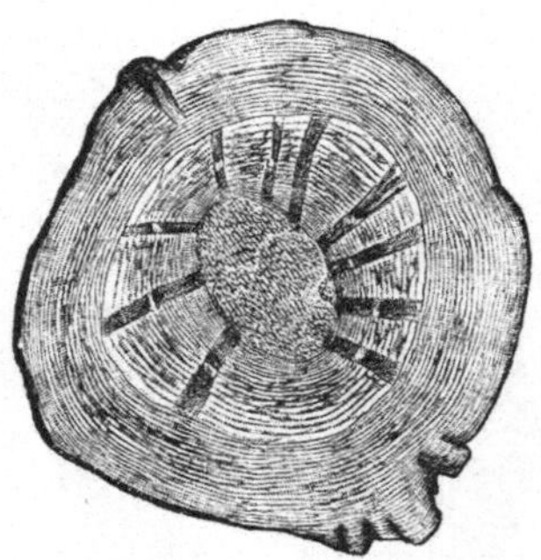

Abb. 158. Rhizoma Hydrastis, Querschnitt.

Rhizoma Hydrastis, Hydrastisrhizom, stammt von der Ranunculacee Hydrastis Canadensis *L.*, welche in den Wäldern der östlichen Staaten von Nordamerika, namentlich in Kentucky, West-Virginia, Ohio und Indiana heimisch ist.

Beschaffen-
heit. Das Rhizom bildet bis 4 cm lange und bis 1 cm dicke, meist aber wesentlich dünnere knorrige und hin und hergebogene, aber wenig verzweigte Stücke, welche oben oft noch Stengel und Blattreste tragen. Die Farbe ist grau mit einem Stich ins Gelbgrünliche, die Oberfläche leicht längsrunzelig und zugleich fein quergeringelt. Ringsum sitzen zahlreiche, leicht zerbrechliche, bis 1 mm starke Wurzeln an, welche oft mehrere Centimeter Länge haben, meist aber kurz abgebrochen sind. Die Rhizome sind sehr hart und brechen glatt; die Bruchfläche ist hornartig.

Auf dem Querschnitt (Abb. 158) lässt sich in trockenem Zustande nichts anderes wahrnehmen als 6 bis 10 in der dunkelgelben

Masse eingelagerte, kurze, breite und radial gestellte hellgelbe
Striche. An den in warmem Wasser aufgeweichten Rhizomen ist die
Rinde schwammig weich, hellgelb und etwa halb so breit als die
durch die Cambiumzone deutlich von ihr getrennte innere, und mit
Ausnahme des central gelegenen Marktes dunklere Partie. Betupft
man die Schnittfläche mit Phloroglucinlösung und später mit Salzsäure, so erscheinen die 6 bis 10 von dem centralen Marke bis
zur Rinde verlaufenden, breiten Holzstrahleu dunkel und von innen
her röthlich. Dazwischen liegen viel breitere und hellere Markstrahlen. Mit Jodlösung betupft färbt sich der ganze Querschnitt
infolge des grossen Stärkegehaltes blauschwarz.

Die wirksamen Bestandtheile des Hydrastisrhizoms sind die Bestand-
Alkaloïde Berberin und Hydrastin. Die Anwesenheit des ersteren theile.
welches bis zu $5\,^0/_0$ darin enthalten ist, erweist sich, wenn man
einen dünnen, wässerigen Auszug $(1:100)$ mit dem halben Volum
Schwefelsäure mischt und tropfenweise Chlorwasser darauf schichtet,
es zeigt sich dann eine dunkelrothe Zone. Vermischt man 10 ccm
eines $1:10$ aus dem Rhizom bereiteten Aufgusses mit 1 ccm Salpetersäure, so zeigen sich nach einigen Stunden kleine hellgelbe
Berberin-Krystalle.

Rhizoma Hydrastis wirkt gefässverengernd und daher Blutungen Anwendung.
stillend.

Rhizoma Imperatoriae, Meisterwurz, besteht aus dem von
den Wurzeln befreiten Wurzelstock sammt Ausläufern der in Gebirgen Mittel-
und Südeuropas heimischen Umbellifere Imperatoria Ostruthium *L.* Die
Wurzelstöcke sind meist flachgedrückt, geringelt, von Wurzelnarben höckerig,
schwärzlichbraun und spröde, die Ausläufer entfernt knotig gegliedert und
längsfurchig. Sie enthalten ätherisches Oel, Harz, Imperatorin und Ostruthin.

Rhizoma Iridis, Irisrhizom oder fälschlich Veilchen-
wurzel genannt, besteht aus den von Stengeln, Blättern, Wurzeln
und der Korkschicht befreiten Rhizomen von Iris Germanica *L.*,
Iris pallida *Lamarck* und Iris florentina *L.*, drei im Mittelmeergebiet heimischen Irideen. Hauptsächlich die ersten beiden,
weniger Iris florentina werden in Norditalien in der Umgegend
von Florenz und Verona zum Zwecke der Gewinnung der Droge
kultivirt. Die im August geernteten Rhizome zwei- bis dreijähriger Gewinnung.
Pflanzen werden im frischen Zustande in Wasser gelegt, abgehäutet
und 14 Tage an der Luft getrocknet. Hauptstapelplätze für die
Droge sind Verona, Livorno und Triest. Auch in Marokko wird
Rhiz. Iridis gewonnen, diese kommt über Mogador in den Handel.

Die Droge bildet bis 15 cm lange und bis 4 cm dicke, weiss- Beschaffenheit.

liche, abgeflachte Stücke, welche drei bis fünf periodische, den Jahrestrieben entsprechende Abschnürungen zeigen und an diesen Stellen zuweilen gabelig verzweigt sind; sie sind oben mit den tief eingesunkenen Narben der Stengel gekrönt. Die Rhizome lassen auf der Oberseite die zweizeilig geordneten Ansatzstellen der Blätter erkennen und zeigen auf der Unterseite die bräunlichen Austrittstellen der Wurzeln.

Iris-Rhizome sind sehr hart, ihr Bruch ist glatt. Auf dem Querschnitt (Abb. 159) erblickt man eine schmale weisse Rinde und von dieser eingeschlossen den blassgelblichen Leitbündelcylinder; in diesem bilden die Gefässbündel zerstreute dunkle Punkte, welche auf der Bauchseite des Rhizoms nach der Rinde hin gehäuft erscheinen. Die Röthung der Gefässbündel beim Betupfen mit Phloroglucinlösung und mit Salzsäure erscheint nur undeutlich, weil sie durch Braunfärbung und Verquellung der Gewebe beeinträchtigt wird. Jodlösung färbt die Schnittflächen infolge des Stärkegehaltes der Gewebe sofort tief schwarzblau.

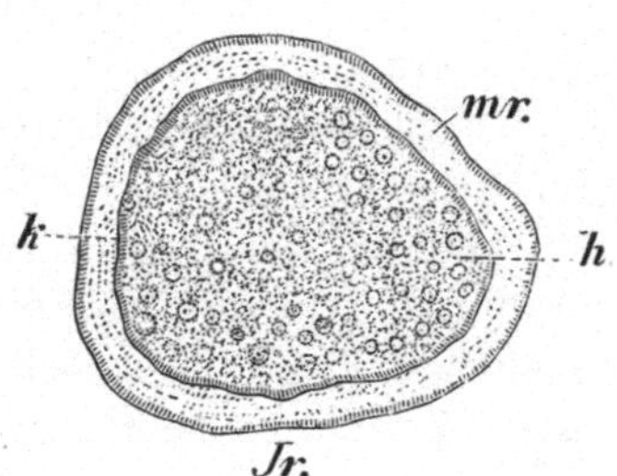
Abb. 159. Rhizoma Iridis, Querschnitt.
mr Rinde, k Kernscheide, h Leitbündel-cylinder.

Bestand-theile. Die Droge riecht angenehm veilchenartig und schmeckt aromatisch und etwas kratzend. Der Geruch wird durch das Iron bedingt, einem Methylketon von der Formel $C_{13}H_{20}O$, welches erst beim Trocknen des Rhizoms gebildet wird. Ferner ist ätherisches Oel, Harz und Gerbstoff, sowie bis $3\,\%$ Asche darin enthalten.

Prüfung. Mit Kohlensaurem Kalk eingeriebene Rhizomstücke brausen beim Einlegen in angesäuertes Wasser auf. Giebt die resultirende Lösung mit Schwefelwasserstoffwasser einen schwarzen Niederschlag, so ist Bleiweiss zum Einreiben verwendet worden, und Zinkweiss, wenn sie mit Ammoniak übersättigt auf Zusatz von Schwefelwasserstoffwasser einen weissen Niederschlag giebt.

Anwendung. Pharmaceutische Verwendung findet Rhizoma Iridis nur als Bestandtheil der Species pectorales. Ferner werden daraus gleichmässige längliche glatte Stücke gedrechselt, welche unter der Bezeichnung Rhizoma Iridis pro infantibus Verwendung als Kaumittel für zahnende Kinder finden. Daneben dient die Droge zu Parfümeriezwecken.

Rhizoma Podophylli, Podophyllumrhizom (Abb. 160), ist der im August gesammelte Wurzelstock der in Nordamerika heimischen Ranunculacee

Podophyllum peltatum *Willdenow*. Derselbe ist oft hin- und hergebogen, aussen dunkelrothbraun, fein geringelt, innen weiss und von hornartigem Bruche, anfangs süsslich, später bitter schmeckend. Die Bestandtheile sind dieselben wie die des daraus dargestellten Podophyllins (vergl. dieses; S. 305), nämlich Pikropodophyllin, Podophyllotoxin, Podophyllinsäure, Farbstoff und Fett.

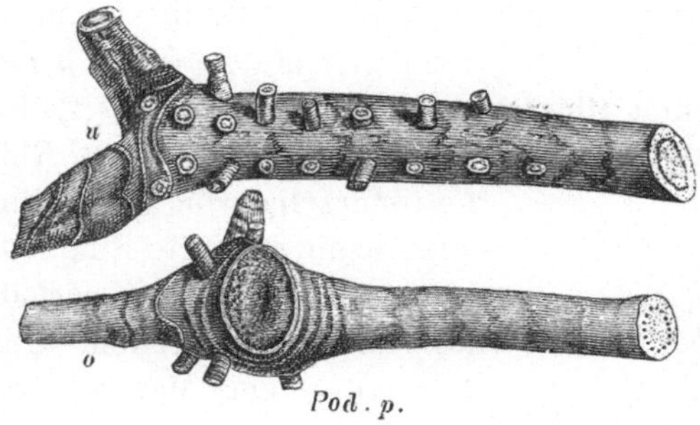

Abb. 160. Rhizoma Podophylli. *u* Unterseite, *o* Oberseite.

Rhizoma Polypodii, Korallenwurz, Engelsüssrhizom (Abb. 161), ist der im Frühjahr oder im Herbst gesammelte, von den Wurzeln, Wedelresten und Spreuschuppen befreite ästige Wurzelstock des einheimischen, zu den Polypodiaceen gehörigen Farnkrautes Polypodium vulgare *L.* Derselbe ist dünn, gekrümmt, meist etwas flachgedrückt, mattroth bis schwarzbraun und brüchig, oberseits mit entfernt stehenden napfförmig vertieften Wedelstielnarben, unterseits mit zerstreuten Wurzelnarbenhöckern versehen, auf dem Querbruche grünlichgelb oder bräunlich und wachsglänzend. Bestandtheile sind fettes Oel, Harz und Gerbstoffe.

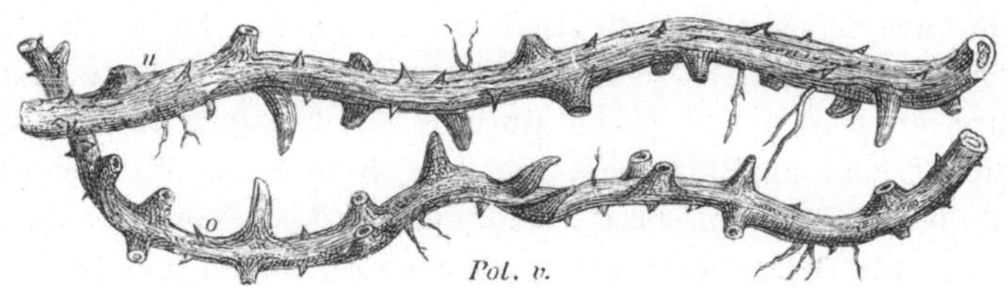

Abb. 161. Rhizoma Polypodii. *u* Unterseite, *o* Oberseite.

Rhizoma Tormentillae, Blutwurz oder Tormentillrhizom, ist der im Frühjahr gesammelte Wurzelstock der einheimischen Rosacee Tormentilla erecta *L.* Die Droge bildet cylindrische, häufig gekrümmte, oft unregelmässig höckerige, sehr harte Stücke, welche aussen rothbraun und mit vertieften Wurzelnarben versehen sind; ihr Geschmack ist stark zusammenziehend, von einem beträchtlichen Gerbstoffgehalt herrührend; sie wirkt deshalb auch adstringirend.

Rhizoma Veratri, Nieswurzrhizom, auch weisse Nieswurz oder Germer genannt, stammt von Veratrum album *L.*, einer in südeuropäischen Gebirgen häufigen Pflanze aus der Familie der Liliaceae (Colchiceae). Die Rhizome werden im Herbste von wildwachsenden Pflanzen gesammelt, von den Blättern und Stengeln, zum Theil auch von den Wurzeln befreit und ganz oder zerschnitten getrocknet.

Beschaffenheit. Die Droge besteht aus den dunkelbraunen, aufrecht gewachsenen, oben von Blattresten gekrönten, 5 bis 8 cm langen und bis 2,5 cm dicken Rhizomen mit daransitzenden gelblichen, bis 30 cm langen und bis 3 mm starken Wurzeln. Das Rhizom zeigt, wenn die Wurzeln von demselben entfernt sind, eine Anzahl vertiefte Ringzonen über einander, welche je eine Jahresperiode im Wachsthum des Rhizoms darstellen. Unten pflegen ältere Rhizome, dem Maasse des Zuwachses entsprechend, abzusterben (Abb. 162 a).

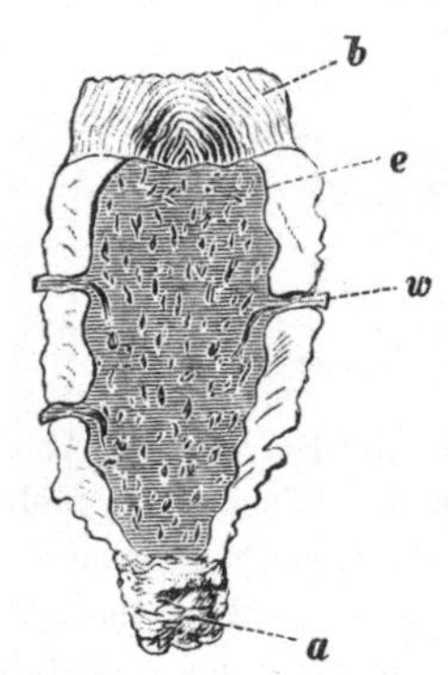

Abb. 162. Rhizoma Veratri, Längsschnitt. *a* abgestorbene Reste des Rhizoms, *b* Laubblattschopf, *e* Kernscheide, *w* Wurzeln.

Auf dem weissen bis gelblichen Querschnitt zeigt sich eine 2 bis 3 mm starke Rinde, welche durch eine feine bräunliche Kernscheide von gezacktem, peripherischem Verlauf von dem derben schmutzig-weissen inneren Gewebe getrennt ist. In letzterem erkennt man die Gefässbündel als kleine, nach der Peripherie hin dichter stehende Punkte, welche sich, ebenso wie die scharfe Linie der sie umschliessenden Kernscheide mit Phloroglucinlösung und Salzsäure mässig aber deutlich roth färben. In der Rinde erblickt man Gefässbündel, welche schräg oder der Länge nach durchschnitten sind. Auf einem durch die Mitte geführten Längsschnitte, welcher sich an Rhizomen, die man in heissem Wasser aufgeweicht hat, leicht machen lässt, sieht man, dass viele Gefässbündel in konvexem Bogen die Rinde durchsetzen. Sie gehören den Blattansätzen früherer Jahresperioden an. Die zickzackförmige Kernscheide (*e*) und Wurzelanfänge (*w*) sind auf Längsschnitten deutlich zu sehen.

Bestandtheile. Die Droge schmeckt anhaltend scharf und bitter; sie enthält eine Anzahl Alkaloide: Jervin, Pseudojervin, Rubijervin, Chelidonsäure, Harz und Zucker. Veratrin ist, obwohl man es dem Namen nach wohl darin vermuthen könnte, in Rhiz. Veratri nicht enthalten.

Anwendung. Rhizoma Veratri ist wegen des Gehaltes an giftigen Alkaloiden vorsichtig aufzubewahren; es findet nur in der Thierheilkunde Anwendung.

Rhizoma Zedoariae, Zedoariarhizom oder fälschlich Zittwerwurzel genannt, stammt von der Zingiberacee Curcuma Zedoaria *Roscoë*, welche in Vorderindien und zwar in der Präsidentschaft Madras zur Gewinnung der Droge kultivirt wird. Die geernteten dicken Knollen werden in Querscheiben oder Längsviertel geschnitten und so ohne weitere Behandlung getrocknet.

Die trockenen Stücke sind aussen und auf den Schnittflächen fast gleichmässig bräunlich-grau, die Querscheiben sind bis 4 cm im Durchmesser und bis 0,5 cm dick, die Längsviertel bis 1,5 cm dick. Auf dem Querschnitte (Abb. 163) ist die von der Korkschicht umschlossene, verhältnissmässig dünne Rinde durch eine

Beschaffen-
heit.

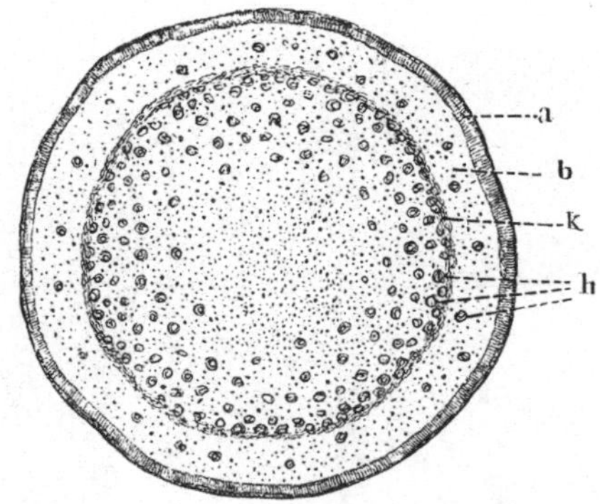

Abb. 163. Rhizoma Zedoariae, Querschnitt. *a* Kork, *b* Rinde, *k* Kernscheide, *h* Gefässbündel.

deutliche Endodermis oder Kernscheide von dem etwas dunkleren Leitbündelcylinder getrennt. In letzterem erscheinen die punktförmig sich abhebenden Gefässbündel nach der Rinde hin zusammengedrängt; auch in der Rinde erblickt man Gefässbündel. Mit Jodlösung färben sich die Schnittflächen infolge ihres Stärkegehaltes blauschwarz.

Als Beimischung der naturellen Handelswaare kommt die gelbe Zedoaria, das sind die Knollstöcke von Zingiber Cassumunar *Roxburgh* vor; dieselben sind weit grösser und der Länge nach gespalten.

Prüfung.

Rhizoma Zedoariae besitzt einen an Kampher erinnernden Geruch und einen aromatischen, zugleich bitteren Geschmack; es enthält ca. 1 $^0/_0$ ätherisches Oel.

Bestand-
theile.

Anwendung findet die Droge zur Aromatisirung sowie als Zusatz zu Tinct. Aloës comp. und Tinct. amara.

Anwendung.

Rhizoma Zingiberis, Ingwer, stammt von Zingiber officinale *Roscoë*, einer Zingiberacee, welche in fast sämmtlichen

Tropengegenden, darunter in Kamerun, in verschiedenen Spielarten *Gewinnung.* als geschätzte Gewürzpflanze kultivirt wird. In Bengalen (Indien) und an der Sierra Leone (Westküste von Afrika) werden die auf Feldern ähnlich unseren Kartoffelfeldern gezogenen Rhizome im December und Januar geerntet, an den flachen Seiten durch Schaben mit einem Messer von der Korkschicht befreit und an der Sonne getrocknet. Das theilweise Entfernen der Korkschicht geschieht, um das Trocknen zu erleichtern. Diese Ingwersorten sind als **bedeckter** oder **schwarzer Ingwer** im Handel. Auf Jamaica hingegen und in Cochin werden besonders feine Ingwersorten

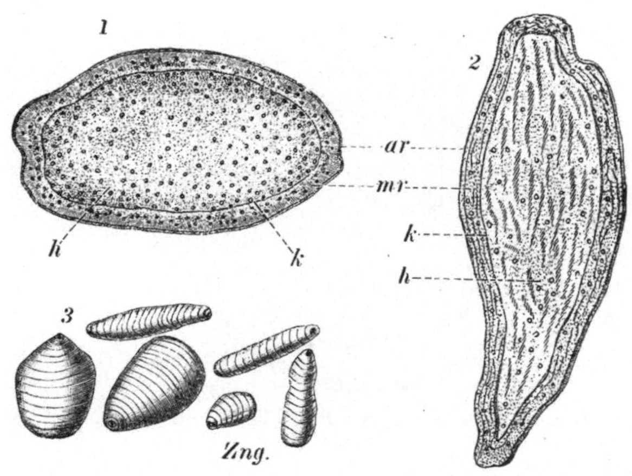

Abb. 164. Rhizoma Zingiberis. *1* Querschnitt, *2* Längsschnitt, *3* 400 fach vergrösserte Stärkekörner daraus. *ar* Kork, *mr* Rinde, *k* Kernscheide, *h* Leitbündelcylinder.

kultivirt, und diese werden im frischen Zustande gänzlich vom Kork befreit, dann in Chlorkalklösung getaucht, um sie zu bleichen, und endlich mit Gyps oder Kreide eingerieben, um sie schön weiss zu *Sorten.* machen. Diese Sorte bildet den **geschälten** oder **weissen Ingwer**, welcher jedoch den Anforderungen des Arzneibuches nicht entspricht.

Beschaffenheit.   Die Droge besteht aus fingerförmig verästelten Stücken, welche etwa 2 cm breit, bis 10 cm lang und von den Seiten her zusammengedrückt sind. Sie sind mit einer grauen längsrunzeligen Korkschicht bekleidet, welche jedoch an den gewölbten Seitenflächen meist abgetrennt ist und das hellere Rindengewebe zeigt. An den ungeschabten Stellen geben ihnen die Narben der Scheidenblätter ein weitläufig quergeringeltes Aussehen.

Ingwer bricht körnig und kurz; aus der grauen Bruchfläche ragen zahlreiche kurze steife Splitter heraus, das sind die Gefässbündel des Leitbündelcylinders. Auf dem stets ovalen Querschnitt

(Abb. 164) erblickt man unter der gelblichgrauen Korkschicht, namentlich nach dem Befeuchten, das schmale Rindenparenchym, welches durchsetzt ist von einer einfachen Reihe von Gefässbündelquerschnitten. Zwischen der Rinde und dem Leitbündelcylinder liegt die Endodermis oder Kernscheide als eine feine dunkle Linie. Das Parenchym des Rhizoms erscheint blassgelblich und die Gefässbündelquerschnitte treten darin als dunkelbraune Punkte hervor. Ausserdem lassen sich Sekretbehälter als sehr feine gelbe Pünktchen wahrnehmen.

Ingwer besitzt infolge seines Gehaltes an ätherischem Oel einen eigenartigen, sehr stark aromatischen Geruch und einen scharfen Geschmack, von dem Gehalt an Gingerol herrührend. Ausserdem enthält er Stärke, Harz und bis $5\,{}^0/_0$ Mineralbestandtheile (Asche). Bestandtheile.

Für die Untersuchung des Pulvers sind die der Droge eigenthümlichen Stärkekörner und die Sekretbehälter charakteristisch. Prüfung.

Er dient als Aromaticum zur Bereitung von Tinct. Zingiberis und Tinct. aromatica, sowie als Gewürz und als Magenmittel. Anwendung.

Sandaraca, Sandarak, ist das freiwillig oder aus Einschnitten der Rinde von Callitris quadrivalvis *Ventenat*, einer nordwestafrikanischen Conifere, austretende Harz; es gelangt vorwiegend aus Mogador zur Ausfuhr. Es bildet tropfsteinartige, seltener rundliche, durchsichtige, meist weisslich bestäubte Körner von blasscitronengelber Farbe und glasglänzendem Bruche, beim Kauen zu Pulver zerfallend und bitterlich schmeckend. Bestandtheile sind Harz, ätherisches Oel und Bitterstoff.

Secale cornutum, Mutterkorn oder Kriebelkorn (Abb. 165), ist der in der Ruheperiode seiner Entwickelung gesammelte Pilz Claviceps purpurea *Tulasne*. Derselbe entwickelt sich in den Aehren vieler Gramineen und Cyperaceen und gedeiht

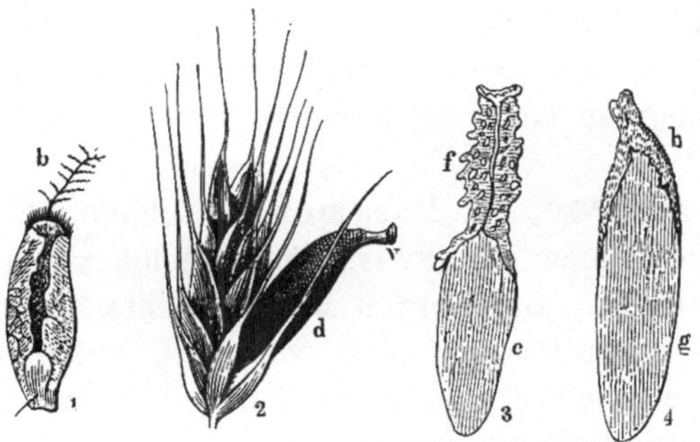

Abb. 165. Secale cornutum. *1* vom Pilz befallener Fruchtknoten des Roggens, längsdurchschnitten, *2* Roggenähre mit dem ausgewachsenen Sclerotium, *3* und *4* Längsschnitte durch das Sclerotium in verschiedenen Entwicklungszuständen, oben mit den Resten des Fruchtknotens (*b, f, v*).

besonders ausgiebig in nassen Jahren auf Roggen (Secale cereale *L.*) und Weizen (Tritium vulgare *L.*), von welchen beiden Getreidearten er hauptsächlich beim Ausdreschen gesammelt wird. Die in Deutschland verwendete Droge stammt theils aus dem Inlande, theils aus Spanien und Portugal sowie vorzugsweise aus Russland.

Beschaffenheit. Die einzelnen Pilzkörper (Dauermycelien, Sclerotiumform, vergl. Botan. Theil) bilden bis 4 cm lange, höchstens 6 mm dicke, schwach bogenförmig gekrümmte, gerundet dreikantige dunkelviolette bis schwarze Körper mit abgerundeter Basis und verjüngter Spitze. Sie zeigen zuweilen ein matt bereiftes Aussehen, sind in der Längsrichtung flach gefurcht und zuweilen bis tief in das innere Gewebe aufgerissen. Die Droge bricht leicht und glatt. Auf dem Querschnitt blasst das Dunkelviolett der dünnen Aussenschicht allmählich in das fast weisse oder röthliche Innengewebe ab. Jodlösung ruft keine Bläuung, sondern nur Bräunung der Schnittflächen hervor.

Bestandtheile. Secale cornutum besitzt einen faden süsslichen und später etwas scharfen Geschmack. Ueber die Natur seiner wirksamen Bestandtheile herrschen verschiedene Ansichten. Wahrscheinlich sind nur das Sphacelotoxin, oder die Sphacelinsäure und das Alkaloid Cornutin wirksam, während die ferner darin enthaltenen Körper Ergotinsäure, Pikrosklerotin, Ergotinin, Ergochrysin und Secalin, Trimethylamin, Pilzcellulose u. a. daran unbetheiligt sind. — Wenn man die Droge mit Aetzalkalien anfeuchtet, entwickelt sich Trimethylamin, welches sich durch einen häringslakenartigen Geruch kennzeichnet. Der Geruch, welcher beim Uebergiessen mit heissem Wasser wahrnehmbar ist, erinnert an frisches Brod und soll weder ammoniakalisch noch ranzig sein.

Anwendung. Secale cornutum wirkt wehenbefördernd und blutstillend und wird sowohl als frisch bereitetes Pulver, wie auch in Infusen und als Extr. und Tinct. Secalis cornuti angewendet. Es ist gut, Mutterkorn nicht über zwei Jahre lang und dann kalt getrocknet in fest schliessenden Gefässen aufzubewahren.

Semen Arecae, Arekasamen, fälschlich Arekanüsse genannt, sind die Samen der im tropischen Asien verbreiteten Palme Areca Catechu *L.* Sie werden bei der Ernte aus dem faserigen Fruchtfleische herausgeschält und von dem anhängenden derben Endocarp befreit; nur selten ist das letztere an der im Handel befindlichen Droge noch vorhanden.

Beschaffenheit. Die Arekasamen (Abb. 166) bilden kegelförmige oder annähernd kugelige, stets aber mit etwas verbreiterter Basis versehene Gebilde,

welche am Grunde eine Vertiefung tragen; an letzterer sitzen oft noch
die Fasern an, durch welche der Same mit der Fruchtschale in Verbindung stand. Die Samen erreichen 3 cm Höhe und 2,5 cm Breite.
Ihre Oberfläche ist hellbraun und mehr oder weniger deutlich mit
einem helleren Netz vertiefter Adern von bald erheblicher, bald
geringerer Maschenweite gezeichnet. Auf dem Längsschnitt erkennt
man am Grunde, der von aussen wahrnehmbaren Vertiefung entsprechend, die Höhlung des Embryos und darüber eine mehr oder
weniger zerklüftete Höhlung im Mittelpunkte des Samens. In das
weisse Endosperm erstreckt sich vom Rande her das rostbraune

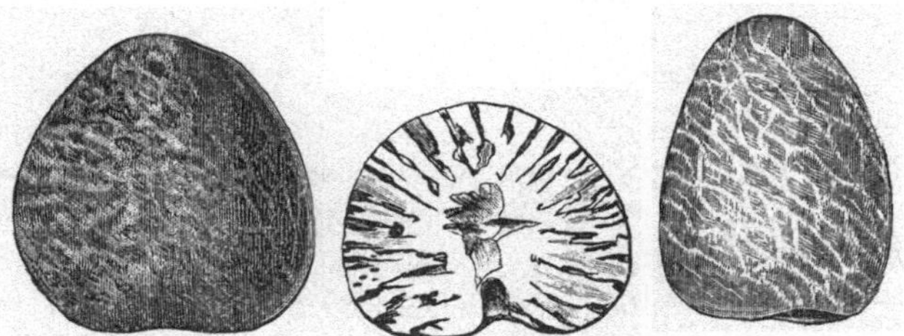

Abb. 166. Semen Arecae, das mittlere Exemplar im Längsschnitt.

Gewebe der Samenschale sehr unregelmässig hinein und bildet
charakteristische Zeichnungen (Abb. 166). Innen verschimmelte
Samen sollten nicht verwendet werden.

Arekasamen enthalten eine Anzahl Alkaloide, von denen Are- Bestand-
kaïn, Arekolin und Guvacin wirksam sein dürften. Ferner ent- theile.
halten sie Gerbstoff, welcher nicht in Wasser, wohl aber in Alkohol
löslich ist.

Daher wird mit Arekapulver geschütteltes Wasser ohne weiteres
durch Eisenchlorid nicht verändert, sondern färbt sich erst auf Zusatz von Weingeist grünlichbraun.

Die wurmtreibende Eigenschaft der Droge wurde hauptsächlich Anwendung
bei Thieren beobachtet.

Semen Cacao, Cacaobohnen (Abb. 167), sind die Samen der in den
meisten Tropengegenden kultivirten baumartigen Sterculiacee Theobroma
Cacao *L.* Bei der zweimal im Jahre erfolgenden Ernte werden die Samen aus
den gurkenartigen Früchten herausgenommen und, meist nachdem sie einem
unterbrochenen Gährungsprocess ausgesetzt (Rotten des Cacaos), an der Sonne
getrocknet. In Deutschland wird von guten Sorten hauptsächlich der aus Guayaquil
ausgeführte Cacao verbraucht. Die Cacaosamen sind mandelförmig und von einer
zerbrechlichen, dünnen, hellrothbraunen oft erdigen Samenschale umschlossen,
welche innen von einem sehr dünnen Reste des Endosperms bekleidet ist;
letzteres dringt unregelmässig in die Substanz der zwei dicken Cotyledonen ein,
so dass dieselben leicht in eckige Stücke zerfallen. Bestandtheile sind Cacao-

roth, Theobromin, Fett und Gerbstoff. Sie dienen als nahrhaftes Genussmittel; aus ihnen wird durch Auspressen Ol. Cacao gewonnen.

Cac.

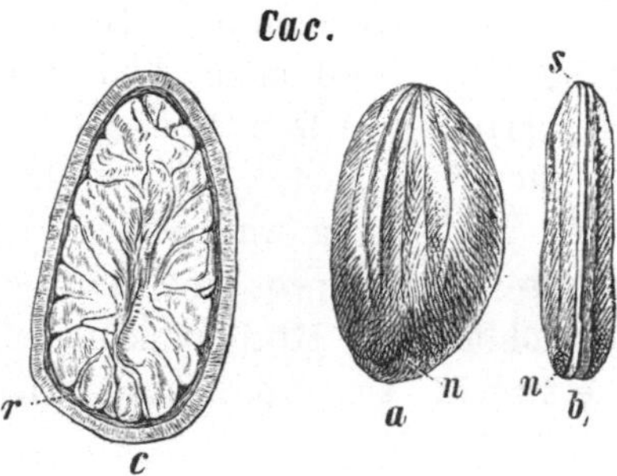

Abb. 167. Semen Cacao. *a* von der Fläche gesehen, *b* von der Seite, *n* Nabel, *c* Längsschnitt, vergrössert, *r* Würzelchen des Keimlings.

Semen Colae, Kolasamen, auch fälschlich Kolanüsse oder Gurunüsse genannt, sind die getrockneten Samenkerne des an der Westküste des tropischen Afrika, darunter in Togo, heimischen, in Kamerun, Westindien und Südamerika kultivirten und zu den Sterculiaceen gehörigen Baumes Cola acuminata *Bauhin* und anderer Arten dieser Gattung. Dieselben sind sehr verschiedengestaltig und häufig in die beiden Cotyledonen zerfallen, aussen matt braunroth und etwas rauh, innen zimmtbraun und hart, von etwas herbem und bitterlichem Geschmack. Bestandtheile sind Kolaroth, Coffeïn, sowie Theobromin und Gerbstoff. Sie besitzen anregende Eigenschaften und dienen entbittert auch als Genussmittel.

Semen Colchici, Zeitlosensamen, stammen von der in ganz Deutschland auf Wiesen sehr häufig verbreiteten Liliacee (Colchicee) Colchicum autumnale *L.* und werden im Juni und Juli von den wildwachsenden Pflanzen gesammelt.

Beschaffenheit. Die Samen sind 2 bis 3 mm gross und von ungleichmässig mattbräunlicher, grubig punktirter oder feinrunzliger Oberfläche. Ihre Gestalt ist theils kugelig, theils an einzelnen Stellen abgeflacht, zuweilen auch etwas gestreckt. An einer Stelle befindet sich ein mehr oder weniger spitz, zuweilen auch leistenartig erscheinender Auswuchs, der Rest des Nabelstranges, mit welchem die Samenknospe an der Samenleiste der Frucht ansass (Abb. 168*ca*). Ein in der Fortsetzung der Nabelstrangaxe geführter

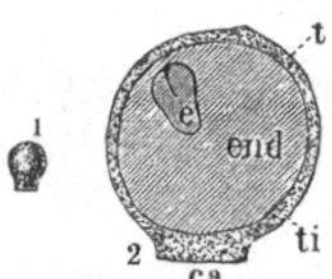

Abb. 168. Semen Colchici. *1* natürliche Grösse, *2* Längsschnitt, sechsfach vergrössert. *ca* Nabelstrangrest, *t* Samenschale, *end* Endosperm, *e* Keimling.

Längsschnitt zeigt, von der dünnen braunen Samenschale *t* umgeben, das die Hauptmasse des Samens bildende, strahlig gezeichnete hellgraue Endosperm (*end*) und in diesem, seitlich von der Richtung der Nabelstrangaxe, den sehr kleinen Keimling (*e*).

Zeitlosensamen schmecken sehr bitter und enthalten das Bestand-
theile. giftige Alkaloid Colchicin, sowie fettes Oel, Zucker und Asche. Eine wässerige Abkochung der Samen, zur Trockne verdampft, dann in wenig officineller Salpetersäure gelöst und mit rauchender Schwefeläure versetzt, zeigt die dem Colchicin eigene Violettfärbung.

Die Samen sind wegen ihrer Giftigkeit vorsichtig aufzubewahren. Anwendung.

Semen Cydoniae, Quittensamen, Quittenkerne, sind die Samen des bekannten in Kultur genommenen Strauches Cydonia vulgaris *Persoon* aus der Familie der Rosaceae. Dieselben sind keilförmig oder verkehrt eiförmig und kantig, rothbraun, meist durch das Trocknen mit ihrem Schleim, entsprechend ihrer Lagerung im Fruchtfleisch, fest aneinander geklebt; sie geben in Wasser aufgeweicht einen reichlichen Schleim und finden wegen dieses nur in der Samenschale enthaltenen Schleimes Verwendung.

Semen Faenugraeci, Bockshornsamen, stammen von der Papilionacee Trigonellae Faenum Graecum *L.* Dieselbe wird in Thüringen, im sächsischen Vogtlande und im Elsass, sowie in vielen ausserdeutschen Ländern auf Feldern angebaut, im Herbste geschnitten und aus ihren trockenen Kapseln die Samen ausgedroschen.

Die Samen sind aussen hellbraun bis gelblichgrau und fein- Beschaffenheit. narbig punktirt, etwa 5 mm lang und 2 mm breit und von eigenthümlicher, flach rautenförmiger bis unregelmässig gerundeter Gestalt (Abb. 169). Etwa in der Mitte der einen langen Schmalseite

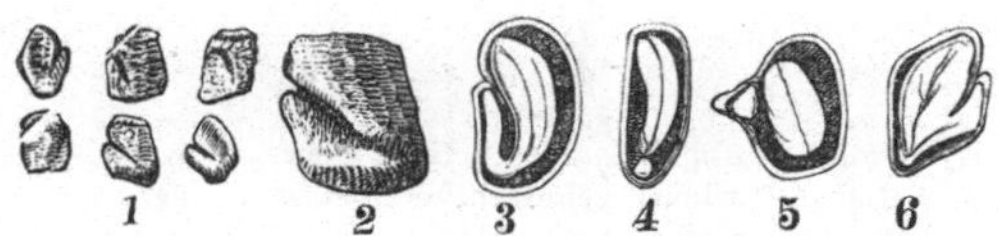

Abb. 169. Semen Faenugraeci. *1* natürliche Grösse, *2* dreifach vergrössert, *3* u. *6* Längsschnitte, *4* u. *5* Querschnitte, vergrössert.

befindet sich der etwas vertiefte helle kleine Nabel, von welchem sich nach der einen Seite die Raphe als ein kurzer dunkler Strich hinzieht. An der andern Seite befindet sich ein durch eine flache diagonale Furche markirter, nach dem Nabel hin zugespitzter Abschnitt, welcher das Würzelchen des Embryos in sich birgt, während in dem andern grösseren Abschnitt des Samens die Cotyledonen liegen. Auf einem parallel den breiten Seiten geführten Längsschnitt durch den Samen liegt das aufwärts gebogene Würzelchen den Kanten der Cotyledonen flach an. Auf einem den Wurzeltheil treffenden Querschnitt erkennt man mit der Lupe leicht unter der Samenschale das glasige Endosperm, das Würzelchen und die beiden Cotyledonen. Beim Aufweichen in Wasser quillt das Endosperm gallertig auf und lässt den gelben Embryo leicht herauslösen, Jodlösung färbt die Schnittfläche der Samen wegen der Abwesenheit von Stärke nicht blau.

Bestand-
theile. Die Samen besitzen einen eigenthümlichen aromatischen Geruch und einen zusammenziehend bitteren Geschmack. Sie enthalten Trigonellin, einen gelben Farbstoff, fettes Oel und Asche.

Prüfung. Verfälschungen des Pulvers mit stärkemehlhaltigen Samen sind unter dem Mikroskop beim Befeuchten mit wässeriger Jodlösung erkennbar.

Anwendung. Die Droge findet in der Thierheilkunde zu Viehpulvern Anwendung.

Semen Hyoscyami, Bilsenkrautsamen (Abb. 170), sind die völlig ausgereiften Samen der einheimischen Solanacee Hyoscyamus niger *L.* (vergl. Herba Hyoscyami, S. 270). Dieselben sind sehr klein, nierenförmig, netzgrubig und matt graubräunlich, innen weiss. Sie enthalten neben fettem Oel Hyoscyamin und sind desshalb vorsichtig zu handhaben.

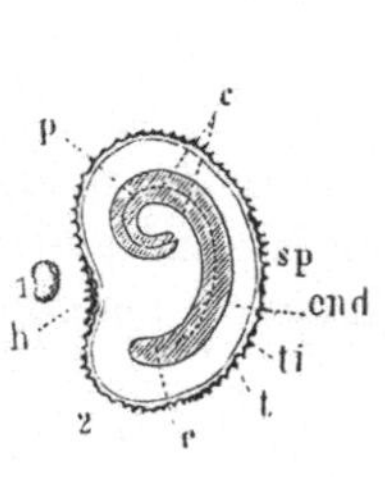
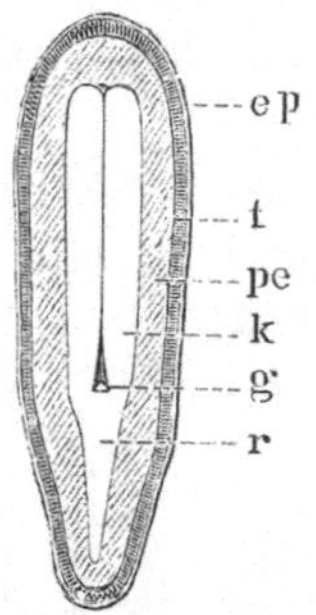
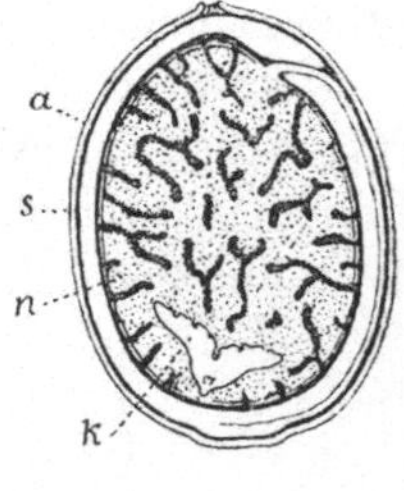

<table>
<tr>
<td>Abb. 170. Semen Hyoscyami.
1 natürliche Grösse, *2* Längs-
schnitt, zehnfach vergrössert,
t Samenschale, *end* Endosperm,
p Keimling. *c* Keimblätter,
r Würzelchen.</td>
<td>Abb. 171. Semen Lini, Quer-
schnitt, zehnfach vergrössert.
ep Schleim-Epidermis, *t* Sa-
menschale, *pe* Endosperm,
k Keimling, *g* Plumula.
r Würzelchen.</td>
<td>Abb. 172. Semen Myristicae, sammt
dem Arillus (Macis), Längs-
schnitt. *a* Arillus, *s* Samenschale,
n Endosperm, *k* Keimling.</td>
</tr>
</table>

Semen Ignatii, Ignatiusbohnen, sind die Samen der auf den Philippinen heimischen strauchartigen Strychnacee Strychnos Ignatii *Bergius.* Sie sind von unregelmässig eiförmiger oder länglicher Gestalt, graubraun, matt und dicht feinwarzig, einen harten dunkelbraunen Samenkern einschliessend. Sie enthalten Strychnin und Brucin, sowie Igasursäure und sind giftig.

Semen Lini, Leinsamen oder Flachssamen (Abb. 171), ist der Same der Linacee Linum usitatissimum *L.,* welche in Deutschland, sowie hauptsächlich in Russland und Indien kultivirt wird.

Die glänzend braunen oder hellbraunen Samen sind länglich-eiförmig und flachgedrückt, 4 bis 6 mm lang und etwa 1 mm dick; die glatte Oberfläche erscheint unter der Lupe äusserst feingrubig. An der einen schmalen Kante erkennt man die Mikropyle als kleines dunkleres Höckerchen, daneben den meist etwas helleren Nabel, von welchem aus die Raphe als hellerer Streifen an der scharfen Kante entlang verläuft. In Wasser gebracht, umgeben sich die Samen mit einer Schleimschicht. Nach dem Entfernen der Samenschale erblickt man den Keimling mit dem geraden Würzelchen und seinen zwei herzförmigen Cotyledonen, während das schmale und weisse oder blassgrünliche Endosperm dabei an der Samenschale haften bleibt. Mit Jodlösung färben sich die Schnittflächen des Samens nicht blau, da Stärke in den Geweben nicht enthalten ist. *(Beschaffenheit.)*

Leinsamen besitzen einen milden öligen, nicht ranzigen Geschmack. Sie enthalten etwa $30\,\%$ fettes Oel, $6\,\%$ Schleim und $4\,\%$ Asche. *(Bestandtheile.)*

Verfälschungen des Pulvers mit stärkemehlhaltigen Samen sind in der wässerigen Abkochung mit Jodlösung durch Blaufärbung nachzuweisen. *(Prüfung.)*

Gemahlener Leinsamen dient als mildes, ölig-schleimiges Mittel zu Umschlägen oder auch innerlich in der Thierheilkunde. Auch wird der durch Wasser daraus ausgezogene Schleim gegen Husten eingenommen. Durch heisses Pressen gewinnt man daraus das Oleum Lini. *(Anwendung.)*

Semen Myristicae, fälschlich Muskatnüsse genannt, sind die von der Schale befreiten Samen der Myristicacee Myristica fragrans *Houttuyn*, welche auf den Banda-Inseln, auf Sumatra und der Halbinsel Malakka, sowie in geringerem Maasse auch im tropischen Amerika, besonders auf Jamaika angebaut wird. Die Früchte werden mit hölzernen Gabeln zweimal im Jahre gepflückt, einmal im November und December, das zweite Mal in den Monaten April bis Juni. Das aufplatzende Fruchtfleisch und der als Macis Verwendung findende Arillus werden davon entfernt und sodann die Samen auf Horden über schwachem Feuer so lange getrocknet, bis die sie umhüllenden harten Schalen sich durch Schlagen mit Holzknüppeln davon entfernen lassen. Nach einer kurzen Behandlung mit gelöschtem Kalk oder mit Kalkmilch werden die geschälten Samenkerne bei gewöhnlicher Temperatur getrocknet. Sie werden über Batavia und Singapur nach London exportirt. *(Gewinnung.)*

Die Samen sind von stumpf eiförmiger oder annähernd kugeliger *(Beschaffenheit.)*

Gestalt; sie sind bis 3 cm lang und bis 2 cm dick. Auf der bräunlichen, von dem anhängenden Kalk hellgrau oder weiss bestäubten runzeligen Oberfläche erkennt man an dem stumpfen Ende eine meist hellere Stelle, welche dem Nabelende der Samenschale ansass, und an dem spitzeren Ende einen kleinen dunklen Punkt, welcher das an der Chalaza der Samenschale losgelöste Ende erkennen lässt. Beide Punkte werden durch eine Furche verbunden, welche unter der Raphe der losgelösten Samenschale lag. Auf einem in der Richtung der Raphefurche geführten Längsschnitt (Abb. 172) findet man am Nabelende den vertrockneten kleinen Keimling (*k*). Auf Querschnitten erkennt man, dass eine dünne dunkelbraune Schicht (das Hüllperisperm) den Samenkern umgiebt, welche Leisten braunen Gewebes in das hellere Endosperm hineinsendet und so eine unregelmässige Felderung des Endosperm-Quer- und Längsschnittes herbeiführt.

Prüfung.   Ihre Güte richtet sich abgesehen davon, dass zerbrochene, wurmstichige und schimmelige Samen ausgelesen sein müssen, wesentlich nach der Grösse; bei einer guten Durchschnittssorte gehen etwa 200 auf 1 kg, von den besten nur 150. Nicht zu verwechseln sind damit die schwächer aromatischen und daher minderwerthigen langen Muskatnüsse des Handels, welche von viel gestreckterer Form, aber sonst ähnlich sind. Sie stammen von Myristica argentea *Warburg* aus Neu-Guinea.

Bestandtheile.   Die Droge besitzt einen eigenthümlichen aromatischen Geruch und Geschmack, welche von dem Gehalt an ätherischem Oele herrühren; ausserdem ist fettes Oel in grosser Menge darin enthalten.

Anwendung.   Sie finden hauptsächlich als Gewürz Verwendung.

Semen Nigellae, Schwarzkümmel (Abb. 173), ist der Same der in Südeuropa heimischen und kultivirten Ranunculacee Nigella sativa *L.* Die Samen sind von eiförmigem Umriss, aber zugleich drei- bis vierkantig oder keilförmig mit scharfen Rändern, mit mattschwarzer netzrunzeliger Samenschale und bläulich-weissem Kern. Zwischen den Fingern gerieben, entwickeln die Samen einen Geruch nach römischem Kümmel (Cuminum), welcher sich von dem angenehmen erdbeerartigen Geruch der pharmaceutisch nicht zu verwendenden Samen von Nigella Damascena *L.* deutlich unterscheidet. Bestandtheile sind Melanthin und Nigellin, sowie ätherisches und fettes Oel.

Semen Paeoniae, Pfingstrosensamen, sind die Samen der kultivirten Ranunculacee Paeonia peregrina *Miller.* Sie sind eirund, glatt und glänzend-schwarz oder dunkelrothbraun. Die harte und spröde Samenschale umschliesst einen gelblich-weissen Kern. Wirksame Bestandtheile enthalten diese hauptsächlich zu Zahnhalsbändern verwendeten Samen nicht.

Semen Papaveris, Mohnsamen, stammen von Papaver somniferum *L.*, einer in den Ländern der gemässigten Zonen aller Erdtheile kultivirten Papaveracee, welche in eine grosse Anzahl von Spielarten übergegangen ist. Die Samen dieser Spielarten variiren in ihrer Farbe zwischen grau, blau, rosa und weiss, doch sollen nur die weissen zu pharmaceutischer Anwendung gelangen.

Die nierenförmigen Samen sind bis 1,5 mm lang. Die Ober-Beschaffen-heit.
fläche der Samenschale ist von einem sechseckige Maschen bildenden Rippennetz bedeckt (Abb. 174). In der durch die nierenförmige Gestalt bedingten Einbuchtung erkennt man den Nabel als eine deutliche gelbe Erhöhung. Im Innern des Samens liegt der gekrümmte Embryo von weissem stärkemehlfreiem Endosperm um-

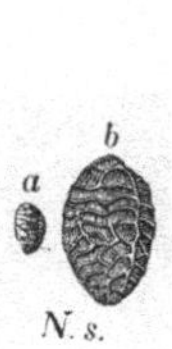
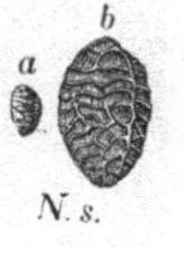
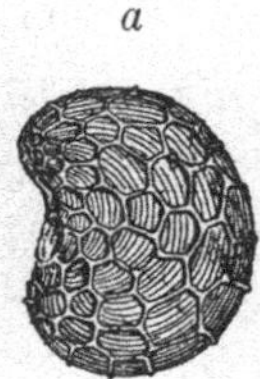
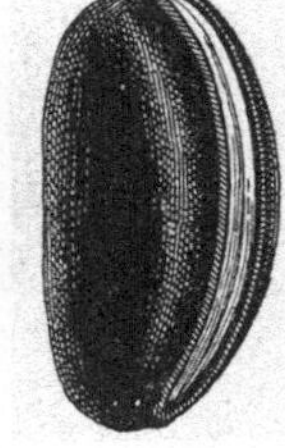

Abb. 173. Semen Nigellae.   Abb. 174. Semen Papaveris, zwölf-   Abb. 175. Semen Physostig-
a natürliche Grösse, *b* fünf-   fach vergrössert. *a* von aussen,   matis, natürl. Grösse.
fach vergrössert.   *b* Längsschnitt mit dem Keimling.

geben; er ist mit der konkaven Seite und der Fläche der Keimblätter der Bucht des Samens zugekehrt und sein Würzelchen ist nach dem einen, stets etwas spitzeren Ende des Samens gerichtet.

Mohnsamen schmecken milde ölig, von einem Gehalt an etwa Bestand-theile.
$50\,^0/_0$ fettem Oele herrührend.

Sie dienen zur Bereitung von Emulsionen, welche als ein-Anwendung. hüllendes Mittel gegeben werden, sowie zum Küchengebrauch.

Semen Physostigmatis, Calabarbohnen, auch Fabae Calabaricae genannt (Abb. 175), sind die Samen von Physostigma venenosum *Balfour*, einem im tropischen Westafrika (darunter im deutschen Kamerungebiet) heimischen Kletterstrauche aus der Familie der Papilionaceae. Sie sind länglich, fast nierenförmig mit schwarzbrauner, glänzender, körnig-runzeliger Samenschale und einer mattschwarzen rinnenförmigen, fast die ganze Länge der gekrümmten Seite einnehmenden Raphe. Sie enthalten die Alkaloide Physostigmin, Calabarin sowie Eseridin und sind sehr giftig.

Semen Sabadillae, Sabadillsamen, Läusesamen (Abb. 176), stammen von Sabadilla officinarum *Brandt*, einer im nördlichen Südamerika heimischen Liliacee (Colchicee). Die Samen sind länglich und lang zugespitzt,

unregelmässig kantig, mit längsrunzeliger glänzend schwarzbrauner dünner Samenschale und weissem hartfleischigem Samenkern. Ihr Pulver wirkt niesenerregend.
Sie enthalten giftige Alkaloide: Veratrin, Sabadillin und Sabatrin, ferner Sabadill-
säure, Veratrumsäure und Fett. Ihr Pulver wird äusserlich gegen Ungeziefer
angewendet. Sie sind vorsichtig zu handhaben. Auch die ganzen Früchte sind
im Handel.

Semen Sinapis, schwarzer Senfsamen, stammt von der
Crucifere Brassica nigra *Koch* (Syn.: Sinapis nigra *L.*), welche
in Deutschland und allen übrigen Ländern der gemässigten Zonen
als Feldfrucht gebaut wird. Als Handelssorten kursiren ausser
dem wirksamsten, ein frischgrünes Pulver liefernden Holländischen

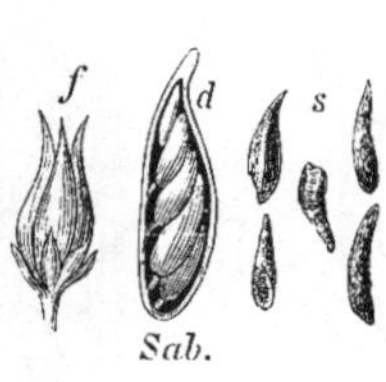

Abb. 176. Fructus und Semen Sabadillae.
f Frucht, *d* ein Fruchtfach, längsdurchschnitten, *s* Samen.

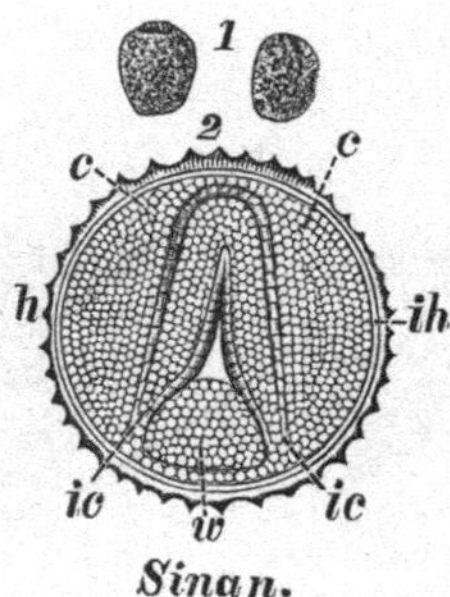

Abb. 177. Semen Sinapis. *1* vierfach vergrössert,
2 Querschnitt, 15 fach vergrössert, *h* u. *ih* Samenschale, *c* u. *ic* Keimblätter. *w* Würzelchen
des Embryos.

schwarzen Senf, Russischer, Puglieser, Syrischer, Ostindischer und
Chilenischer.

Beschaffen-
heit. Die kugelförmigen oder kurz-ovalen Samen haben bis 1,5 mm
im Durchmesser und sind aussen rothbraun oder theilweise graubraun, innen gelb bis grünlich. Die Oberfläche der Samenschale
erscheint unter der Lupe deutlich netzgrubig punktirt und an
den grau gefärbten Körnern durch die im Ablösen begriffene Epidermis weissschuppig. Der Nabel tritt an dem einen, meist etwas
stumpferen Ende als weisses Pünktchen hervor. Durch zwei parallele
Furchen kennzeichnet sich die Stelle, an welcher das Würzelchen
des, den ganzen Raum innerhalb der Samenschale ausfüllenden
Keimlings liegt (Abb. 177). Alle Theile des Gewebes sind frei von
Stärke, so dass mit gepulverten Senfsamen gekochtes Wasser nach
dem Filtriren keine Blaufärbung mit Jodwasser zeigen darf.

Bestand-
theile. Senfsamen schmecken beim Kauen anfangs milde ölig und
schwach säuerlich, bald darauf aber brennend scharf. Diese Schärfe
entwickelt sich auch kräftig aus der gelblichen, sauer reagirenden

Emulsion, welche beim Zerstossen der Senfsamen mit Wasser entsteht, und rührt daher, dass das darin enthaltene Glykosid Sinigrin oder myronsaures Kalium bei Gegenwart von Wasser durch das gleichzeitig anwesende Ferment Myrosin in Senföl oder Isosulfocyanallyl, Traubenzucker und Kaliumbisulfat zerlegt wird; ausserdem sind fettes Oel, Schleim und etwa $4\,^0/_0$ Asche darin enthalten.

Die Samen des schwarzen Senfes unterscheiden sich im Ansehen nur wenig von denjenigen anderer Brassica-Arten, besonders dem von Brassica juncea *L.* stammenden Sarepta-Senf, welcher geschält und gemahlen das beliebte, schön gelbe und scharfe Sarepta-Senfpulver liefert; doch sind die Samen dieser Art durchschnittlich ein klein wenig grösser und etwas heller. Die Samen aller anderen Brassica-Arten, von denen Brassica Rapa *L.*, der Rübsen, Brassica Napus *L.*, der Raps, Brassica oleracea *L.*, der Kohl und Sinapis arvensis *L.*, der Ackersenf in Betracht kommen, entbehren sämmtlich des scharfen Geschmackes. Prüfung.

Gepulverter Senfsamen findet zu hautreizenden Aufschlägen Anwendung. Anwendung.

Semen Sinapis albae oder Semen Erucae, weisser Senf, stammt von Brassica alba *L.* Er enthält Sinalbin, welches bei der Spaltung Sinalbinsenföl, eine scharf schmeckende, nicht flüchtige Flüssigkeit, liefert.

Semen Staphisagriae, Stephanskörner, Läusekörner (Abb. 178), sind die Samen der in Kleinasien und Südeuropa heimischen Ranunculacee Delphinium Staphisagria *L.* Dieselben sind unregelmässig-scharfkantig, mit einer gewölbten und drei im Umrisse nahezu dreieckigen Flächen, matt graubraun bis schwärzlich und netzrunzelig. Die dünne, zerbrechliche Samenschale schliesst einen ölig fleischigen Kern ein. Die Samen enthalten vier giftige Alkaloide, hauptsächlich in der Samenschale. Ihr Pulver wird, wie dasjenige der Sabadillsamen gegen Ungeziefer angewendet; dies muss jedoch mit Vorsicht geschehen.

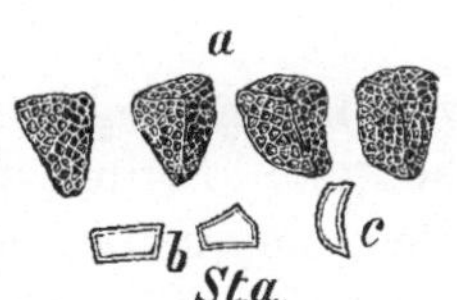

Abb. 178. Semen Staphisagriae. *b* Querschnittumriss, *c* Längsschnittumriss.

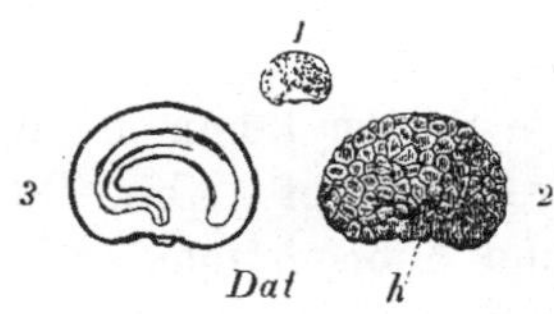

Abb. 179. Semen Stramonii. *1* Natürliche Grösse. *2* u. *3* vierfach vergrössert, *3* Längsdurchschnitt.

Semen Stramonii, Stechapfelsamen (Abb. 179), stammen von der einheimischen Solanacee Datura Stramonium *L.* (vergl. Folia Stramonii, S. 233). Sie sind flach-nierenförmig, netz-runzelig oder sehr fein punktirt, von mattschwarzer Farbe; die spröde Samenschale umschliesst einen ölig-fleischigen, weisslichen Kern. Sie enthalten neben fettem Oel reichlich Hyoscyamin und sind daher giftig. Verwendung fanden sie früher gegen Asthma.

Semen Strophanthi, Strophanthussamen, sind die Samen verschiedener im tropischen Afrika heimischen Arten der zu den Apocynaceen gehörigen Gattung Strophanthus. Mit einiger Sicherheit sind Strophanthus hispidus *De Candolle* (in Westafrika heimisch) und Strophanthus Kombé *Oliver* (in Ostafrika heimisch) als Stammpflanzen bekannt.

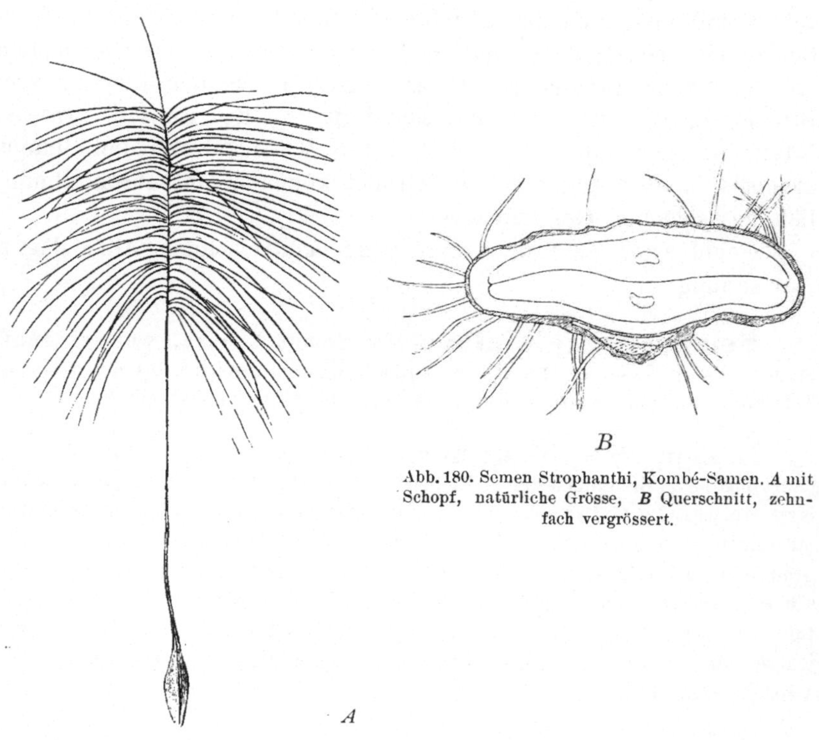

Abb. 180. Semen Strophanthi, Kombé-Samen. *A* mit Schopf, natürliche Grösse, *B* Querschnitt, zehnfach vergrössert.

Beschaffenheit. Die Samen kommen in den Handel von ihrem langgestielten, federigen Schopf (Abb. 180*A*) befreit und sind 12 bis 18 mm lang und 3 bis 5 mm breit, flach lanzettlich, zugespitzt, und an der einen, etwas gewölbten Fläche stumpf gekielt. Die nach dem Einweichen in Wasser leicht abziehbare Samenschale ist derb und mit einem weichen, graugrünlichen oder gelblichen Ueberzug aus langen, angedrückten und graugrün- seidenartig glänzenden, vereinzelt auch bräunlich schimmernden Haaren bedeckt. Der Kern besteht aus einem dünnen, gelblichen Endosperm, in welchem der Keimling mit seinen beiden flach aneinander liegenden Keimblättchen (Abb. 180 *B*) und dem langen, stielrunden Würzelchen eingebettet liegt.

Die Samen schmecken sehr bitter; sie enthalten neben fettem Oel, Schleim, Harz und Eiweissstoffen als wirksamen Bestandtheil ein stickstofffreies Glycosid: **Strophanthin** und **Kombésäure**, daneben zwei alkaloidartige Stoffe Cholin und Trigonellin. Der Nachweis des Strophanthins, dessen Anwesenheit die Wirksamkeit der Samen bedingt, wird in der Weise geführt, dass man einen Querschnitt des Samens auf dem Objektträger mit einem Tropfen conc. Schwefelsäure bedeckt, wobei mindestens das Endosperm, meist aber auch der Keimling eine intensiv grüne Farbe annimmt. Hingegen enthalten Strophanthussamen keine Alkaloide, keine Stärke und keinen Gerbstoff, sie geben daher mit Jodkaliumquecksilberjodid sowie mit Jodlösung und mit Eisenchlorid keine Reaktion. *(Bestand-theile.)*

Es kommen auch die Samen mancher Strophanthusarten im Handel vor, welche durch das Ausbleiben der Grünfärbung mit Schwefelsäure sich als unbrauchbar kennzeichnen. Die mehr roth-braunen unbehaarten Samen der Kickxia Africana *Bentham* und die mehr graubraunen der Holarrhaena antidysenterica *Wallich* (Conessisamen) lassen sich durch das Ausbleiben der Reaktion leicht von Strophanthussamen unterscheiden. Auch liegen bei diesen die Keimblättchen nicht flach an einander, sondern sind gefaltet oder in einander gerollt. Sollten Samen, welche schon mit Weingeist zur Bereitung von Tinktur ausgezogen waren, in den Handel ge-bracht werden, so kennzeichnen sich diese dadurch, dass die Haare der Samenschale nicht seidenglänzend, sondern harzig verklebt sind. *(Prüfung.)*

Strophanthussamen wirken auf das Herz, ähnlich wie Digitalis, und finden hauptsächlich in Form von Tinct. Strophanthi medici-nische Anwendung. Sie sind vorsichtig zu handhaben. *(Anwendung.)*

Semen Strychni, Brechnüsse, Krähenaugen (Abb. 181), sind die Samen von Strychnos Nux vomica *L.*, einem in Ostindien wildwachsenden, zur Familie der Strychnaceen gehörigen Baume, in dessen apfelähnlichen Beerenfrüchten die Samen zwischen dem Fruchtfleische eingebettet liegen. In den Handel kommt die Droge über die ostindischen Häfen Bombay, Cochin und Madras.

Die Strychnossamen sind von scheibenförmiger Gestalt, bis 2,5 cm im Durchmesser und höchstens 0,5 cm in der Dicke messend, und mit einem Ueberzug von dicht auf einander liegenden, nach der Peripherie des Samens gerichteten Haaren von glänzend grau-gelber, bisweilen grünlich schimmernder Farbe. Auf der einen, meist etwas vertieften Seite tritt der Nabel (*z*) als eine mehr oder *(Beschaffen-heit.)*

weniger hohe Warze hervor, von welcher eine Leiste (*st*) radial bis zur Mikropyle am Rande der Kreisfläche (*h*) verläuft. Die dünne Samenschale umhüllt ein graues, hornartiges Endosperm (*end*) und in einer Spalte des letzteren liegt der Embryo mit seinen zarten, herzförmig gestalteten Keimblättern (*c*). Parallel zur Kreisfläche lässt sich der Same, besonders nach dem Einweichen in Wasser, leicht in zwei scheibenförmige Hälften zerlegen, zwischen denen der Keimling deutlich zu erkennen ist.

Bestand-
theile.

Die Samen schmecken sehr bitter und enthalten neben fettem Oel und Zucker als wirksame Bestandtheile die beiden giftigen Alkaloide Strychnin und Brucin sowie Igasursäure.

Anwendung.

Die Droge ist wegen ihrer Giftigkeit mit Vorsicht zu handhaben. Grösste Einzelgabe 0,1 g, grösste Tagesgabe 0,2 g. Als pharmaceutische Präparate kommen hauptsächlich Extr. Strychni und Tinct. Strychni in Anwendung.

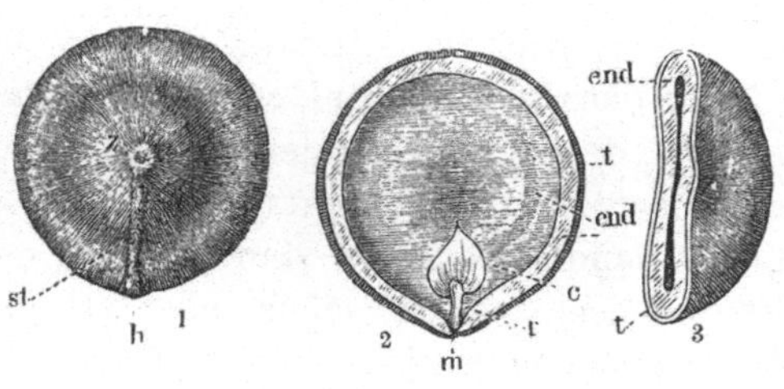

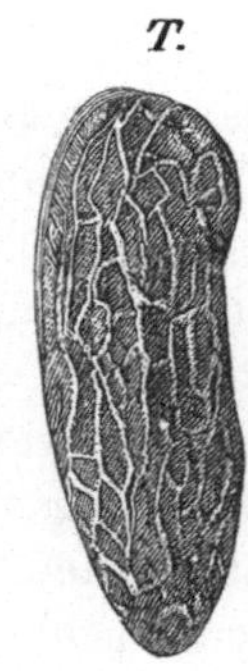

Abb. 181. Semen Strychni. *1* von der Flächenansicht, *2* Längsschnitt, *3* Querschnitt, *z* Nabel, *st* Leiste, *h* Mikropyle, *t* Samenschale, *end* Endosperm, *c* Keimblätter, *r* Würzelchen.

Abb. 182. Semen Tonco.

Semen Tonco, Tonkobohnen (Abb. 182), sind die Samen der im tropischen Amerika heimischen Papilionacee Dipterix odorata *Willdenow*. Dieselben sind länglich, flachgedrückt, mit scharfer Rücken- und stumpfer Bauchkante. Die grobnetzrunzelige, dünne, leicht ablösbare und aussen schwarze, fettglänzende, häufig mit Krystallen bedeckte Samenschale umschliesst den hauptsächlich aus den beiden braunen, ölig-fleischigen Cotyledonen gebildeten Kern. Die Samen riechen infolge ihres hohen Cumaringehaltes sehr stark nach diesem.

Stigmata Maïdis, Maisgriffel (Abb. 183), sind die getrockneten Griffel sammt Narben der als Futtergewächs angebauten Graminee Zea Mais *L.* Sie bilden ein lockeres Haufwerk dünner, gekrümmter Fäden von mattgelber bis röthlichbrauner Farbe. Sie enthalten eine Säure, sowie fettes Oel, Harz und Zucker. Die Droge wurde erst neuerdings als Mittel gegen Blasen- und Nierenleiden in den Arzneischatz eingeführt.

Stipites Dulcamarae, Bittersüssstengel, sind die im Frühjahr oder im Spätherbst gesammelten zwei- bis dreijährigen Triebe der einheimischen Solanacee Solanum Dulcamara *L.* Sie sind rund oder undeutlich

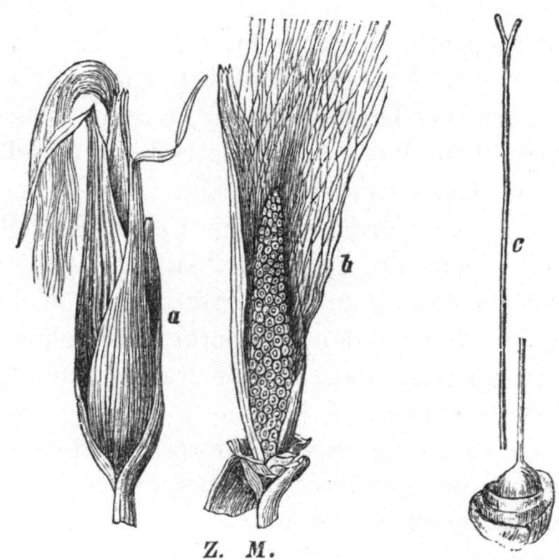

Abb. 183. Stigmata Maïdis. *a* Blüthenkolben mit den oben heraushängenden Griffeln, *b* derselbe von den Deckblättern zum Theil befreit, verkleinert, *c* einzelner Griffel sammt Narbe.

fünfkantig, längsrunzelig, mit zerstreuten Blatt- und Zweignarben und mit Lenticellen sowie einem dünnen, leicht ablösbaren, hell-graubraunen Kork bedeckt. Sie schmecken anfangs bitter, später süss und enthalten geringe Mengen von dem giftigen Alkaloid Solanin sowie einen Bitterstoff Dulcamarin.

Strobili Lupuli, Hopfenzapfen, sind die im Herbst gesammelten zapfenartigen, krautigen weiblichen Blüthenstände der angebauten Urticacee Humulus Lupulus *L.* Ihre Wirksamkeit ist nur auf die den einzelnen Deckblättern ansitzenden Hopfendrüsen zurückzuführen. (Vergl. Glandulae Lupuli, S. 254.)

Styrax liquidus, Flüssiger Storax, ist der durch Auskochen und Pressen der inneren Rinde von Liquidambar orientale *Miller*, einem platanenähnlichen Baume Kleinasiens aus der Familie der Hamamelidaceae, gewonnene Balsam, welcher als pathologisches Produkt durch Verletzung der Rinde am lebenden Baume entsteht und namentlich auf der Insel Rhodos gewonnen wird. Er kommt über Smyrna in den Handel.

Der flüssige Storax bildet eine zähe angenehm benzoëartig riechende Masse von grauer bis brauner Farbe und dem spec. Gew. 1,112 bis 1,115. Er löst sich in Spiritus, Benzin, Chloroform, Terpentinöl, theilweise in Aether, Schwefelkohlenstoff und Benzol bis auf geringe pflanzliche Rückstände. Löst man 10 Theile im Dampfbade entwässerten, flüssigen Storax in 30 Theilen Weingeist und filtrirt die sauer reagirende Lösung nach dem Erkalten von den pflanzlichen Unreinigkeiten ab, so muss beim Eindampfen nicht weniger als 7 Theile einer halbflüssigen Harzsubstanz erhalten

Beschaffenheit und Prüfung.

23*

werden, aus welcher sich erst nach langer Zeit Krystalle abscheiden. Ist dem Styrax Terpentin beigemischt, so werden sich alsbald nach dem Erkalten Krystalle zeigen. Wird 1,0 g Styrax mit 3 g conc. Schwefelsäure verrieben und mit kaltem Wasser geknetet, so muss eine zerreibliche Masse entstehen. Bleibt dieselbe schmierig, so ist dem Styrax fettes Oel beigemischt.

Wird ein Tropfen Styrax auf eine weisse Porcellanfläche gestrichen und mit einem Tropfen roher Salpetersäure in Berührung gebracht, so soll der Balsam an der Berührungsstelle eine schmutziggrüne Färbung annehmen. Mit Terpentin verfälschter Balsam wird bei dieser Prüfung intensiv blau; andere fremde Harze geben braune oder braunrothe Färbungen.

Bestand-
theile.
Flüssiger Storax enthält Styrol, Storesin und andere Ester der Zimmtsäure und findet, gereinigt, als äusserliches Mittel gegen bestimmte Hautkrankheiten Anwendung.

Succinum, Bernstein, Agtstein, ist das fossile Harz von Pinites succinifer *Göppert* und anderen ausgestorbenen Bäumen aus der Familie der Coniferen. Er wird in der norddeutschen Ebene zwischen Danzig und Memel theils aus der Erde gegraben, theils an der ostfriesischen, pommerschen und kurländischen Küste aus dem Meere gefischt. Der Bernstein bildet abgerundete, weisslichgelbe bis honiggelbe oder braungelbe, durchsichtige oder milchig trübe Stücke von muscheligem, glänzendem Bruche. Er enthält ätherisches Oel, verschiedene Harze und Bernsteinsäure und dient als Räuchermittel in der Volksmedicin sowie zu technischer Verwerthung.

Summitates Sabinae, Sadebaumspitzen (Abb. 184), sind die Zweigspitzen der Conifere Juniperus Sabina *L.* Sie tragen vierzeilig angeordnete, angedrückte, schuppenartige Blätter, welche auf dem Rücken eine längliche, vertiefte Oeldrüse besitzen. Sie riechen unangenehm nach dem darin enthaltenen ätherischen Oele, welches stark giftig ist.

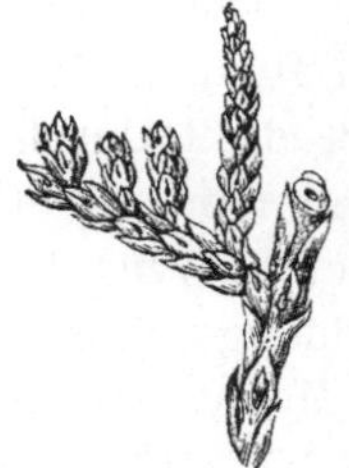

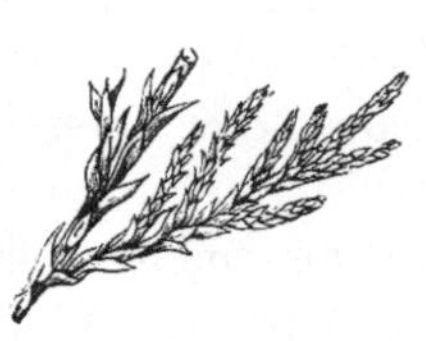
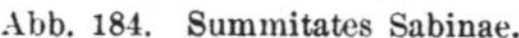

Abb. 184. Summitates Sabinae.   Abb. 185. Summitates Thujae.

Summitates Thujae, Lebensbaumspitzen (Abb. 185), sind die Zweigspitzen der Conifere Thuja occidentalis *L.* Sie enthalten ätherisches Oel, Harz und Thujin und wirken hautreizend.

Terebinthina communis, Terpentin, ist der aus verschiedenen Abietineen, besonders Pinus Pinaster *Solander* in

Frankreich und Pinus Laricio *Poiret* in Frankreich und Oesterreich gewonnene halbflüssige, trübe, körnige und gelblichweisse Harzsaft. Er besitzt einen ihm eigenthümlichen balsamischen Geruch und bitteren Geschmack und besteht zu 70 bis 85 $^{0}/_{0}$ aus Harz und zu 15 bis 30 $^{0}/_{0}$ aus Terpentinöl. Auf dem Wasserbade schmelzen die körnigen Harzabscheidungen und der Terpentin bildet dann eine klare, gelbbräunliche, dicke Flüssigkeit, welche sich beim Erkalten wieder trübt. Mit 5 Theilen Weingeist giebt er eine klare, sauer reagirende Lösung.

Terebinthina laricina, auch Terebinthina veneta genannt, Lärchenterpentin oder Venetianischer Terpentin, ist der grösstentheils in Südtirol gewonnene Harzsaft der Conifere Larix decidua *Miller*. Derselbe ist dickflüssig, zähe, meist klar und durchsichtig, seltener etwas trübe, von balsamischem Geruch und etwas bitterem Geschmack, mit einem Gehalt von 10 bis 25 $^{0}/_{0}$ Terpentinöl und 75 bis 90 $^{0}/_{0}$ Harz.

Tragacantha, Traganth, ist der durch einen Umwandlungsprocess aus den Mark- und Markstrahlzellen verschiedener in Kleinasien und Vorderasien heimischer Astragalusarten (Familie der Papilionaceen) entstandene, in bandartigen oder sichelförmigen Streifen erhärtete Schleim. Zu diesen Arten gehören A. adscendens *Boissier* und *Haussknecht*, A. leioclados *Boissier*, A. brachycalyx *Fischer*, A. gummifer *Labillardière*, A. microcephalus *Willdenow*, A. pycnoclados *Boissier* u. *Haussknecht* und A. verus *Olivier*. Die Droge kommt hauptsächlich von Smyrna aus in den Handel. Während der sog. wurmförmige Traganth als weniger gute Sorte von pharmaceutischer Verwendung ausgeschlossen ist, wird die hierzu geeignete Sorte als Blättertraganth im Handel bezeichnet. Er bildet weisse, durchscheinende, nur ungefähr 1 bis 3 mm dicke und mindestens 0,5 cm breite, gerundete, platten- oder muschelförmige Stücke mit bogenförmigen Leisten und oft radialen Streifen; er ist mattglänzend und von hornartiger Konsistenz. Beschaffenheit.

Gepulverter Traganth giebt mit dem 50fachen Gewicht Wasser einen neutralen, nicht klebenden trüben schlüpfrigen faden Schleim, der durch Natronlauge gelb gefärbt wird. Verdünnt man den Schleim mit Wasser und filtrirt ihn, so wird der Rückstand im Filter, wenn er mit Jodwasser beträpfelt wird, schwarzblau, das Filtrat hingegen darf durch Jodwasser nicht verändert werden, da sonst eine Verfälschung des Pulvers mit Stärke vorliegen würde. Wird eine Mischung von 1 g Traganthpulver mit 50 g Wasser und 2 g Guajaktinktur nach drei Stunden blau, so liegt eine Verfälschung mit Gummi arabicum vor. Prüfung.

Traganth besteht aus wechselnden Mengen Bassorin, welches sich in Wasser nicht löst, sondern nur aufquillt, und wasserlöslichem Gummi. Im gepulverten Zustande giebt er mit Wasser einen feinen, trüben Schleim, dessen durch Filtration getrennte, feste Antheile sich mit Jod bläuen, während die klare Flüssigkeit durch Jod nicht verändert wird. Traganth dient häufig als Bindemittel für Pillen und zur Bereitung des Ungt. Glycerini.

Tubera Aconiti, Eisenhutknollen, sind die Wurzelknollen der Ranunculacee Aconitum Napellus *L.*, welche in höheren Gebirgen der gemässigten Zonen heimisch ist; dieselben werden zur Blüthezeit von wildwachsenden Exemplaren gesammelt.

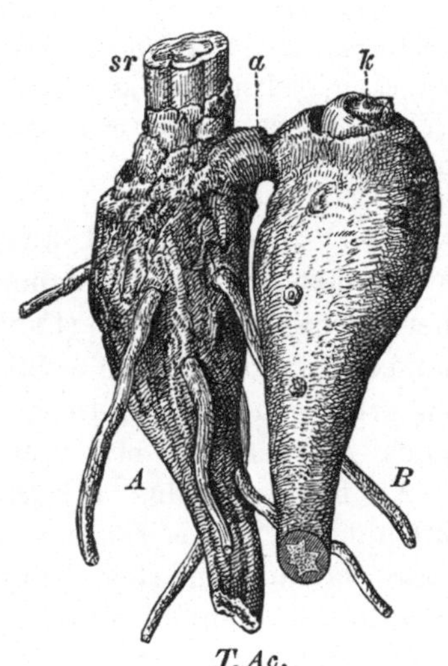

Abb. 186. Tubera Aconiti, frisch. *A* Mutterknollen, *B* Tochterknollen, *a* Verbindung zwischen beiden, *sr* Stengelrest, *k* Knospe.

Die Knollen (Abb. 186) sind rübenförmig, allmählich zugespitzt, 4 bis 8 cm lang und 2 bis 3 cm dick, oben mit einem Knospenrest bei jungen Knollen (*k*) oder einem Stengelrest bei vorjährigen Knollen (*sr*) versehen; aussen matt-schwärzlichbraun, längsrunzelig und von den abgebrochenen Wurzelresten kleinnarbig. Der Querbruch ist glatt und bei den Tochterknollen grauweiss und mehlig, bei den vorjährigen und weniger wirksamen Knollen bräunlichgrau und hornartig. Auf dem Querschnitt (Abb. 187) erblickt man eine verhältnissmässig dünne, braune, primäre Rinde, dann eine starke, helle, bei jungen Knollen weisse, sekundäre Rinde (*r*), in welcher die Siebröhrenstränge vereinzelte, mit der Lupe wahrnehmbare, dunklere Punkte bilden. Die schmale, beim Befeuchten dunkle Cambiumzone (*h*) verläuft zickzackförmig und bildet einen Stern; in den Spitzen des Sternes liegen nach innen die Gefässe zu Bündeln vereinigt, welche beim Betupfen mit Phloroglucinlösung und darauf mit Salzsäure grössere, intensiv rothe Punkte bilden. Der innere Theil des Holzkörpers besteht aus stärkehaltigem Parenchym.

Die fast gleich aussehenden, meist nur etwas kleineren Knollen von Aconitum Stoerkeanum *Reichenbach* und A. variegatum *L.* dürften ebenso wirksam sein und sind als eigentliche Verwechslungen nicht zu bezeichnen. Sie kennzeichnen sich durch geringere Grösse und schlankere Form. Dagegen ist die bisweilen versuchte Beimischung der Knollen von Aconitum ferox *Séringe*, welche im Himalayagebirge heimisch ist, eine Verfälschung. Diese Knollen sind grösser und schwerer, im Innern hornartig und bräunlich. Japanische

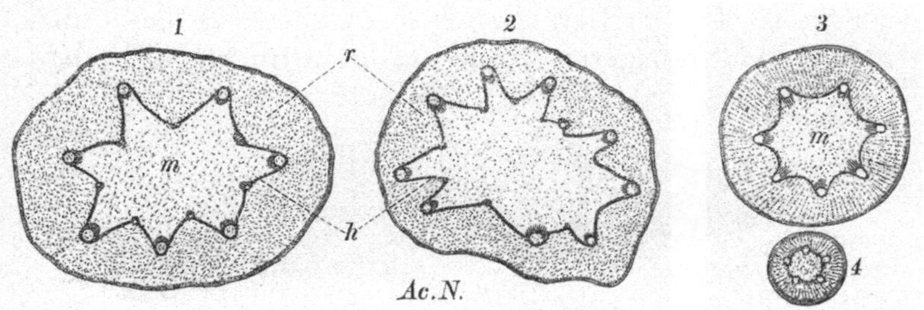

Abb. 187. Tubera Aconiti, Querschnitt durch frische Knollen verschiedenen Alters. *r* sekundäre Rinde, *h* Cambium, *m* Parenchym des Holzkörpers.

Aconitknollen sind kurz zugespitzt und nur wenig runzlig oder ganz glatt.

Die Knollen enthalten Aconitin und diesem verwandte Alkaloide und sind daher giftig. Ihre grösste Einzelgabe beträgt 0,1 g, die grösste Tagesgabe 0,5 g. Sie finden hauptsächlich als Tinktur Anwendung gegen rheumatische Schmerzen. *Bestandtheile. Anwendung.*

Tubera Jalapae, Jalapenknollen, sind die knollig verdickten Nebenwurzeln der in feuchten Wäldern der Mejikanischen Anden gedeihenden Convolvulacee Ipomoea Purga *Hayne*. Sie werden das ganze Jahr hindurch, hauptsächlich aber im Mai, von wildwachsenden Exemplaren gesammelt. Auf Ceylon und Jamaica ist die Pflanze auch in Kultur genommen. Das Trocknen geschieht zuerst an der Sonne, dann in heisser Asche oder in Netzen über freiem Feuer, zu welchem Zwecke grössere Knollen häufig gespalten oder angeschnitten werden.

Die Jalapenknollen sind sehr verschieden gross, von kugeliger, birnförmiger, eiförmiger oder länglicher Gestalt (Abb. 188), bis hühnereigross und darüber, aussen dunkelgraubraun, tief längsfurchig oder netzig gerunzelt, in den Vertiefungen harzglänzend. Die Stücke sind schwer und dicht, meist hornartig, zuweilen etwas mehlig. Auf dem bräunlichen, glänzenden Querschnitt zeigt sich eine sehr dünne, durch einen dunklen Harzring vom Holzkörper getrennte Rinde und ein mächtiger Holzkörper; derselbe ist durch *Beschaffenheit.*

breitere und schmälere dunkelbraune Kreislinien entweder durchweg concentrisch gezont oder aber bei stärkeren Stücken nur im äusseren Theile gezont, innen aber durch mannigfach gekrümmte, aus dunkelbraunen Punkten gebildete Linien, Bänder und Flecken marmorirt.

Bestand-
theile.

Die Jalapenknollen schmecken fade, später kratzend und riechen infolge ihrer Behandlung oft rauchartig. Sie enthalten in ihren Sekretzellen ein Harz, welches grösstentheils aus Convolvulin und zum geringeren Theile aus Jalapin besteht. Der Ge-

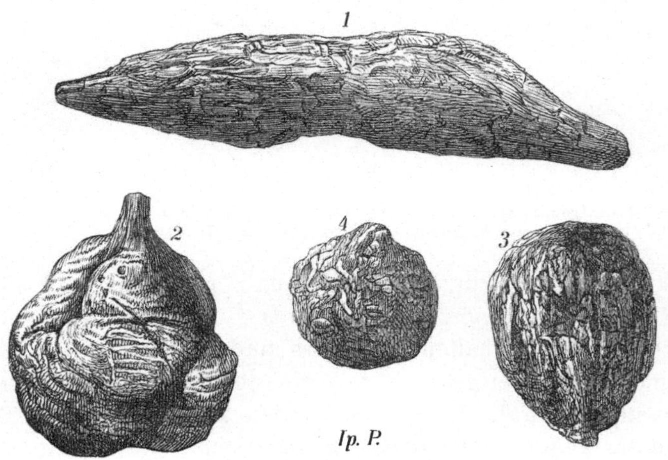

Abb. 188. Tubera Jalapae verschiedener Gestalt.

halt an Harz, welches in Weingeist löslich ist, soll mindestens $7^0/_0$ betragen. Jalapenknollen sind giftig und müssen vorsichtig gehandhabt werden.

Prüfung.

Betrügerischer Weise beigemengte Jalapenknollen, welche vorher durch Extraktion mit Weingeist ihres Harzgehaltes ganz oder theilweise beraubt sind, kennzeichnen sich natürlich durch ihren unter $7^0/_0$ betragenden Harzgehalt. Beigemengte Orizabawurzel (als Stipites Jalapae im Handel) bildet scheiben- oder walzenförmige, holzige und faserige Stücke. Tampicowurzel von Ipomoea simulans besitzt eine korkige Oberfläche und zeigt holzigen Bruch. Brasilianische Jalape von Ipomoea operculata ist von lockerem Bau und innen gelb oder grünlich gelb gestreift. Turpethwurzel und Scammoniawurzel sind wegen ihrer nicht knollenförmigen Gestalt kaum mit Tub. Jalapae zu verwechseln.

Anwendung.

Sie dienen hauptsächlich zur Gewinnung des Jalapenharzes, welches stark abführend wirkt.

Tubera Salep, Salepknollen, sind die während oder unmittelbar nach der Blüthezeit gegrabenen jungen Wurzelknollen verschiedener einheimischer Orchideen, und zwar Orchis mascula *L.*, O. militaris *L.*, O. Morio *L.*, O. ustulata *L.*, Anacamptis pyramidalis *Richard* und Platanthera bifolia *Richard*. In Deutschland werden die Knollen dieser Orchideen hauptsächlich im Rhöngebirge, im Taunus und im Odenwald gegraben, doch wird die Hauptmenge aus Kleinasien über Smyrna importirt. Vor dem Trocknen an der Luft werden die Knollen in heissem Wasser abgebrüht.

Sie sind kugelig bis birnförmig und von sehr verschiedener Grösse, bis höchstens 2 cm dick und 4 cm lang, glatt oder meist rauh, graubräunlich oder gelblich und zeigen am Scheitel eine von der Stengelknospe herrührende Narbe. Der Querbruch ist von nahezu gleicher Farbe und zugleich sehr hart, fast hornartig. Beschaffenheit.

Gepulverter Salep giebt mit seinem 50fachen Gewicht Wasser gekocht einen nach dem Erkalten ziemlich steifen Schleim von fadem Geschmack, welcher infolge des Stärkegehaltes durch Jod blau gefärbt wird.

Die Knollen anderer einheimischer Orchisarten: Orchis latifolia und O. maculata sind handförmig getheilt und deshalb nicht mit den officinellen zu verwechseln. Die Knollen von Arum maculatum könnten höchstens in gebrühtem Zustande zu Verfälschungen dienen; sonst sind dieselben weiss und auf dem Querbruch kreidig. Zwiebeln von Colchicum autumnale endlich, welche als Verfälschung oder Verwechselung unterlaufen könnten, sind bitter, weniger hart und geben keinen Schleim. Prüfung.

Salep wird als einhüllendes Mittel bei Diarrhöen der Kinder gegeben. Anwendung.

Turiones Pini, Kiefernsprosse (Abb. 189), sind die im Beginne des Frühjahrs gesammelten Triebsprosse der Kiefer, Pinus silvestris *L.* und wohl auch anderer Pinusarten unserer Wälder. Sie sind kegelförmig zugespitzt, oft von ausgetretenem Harze klebrig und dicht mit spiralig angeordneten, lanzettförmigen, rostbraunen, trockenhäutigen Schuppen besetzt, welche je ein Knöspchen mit den Ansätzen zweier Nadelblätter umschliessen. Der balsamische Geruch und der harzig bittere Geschmack rühren von dem Gehalt an Terpentin und ätherischem Oele her. Sie finden als Zusatz zu stärkenden Bädern in der Volksheilkunde Anwendung.

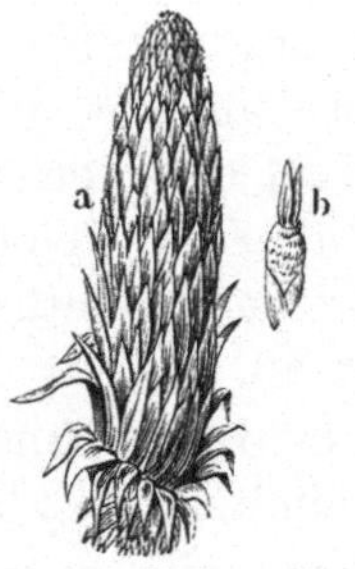

Abb. 189. Turiones Pini.
b Ansatz zweier Nadelblätter.

B. Animalische Drogen.

Adeps suillus, Schweinefett oder kurzweg Schmalz genannt, ist das aus dem frischen ungesalzenen Zellgewebe des Netzes
und der Nieren des Schweines, Sus scrofa *L.* var. domestica,
ausgeschmolzene, gewaschene und vom Wasser durch Erhitzen
wieder befreite Fett. Es wird theilweise in dem Apothekenlabora-
torium selbst, theilweise in grossen Schweineschlächtereien dargestellt
und kommt dann meist in Schweinsblasen in den Handel. Das
weniger geschätzte amerikanische Schmalz wird in Fäsern importirt.
Arzneilich zu verwendendes Schweineschmalz darf nur von gesunden
Thieren gewonnen werden.

Beschaffen-
heit.

Schweineschmalz ist rein weiss, von schwachem eigenartigem
Geruche und weicher Beschaffenheit; es besitzt ein spec. Gew. von
0,928 bei 15^0 C. Bei 36 bis 42^0 C. schmilzt es zu einer klaren
Flüssigkeit, welche noch in 1 cm dicker Schicht farblos erscheint.
Die Köttstorfer'sche Zahl des Schweinefettes, d. i. die Zahl,
welche angiebt, wie viele Milligramm Aetzkali zur Verseifung von
1 g Fett erforderlich sind, beträgt 196. Die Hübl'sche Jodzahl,
d. i. die Zahl, welche angiebt, wie viele Theile Jod die in 100 Theilen
Schweinefett enthaltenen ungesättigten Fettsäuren absorbiren, beträgt 59.

Bestand-
theile.

Schweineschmalz besteht aus etwa $60^0/_0$ Trioleïn und $40^0/_0$
Tripalmitin nebst Tristearin; jedoch wechselt das Verhältniss dieser
Bestandtheile je nach der Jahreszeit und Fütterungsweise.

Prüfung.

Verfälschungen des Schweineschmalzes, namentlich des amerikanischen durch Beimischung von Seife, Harz, Mineralöl, Kochsalz,
Lauge, Talk, Gyps, Schwerspath, Stärkemehl, Leim und Wasser,
hauptsächlich aber von Baumwollsamenöl und Stearin sind oft beobachtet worden. Unlösliche Körper lassen sich erkennen, wenn
das Schweinefett nicht klar schmilzt; unverseifbare Substanzen
überhaupt (hauptsächlich Mineralöle), wenn beim Kochen von 2 Theilen

Schweineschmalz mit 3 Theilen Kalilauge und 2 Theilen Weingeist eine Mischung entsteht, welche nach Zugabe von 50 Theilen warmen Wassers und 10 Theilen Weingeist eine trübe (mehr als schwach opalisirende) Flüssigkeit giebt. Baumwollsamenöl, das gebräuchlichste Verfälschungsmittel, erkennt man durch die Bechi'sche Probe, indem 10 ccm filtrirtes Schweineschmalz mit 5 ccm einer Lösung von 1,0 g Silbernitrat, 200,0 g Alkohol, 210,0 g Aether und 0,1 g Salpetersäure nach viertelstündigem Erhitzen im Wasserbade sich nicht roth, braun oder schwarz färben dürfen.

Schweineschmalz wird bei längerem Stehen an der Luft durch Freiwerden von Fettsäuren ranzig. In 10,0 g gutem Schweineschmalz dürfen nicht mehr freie Fettsäuren vorhanden sein als durch 0,2 ccm Normalkalilauge neutralisirt werden.

Schweinefett bildet die Grundlage der meisten Salben und findet anderweite pharmaceutische Verwendung zur Bereitung von Seifen und Pflastern. Anwendung.

Albumen Ovi ist das Weisse des Hühnereies, welches, von den Eihäuten befreit und bei einer 55° C. nicht übersteigenden Temperatur getrocknet, gelbliche, amorphe, durchscheinende, dem arabischen Gummi ähnliche geruch- und fast geschmacklose Massen oder Blättchen bildet, welche mit Wasser eine trübe, neutrale Lösung geben, aus der sich das Eiweiss auf Zuzatz von Salpetersäure bei nachfolgendem Erwärmen wieder in Flocken abscheidet. Beschaffen-
heit.

Verfälschungen mit Dextrin oder Gummi geben sich zu erkennen, wenn nach dem Ausfällen des Eiweisses eine trübe oder schleimige Lösung zurückbleibt, die sich namentlich beim Ueberschichten mit Weingeist milchig trüben würde. Bei Anwesenheit von Dextrin speciell würde das Filtrat mit Jodlösung sich roth färben, anstatt, wie bei reinem Eiweiss rein gelb zu bleiben. Der Aschegehalt soll 5 % nicht überschreiten. Prüfung.

Anwendung findet getrocknetes Eiweiss u. a. zur Bereitung von Liq. Ferri albuminati und anderen Verbindungen von Eiweiss mit Salzen. Anwendung.

Ambra, Amber, besteht aus den in tropischen und subtropischen Meeren schwimmend gefundenen Konkrementen aus dem Darm des Pottwales, vermuthlich die Exkremente dieses Thieres. Sie bildet verschieden grosse Stücke von grauer Farbe und angenehm aromatischem Geruch. Die Stücke sind von helleren Schichten parallel oder concentrisch durchzogen und enthalten die Hornkiefer verschiedener Tintenfische und anderer Seethiere, welche dem Pottwale zur Nahrung dienen und unter denen es wahrscheinlich Sepia moschata ist, welche den charakteristischen Geruch der Ambra veranlasst. Als Heilmittel gegen Nervenübel findet Ambra kaum mehr Anwendung; sie wird jetzt fast nur noch in der Parfümerie benutzt.

Blatta ist das Pulver des unter dem Namen Küchenschaben oder Tarakanen bekannten, bei uns in menschlichen Wohnungen, namentlich an warmen Orten vorkommenden Ungeziefers Blatta orientalis *L.*, einem Insekt aus der Ordnung der Orthoptera (Geradflügler). Das leichte, trockene, schuppige und sich fettig anfühlende Pulver von grauer bis graubrauner Farbe wird durch Zerstossen der ausgewachsenen Männchen und Weibchen dieses Insektes bereitet. Es besitzt einen unangenehmen Geruch, ist leicht zersetzlich und enthält fettes Oel, sowie eine flüchtige Base von heringslakenartigem Geruch. Man hat es früher gegen Keuchhusten und gegen Wassersucht angewendet.

Cantharides, Spanische Fliegen, Pflasterkäfer oder Blasenkäfer (Abb. 190) sind die in Südeuropa verbreiteten, auf bestimmten Baum- und Strauchgattungen sich aufhaltenden Käfer Lytta vesicatoria *Fabricius,* aus der Familie der Meloïdeae. Sie werden frühmorgens in erstarrtem Zustande von den Bäumen und Sträuchern auf untergelegte Tücher abgeschüttelt, mit Aether getödtet und bei einer 30° C. nicht übersteigenden Temperatur getrocknet. Die Hauptmenge der Handelswaare kommt aus Russland und Polen, sowie aus Sicilien und Spanien.

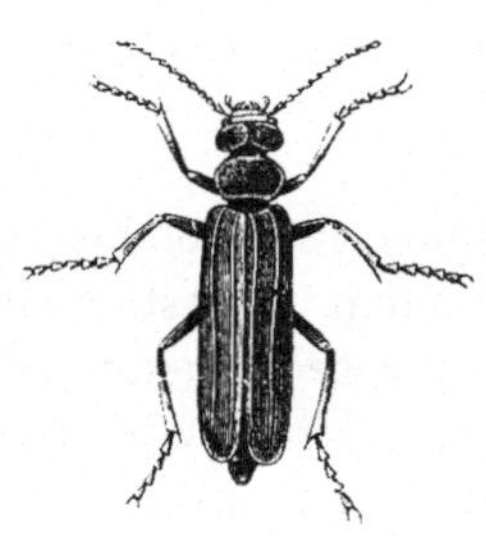

Abb. 190. Spanische Fliege.

Beschaffenheit.

Canthariden sind schlanke, 1,5 bis 3 cm lange, 6 bis 8 mm breite, glänzendgrüne, besonders in der Wärme blauschillernde Käfer von starkem, unangenehmem, durchdringendem Geruch. Ihr Aussehen ist aus Abb. 190 ersichtlich.

Bestandtheile.

Getrocknete Canthariden enthalten bis 10°/$_0$ Feuchtigkeit und bis 8°/$_0$ Asche, etwa 12°/$_0$ Fett, sowie Harz und als wirksamen Bestandtheil Cantharidin zu 0,3 bis 0,5°/$_0$. Sie sollen möglichst wenig beschädigt, d. h. nicht zerbrochen und weder von Milben noch von anderem Ungeziefer zerfressen sein. Zur fabrikmässigen Darstellung von Cantharidin kommen andere, zum Theil der Lytta vesicatoria nahe verwandte Käfer, in den Handel, welche jedoch nach Aussehen und Farbe nicht mit der sogenannten Spanischen Fliege zu verwechseln sind.

Anwendung.

Anwendung findet das Mittel zu blasenziehenden Pflastern und Salben, sowie in der Thierheilkunde zur Steigerung des Geschlechtstriebes. Für innerliche Darreichung beim Menschen sind 0,05 g pro dosi und 0,15 g pro die die Maximaldosen. Sie sind wegen ihrer Giftigkeit vorsichtig zu handhaben.

Castoreum, Bibergeil, ist der Inhalt eigenthümlicher Sekretions-
organe des Bibers, Castor Fiber *L.* (Abb. 191), welche sowohl dem Männchen
wie dem Weibchen dieser Thierspecies eigen sind und ihren Sitz in der Nähe
der Geschlechtswerkzeuge haben. Sie werden nach Tödtung der Thiere von den
Biberjägern in Sibirien und in Canada herausgeschnitten und im Rauche getrocknet, wodurch ihr anfangs flüssiger gelblicher Inhalt fest und gelbbraun
wird. Man unterscheidet im Handel Castoreum Canadense und C. Sibiricum.

Castoreum Canadense, amerikanisches Bibergeil, in Canada gesammelt und
von der Hudson-Bay-Gesellschaft in den Handel gebracht, bildet länglich-birnen-
förmige braune und aussen unebene je zu zweien mit
einander verbundene 8 bis 12 cm lange und 2,5 bis
4 cm dicke Beutel. Sie bestehen aus mehreren Häuten
und schliessen einen glänzenden, trockenen, leicht zu
rothbraunem Pulver zerreiblichen Inhalt ein.

Castoreum Sibiricum, Sibirisches oder Mosko-
witisches Bibergeil, an den Flüssen Jenissei und Lena
gewonnen, besteht aus mehr runden als birnförmigen
Beuteln, welche grösser sind als die canadischen
und sich leichter abziehen lassen. Der Inhalt ist im
trockenen Zustande gelblichbraun und sein Geruch

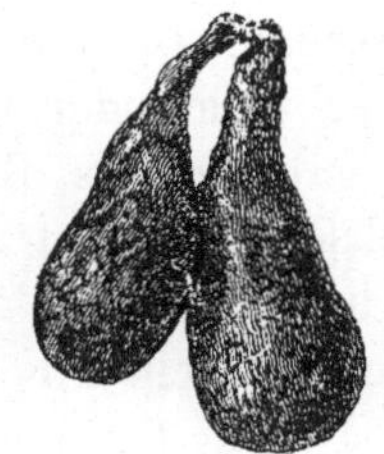

Abb. 191. Castoreumbeutel.
Vierfach verkleinert.

und Geschmack ausgiebiger, wesshalb diese Sorte im Handel viel theurer ist als
die amerikanische.

Castoreum riecht und schmeckt eigenartig. Man hat Harz und Fett,
Castoreum-Kampher, Cholesterin, Benzoësäure, Salicin und Phenol darin nachgewiesen.

Theilweise Entleerung der Beutel und Nachfüllung mit getrocknetem
Blut, Harz, Sand, Sägespähnen, Beschwerung mit Steinchen, und dergl. sind
oft zu beobachten, auch vollständige Nachbildungen aus Harz, Blut u. s. w.
kommen vor. Sie können nur durch den Augenschein infolge ihres abweichenden
Aussehens erkannt werden. Man schreibt dem Mittel eine Wirkung gegen
Hysterie zu.

Cera, Bienenwachs, ist das von den Arbeitern der Honig-
biene, Apis mellifica *L.*, abgesonderte und zum Bau der Honigwaben verwendete Sekret. Das rohe oder gelbe Wachs, Cera
flava wird gewonnen, indem die vom Honig durch Auspressen und
Auswaschen befreiten Honigwaben in heissem Wasser geschmolzen
und in flachen Gefässen dekantirt werden. Dasselbe bildet gelbe Beschaffenheit.
Massen, welche in der Kälte mit körniger, matter, nicht krystallinischer Oberfläche brechen und bei 63 bis 64⁰ C. zu einer klaren,
eigenartig, aber angenehm riechenden, röthlichgelben Flüssigkeit
schmelzen. Das specifische Gewicht des gelben Wachses ist 0,962
bis 0,966.

Die hauptsächlichsten Bestandtheile des Wachses sind freie Bestandtheile.

Cerotinsäure, welche in heissem Alkohol löslich ist und beim Erkalten sich aus diesem wieder ausscheidet, ferner Myricin, d. i. Palmitinsäure-Myricyläther, welche Verbindung sich in Alkohol nicht, wohl aber in Chloroform löst, Ceroleïn und Farbstoff.

Verfälschungen mit Talg, Pflanzen- und Mineralwachs (Ceresin), Stearinsäure und Harz lassen sich durch Bestimmung des specifischen Gewichtes und des Schmelzpunktes, sowie durch die Löslichkeit und durch Verseifungsversuche feststellen. Eine heiss bereitete weingeistige Lösung giebt nach mehrstündiger Abkühlung auf 15° C. beim Filtriren eine fast farblose Flüssigkeit, welche durch Wasser nur schwach opalisirend getrübt werden und blaues Lackmuspapier nicht oder nur sehr schwach röthen darf. Diese Probe hält nur ganz reines Bienenwachs. Die Säurezahl des reinen Bienenwachses schwankt zwischen 19,5 und 23,5, die Esterzahl zwischen 73 und 84. Mit Talg versetztes Bienenwachs verräth die Verfälschung schon beim Erhitzen durch einen unangenehmen Geruch.

Weisses Wachs. Durch Umschmelzen, Waschen und Bleichen an der Sonne wird aus dem gelben Wachs das weisse Wachs, Cera alba, gewonnen. Dasselbe ist etwas fester als gelbes Wachs, spröder, brüchig und durchscheinend. Sein spec. Gew. ist 0,966 bis 0,970, sein Schmelzpunkt liegt bei etwa 64° C. Seine Eigenschaften sind im übrigen wesentlich dieselben wie die des gelben Wachses.

Anwendung. Bienenwachs ist ein Bestandtheil vieler Salben und Pflaster und findet auch ausgedehnte technische Anwendung.

Cetaceum, Walrat, auch Spermacet genannt, ist die wachsartige Masse, welche sich aus dem flüssigen, in besonderen Höhlen des Körpers der Pottwale, hauptsächlich Physeter macrocephalus *Lacepède* enthaltenen Fette nach dem Tödten der Thiere abscheidet. Die Thiere kommen schaarenweise in allen grossen Meeren vor und werden hauptsächlich in der Südsee und im Stillen Ocean gejagt und erlegt.

Gewinnung. Nach der Tödtung wird der Kopf geöffnet und das flüssige Fett ausgeschöpft, aus welchem sich beim Stehen der Walrat abscheidet. Durch wiederholtes Umschmelzen, Coliren und Auspressen sowie durch Behandlung mit sehr verdünnter Aetzlauge wird dasselbe völlig von dem anhängenden Oel (Spermacetöl) befreit.

Beschaffenheit. Gereinigter Walrat bildet schneeweisse, grosse, krystallinische, blätterige, durchscheinende und perlmutterartig glänzende, fettig anzufühlende, bröcklige Massen von durchschnittlich 0,943 spec. Gew., welche zwischen 45 und 50° C. zu einer farblosen, klaren Flüssigkeit von schwachem, nicht ranzigem Geruch schmelzen.

Walrat besteht wesentlich aus Verbindungen der Palmitinsäure sowie der Laurin-, Stearin- und Myristinsäure, mit höheren Alkoholen und zwar hauptsächlich aus Cetin, d. i. Palmitinsäure-Cetylester. Bestand-
theile.

Verfälschungen mit Paraffin oder Stearin würden dem Walrat eine abweichende äussere Beschaffenheit ertheilen. Ausserdem darf eine mit siedendem Alkohol bereitete Lösung nach dem Wiederauskrystallisiren des Walrats durch gleichviel Wasser nicht stark gefällt werden; auch darf die Flüssigkeit Lackmuspapier nicht verändern. Stearinsäure würde sich ferner beim Kochen mit Natriumcarbonat in alkoholischer Lösung verseifen und auf Zusatz von Essigsäure wieder ausfallen. Im 10fachen Gewicht Petroleumbenzin muss sich Walrat klar lösen; eine trübe Lösung würde Verunreinigungen anzeigen. Diese Lösung mit dem gleichen Volum $0{,}1\,^0/_0$iger Kupfernitratlösung geschüttelt, färbt sich schön grün, wenn der Walrat mit Stearinsäure verfälscht war. Prüfung.

Walrat ist ein Bestandtheil des Ungt. leniens und dient, mit Zucker verrieben, innerlich als Volksheilmittel gegen Husten. Anwendung.

Coccionella, Cochenille, besteht aus den getrockneten trächtigen Weibchen der Schildlaus Coccus Cacti *L.* (Abb. 192 *w*), welche in Mejiko auf verschiedenen Cactusarten, darunter hauptsächlich Opuntia coccionellifera *Miller* lebt und in diesem Lande sowie in anderen Staaten Centralamerikas (Honduras, Guatemala, San Salvador) sowie auf den Kanarischen Inseln mit grosser Sorgfalt gezüchtet wird. Die befruchteten Weibchen werden vor völliger Entwickelung der in ihnen enthaltenen Eier drei bis vier Mal im Jahre von den Pflanzen abgebürstet, durch Hitze getödtet und getrocknet. Die in Oefen getrocknete Waare hat ein weissbestäubtes Aussehen und heisst Silbercochenille, an der Sonne getrocknete ist grau und heisst graue Cochenille. Am geschätztesten ist die in Honduras kultivirte Cochenille erster Ernte.

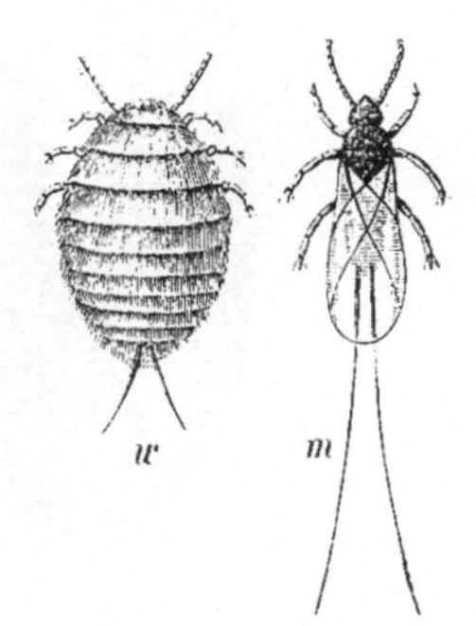

Abb. 192. Cochenille-Schildlaus,
dreifach vergrössert.
w Weibchen, *m* Männchen.

Getrocknete Cochenille bildet linsengrosse, halbkugelige, auf der Unterseite flache oder vertieft-querfurchige Körperchen, welche mit dunkelrother, körniger Masse erfüllt sind und sich leicht zu einem dunkelrothen Pulver zerreiben lassen. Der darin enthaltene werthvolle rothe Farbstoff ist ein krystallisirbares Glycosid, Carminsäure genannt. Der Aschegehalt soll nicht über $6^0/_0$ betragen. Cochenille dient zum Färben.

Conchae, Austernschalen, sind die Muschelschalen der essbaren Auster, Ostrea edulis *L.*, welche zu pharmaceutischem Gebrauch durch Auskochen in Wasser, Abbürsten und Waschen gereinigt werden und gepulvert, geschlämmt und wieder getrocknet als Conchae praeparatae Verwendung finden. Sie bestehen grösstentheils (95%) aus kohlensaurem Kalk und enthalten daneben nur geringe Mengen phosphorsauren Kalk und Kieselerde. Sie finden äusserlich als Zahnpulver und innerlich als knochenbildendes Mittel wie andere Kalkpräparate Anwendung.

Hirudines, Blutegel, sind die in lebendigem Zustande verwendeten, zum Blutsaugen dienenden Würmer Sanguisuga medicinalis *Savigny* (Abb. 193 *Sm*), deutscher Blutegel, und Sanguisuga officinalis *Savigny* (*So*), ungarischer Blutegel, welche in stehenden oder ruhig fliessenden, namentlich dicht bewachsenen Gewässern vorkommen und auch in flachen Teichen gezüchtet zu werden pflegen.

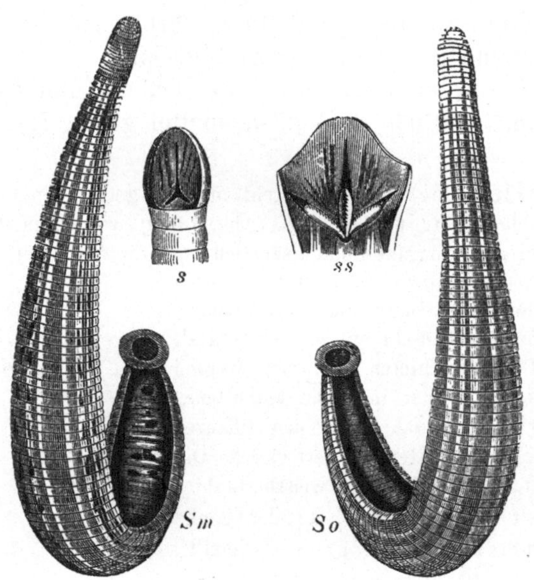
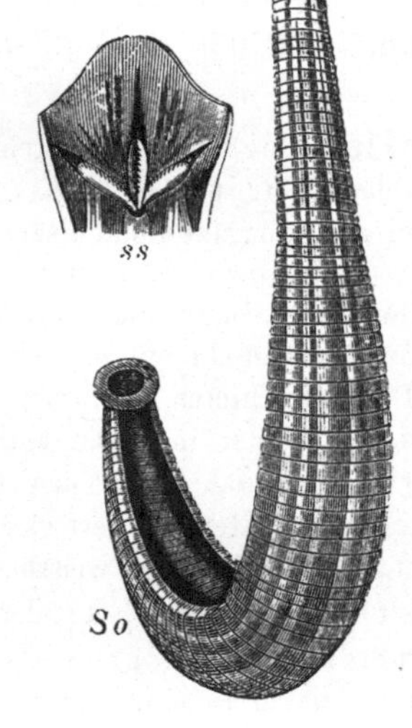

Abb. 193. Hirudines. *Sm* Sanguisuga medicinalis. *So* Sanguisuga officinalis.
s der Mundsaugnapf, *ss* derselbe aufgeschlitzt.

Erstere Art trägt auf dem Rücken auf meist olivengrünem Grunde sechs hellrostrothe, schwarzgefleckte Längsbinden; die hellere, gelbgrüne Bauchfläche ist schwarz gefleckt. Die zweitgenannte Art besitzt auf dem braunen, gelblichen oder röthlichen Rücken sechs breitere, gelbe, durch schwarze Punkte oder oft umfangreichere schwarze Stellen unterbrochene Längsbinden; die hellolivengrüne Bauchfläche ist nicht gefleckt, sondern besitzt zwei aus sehr genäherten Punkten gebildete schwarze Seitenstreifen. Am geeignetsten sind nicht zu junge und nicht zu alte Egel, deren Körpergewicht zwischen 1,0 und 5,0 g schwankt. Sie dürfen noch nicht gesogen haben, beim Betupfen des Mundes mit Essig kein Blut abgeben und müssen sich, in die Hand gelegt, bei sanftem Druck zur Gestalt einer Olive zusammenziehen, wenn sie gesund sind.

Vor Verwechslungen mit dem zu pharmaceutischer Verwendung ungeeigneten Rossegel, welcher auf dem Rücken schwärzlichgrün, unregelmässig punktirt und nicht gestreift, auf dem Bauche gelbgrün und an den Seiten, sowie häufig auch auf dem Rücken, braun gefleckt ist, hat man sich zu hüten. Prüfung.

Ichthyocolla, Hausenblase, Fischleim, auch Colla piscium genannt, ist die getrocknete und präparirte Schwimmblase mehrerer Störarten, darunter hauptsächlich Accipenser Huso *L.*, welcher im Schwarzen Meer und dessen Zuflüssen heimisch ist. Die frischen Schwimmblasen werden aufgeschnitten, abgewaschen und auf Bretter gespannt, an der Sonne bis zu einem gewissen Grade getrocknet, um dann durch Reiben von der äusseren, silberglänzenden Haut befreit zu werden. Zu weiterem Trocknen werden die Blätter entweder wieder einzeln ausgespannt oder zusammengeschlagen oder aber zusammengerollt und in ringförmige hufeisen- oder leierförmige Gestalt gebracht oder endlich durch Maschinen flach ausgewalzt und zu feinen Fäden zerschnitten. Die beste Hausenblase wird aus Astrachan ausgeführt.

Gute Blätterhausenblase ist fast farblos und durchscheinend, geruch- und geschmacklos, sehr zähe und biegsam und der Länge nach spaltbar; die besten Sorten irisiren stark. Sie quillt in kaltem Wasser auf und löst sich in heissem Wasser fast völlig. Der Aschegehalt soll höchstens 1,2 % betragen.

Hausenblase dient zum Klären von Flüssigkeiten und hauptsächlich als Klebemittel z. B. bei der Bereitung von Emplastrum Anglicum.

Lapides Cancrorum, Krebssteine, Krebsaugen, sind kalkige Ablagerungen, welche sich an der Wand des Magens des Flusskrebses Astacus fluviatilis *Fabr.*, bilden und zur Zeit des Schalenwechsels von den Thieren abgestossen werden. Sie werden in Russland und dort hauptsächlich in Astrachan gewonnen. Sie bilden kreisrunde, plankonvexe, weisse, harte Körperchen und bestehen grösstentheils aus kohlensaurem Kalk, daneben aus phosphorsaurem Kalk und Magnesiumphosphat. Sie finden nur in der Volksheilkunde Anwendung.

Mel, Honig, besteht aus den von den Honigbienen aufgesogenen Honigsäften der Blumen, welche nach Verarbeitung in einer kropfartigen Erweiterung der Speiseröhre durch den Mund der Bienen in die Wabenzellen entleert und zur Ernährung der jungen Brut aufgespeichert werden. Zur Gewinnung lässt man den Honig unter schwachem Erwärmen aus den Honigwaben ausfliessen oder schleudert ihn mittels Centrifugen aus diesen aus.

Beschaffen-
heit.

Honig ist gelblich bis braun, frisch von Sirupkonsistenz, durch längeres Stehen dicker und krystallinisch werdend, von angenehmem eigenartigem Geruch und süssem Geschmack. Sein specifisches

Bestand-
theile.

Gewicht liegt zwischen 1,410 und 1,445. Er besteht aus Traubenzucker und Invertzucker neben etwas Rohrzucker, sowie geringen Mengen Farbstoffen, Wachs, freier Ameisensäure und Eiweissstoffen. Unter dem Mikroskop erkennt man Blüthenpollen verschiedener Gestalt.

Prüfung.

Honig muss sich in Wasser bis auf wenige unvermeidliche Beimengungen lösen und darf weder säuerlich riechen noch schmecken. Verfälschungen durch Stärkesirup, Rohrzucker und rohrzuckerhaltige Extrakte sind nur schwer nachzuweisen. Zu arznei-

Reinigung.

lichem Gebrauch wird der Honig durch Auflösen in Wasser, Klären und Coliren gereinigt und durch Wiedereindampfen zur Sirupkonsistenz gebracht.

Moschus, auch Bisam genannt, ist das eingetrocknete stark riechende Sekret, welches sich in drüsigen Behältern, sogenannten Moschusbeuteln des männlichen Moschusthieres, Moschus moschiferus *L.* findet, das in den Gebirgen Hochasiens heimisch ist. Die Beutel werden sammt der behaarten Bauchhaut herausgeschnitten und an der Sonne oder auf erwärmten Steinen getrocknet. Der

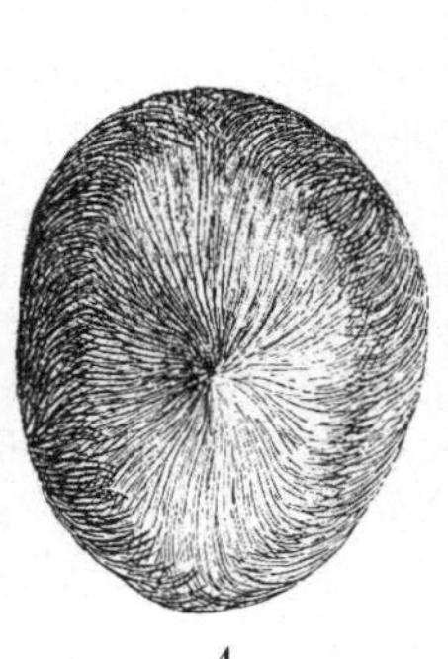 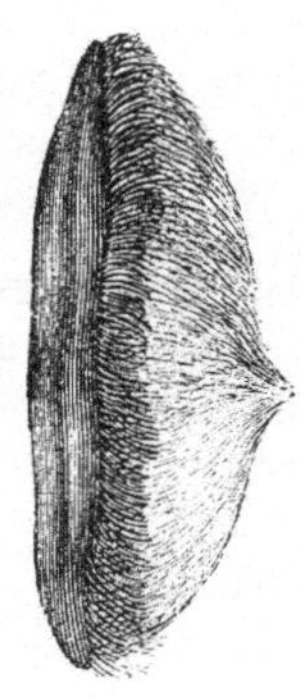

A   *B*

Abb. 194. Tonkinesischer Moschusbeutel. *A* von vorn, *B* von der Seite gesehen.

Handel.

beste Moschus ist der Tonkin-Moschus, welcher über Canton in den Handel gelangt. Minderwerthig ist der aus Sibirien über Russland in den Handel gebrachte Kabardinische Moschus. Die Beutel des letzteren sind mehr länglich und ihr Inhalt weniger zusammenhängend, fast pulverig.

Tonkin-Moschus ist in runden bis eirunden, auf der konvexen Beschaffenheit. Seite behaarten, 12,0 bis 45,0 g schweren Beuteln enthalten und bildet eine krümelige oder weiche dunkelrothe bis schwarzbraune Masse von eigenthümlichem, sehr starkem Geruche. Unter dem Mikroskop betrachtet erscheint er, mit Hilfe von Terpentinöl in dünner Schicht auf dem Objektträger ausgebreitet, in gleichmässig schollenartigen, durchscheinenden, braunen, formlosen Splittern und Klümpchen. Fremde Körper, wie Bleistücke, Schrot, Steine u. s. w., Prüfung. welche in betrügerischer Absicht zuweilen in die Moschusbeutel hineingebracht werden, lassen sich durch makroskopische und mikroskopische Betrachtung leicht auffinden. Der Aschegehalt soll nicht mehr als $8^0/_0$ betragen. Innerlich wird Moschus als Erregungs- Anwendung mittel verabreicht; ausserdem dient er als Parfüm.

Oleum Jecoris Aselli, Leberthran, ist das aus der Leber des Kabeljaus, Gadus Morrhua *L.* sowie des Dorsches, Gadus callarias und des Schellfisches, Gadus aeglefinus gewonnene flüssige Fett. Diese Fische werden hauptsächlich an der norwegischen Küste, auf den Lofoten und an der Küste von Neufundland gefangen. Zu medicinischer Verwendung ist nur der in Fabriken aus den von der Gallenblase befreiten Lebern durch Erwärmen im Dampfbade oder Einleiten von Dampf gewonnene Fabrikthran geeignet. Der weniger sorgfältig und ohne Entfernung der Gallen- Gewinnung blase aus den Lebern, theilweise durch Gährung der letzteren gewonnene, oft dunkelbraune Thran, welchen die Kabeljaufischer selbst bereiten, ist nur zu technischer Verwendung geeignet.

Dampfleberthran ist blassgelb, vom specifischen Gewicht 0,925 Beschaffenheit. bis 0,935 und von eigenartigem, öligem, aber nicht ranzigem Geruch und Geschmack. Nach längerem Stehen bei 0^0 scheidet sich daraus entweder kein oder nur sehr wenig Fett in fester Form aus.

Die Bestandtheile des Leberthrans sind etwa $70^0/_0$ Trioleïn, Bestandtheile. etwa $25^0/_0$ Tripalmitin, Cholesterin und etwas Tristearin, ferner Spuren freier Fettsäuren, Jod, Brom, Ammoniak, Trimethylamin und Farbstoff.

Ein Tropfen Leberthran in 20 Tropfen Schwefelkohlenstoff ge- Prüfung. löst, wird durch Schütteln mit 1 Tropfen conc. Schwefelsäure vorübergehend violettroth, eine Reaktion, welche andere Fischthrane, die nicht aus Lebern hergestellt sind, nicht geben. Mit Weingeist befeuchtetes blaues Lackmuspapier darf durch Leberthran nur schwach geröthet werden, mithin die Menge der freien Fettsäuren nur eine geringe sein.

Leberthran wird als ein die Ernährung förderndes Mittel Anwendung.

namentlich Kindern bei Skrophulose und ähnlichen Krankheiten gegeben.

Os Sepiae, Weisses Fischbein, besteht aus den Rückenschulpen des Tintenfisches, Sepia officinalis *L.*, einem in allen europäischen Meeren häufig lebenden Thiere. Dieselben werden nach dem Tode der Thiere und nach Verwesung des Körpers an den Strand geworfen und dort eingesammelt. Das Mittel wird in gepulvertem Zustande wie kohlensaurer Kalk zu Zahnpulvern und zu innerlicher Verabreichung als knochenbildendes Mittel verwendet.

Sebum ovile, Hammeltalg, Schöpstalg, Inselt, Unschlitt, ist das Fett des Schafes, Ovis Ariës *L.*, welches vorwiegend durch Ausschmelzen des Zellgewebes des Netzes gewonnen wird. Zur Bereitung der aus Holland, Russland und Polen, Irland, Amerika und Australien kommenden Handelswaare werden auch andere fetthaltige Theile vom Körper des Hammels verarbeitet. Der arzneilich zu verwendende Talg darf nur von gesunden Thieren gewonnen werden.

Hammeltalg ist weiss und fest, bei 47 bis 50° C. klar schmelzend, von eigenartigem nicht ranzigem Geruch und Geschmack; sein specifisches Gewicht liegt zwischen 0,937 und 0,964. Es besteht aus Tripalmitin, Tristearin und Trioleïn unter Vorherrschen der festeren dieser Verbindungen.

Prüfung.   Ist Hammeltalg ranzig, so röthet damit erwärmter Weingeist Lackmuspapier; trübt sich die weingeistige Lösung nach dem Erkalten auf Zusatz von Wasser, so kann man auf Zusatz von Harz, Wachs oder Pflanzenfetten schliessen.

Anwendung.   Die Verwendung des Hammeltalges zu Salben und Ceraten ist eine ähnliche wie diejenige des Schweinefettes, häufig im Gemenge mit diesem.

Gruppirung der officinellen vegetabilischen Drogen nach Pflanzentheilen geordnet.

Wurzeln, Wurzelstöcke und Zwiebeln: Bulbus Scillae, Radix Althaeae, Rad. Angelicae, Rad. Colombo, Rad. Gentianae, Rad. Ipecacuanhae, Rad. Levistici, Rad. Liquiritiae, Rad. Ononidis, Rad. Pimpinellae, Rad. Ratanhiae, Rad. Rhei, Rad. Sarsaparillae, Rad. Senegae, Rad. Taraxaci, Rad. Valerianae, Tubera Aconiti, Tub. Jalapae, Tub. Salep, Rhizoma Calami, Rhiz. Filicis, Rhiz. Galangae, Rhiz. Hydrastis, Rhiz. Iridis, Rhiz. Veratri, Rhiz. Zedoariae, Rhiz. Zingiberis.

Stämme und Stammtheile: Cortex Cascarillae, Cort. Chinae, Cort. Cinnamomi, Cort. Condurango, Cort. Frangulae, Cort. Granati, Cort. Quercus, Cort. Quillayae, Gallae, Lignum Guajaci, Lign. Quassiae, Lign. Sassafras.

Blätter und Kräuter: Folia Althaeae, Fol. Belladonnae, Fol. Digitalis, Fol. Farfarae, Fol. Jaborandi, Fol. Juglandis, Fol. Malvae, Fol. Melissae, Fol. Menthae pip., Fol. Nicotianae, Fol. Salviae, Fol. Sennae, Fol. Stramonii, Fol. Trifolii fibrini, Fol. Uvae Ursi, Herba Absinthii, Herb. Cannabis Indicae, Herb. Centaurii, Herb. Cochleariae, Herb. Conii, Herb. Hyoscyami, Herb. Lobeliae, Herb. Meliloti, Herb. Serpylli, Herb. Thymi, Herb. Violae tricoloris.

Blüthen und Blüthentheile: Caryophylli, Crocus, Flores Arnicae, Flor. Chamomillae, Flor. Cinae, Flor. Koso, Flor. Lavandulae, Flor. Malvae, Flor. Rosae, Flor. Sambuci, Flor. Tiliae, Flor. Verbasci.

Früchte und Fruchttheile: Cortex Aurantii Fructus, Cortex Citri Fructus, Cubebae, Fructus Anisi, Fruct. Aurantii immaturi, Fruct. Capsici, Fruct. Cardamomi, Fruct. Carvi, Fruct. Colocynthidis, Fruct. Foeniculi, Fruct. Juniperi, Fruct. Lauri, Fruct. Papaveris, Fruct. Rhamni catharticae, Fruct. Vanillae, Kamala, Pulpa Tamarindorum.

Samen, Samentheile und Sporen: Amygdalae, Gossypium, Lycopodium, Semen Arecae, Sem. Colchici, Sem. Faenugraeci, Sem. Lini, Sem. Myristicae, Sem. Papaveris, Sem. Sinapis, Sem. Strophanthi, Sem. Strychni.

Harze, Gummiharze und Balsame: Ammoniacum, Asa foetida, Balsamum Copaivae, Bals. Peruvianum, Bals. Tolutanum, Benzoë, Colophonium, Euphorbium, Galbanum, Myrrha, Resina Dammar, Styrax liquidus, Terebinthina.

Andere Pflanzenstoffe: Aloë, Amylum, Camphora, Catechu, Chrysarobin, Gummi arabicum, Guttapercha, Gutti, Manna, Opium, Podophyllin, Tragacantha.

Algen, Pilze und Flechten: Carrageen, Fung. Chirurgorum, Lichen Islandicus, Secale cornutum.

Gruppirung der officinellen vegetabilischen Drogen nach der natürlichen Verwandtschaft ihrer Stammpflanzen.

Fungi: Fung. Chirurgorum, Secale cornutum. **Algae:** Carrageen. **Lichenes:** Lichen Islandicus. **Pteridophyta:** Lycopodium, Rhizoma Filicis. **Coniferae:** Colophonium, Fructus Juniperi, Ol. Terebinthinae, Pix liquida, Resina Dammar, Terebinthina.

Liliaceae: Aloë, Bulbus Scillae, Rad. Sarsaparillae, Rhiz. Veratri, Sem. Colchici. **Iridaceae:** Crocus, Rhiz. Iridis. **Palmae:** Sem. Arecae. **Araceae:** Rhiz. Calami. **Gramineae:** Amylum Tritici. **Zingiberaceae:** Fruct. Cardamomi, Rhiz. Galangae, Rhiz. Zedoariae, Rhiz. Zingiberis. **Orchidaceae:** Fruct. Vanillae, Tub. Salep.

Cupuliferae: Cort. Quercus, Gallae. **Juglandaceae:** Fol. Juglandis. **Piperaceae:** Cubebae. **Polygonaceae:** Rad. Rhei. **Ranunculaceae:** Rhiz. Hydrastis, Tub. Aconiti. **Menispermaceae:** Rad. Colombo. **Berberidaceae:** Podophyllin. **Lauraceae:** Camphora, Cort. Cinnamomi, Fruct. Lauri, Lign. Sassafras. **Myristicaceae:** Sem. Myristicae. **Papaveraceae:** Fruct. Papaveris immatur., Opium, Sem. Papaveris. **Cruciferae:** Herb. Cochleariae, Sem. Sinapis. **Violaceae:** Herb. Violae tricoloris. **Clusiaceae:** Gutti. **Malvaceae:** Flor. Malvae, Fol. Althaeae, Fol. Malvae, Gossypium, Rad. Althaeac. **Tiliaceae:** Flor. Tiliae. **Sterculiaceae:** Ol. Cacao. **Linaceae:** Sem. Lini. **Rutaceae:** Cort. Aurantii Fruct., Cort. Citri Fruct., Fol. Jaborandi, Fruct. Aurantii immat. **Zygophyllaceae:** Lign. Guajaci. **Simarubaceae:** Lignum Quassiae. **Burseraceae:** Myrrha. **Polygalaceae:** Rad. Senegae. **Rhamnaceae:** Cort. Frangulae, Fruct. Rhamni cathart. **Euphorbiaceae:** Cort. Cascarillae, Euphorbium, Kamala, Ol. Crotonis, Ol. Ricini. **Umbelliferae:** Ammoniacum, Asa foetida, Fruct. Anisi, Fruct. Carvi, Fruct. Foeniculi, Galbanum, Herba Conii, Rad. Angelicae, Rad. Levistici, Rad. Pimpinellae. **Saxifragaceae:** Styrax liquidus. **Myrtaceae:** Caryophylli, Cortex Granati. **Rosaceae:** Amygdalae, Cortex Quillayae, Flor. Koso, Flor. Rosae. **Papilionaceae:** Bals. Peruvian., Bals. Tolutan., Chrysarobin, Herb. Meliloti, Rad. Liquiritiae, Rad. Ononidis, Sem. Faenugraeci, Tragacantha. **Caesalpiniaceae:** Bals. Copaivae, Fol. Sennae, Pulp. Tamarindor., Rad. Ratanhiae. **Mimosaceae:** Catechu Pegu, Gummi arabic.

Ericaceae: Fol. Uvae Ursi. **Diospyrinae:** Benzoë, Guttapercha. **Convolvulaceae:** Tub. Jalapae. **Solanaceae:** Fol. Belladonnae, Fol. Nicotianae, Fol. Stramonii, Fruct. Capsici, Herba Hyoscyami. **Labiatae:** Flor. Lavandulae, Fol. Melissae, Fol. Menthae pip., Fol. Salviae, Herb. Serpylli, Herb. Thymi. **Scrofulariaceae:** Flor. Verbasci, Fol. Digitalis. **Gentianaceae:** Fol. Trifolii fibr., Herb. Centaurii, Rad. Gentianae. **Apocynaceae;** Sem. Strophanthi. **Asclepiadaceae:** Cort. Condurango. **Oleaceae:** Manna, Ol. Olivarum. **Strychnaceae:** Sem. Strychni. **Lobeliaceae:** Herb. Lobeliae. **Cucurbitaceae:** Fruct. Colocynthidis. **Rubiaceae:** Catechu Gambir, Cort. Chinae, Rad. Ipecacuanhae. **Caprifoliaceae:** Flor. Sambuci. **Valerianaceae:** Rad. Valerianae. **Compositae:** Flor. Arnicae, Flor. Chamomillae, Flor. Cinae, Fol. Farfarae, Herb. Absinthii, Herb. Cardui benedict., Rad. Taraxaci c. herba.

Sachregister.

(Die beigesetzten Ziffern bedeuten die Seitenzahlen.)